NEW ILLUSTRATED TEXTBOOK OF UROLOGY

新图说泌尿外科学丛书　（六）

肾疾病及神经、老年泌尿外科学

〔日〕吉田　修　审编

小柳知彦　主编

村井　胜

大岛伸一

那彦群　主审

吕家驹　主译

山东科学技术出版社

原编著者

审　编　吉田　修　京都大学　名誉教授

主　编　小柳知彦　北海道大学医学部泌尿外科　教授

村井　胜　庆应义塾大学医学部泌尿外科　教授

大岛伸一　名古屋大学医学部泌尿外科　教授

编　者（按编写顺序）

前田宪志　名古屋大学医疗中心家庭管理医疗部　教授

杉山　敏　社会保险中京病院肾脏科　部长

菱田　明　浜松医科大学第一内科　教授

室　　香　筑波大学临床医学系内科

小山哲夫　筑波大学临床医学系内科　教授

本田一穗　东京女子医科大学第四内科

二瓶　宏　东京女子医科大学第四内科　教授

小幡麻美　顺天堂大学医学部肾脏内科

富野康日己　顺天堂大学医学部肾脏内科　教授

吉川隆一　滋贺医科大学第三内科　教授

小山胜志　名古屋市立大学医学部第三内科

两角国男　名古屋市立大学医学部人工透析部　副教授

西野俊彦　奈良县立医科大学第一内科

土肥和纮　奈良县立医科大学第一内科　教授

福田恭一　九州大学医学部病理生理内科学

平方秀树　九州大学医学部肾脏疾病治疗部　副教授

横山　仁	金泽大学医学部附属医院血液净化疗法部	副教授
洞　和彦	信州大学医学部人工肾脏部	副教授
清泽研道	信州大学医学部第二内科	教授
松尾清一	名古屋大学医学部第三内科	讲师
石川　勋	金泽医科大学肾脏内科	教授
田岛　惇	东京通信病院泌尿外科	部长
石川　晃	浜松医科大学泌尿外科	
东间　纮	东京女子医科大学泌尿外科	教授
石口恒南	名古屋大学医学部附属医院放射部	副教授
关　利盛	札幌市立医院泌尿外科	医长
小柳知彦	北海道大学医学部泌尿外科	教授
深津英捷	爱知医科大学泌尿外科	教授
三井健司	爱知医科大学泌尿外科	讲师
吉田克法	奈良县立医科大学附属医院透析部	副教授
平尾佳彦	奈良县立医科大学泌尿外科	教授
上领赖启	济生会下关综合医院泌尿外科	部长
岸本武利	大阪市立大学医学部泌尿外科	教授
仲谷达也	大阪市立大学医学部泌尿外科	副教授
大岛伸一	名古屋大学医学部泌尿外科	教授
佐田正晴	国力循环系统疾病中心研究所实验治疗开发部	室长
高原史郎	大阪大学医学部泌尿外科	副教授
小野佳成	名古屋大学医学部泌尿外科	副教授
星长清隆	藤田保健卫生大学医学部泌尿外科	副教授
绢川常郎	社会保险中京医院泌尿外科	部长
片桐明善	新泻县立中央医院泌尿外科	
高桥公太	新泻大学医学部泌尿外科	教授
相川　厚	东邦大学医学部肾脏科	讲师
长谷川昭	东邦大学医学部肾脏科	教授
秋山隆弘	近畿大学医学部界医院泌尿外科	教授
公文裕巳	冈山大学医学部泌尿外科	教授
菅谷公男	琉球大学医学部泌尿外科	讲师
佐藤智哉	信州大学医学部泌尿外科	
西泽　理	信州大学医学部泌尿外科	教授
宫川征男	鸟取大学医学部泌尿外科	教授
嘉村康邦	福岛县立医科大学泌尿外科	讲师
山口　修	福岛县立医科大学泌尿外科	教授
齐藤政彦	大同特殊钢星崎诊疗所	所长

原编著者

后藤百万	名古屋大学医学部泌尿外科	讲师
安田耕作	独协医科大学越谷医院泌尿外科	教授
山西友典	千叶大学医学部泌尿外科	讲师
樱井 助	医真会八尾康复	院长
近藤厚生	小牧市民病院	副院长
小谷俊一	中部劳灾病院泌尿外科	部长
宫田昌伸	钏路泌尿外科诊所	副院长
八竹 直	旭川医科大学泌尿外科	教授
高木隆治	新泻劳灾病医院泌尿外科	部长
岩坪暎二	综合脊柱外伤中心泌尿外科	部长
小林真也	北海道泌尿外科纪念医院	医长
武井实根雄	原三信医院泌尿外科	部长
信野祐一郎	小樽市立医院泌尿外科	医长
加藤久美子	名古屋第一红十字病院泌尿外科	副部长
朴 英哲	私立泌尿外科诊所	院长
宫武龟一郎	近畿大学医学部泌尿外科	
百濑 均	星丘厚生年金医院泌尿外科	部长
武田正之	山梨医科大学医学部泌尿外科	教授
福井準之助	圣路加国际病院	副院长
锦户雅春	长崎大学医学部泌尿外科	
齐藤 泰	长崎大学医学部泌尿外科	教授
森田 隆	财团法人老龄康复协会	理事
塚本泰司	札幌医科大学泌尿外科	教授
堀田浩贵	札幌医科大学泌尿外科	
今井强一	热川温泉病院	副院长
高士宗久	名古屋大学医学部泌尿外科	
大石贤二	东亚大学研究生院综合学术研究科	教授
户泽启一	名古屋市立大学医学部泌尿外科	讲师
郡 健二郎	名古屋市立大学医学部泌尿外科	教授
木元康介	九州大学医学部泌尿外科	讲师
穴户启一	福岛县立医科大学泌尿外科	
杉山高秀	近畿大学医学部泌尿外科	讲师
神原隆次	千叶大学医学部神经内科	
冈村菊夫	名古屋大学医学部泌尿外科	讲师

译　者

主　审　邢彦群　北京大学泌尿外科研究所

主　译　吕家驹　山东大学山东省立医院泌尿外科

副主译　赵　健　山东省立医院乳腺甲状腺外科

李红燕　山东省立医院妇产科

译　者　吕家驹　山东大学山东省立医院泌尿外科

赵　健　山东省立医院乳腺甲状腺外科

李红燕　山东省立医院妇产科

孟慧林　山东省立医院器官移植科

郝金瑞　北京大学泌尿外科研究所

张志宏　北京大学泌尿外科研究所

王建松　北京大学首钢医院泌尿外科

审编简介

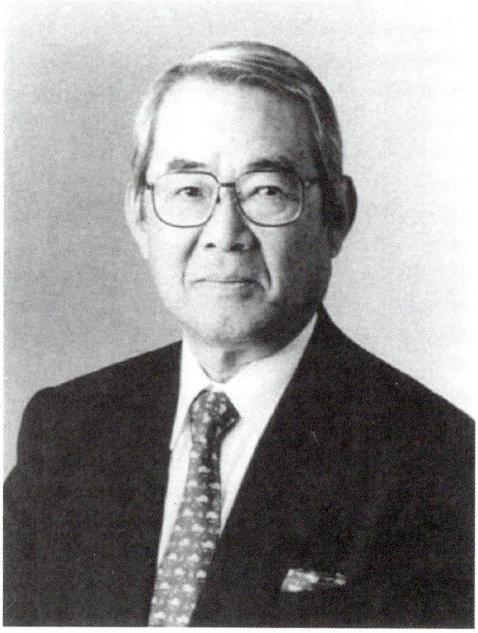

吉田 修，医学博士，1935年3月生于台湾，1960年毕业于京都大学医学院，现任奈良医科大学校长。1973年～1997年任京都大学医学部泌尿外科教授、主任，1993年任日本京都大学附属病院院长，1997年任京都大学名誉教授，现任奈良医科大学校长。曾任日本泌尿外科学会会长及执行主席，日本临床肿瘤学会执行主席，日本腔内泌尿外科及ESWL学会会长、执行主席。在国际上曾担任韩国泌尿外科学会名誉会员、美国外科学院院士、微创治疗学会指导委员会委员、亚洲泌尿外科学会执行秘书长、国际泌尿外科学会基金会及联谊会执行主席。1985年以癌症研究获日本高松公主癌症研究基金会奖，1997年获日本政府紫绶带勋章。现担任《International J. Urol.》、《Acta Urol. Jpn.》杂志名誉主编，担任《Current Opinion in Urology.》（UK.）、《The Prostate》（USA）、《Minimally Invasive Therapy & Allied Technologies》（UK）、《Jpn. J. Cancer Res.》、《International J. Clinical Oncology》等杂志编委。以英文及日文形式共发表论文1650余篇。

主译简介

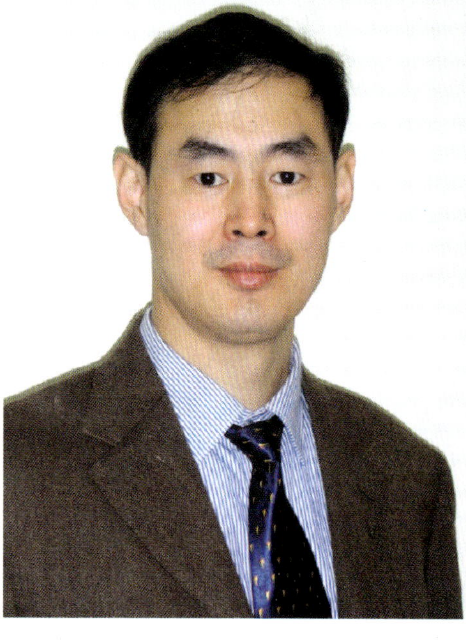

吕家驹，男，1964年5月出生于青岛市。1985年毕业于山东医学院医学系，1990年获得医学博士学位，同年到山东省立医院泌尿外科工作至今。1998年赴日本京都大学医学部泌尿外科研修2年。现任山东大学医学院外科学教授，博士生导师，山东省立医院外科副主任，泌尿外科主任医师，山东省医学会泌尿外科分会副主任委员。在国内外杂志上共发表学术论文20余篇，主编《实用临床男科学》、《外科及药物治疗学》、《实用外科诊疗常规》、《泌尿男生殖系肿瘤》等著作。

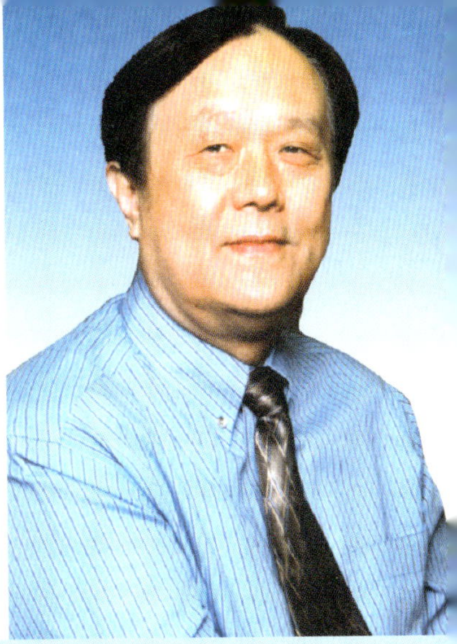

那彦群，北京大学泌尿外科研究所所长、教授、主任医师、博士生导师，中华医学会泌尿外科分会主任委员、《中华泌尿外科杂志》总编辑、《中华外科杂志》副总编辑、中日医学科技交流协会会长。

中文版序言 PREFACE

由日本京都大学名誉教授吉田修审编（监修），日本北海道大学医学部泌尿外科小柳知彦教授、庆应义塾大学医学部泌尿外科村井胜教授和名古屋大学医学部泌尿外科大岛伸一教授主编（编集）的《新图说泌尿外科学》系列丛书的中文译本即将出版。该书思路新颖，图文并茂，颇具特色，充分体现了日本泌尿外科同仁对学术求精求实的精神和活跃的创新思维，谨向国内同道推荐。

该套丛书包括《泌尿外科诊断学》、《尿石症及泌尿男生殖系感染》、《泌尿外科肿瘤学》、《内分泌疾患及性功能障碍》、《小儿及女性泌尿外科学》和《肾疾病及神经、老年泌尿外科学》共6卷，由日本Medical View 出版社发行，在日本泌尿外科学界享有极高声誉。吉田修教授是日本著名泌尿外科专家，曾任日本泌尿外科学会会长及执行主席，执笔该系列丛书的编者均为日本临床一线的著名专家、学者。该书虽已出版数年，但其内容仍具知识性和参考性，加之丰富的图表，使该书通俗易懂，可读性强。

这套丛书由山东省立医院泌尿外科吕家驹教授主译，现由山东科学技术出版社出版，试图给国内泌尿外科同仁提供一种图文并茂的读本，相信读者通过阅读本书后会获得新的启迪，也为今后国内专著的编写思路提供有益的借鉴。

我祝贺该套丛书的出版，希望其能成为泌尿外科年轻医师、研究生、进修医师的重要学习读本。并希望在今后新的译版中能将一些最新进展补充进去。

那彦群

2006年1月

目 录 CONTENT

肾实质疾病

肾血管性疾病

肾衰竭

神经泌尿外科学

老年泌尿外科学

肾疾病

肾实质疾病

诊断要点，生活、饮食指导及主要症状

诊断要点

肾脏病即使在早期也能进行确切的诊断，置于医疗管理之下，对造成肾功能下降的危险因素用适当的方法管理，对于减少或延迟向肾衰竭方向的变化是必要的。因为肾脏病从发病到终末期肾衰竭需要经过很长时间，但是由于自己管理容易变得疏忽，所以在管理不良的病例中肾功能下降速度很快。因此在这种情况下，活用生活指导指南、饮食指导指南和资料记录本，能够客观地自己评价生活饮食状况，这样的指导是重要的。急性肾小球肾炎、急进性肾炎、肾病综合征等，除了因为明显的症状到医院就诊外，其他很多的肾脏病因为没有自觉症状，往往由学校体检、单位体检、成人病体检等发现尿检查异常才就诊，对于这些病例在详细检查时尽可能进行包括肾活检在内的确切诊断是很重要的。

关于肾小球疾病的WHO分类，1995年修订的标准用表1表示，表1a显示基本肾小球病变的分类。病变不是在全部的肾小球内均匀一致，而只限于几个肾小球的局灶病变则用表1b表示其特征性肾小球变化。

肾活检不是只为了确诊而进行一次，如果为了判定治疗效果，可进行多次。

生活指导及治疗

生活指导

根据1997年日本肾脏学会肾脏疾病的生活指导分类，制成生活指导指南。

● 基本的考虑方法

①对于肾脏疾病的治疗进行适当的生活指导是重要的。

②对于肾脏疾病的治疗，分为包括学校生活、社会生活的日常生活的生活指导。并根据代表性肾疾病的病期、病情的不同，制定不同的指导。

③显示了日常生活运动强度的目标，长期负荷运动的影响目前还不太明确。对肾脏病患者妊娠的现阶段看法进行了总结。

④关于儿童依据日本学校保健会发行的“学校尿检实施细则”增加了关于婴幼儿内容。

⑤根据患者的病期、病情，依据指导表进行个别的生活指导，同时注意观察每个患者的临床变化。必要时根据情况变更指导内容。

● 生活指导分类

成人生活指导的分类：成人生活指导的分类如表2 a 所示，加入了家庭及闲暇活动的运动强度，活动的指标用梅脱（mets，最大运动负荷耐受单位）表示。把安静时氧消耗量(3.5 m l/kg/ 分)作为1个梅脱，以实际日常生活和运动时消耗几倍的氧表示运动的强度（如表2b）。

表 1　肾小球疾病的 WHO 分类（1995 年）

a：基本的肾小球病变

Ⅰ.原发性肾小球疾病
- A.微小病变
- B.局灶节段性病变（包括局灶性肾小球肾炎）
- C.弥漫性肾小球肾炎
  - 1.膜性肾小球肾炎（膜性肾病）
  - 2.增生性肾小球肾炎
    - a.系膜增生性肾小球肾炎
    - b.毛细血管内增生性肾小球肾炎
    - c.膜增生性肾小球肾炎（Ⅰ型、Ⅲ型）
    - d.毛细血管外增生性肾小球肾炎（新月体性或坏死性肾小球肾炎）
  - 3.硬化性肾小球肾炎
- D.不能分类的肾小球肾炎

Ⅱ.全身性疾病所致的肾小球疾病
- A.狼疮性肾炎
- B.IgA 肾病（Berger 病）
- C.紫癜性肾炎（Henoch-Schonlein 紫斑病）
- D.抗 GBM 肾小球肾炎（Goodpasture 综合征）
- E.全身感染引起的肾小球病变
  - 1.败血症
  - 2.感染性心内膜炎
  - 3.分流性肾炎
  - 4.梅毒
  - 5.HIV 肾病
  - 6.病毒性肝炎（乙型、丙型肝炎）
  - 7.衣原体
  - 8.立克次体
- F.寄生虫感染伴随的肾病
  - 1.疟疾性肾病
  - 2.血吸虫性的肾病
  - 3.内脏利什曼性的肾病
  - 4.丝虫病性的肾病
  - 5.旋毛虫性的肾病
  - 6.粪园线虫性的肾病
  - 7.双口吸虫感染性的肾病

Ⅲ.血管性疾病所致的肾小球病变
- A.全身性血管炎（高安病，结节性多发性动脉炎，Wegener 肉芽肿，显微镜下结节性多动脉炎等）
- B.血栓性微血管病变（溶血性尿毒症综合征，血栓性血小板减少性紫癜）
- C.肾小球血栓形成（血管内凝固综合征）
- D.良性肾硬化病
- E.恶性肾硬化病
- F.系统性硬化病

Ⅳ.代谢性疾病造成的肾小球病变
- A.糖尿病肾小球硬化症
- B.膜增生性肾小球肾炎 Ⅱ型
- C.淀粉样变性
- D.单克隆型免疫球蛋白沉积症
- E.原纤维性肾小球肾炎
- F.免疫触须样肾小球病
- G.Waldenström 巨球蛋白血症
- H.冷球蛋白血症
- I.肝疾病造成的肾病
- J.镰状红细胞贫血造成的肾病
- K.紫绀性先天性心脏病和肺动脉高压造成的肾病
- L.显著肥胖造成的肾病
- M.Alagille 综合征

Ⅴ.遗传性肾疾患
- A.Alport 综合征
- B.良性复发性血尿，薄基底膜综合征
- C.指甲－髌骨综合征（osteo-onychodysplasia）
- D.先天性肾病综合征（Finnish type）
- E.新生儿肾病综合征（French type，弥漫性系膜硬化症）Drash 综合征
- F.弥漫性体血管角质瘤及其他脂肪代谢异常病（家族性 LCAT 缺乏病，Gaucher 病等）
- G.脂蛋白肾小球病
- H.胶原性纤维化肾小球肾病

Ⅵ.其他肾小球疾病
- A.妊娠中毒性肾病
- B.放射性肾病

Ⅶ.终末期肾

Ⅷ.肾移植后肾小球病变

b:特殊的肾小球变化

病变呈现局灶状，在肾小球出现不同程度的以下所见

- a　节段性增殖
- b　节段性玻璃化
- c　节段性硬化
- d　节段性坏死
- e　节段性毛细血管壁异常
- f　毛细血管内血栓
- g　黏连
- h　形成新月体
- i　硬化
- j　白细胞浸润
- k　上皮下沉积物
- l　基底膜内沉积物
- m　内皮下沉积物
- n　系膜区沉积物

小儿生活指导的分类:学龄前儿童、小学生的生活指导分类依据日本学校保健会(改订版)《肾脏病管理指导表》进行，如表3。幼儿的生活指导分类见表4，根据日本肾脏学会的指导进行。

● 生活指导的方针

成人生活指导：成人生活指导的分类(表2a)依据日本肾脏学会制定的各类疾病的指导标准为目标进行。

①急性肾炎综合征如表5a所示，少尿期、多尿期、恢复期的初期一般为入院患者，作为A类。肾小球组织病变的恢复，尿检查恢复正常一般在半年到2年之后，所以尿检查恢复正常后的半年内的治愈期作为C类。

②持续性蛋白尿、血尿综合征的生活指导依据表5b。看到轻度的蛋白尿和血尿时适用D类；中度以上蛋白尿或者剧烈运动和上呼吸道感染后的蛋白尿、血尿增加和一过性肾功能低下时适合C类指导。

③慢性肾炎综合征的生活指导如表5c。

④肾病综合征的生活指导如表6。完全缓解的时候，肾功能正常及轻度低下的指导适合分类E；肾功能中度低下时适合D；重度低下时适合C；肾病复发、恶化时强调安静，根据治疗开始期选择指导分类。

⑤急进性肾炎综合征的生活指导如表6。疾病活动性高的急性期原则上应住院治疗。

表2　成人指导分类与梅脱表

a:成人指导分类表（来自日本肾脏学会）

指导分类	上班、上学	工作内容	家务	学生生活	家庭、余暇活动
A：安静（住院、在家）	不可	不能工作（要休养）	不能从事家务	不可	不可
B：高度限制	30分钟程度（短时间）（尽可能用车）	轻工作 限制工作时间 不可加班、出差、夜班	轻家务（3小时程度） 买东西（30分钟程度）	只在教室学习 限制体育活动 限制小组活动 只可轻微活动	散步 做广播体操 （3～4梅脱以下）
C：中等限制	1小时程度	一般工作 一般手工工作和操作机械，避免加班和出差	专业主妇 可以育儿	通常的学生生活 可以从事轻度体育活动 可参加文化小组活动	早散步 骑自行车（4～5梅脱以下）
D：轻度限制	2小时程度	限制体力劳动 可以加班、出差	通常的家务 轻度小时工	通常的学生生活 可参加一般体育活动 限制参加专向体育活动	轻度散步 乒乓球、网球（5～6梅脱以下）
E：普通生活	无限制	普通工作 无限制	通常家务 小时工	通常的学生生活 无限制	游泳、登山 滑雪，有氧运动

b:最大运动负荷耐受（MET）单位表（摘自日本肾脏病学会）

1 MET　安静
2 MET　入浴，洗涤，烹调，散步，保龄球，瑜伽，直线跑
3 MET　扫除，普通走路，门球，场地高尔夫
4 MET　家务，短暂晨跑，日本舞，广播体操，慢游泳，水中步行
5 MET　农业工作，晨跑，乒乓球，跳舞，高尔夫，滑冰
6 MET　散步，游泳，排球
7 MET　登山，连续登梯，足球，篮球
8 MET　跑步（150m/分），篮球，游泳比赛，跳绳，剧烈有氧运动
9 MET　跑步（170m/分）快速登梯，骑车（20km/小时）
10 MET　跑步（200m/分），马拉松，柔道，相扑，拳击

表 3　肾脏病管理指导表（来自日本学校保健会）

从医疗方面分类	分类	从学校生活规制方面分类	在教室学习		体育活动（小组活动、休息时间、闲暇时间参考这个标准）轻度运动	中度运动	剧烈运动	小组或班级活动 轻度	小组或班级活动 高度	饮食	学校活动，其他活动
				小学 1.2.3.4.年	简单体操（上、下肢运动）、秋千、滑梯、跷跷板、步行、队列集合、玩水	鞍马、俯卧撑、双杠、单杠、跳箱、跳远、跳高	短距离跑、长跑、跳绳、连续单（双）杠、连续体操、投球、足球	几乎所有的文化活动	几乎所有的体育活动		1.儿童、学生活动 A 禁止，B不可以当委员，C、D、E 可以 2.分餐值班 A、B禁止，C 有条件可以，D、E可以 3.清扫、晨会、其他集会 A 禁止，B、C 有条件可以，D、E 可以 4.运动会、体育大会、球类比赛、游泳比赛 A、B禁止，C、D有条件时可以，E 可以 5.远足，参观，移动教室 A 禁止，B 乘车可以，禁止登山、长距离走路，C、D 有条件可以，E 可以 6.林间学校，修学旅行 A 禁止，B、C、D 可以，但是尽量乘车，禁止长距离步行和登山，E 可以 7.临海学校 A、B禁止，C、D有条件时可以，E 可以 8.野外活动（宿营、登山等），小组活动住宿 参加活动需要和医生协商
						跑步、接力赛、玩球、躲避球、摔跤、运动能力测定、玩水					
					模仿运动、表现运动、捉迷藏						
				小学 5.6 年	简单体操（上、下肢运动）、步行、队列集合、初步的游泳	慢跑、守门员（足球、手球）	短距离跑、长跑、接力跑、障碍跑、跳绳、跳远、跳高、游泳、器械运动、篮球、足球、橄榄球、柔道、剑道、摔跤、射箭、滑雪、滑冰				
				初中		器械运动（基本动作）					
				高中		躲避球、排球、羽毛球、乒乓球、网球、垒球、体操、运动能力测定、					
					表现运动、跳舞						
1.需治疗 2.需观察 3.普通生活	A	禁止上学	禁止		禁止	禁止	禁止	禁止	禁止	禁止	医生在管理指导上认为有特别必要时可以追加记入下列项目（选择可以或禁止） 1.作为比赛的选手参加运动（可以，禁止） 2.参加团体比赛争夺胜负（可以，禁止） 3.作为运动会的工作人员担任副裁判、计时、记分员、拉线员、管理员、记录员，大会工作人员（可以，禁止）
	B	限制上学	可以		禁止 有的可以	禁止	禁止	禁止	禁止	禁止 有的可以	
	C	要疗养	可以		可以	禁止 有的可以	禁止	可以	禁止	可以	
	D	要注意	可以		可以	可以	禁止 有的可以	可以	可以	可以	
	E	普通生活	可以		可以	可以	可以	可以	可以	可以	

⑥关于糖尿病肾病的生活指导，有厚生省1991年糖尿病调查研究并发症肾病班制定的根据病期分类的生活指导标准，再加上日本肾脏学会的指导标准，制成表7。

⑦狼疮性肾炎的生活指导标准如表8a，根据治疗时期、疾病的活动性及肾功能情况决定生活指导标准。

⑧肾硬化病、高血压性肾损害的生活指导标准如表8b。

⑨多囊肾的生活指导标准如表8c。

⑩关于妊娠时的指导。肾疾病患者在希望妊娠分娩的时候，按照以下的标准进行指导。特别重要的是对于妊娠容易出现的并发症、母婴的预后等要详细说明并征得同意。

急性肾炎综合征尿检查正常1年以上时对妊娠无妨碍。

慢性肾炎综合征依据表9，蛋白尿多于2g/日以上，合并高血压的时候，分类向上提高一个档次。

表4 幼儿指导分类（来自日本肾脏学会）

指导分类	
A．疾患在活动期需要在家里或住院治疗	常常在家属或看护人的监护下生活
B．疾病略有活动性，但有恢复倾向，可在教室内学习	在家属或教师的监护下禁止参加所有的身体运动
C．病情较轻，能够参加学习和轻度体育活动	在家属或教师的监护下禁止参加所有的身体运动
D．病情很轻或者接近治愈，需要限制剧烈的运动	在家属或教师的监护下进行轻度的运动，也可以考虑在没有监护下的自由运动，在运动时要保证充分的休息时间
E．可进行普通的生活	无限制

表5 各种肾疾患的生活指导标准

a:急性肾炎综合征的生活指导（来自日本肾脏学会）

病期	指导分类
少尿期	A
多尿期	A
恢复期（住院中）	A
恢复期（出院后）	B
治愈期（尿检查改善后6个月以内）	C
治愈期（发病后2年以内）	D

b:持续性蛋白尿、血尿综合征的生活指导（来自日本肾脏学会）

尿检查		指导分类
尿蛋白程度	血尿程度	
（－）	6～20/HPF	E
（－）	>21/HPF	E
<100mg/dl	（－）	E
<100mg/dl	>6/HPF	D
>100mg/d	（－）或>6/HPF	C

c:慢性肾炎综合征的生活指导（来自日本肾脏学会）

病期	蛋白尿<1g/日		蛋白尿>1g/日	
	高血压（－）	高血压（+）	高血压（－）	高血压（+）
肾功能正常	E	E	E	D
肾功能轻度下降	E	D	D	C
肾功能中度下降	D	D	D	C
肾功能重度下降	D	C	C	C
肾衰竭	C	C	C	B
尿毒症期	B	B	B	B

肾病综合征依据表9指导。不完全缓解1型，治疗停止半年后如果病情稳定，妊娠无障碍，但是治疗中的患者不主张妊娠。

急进性肾炎综合征经常出现进行性病程，不主张妊娠。

糖尿病性肾病根据1991年日本卫生部糖尿病调查研究班制定的生活指导标准制成表9。

狼疮肾炎依据表9进行生活指导。妊娠中常常出现狼疮肾炎恶化，子宫内胎儿死亡和新生儿死亡。在有狼疮抗凝血素或抗磷脂质抗体的时候，常常反复出现流产、早产和死产。

多囊肾过了生殖年龄后病情常常明显化。肾功能损害中度以上的时候，原则上不主张妊娠。

小儿的生活指导：以表10进行指导。

表6　肾病综合征和急进性肾小球肾炎综合征的生活指导（来自日本肾脏学会）

疾患	病期	肾功能		
		正常或轻度低下	中度低下	重度低下
肾病综合征	肾病期(开始治疗期)	A	A	A
	治疗无效（蛋白尿>3.5g/日）	B	B	A
	不完全缓解Ⅱ型（蛋白尿1～3.5g/日）	C	B	B
	不完全缓解Ⅰ型（蛋白尿<1g/日）	D	C	C
	完全缓解	E	D	C
	复发	A	A	A
急进性肾小球肾炎综合征	高度活动期	A	A	A
	治疗期	C	C	B
	稳定期，治疗中	D	C	C
	稳定期，停止治疗后	E	D	C

表7　糖尿病性肾病的生活指导（来自日本肾脏学会）

病期	一般生活	工作	运动	家务	指导分类
第1期（肾病前期）	普通生活	普通工作	原则上进行糖尿病运动疗法	可以普通家务	E
第2期（早期肾病）	普通生活	普通工作	原则上进行糖尿病运动疗法	可以普通家务	E
第3期－A（显性肾病前期）	普通生活	普通工作	原则上可以运动(但是根据病情调整其程度，不可剧烈运动)	可以普通家务	E或D
第3期－B（显性肾病后期）	轻度限制（不感到疲劳的生活）	轻度限制(根据业务种类，从普通工作到坐位工作)	限制运动（可以进行体力耐受程度的运动）	轻度限制（不疲劳的程度）	C
第4期（肾衰竭）	限制	轻工作～限制工作(不感到疲劳的坐位工作为主，避免加班和夜班)	限制运动（可以散步，做操）	限制（不感到疲劳的轻度家务）	B
第5期 透析治疗期	轻度限制（不感到疲劳的生活）	原则上轻工作（限制过劳和加班）	原则上轻运动（不可过激运动）	普通家务（不感到疲劳的程度）	C

饮食疗法

各类疾病的饮食指导标准依据饮食疗法的指导进行。蛋白、能量的摄取常用体重kg/天表示，采用体重指数BMI = 22的标准体重。

标准体重kg = 22 ×(身高m)^{2}或者标准体重kg = （身高cm − 100） × 0.9（身高150cm以上时）。

表8　狼疮性肾炎、肾硬化症、多囊肾的生活指导（来自日本肾脏学会）

a：狼疮肾炎

病期	治疗期	类固醇减量期（轻度活动期）	维持疗法期（类固醇>10mg/日）	维持疗法期（类固醇<10mg/日）
肾功能正常	A	C	D	E
肾功能轻度下降	A	B或C	D	E
肾功能中度下降	A	B	C或D	E
肾功能重度下降	A	B	C	D或F
肾衰竭期	A	A	C	C

病期	b：肾硬化症		c：多囊肾
	高血压群	治疗有效群	指导分类
肾功能正常	E	E	E
肾功能轻度下降	D	E	E
肾功能中度下降	D	D	D
肾功能重度下降	C	D	D
肾衰竭期	B	C	C
尿毒症期	A	B	B或A

表9 各种肾疾患患者的妊娠、生产（来自日本肾脏学会）

疾病名称	病期	妊娠、生产
慢性肾炎综合征	肾功能正常	无障碍
	肾功能轻度下降	无障碍
	肾功能中度下降	原则上不主张
	肾功能重度下降	不主张
	尿毒症期，透析前	不主张
肾病综合征	完全缓解　缓解6个月以上	无妨碍
	不完全缓解Ⅰ型　肾功能71ml/分以上	无妨碍
	不完全缓解Ⅰ型　肾功能70～51ml/分	原则上不主张
	不完全缓解Ⅱ型　肾功能71ml/分以上	原则上不主张
	不完全缓解Ⅱ型　肾功能71ml/分以下	不主张
	治疗无效病例	不主张
糖尿病肾病	第1期　（肾病前期）	无妨碍
	第2期　（早期肾病期）	无妨碍
	第3期—A　（显性肾病前期）	根据病期慎重考虑
	第3期—B　（显性肾病后期）	不主张
	第4期　（肾衰竭）	不主张
	第5期　（透析治疗期）	原则上不主张
狼疮性肾炎	肾功能正常	无障碍
	肾功能轻度下降	无障碍
	肾功能中度下降	原则上不主张
	肾功能重度下降	不主张
	肾衰竭期	不主张

但是不仅是指导，要进行24小时留尿测定，以尿中食盐排泄量、推算蛋白摄取量、肌酐产生速度等客观指标决定调整饮食摄取的量。

推算蛋白摄取量（mg）=（尿中尿素氮浓度mg/dl × 1日尿量dl + 31 × 体重kg）× 6.75

食盐量可以用附加食盐量表示，用尿中食盐排泄量减去1.5g而得出。

成人饮食疗法的标准用表11表示，各类疾病使用各自的标准。

关于小儿肾疾病的饮食疗法标准本书不叙述。

药物治疗

肾脏病治疗使用的代表性药物如表12所示。根据药效不同分成调节血压和改善肾小球血流量防止肾小球滤过过多、防止肾小球内血液凝固、促进纤溶活性、凝血酶合成的抑制和前列腺E_1的增强、抑制基底膜的通透性、抑制炎症、发生炎症时抑制蛋白分解酶和补体活性、调节免疫功能、抑制纤维成分的增加、调节水电解质、吸附除去尿毒素、纠正贫血、纠正肾性骨营养不良等各类药物。

治疗指标

肾疾病往往因为感染，疲劳，过量摄取盐、蛋白质、磷、脂肪、酒精等使病情恶化。作为恶化的指标，可以看到尿蛋白、血尿、尿沉渣的恶化等尿检查异常或者尿量减少、浮肿加重、血压上升等现象，内生肌酐清除率（Ccr）也下降。慢性肾疾患在长期管理时为了不漏掉突然出现的变化，最好2周1次就诊，1个月有1次24小时留尿，测定肌

表10　小儿生活指导（来自日本肾脏学会）

指导分类	慢性肾炎综合征	无症状血尿或蛋白尿	急性肾炎综合征	肾病综合征
A.在家	需要在家或住院治疗	（—）	需要在家或住院治疗	需要在家或住院治疗
B.只在教室内学习	可以上学，但是肾功能下降或者蛋白尿、血尿（2+）以上时病情不稳定	（—）	在恢复期可有蛋白尿	可以上学，但是病情不稳定
C.只能轻度运动	血尿、蛋白尿（+）血尿或蛋白尿（2+）	无症状蛋白尿及蛋白尿、血尿，蛋白尿（2+）以上	发病3个月以上，蛋白尿阳性	病情稳定，类固醇治疗中
D.只能进行轻度、中度运动	单独血尿或蛋白尿（+），病情不变化	无症状蛋白尿，常常蛋白尿（+）。无症状血尿，血尿（2+）而且在3个月以内	发病后在3个月以内只有血尿。或3个月以上有血尿，病情不稳定	类固醇激素隔日服药维持缓解
E.普通生活	血尿（+）或血尿（+）蛋白尿（±），病情稳定	血尿（+）或血尿（+）蛋白尿（±），病情稳定	发病在3个月以上，只有少量血尿或者尿检查正常	类固醇服药中止持续缓解

表 11　肾疾病的成人饮食疗法标准（来自日本肾脏学会）

疾患	病期	总能量 (kcal/kg[*1]/日)	蛋白 ((g/kg[*1]/日)	盐 (g/日)	钾 (g/日)	水分 (ml/日)	磷 (mg/日)
急性肾炎综合征	急性期，少尿期，多尿期，	35[*2]	0.5	0～3	5.5mEq/l 以上限制	前日尿量＋不显性蒸发量	
	恢复期，治愈期	35[*2]	1	3～5	不限制	不限制	
肾病综合征	除外微小病变型肾疾	35	0.8	5	根据血清 K 增减	不限制[*3]	
	治疗有效的微小病变型肾病	35	1.0～1.1	0～7	根据血清 K 增减	不限制[*3]	
保守期慢性肾衰竭	Ccr ≤ 70ml/分	标准35，根据年龄、运动量调整在 28～40	0.6～0.7，如果Ccr50ml/分以上、尿蛋白 1g/日以下可以在 0.9 开始	7 以下	实行低蛋白饮食不限制，血钾 5.5mEq/l 以上时限制钾	肾病综合征及Ccr15ml/分以下计算尿量＋不显性蒸发量	低蛋白饮食不限磷，但是尿中磷排泄 500mg/日以上时限磷
糖尿病肾病	第 1 期　（肾病前期）[*4]	25～30		无限制[*5]	无限制		
	第 2 期　（早期肾病）	25～30	1.0～1.2	无限制[*5]	无限制		
	第 3 期 –A（显性肾病前期）	25～30	0.8～1.0	7～8	无限制		
	第 3 期 –B（显性肾病后期）[*6]	30～35	0.8～1.0	7～8	轻度限制		
	第 4 期　（肾衰竭期）	30～35	0.6～0.8	5～7	1.5		
	第 5 期　（透析治疗期）[*7]						
妊娠中毒症		30（＋ 200kcal）[*8]	1.2～1.4	7～8g/日			
维持血透患者	每周 3 次透析	30～35	1.0～1.2	0.15[*9]	1.5	15[*10]	磷 700，钙 600mg/日
腹膜透析（(CAPD)		29～34[*11]	1.1～1.3	CAPD 除水量 (*l*) × 7.5[*12]	2.0～2.5	CAPD 除水量＋残肾尿量	磷 700，钙 600mg/日

注明 1.标准体重　2.对高龄者、肥胖者要考虑减少能量　3.重度难治性水肿要限制水分　4.合并高血压病例限制在 7～8g/日以下　5.以糖尿病饮食为基础，努力控制血糖，不希望蛋白质过量摄取　6.根据水肿的程度及有无心力衰竭适宜控制水分　7.参照透析患者标准执行　8.计算时的体重指非妊娠时的标准体重　9.现体重的计算残尿量每100ml增加体重 1.5g/日　10．饮食外的水分以现体重加上肾残尿量水分　11．含有透析液中的腹膜吸收部分　12．肾残尿量每 100ml 增加 0.5g

酐清除率、蛋白摄取量、尿中盐排泄量、尿蛋白量、肌酐产生速度等，血液生化检查、免疫学检查、血象检查等同时也记录在检查手册上，需要进行细致的管理。一般的上呼吸道感染往往是病情恶化的重要因素，有报告摘除扁桃体对长期预后有好处。

主要症状

● 水肿

肾性水肿主要分为3类。第一类，急性肾炎肾小球率过滤低下造成的水肿，这种水肿的发生机理如图1所示。第二类是肾病造成的水肿，是由于胶体渗透压降低引起细胞外液增加所致，这种水肿的发病机理如图2所示。血浆胶体渗透压下降造成水分分布异常，醛固酮分泌亢进造成远端肾小管钠重吸收增加，近端肾小管水、钠重吸收增加，有效动脉血流量的减少，导致肾排钠、水的刺激减少，集合管水的重吸收增加，出现水、钠潴留。这种储留的水、钠因为血浆胶体渗透压下降不能在血液中存留而移向血管外，不能使有效动脉血流量增加，因此，不能引起促使钠排泄的第3因子群的分泌，不能阻断水肿发生的恶性循环，出现持续水肿增加，产生重度水肿。第三类水肿也叫特发性水肿，原因不明，绝经前女性多见，血管中血浆成分通透性亢进，推断与激素代谢有关，但是不确切，在治疗上也比较难。

图1　急性肾炎导致水肿的发生机制

原发性水肿

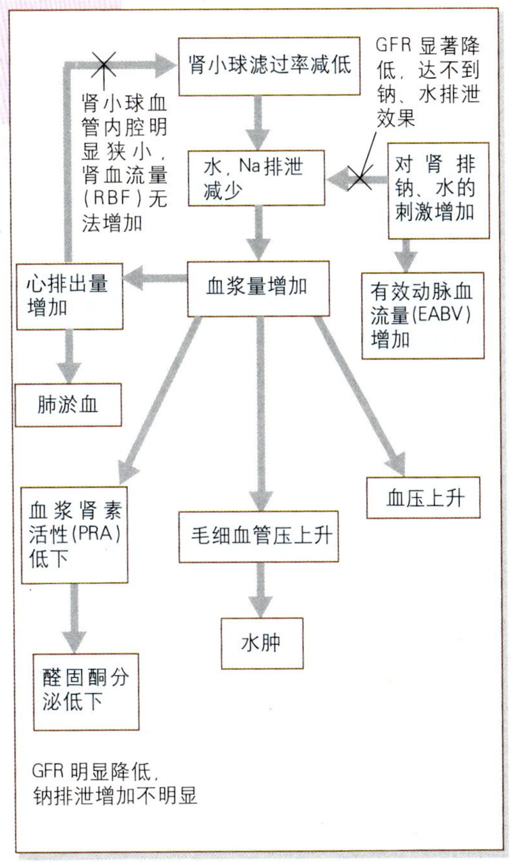

表12　肾疾病使用的主要药物

1. 类固醇药：强的松龙、甲基强的松龙等
2. 降压药：ACEI、β－阻滞剂、α、β－阻滞剂、α－阻滞剂、降压利尿药、钙拮抗剂
3. 抗凝血药：华法令、肝素
4. 抗血小板药：潘生丁、塞氯匹定、达唑氯苯、阿司匹林
5. 促纤溶药：尿激酶等
6. 前列腺素药：前列腺素 E_1
7. 蛋白分解酶阻滞剂
8. 免疫抑制剂：环磷酰胺、硫唑嘌呤、泼尼松、环孢素
9. 利尿剂
10. 促红细胞生成素
11. 包裹性活性炭制剂

图2 肾病肾合征致水肿的发生机制

继发性水肿

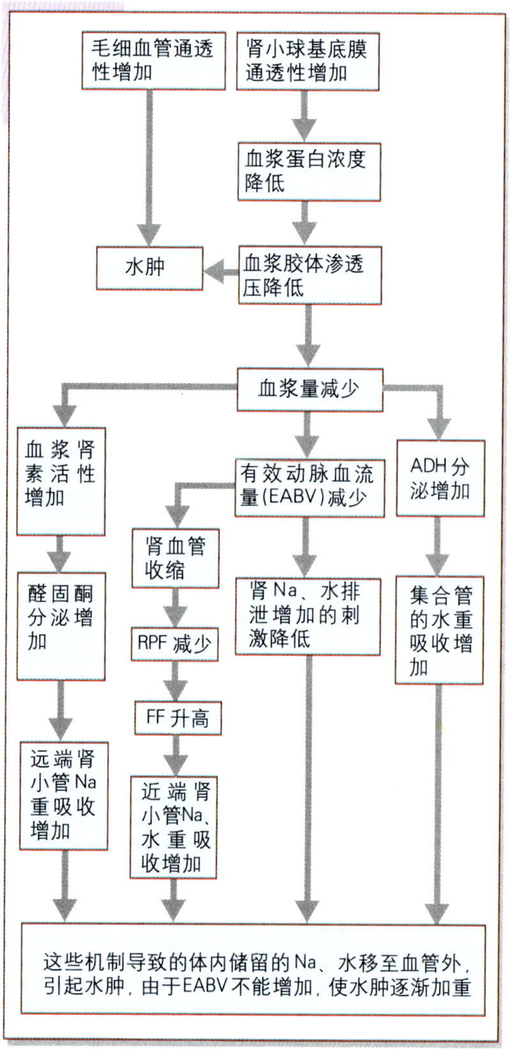

● 血尿

即使是肾小球疾病，有时也不能看到肉眼血尿。显微镜下的血尿在很多的肾疾病都可以看到，容易产生血尿的肾疾患如表13所示。肉眼血尿出现频率高的是IgA肾病、紫癜性肾炎和急性肾炎。

表13 容易引起血尿的肾疾病

1、肾小球病变
- 局灶性增生性肾小球肾炎
- IgA肾病（Berger病）、紫癜性肾炎
- IgM肾病
- 增生性肾小球肾炎
- 膜增生性肾小球肾炎
- 局灶性肾小球硬化病
- 肾硬化病
- Alport综合征
- 狼疮肾炎
- 镰状红细胞病
- 薄基底膜综合征

2、没有肾小球病变的
- 特发性肾出血

● 腰痛

根据Kincaid-Smith的统计，肾小球疾患病例2.1%出现腰痛，在IgA肾病，急性肾炎及血管病变为主的肾疾病出现腰痛的频率比较高。

● 腰痛血尿综合征

是伴随剧烈腰痛和血尿的综合征。出现剧烈腰痛和明显血尿的病例几乎都是女性，血管造影显示局灶性或是全体血管障碍，偶尔出现肾皮质坏死。无腰痛的血尿病例中男性占多数。伴有腰痛的血尿病例多出现灶状节段性的肾小球系膜增生、围肾小球(periglomerular)纤维化、中度肾小管损害。出现这样综合征的女性多有服用避孕药史，停药以后症状减轻，所以考虑发病与用药有关。

（前田宪志）

检查的种类和意义，肾活检

尿检查

怀疑肾脏病时，要进行①诊断，②严重度的判断，③病情预后的判断。为了实现这些目标要做的检查中，尿检查是损伤最小的。

● 尿的颜色（表1）

尿的颜色由尿溶质的形状、浓缩程度、尿的 pH 值决定。

● 尿的 pH 值

健康人新鲜尿的pH值在4.5～7.8之间波动，晨尿因为睡眠中换气不足容易呈现酸性尿。另外，摄取动物性蛋白后也容易呈现酸性尿，摄取青菜时出现碱性尿倾向。

● 蛋白

极少量的蛋白通过肾小球基底膜出现在尿中，尿蛋白正常上限一般认为150mg/日，小分子蛋白（β_2微球蛋白等）能通过基底膜，但在肾小管中被重吸收，所以尿中几乎看不到。

尿蛋白出现的机理可分为3类（表2）。

尿蛋白检出法：试纸法磺基水杨酸法，煮沸法，是定性、半定量的方法。24小时尿中排泄定量法有比浊法、用RIA的微量白蛋白测定法等。

选择性：由于肾小球基底膜损害，分子量比较小的蛋白漏出；根据基底膜损害的程度，大分子蛋白也容易漏出。中分子蛋白（白蛋白、转铁蛋白）和大分子蛋白（IgG），根据漏出性比率表现出选择性（选择性指数＝IgG清除率／转铁蛋白清除率），当选择性指数超过0.2时即为非选择性。

微量白蛋白：用试纸法，即使尿蛋白阴性，但是糖尿病肾病的初期也出现微量白蛋白。对此用RIA高敏感的方法测定，用于糖尿病性肾病早期发现和治疗管理。正常上限是15～20ug/分。

● 尿沉渣

尿沉渣检查是肾疾病基本的检查，用新鲜尿检查（采取后1小时以内）。血尿时，鉴别是肾小球疾病还是尿路系疾病有困难时（表3），畸形红细胞和红细胞管型是鉴别的参考（图1）。并且，尿蛋白量和尿沉渣可分成几个类型，有助于诊断（表4）。

表1　尿的颜色

混浊尿	结晶析出，感染尿
黑色尿	肌红蛋白，黑酸尿，卟啉病
红色尿	肌红蛋白，血红蛋白
绿色尿	药物，绿脓杆菌感染
黄色尿	胆红素

表2　蛋白尿的出现机理

肾小球性蛋白尿	肾小球基底膜损害（主要是白蛋白）
肾小管性蛋白尿	肾小管损害所致小分子蛋白重吸收不良（β_2微球蛋白等）
异常蛋白尿	血中产生大量异常蛋白（本周蛋白）

血生化检查

● 尿素氮与肌酐（表5）

肌酐由肌肉代谢产生，每个人产生的量基本一样,所以在尿中排泄的量也基本一样。肌酐由肾小球滤过后，不被肾小管重吸收，所以可反映肾小球滤过率，作为肾功能的指标，在临床上有很重要的意义。但是，肾功能开始下降时，由于近端肾小管分泌肌酐，残存肾单位的肥大和代偿滤过，尽管功能性肾单位数量减少血中肌酐值仍然在正常范围。所以，血中肌酐值超过正常范围时，肾功能已经相当低下。

● 酸碱平衡

为维持肌体内部环境，H^+浓度必须保持在狭小的范围内。调节H^+浓度有3个基本的方法：①细胞内外的化学缓冲系统：细胞外的重碳酸盐，骨骼的碳酸盐，细胞内的蛋白、磷酸、血红蛋白。②由呼吸调节CO_2浓度。③由肾脏调节排泄H^+。

酸碱平衡失调的原发性原因分为呼吸性和代谢性（表6），其鉴别是酸碱分析（图2）和采用计算表（表7）。

阴离子间隙

代谢性酸中毒可见于食物性酸不能排泄，体内产生过量的酸以及重碳酸盐从体内丢失（表8）。在血浆中为了维持电荷中性，需要阳离子与阴离子等量存在。Na^+、Cl^-、HCO_3^-以外的离子量很少，并且变化也少，

表3　血尿的鉴别

	肾小球性疾病	非肾小球性疾病
颜色	红茶～可乐样	粉色～红色
凝血块	无	有时看到
蛋白尿	>0.5g/日	<0.5g/日
红细胞变形	有变形	无变形
红细胞管型	有时看到	无
肾功能低下	有时出现	一般不出现

图1　尿沉渣红细胞

a:肾小球性血尿，可见红细胞大小不等，有变形，
b:非肾小球性血尿，红细胞形态均一

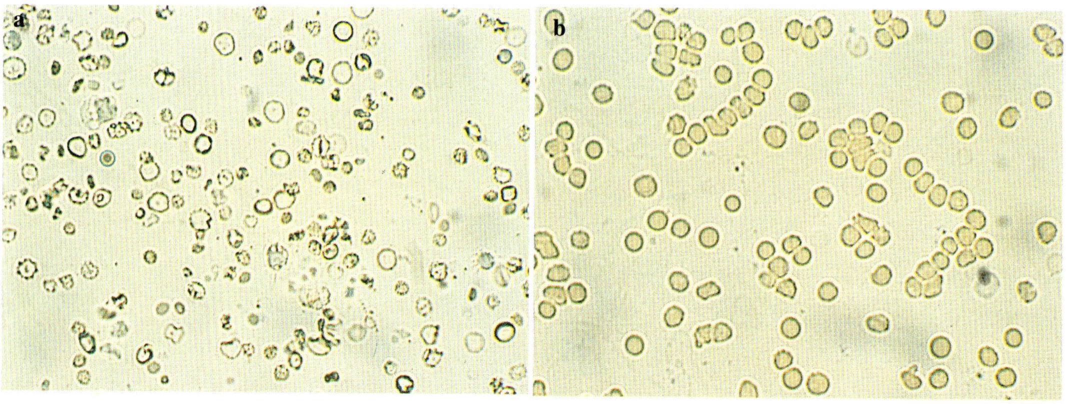

表4　尿沉渣的分类

尿沉渣所见	怀疑疾病
血尿，畸形红细胞，红细胞管型，重度蛋白尿，	肾小球肾炎，血管炎
颗粒管型，上皮细胞管型，上皮细胞	急性肾小管坏死，高胆红素血症
白细胞，白细胞管型，颗粒管型，轻度蛋白尿	肾小管／间质性疾病，尿路梗阻
血尿，白细胞，各种管型（红细胞管型除外）	急性间质性肾炎，肾小球肾炎，血管炎，尿路梗阻
单独血尿	血管炎和尿路梗阻致急性肾衰竭，IgA肾病，超薄基底膜病，遗传性肾炎，多囊肾，尿路系统疾病
单独白细胞	尿路感染，肾小管／间质性疾病
轻度沉渣异常	引起急性肾衰竭的以下病情 肾前性，肾后性，血管性（硬皮症等），多发性骨髓瘤

表5　尿素氮与肌酐

肌酐比尿素氮来源稳定，在肾小管不被再吸收，变动比较小

	产生	肾小管的再吸收、分泌
尿素氮	根据食物蛋白摄取量而变化，由于组织蛋白异化亢进而增加，由于肝损害而减少（消化道出血时肠道内红细胞吸收增加而增加）	肾小球滤过的40%～50%被再吸收，由于脱水、休克等肾血流减少，再吸收增加
肌酐	由肌肉量决定其含量。应激状态时减少，肉食中含有肌酐	几乎不被再吸收，肾功能障碍时分泌

表6　酸碱平衡异常

为使血液pH正常化，原发性病因和同方向的代偿性反应

	pH	原发性原因	代偿性反应
代谢性酸中毒	↓	$[HCO_3^-]$↓	PCO_2 ↓
代谢性碱中毒	↑	$[HCO_3^-]$↑	PCO_2 ↑
呼吸性酸中毒	↓	PCO_2 ↑	$[HCO_3^-]$↑
呼吸性碱中毒	↑	PCO_2 ↓	$[HCO_3^-]$↓

图2　酸碱分析

通过动脉血气分析，可测定pH、Pco_2从而诊断单纯性酸碱平衡失调

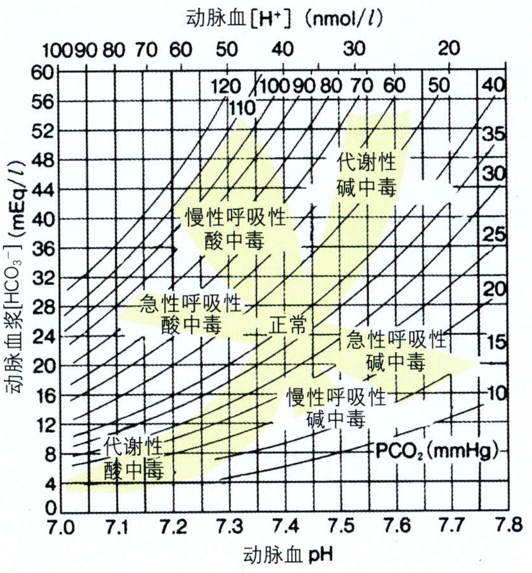

所以，$[Na^+]$ － $[Cl^- + HCO_3^-]$ 维持一定的量，把这个叫做阴离子间隙（anion gap；AG）。临床上判断不容易测定的酸有无蓄积时，把阴离子间隙作为指标（图 3）。

排泄分数

肾小球滤过的物质在肾小管被再吸收或者被分泌，最终在尿中排泄。肾小球滤过后，不被再分泌和再吸收的物质（临床上为了方便指肌酐）与所需物质的清除率比较，可了解这个物质在肾脏怎样处理。

表 7　酸碱平衡紊乱时代偿反应计算表

单纯的酸碱平衡紊乱时计算表与实测值一致

代谢性酸中毒	$[HCO_3^-]$1mEq/l 的下降→ PCO_2：125mmHg 的下降
代谢性碱中毒	$[HCO_3^-]$1mEq/l 的上升→ PCO_2：0.2～0.9mmHg 的上升
呼吸性酸中毒	急性期 PCO_2：10 mmHg 的上升→$[HCO_3^-]$1mEq/l 的上升 慢性期 PCO_2：10 mmHg 的上升→$[HCO_3^-]$5mEq/l 的上升
呼吸性碱中毒	急性期 PCO_2：10 mmHg 的下降→$[HCO_3^-]$2.5mEq/l 的下降 慢性期 PCO_2：10 mmHg 的下降→$[HCO_3^-]$5mEq/l 的下降

表 8　代谢性酸中毒的原因

- 阴离子间隙增加
  - 乳酸酸中毒
  - 糖尿病酮症酸中毒
  - 肾衰竭
  - 药物
    - 水杨酸
    - 甲醇、甲醛
    - 乙二醇
    - 三聚乙醇
  - 重症横纹肌溶解症
- 阴离子间隙正常
  - 重碳酸离子的丢失
    - 腹泻
  - 肾脏重碳酸离子的丢失
    - 近端肾小管酸中毒
  - 肾脏的氢离子分泌障碍
    - 肾衰竭
    - 低醛固酮症
    - 远端肾小管酸中毒
  - 给予 HCl
    - 输氨基酸

图 3　正常血清电解质分类与阴离子间隙

a:血清中阳离子、阴离子等量存在

b:AG=(Na + K) － (Cl + HCO_3)，Na、K 占阳离子的 95%，Cl、HCO_3^- 占阴离子的 85%，这个差就叫阴离子间隙

c:AG= Na － (Cl + HCO_3)，血清 K 值比较恒定，对阴离子间隙影响少，往往忽略。

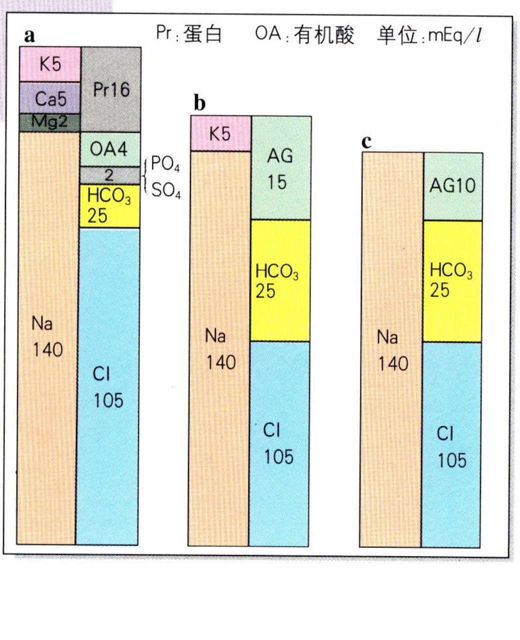

FE_{Na} （Na 排泄分数）(图 4)被用在急性肾衰竭的诊断。在肾小球滤过的Na 97%～99%在肾小管被重吸收，在尿中只排泄1%～3%。但是在脱水状态，近端肾小管重吸收增加，尿中Na排泄在1%以下。在急性肾小管坏死病例，由于Na的重吸收出现障碍，被滤过的Na 3%以上在尿中排泄。

肾功能检查

● 清除率的概念 （图 5）

某种物质的清除率是指单位时间内从肾脏排出的这种物质与相同量的物质在血浆中所占的量。某种物质的清除率 Cx（ml/分）是由血浆浓度 Px（mg/100ml）、尿中浓度 Ux（mg/100ml）、单位时间相当的尿量 V（ml/分）计算出。被除去物质在血浆中和尿中的绝对量相等。

$$Cx \times Px = Ux \times V$$

$$即\ Cx = Ux \times V/Px$$

● 肾小球滤过率（GFR）(图 6)

尿生成的第一步是血浆通过肾小球毛细血管滤过成为原尿。与此相关的因素是肾小球毛细血管静水压（Pglom）、肾小球囊腔静水压（Pbs）、血浆胶体渗透压（π p）以及毛细血管壁的滤过系数 Kf。GFR=Kf ×（Pglom － Pbs － π p）。肾小球毛细血管位于入球动脉与出球动脉之间，各自动脉收缩程度不同Pglom 发生相应变化，对 GFR 产生影响（图 7）。Kf 由有效滤过面积和毛细血管的通透性所决定。肾小球疾病主要是有效滤过面积减少，如果尿路阻塞 Pbs 上升，血浆白蛋白的浓度影响 π p。

图 4　Na 排泄分数(FE_{Na})

肌酐在肾小球滤过后，不被重吸收和分泌，但Na在肾小管被重吸收，最终从尿中排泄的 Na 很少(1%～3%)。

$$FE_{Na}=\frac{Na清除率}{Cr清除率}=\frac{\frac{U_{Na}\cdot V}{P_{Na}}}{\frac{U_{Cr}\cdot V}{P_{Cr}}}=\frac{U_{Na}}{P_{Na}}\times\frac{P_{Cr}}{U_{Cr}}$$

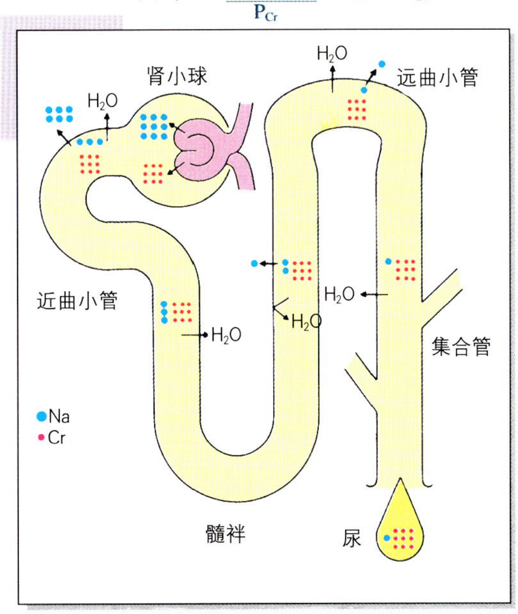

图 5　清除率的概念

血浆浓度 Px(mg/100ml)的物质在肾小球被滤过 Cx+ α_1 + α_2 (ml/ 分)，在肾小管 α_1、α_2 被重吸收，最终在尿中排泄的量（Ux × Vmg）只是血浆 Cx ml 中存在的量(Px × Cx mg)

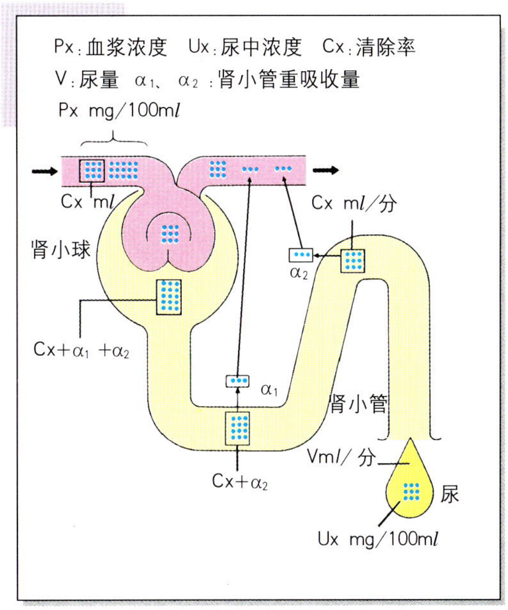

GFR 的测定应用在肾小球滤过后，在肾小管中不被重吸收、再分泌物质（菊粉，硫代硫酸钠）的测定。Ccr 几乎等于 GFR，但在肾功能下降时肾小管分泌增加，Ccr 比 GFR 高。

图 6　影响肾小球滤过的因素

肾小球滤过率由肾小球毛细血管静水压，肾小球囊腔静水压，血浆胶体渗透压及毛细血管壁的滤过系数所决定

↑：肾小球毛细血管静水压(Pglom)

↑：肾小球囊腔静水压(Pbs)

↑：血浆胶体渗透压(πp)

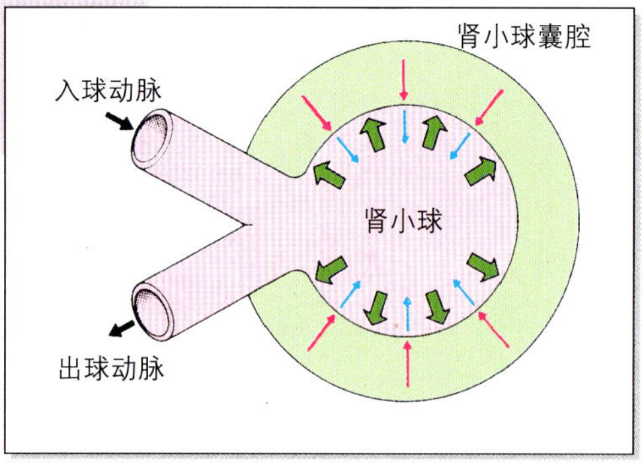

● 肾血浆流量（RPF）

RPF =（动脉压 − 肾静脉压）/ 肾血管抵抗。入球动脉、出球动脉的收缩增加会使肾血管抵抗增加，使 RPF 减少，但出球动脉的收缩，同时带来 GFR 的增加，使滤过率(滤过分数[FF]=GFR/RPF)发生变化。RPF 的测定用通过肾脏滤过完全被肾排泄的对氨基马尿酸（图 8）。

● 关于肾小管性酸中毒的检查

肾脏①主要在近端肾小管重吸收被滤过的HCO_3^-以防止尿中的HCO_3^-丢失。②远端肾小管分泌 50～100mEq/ 日的 H^+，以调节体液的酸碱平衡。

图 7　肾小球滤过率与入球动脉、出球动脉

a:肾小球内压下降（GFR ↓）

a-1 入球动脉收缩

a-2 出球动脉扩张

b:肾小球内压上升（GFR ↑）

b-1 入球动脉扩张

b-2 出球动脉收缩

肾小球位于入球动脉和出球动脉之间，入、出球动脉的收缩、扩张程度不同会使 GFR 发生变化

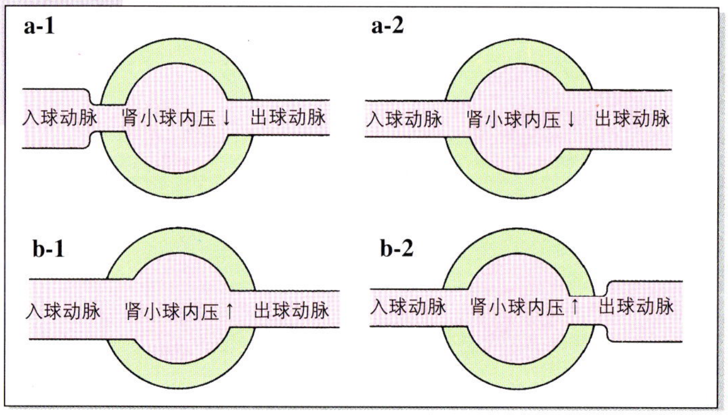

图 8　肾小球滤过率与肾血浆流量

a:菊粉、肌酐、硫代硫酸钠在肾小球被滤过后在肾小管不被重吸收和再分泌，用这些物质的清除率表示肾小球滤过率。

b:对氨基马尿酸在肾小球被滤过进而在肾小管被分泌，用在肾－循环之间完全清除该物质的清除率来表示肾血浆流量

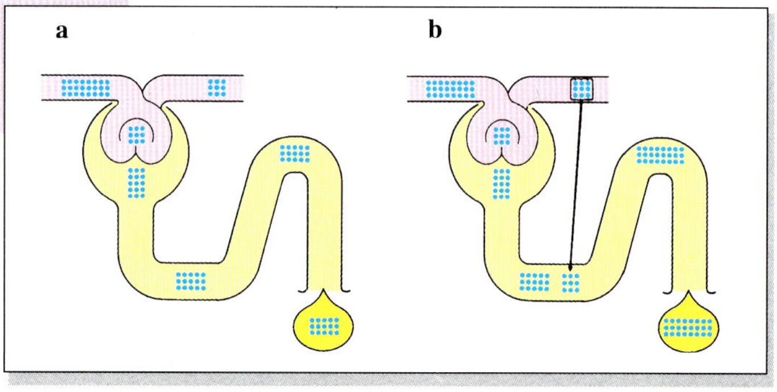

● 近端肾小管性酸中毒（pRTA）与碱负荷试验（图 9）

在近端肾小管HCO_3^-的重吸收阈值处于下降状态时，血浆中的HCO_3^-下降到15～20mEq/l，呈现稳定状态，这时尿中的HCO_3^-不丢失，如果远端肾小管不出现障碍的话，尿呈酸性（图9b）。

pRTA时，磷酸盐、尿酸、氨基酸、糖等在近端肾小管被重吸收，也在尿中丢失，引起低磷血症、低尿酸血症、氨基酸尿、糖尿。

碱负荷试验时，把$NaHCO_3$ 0.5～1.0mEq(kg/h)静脉点滴，每隔一定时间，隔绝空气采尿（导尿或用装入液态石蜡的杯子采尿），用pH仪正确测定尿pH值，也可以同时用气体分析器测定尿PCO_2值，算出HCO_3^-。pRTA时HCO_3^-负荷立即丢失在尿中，尿pH增加，尿中HCO_3^-排泄也增加，$FE_{HCO_3^-}$成为5%以上（图9c,d）。或者尿和血液的PCO_2比较相差30mmHg以上。

● 远端肾小管性酸中毒(dRTA)与酸负荷试验

dRTA时集合管以后不能使尿充分酸化，尿不能达到pH5.3以下，集合管的H^+分泌障碍或者肾小管壁对H^+透过性增加。被分泌的H^+往往不能保持在肾小管腔内。

在dRTA不完全型，不引起代谢性酸中毒，这是由于肾小管的NH_3产生增加，合成NH_4^+使H^+排泄增加。阴离子间隙正常的代谢性酸中毒，如果尿pH不到5.3以下，则怀疑dRTA。轻度酸中毒时，进行氯化胺负荷试验（0.1g/kg）。经口给药后4小时，血中HCO_3^-下降4～5mEq/l，这时尿pH如仍达不到5.3以下可诊断为dRTA。

● 尿阴离子间隙（u-AG）

从尿阴离子间隙及尿渗透压间隙预测尿中有铵排泄，有助于没有阴离子间隙的代谢性酸中毒（高Cl性）的评价。

尿阴离子间隙＝尿（Na+K+Cl）

在代谢性酸中毒为了把过多的酸排泄到尿中，肾小管NH_3的产生增加。尿中的NH_4Cl的排泄增加。为此，尿中Cl增加，u-AG为负值(−20～−50 mEq/l)。但是远端肾小管酸中毒不能正常向尿中排泄NH_4Cl，所以u-AG成为正数。但是，脱水显著时Cl的重吸收增加，或者酮症酸中毒时尿中不可

图 9　近端肾小管性酸中毒（pRTA）

a:正常时被滤过的HCO_3^- 85%在近端肾小管，15%在远端肾小管被重吸收，尿中不出现HCO_3^-

b:pRTA时，因为血浆HCO_3^-下降，被滤过的HCO_3^-减少，即使近端肾小管重吸收障碍，尿中也不出现HCO_3^-

c.d:HCO_3^-负荷时和血浆HCO_3^-上升时，近端肾小管的重吸收超过阈值的部分，被送到远端肾小管，在这里不被吸收的部分排泄到尿中，因此尿pH升高

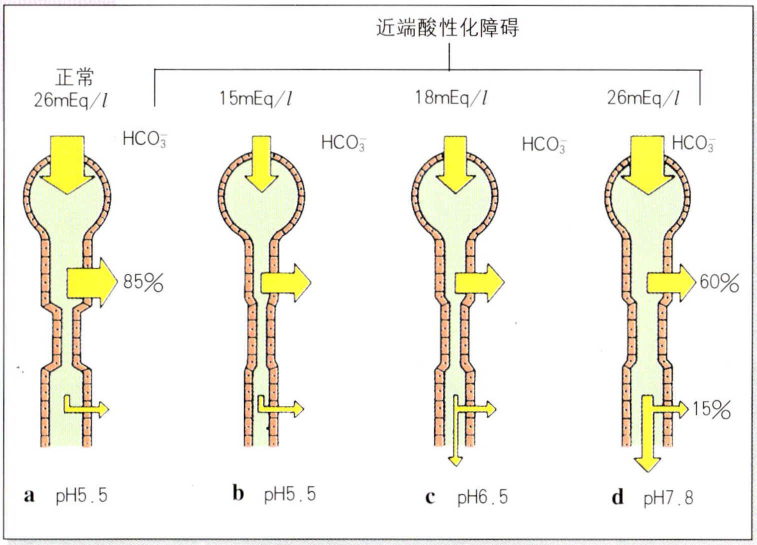

滴定酸的排泄增加（酮酸、马尿酸），上述的关系不成立。

肾活检

根据肾活检组织学的诊断来决定治疗方针是很重要的。但是由于肾活检是具有创伤性的检查，需要把活检的目的明确地告知患者。只用光学显微镜观察其诊断率是50%，必要时可使用荧光抗体法和电子显微镜辅助诊断。

适应证

● 肾病综合征

在儿科领域，一般可以从临床表现和尿检查所见预测微小病变型肾病综合征，往往不实施肾活检。在成人除了明确的病例和具有其他脏器损害的糖尿病肾病和淀粉样变性以外，都是肾活检的对象。

● 急性、慢性肾炎综合征

在急性肾炎综合征中，往往根据临床表现、血清学检查就可诊断，很少行肾活检检查。狼疮肾炎及呈现进行性肾功能障碍的病例是肾活检的对象，有比较多的蛋白尿和尿沉渣怀疑为活动性肾炎的慢性肾炎综合征是肾活检的对象。

● 急性肾衰竭

临床上怀疑急性肾小管坏死时不是肾活检的适应证，原因不明的急性肾衰竭为了诊断治疗有必要肾活检。

● 慢性肾衰竭

进展缓慢的肾衰竭和肾萎缩治疗时没必要进行组织学诊断。

● 无症状性蛋白尿、血尿

在无症状性蛋白尿包括轻度膜性肾病和局灶性肾小球硬化病，如果没有蛋白尿的增加和肾功能的障碍，则不必行肾活检。无症状血尿，一般认为是IgA肾病、超薄基底膜病、遗传性肾炎，如果没有蛋白尿和肾功能障碍，预后良好，不必行肾活检检查。

● 狼疮性肾炎

狼疮性肾炎需要根据病理组织所见确定治疗计划，必须进行肾活检，并且为了制定治疗方案，选择维持疗法需要多次活检。

● 肾移植

临床上出现特定原因的难以确定的急性肾功能下降时有必要进行肾活检组织学诊断。

禁忌证

有出血倾向的患者，包括难以控制的重度高血压病、肾肿瘤、多囊肾、肾积水、肾及尿路感染患者禁忌肾活检。孤立肾患者有可能发生并发症，使肾脏丧失功能，应禁止肾活检穿刺，适合进行开放性肾活检。但是最近也有报告超声引导穿刺活检的并发症比开放性肾活检时麻醉并发症的发生频率要低。

并发症

包括出血（肾脏内或尿路系统的出血、被膜下血肿、肾周围出血）、血块导致尿路阻塞、出血性休克、肾动静脉瘘、被膜下血肿引起的高血压等。

（杉山　敏）

急性肾小球肾炎、急进性肾小球肾炎

急性肾小球肾炎

概念

伴有血尿、蛋白尿、少尿、浮肿、高血压、肾功能下降等临床症状急性发病的疾患统称急性肾炎综合征。急性肾小球肾炎是其代表性疾病，多数是经过上呼吸道感染或皮肤（脓疱疮）感染7～21天（平均10天）的潜伏期后发病。

溶血性链球菌感染后，急性肾小球肾炎是其典型病例，A组β溶血性链球菌往往是其病因，溶血性链球菌以外的肺炎球菌、葡萄球菌等细菌，麻疹病毒、水痘、带状疱疹病毒等病毒也是其病因。

急性肾小球肾炎以外呈现急性肾炎综合征的疾病是慢性肾小球肾炎（特别是IgA肾病、系膜增生性肾炎的急性恶化、SLE肾病、紫癜性肾病等全身性疾病。急性肾小球肾炎前期感染后的潜伏期平均为10天左右是其特征。慢性肾小球肾炎的急性恶化于有感染症状同时或有1～3天短暂的间隔后出现血尿、浮肿。

临床表现

多见2～12岁儿童，上呼吸道或皮肤感染后经过7～21天（平均为10天）的潜伏期，出现肉眼血尿、少尿、水肿等表现就诊时可看到高血压、尿异常（蛋白、潜血阳性、红细胞管型）。

严重时往往出现呕吐、腹痛等消化系统症状，头痛、痉挛（高血压脑病）、呼吸困难（急性左心衰竭）等全身性症状。

所有病例尿潜血检查几乎是100%阳性，多数情况可以看到畸形红细胞、1/2～1/3的病例出现肉眼血尿。肉眼血尿在数日到2周以内消失，所有病例几乎都有蛋白尿，蛋白尿的程度2g/日以下，肾病综合征是在10%左右。

由于肾小球滤过率下降导致血清尿素氮值上升，血清肌酐值上升。

血清中补体水平一过性下降，CH50和C3下降明显，C4下降较少，补体指标6～8周以内恢复正常。溶血性链球菌感染的肾小球肾炎抗链球菌溶血素O抗体（ASO）滴度上升。

多数情况呈现一过性病程而自然缓解，成人也可出现慢性化。高龄患者出现心力衰竭、肾病综合征、氮质血症、死亡率较高（表1）。也有不少病例经过急进肾小球肾炎出现肾功能急速下降变成慢性肾衰竭。

表1　溶血性链球菌感染后急性肾炎临床表现的出现率（%）

	小儿	高龄者
血尿	100	100
蛋白尿	80	92
浮肿	90	75
高血压	60～80	83
少尿	10～50	58
呼吸困难/心力衰竭	<5	43
肾病综合征	4	20
氮质血症	25～40	83
早期死亡	<1	25

诊断

有早期感染和7～21天的潜伏期，突然出现血尿、水肿等典型的临床表现而被诊断。有补体一过性下降，全身症状和尿检查呈现一过性变化后如改善则可以确诊。与慢性肾小球肾炎的急性恶化的鉴别在预后判断和长期治疗方针的决定上有重要意义。鉴别疾病和鉴别要点如表2所示。

肾活检是在与出现急性肾炎综合征表现的其他疾病鉴别困难时使用（表3）。

治疗

限盐、低蛋白饮食、安静卧床。浮肿、高血压、氮质血症严重时，按照急性肾衰竭的标准治疗。注意观察心力衰竭、高钾血症、氮质血症等临床表现，使用利尿剂、降压药等，努力改善各种症状，等待肾功能的恢复。作为感染源的治疗，给予青霉素、头孢菌素7～10日。

急进性肾小球肾炎

概念

经过数日或数周的临床病理，急速地出现肾功能恶化的肾小球肾炎。在组织学上看到50%的肾小球新月体形成(图1)。

如表4所示，有SLE，结节性多动脉炎

图1　急进性肾小球肾炎新月体形成的肾小球组织图像

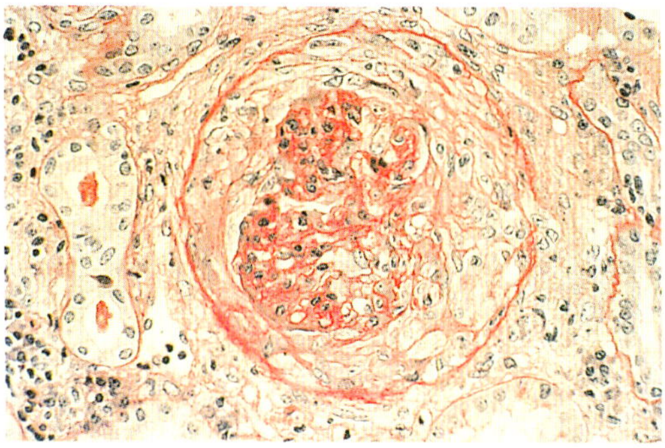

表2　急性肾小球肾炎的鉴别诊断

Ⅰ.需要与急性肾小球肾炎鉴别的疾病 1.慢性肾小球肾炎（特别是IgA肾病、系膜增生性肾炎） 2.SLE肾炎 3.紫癜性肾炎 4.急性间质性肾炎 5.急性肾盂肾炎 6.特发性冷球蛋白血症
Ⅱ.鉴别的要点 1.既往有无蛋白尿、血尿等 2.先期感染后的潜伏期较长为7～21天（慢性肾小球肾炎较短0～3天） 3.补体呈现一过性下降（系膜性增生性肾炎、SLE肾炎、原发性冷球蛋白血症呈现持续性低值） 4.肾活检

表3　急性肾小球肾炎的肾活检所见

Ⅰ.光学显微镜检查 急性出现毛细血管内增生性肾炎的图像，在肾小球内中性白细胞、单核细胞浸润，系膜细胞增生。由于内皮细胞肿大、增生使毛细血管腔狭窄、缺血，6～8周以后浸润细胞消失，只有系膜细胞轻度增生。间质基本无变化。
Ⅱ.荧光检查 急性期出现较强的C3颗粒状沉积是其特征
Ⅲ.电子显微镜检查 高倍显微镜下看到驼峰状上皮下出现电子致密物沉积是其特征，发病后4～8周减少

等作为全身疾病中1个症状出现，有原发性肾小球肾炎的病程中伴随新月体形成性肾小球肾炎。根据荧光检查发现可分为3类，10%～20%为抗基底膜抗体型；10%～20%为免疫复合物型；50%～70%为非免疫复合物型。非免疫复合物型，多数可见抗白细胞胞浆抗体（ANCA）阳性。

临床表现

多见于30～60岁，有血尿、水肿、少尿等急性肾炎样症状，也有发热、全身疲倦等全身症状。另外也有不少通过检查发现血尿、蛋白尿、氮质血症而偶然诊断。肾功能不全为进行性，由于不治疗或对治疗有抵抗性而发展至尿毒症。抗白细胞胞浆抗体和抗基底膜抗体阳性病例往往伴有肺出血，肺出血也是判断预后的重要因素之一。

诊断

经过1～数周肾功能恶化的患者因血尿、蛋白尿、红细胞管型的存在等提示肾小球病变者，怀疑为急进性肾小球肾炎。通过肾活检50%以上的病例可见肾小球新月体形成而确定诊断。抗中性白细胞抗体高值和抗基底膜抗体阳性病例高度怀疑为急进性肾小球肾炎。

治疗

可采用肾上腺皮质类固醇口服与脉冲疗法，环磷酰胺、硫唑嘌呤等免疫抑制剂、及血浆置换疗法。预后不良。有不少是由于感染或肺出血后呼吸衰竭而死亡。抗基底膜抗体阳性病例比抗中性白细胞抗体阳性病例的预后更差。发病时血清肌酐值在6mg/dl以上时肾脏的预后不良。

（菱田　明）

表4　急进性肾小球肾炎的分类

Ⅰ、原发性肾小球肾炎
1. 弥漫性新月体形成性肾炎
抗基底膜抗体型
免疫复合物型
pauci–immune 型（ANCA 关连型）
2. 合并其他原发性肾小球肾炎
系膜增生性肾炎
膜性肾病
IgA 肾病
Ⅱ、与感染有关
溶血性链球菌感染后肾小球肾炎
感染性心内膜炎
Ⅲ、全身性疾病
SLE
Goodpasture 综合征
Schonlein–Henoch 紫癜病
多发性动脉炎（显微镜下型）
Wegener 肉芽肿病
Churg–Strauss 综合征
混合型冷凝球蛋白血症
Ⅳ、药物引起
利福平
别嘌呤醇

微小病变肾病、局灶性肾小球硬化

微小病变肾病

病理组织学所见

光学显微镜下几乎没有变化，即使有也是很轻微的微小病变（图1）；用荧光抗体法也看不到免疫球蛋白和补体的沉积。电子显微镜下可见广泛的上皮细胞足突的融合（图2），这种现象在有重度蛋白尿的疾病中出现率很高，但不是本病所特有的。

临床表现

微小病变肾病（MCNS）在30岁以下年轻人的原发性肾病综合征中占60%，是发病率最高的疾病。随着年龄的增加其比例下降。

肾病综合征必须具备的条件是重度蛋白尿（3.5g/日以上）和低蛋白血症（血清总蛋白6.0g/dl以下或者血清白蛋白3.0g/dl以下），为常同时出现高脂血症、水肿综合征的总称。水肿的程度根据每个病例的不同有差异，但是往往从眼睑水肿开始。微小病变肾病的浮肿与其他组织型比较，水肿呈现急速向双下肢和骶部扩散伴有头皮下水肿、胸腹水、全身性水肿的倾向。

微小病变肾病蛋白尿的程度即使严重也保持尿蛋白的选择性，血尿检查呈阴性，出现肉眼血尿的情况非常少，尿中可以看到卵圆形脂肪体和重屈折性脂肪体。

本病有时出现急性肾衰竭，是由于低蛋白血症不能保持胶体渗透压、循环血量减少，再加上其他因素，使肾小球滤过率下降，但是静脉内给予血浆制品纠正循环血浆量往往不能使肾功能恢复，因此肾功能下降的原因是不明确的。

图1　微小病变肾病，PAS染色
光镜下肾小球几乎没有变化

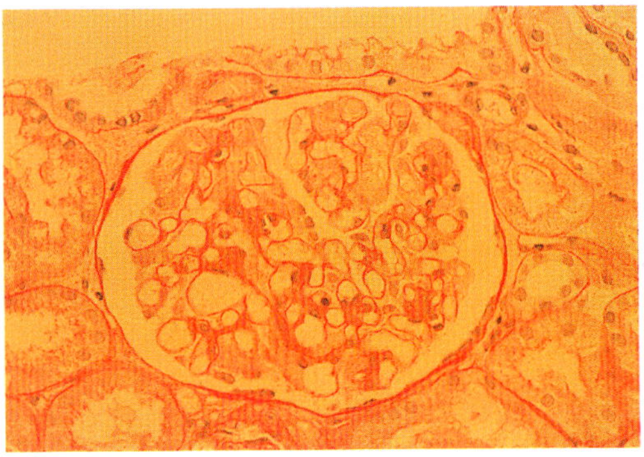

图2　微小病变肾病，电镜下图像
上皮细胞足突广泛融合，呈现平坦化

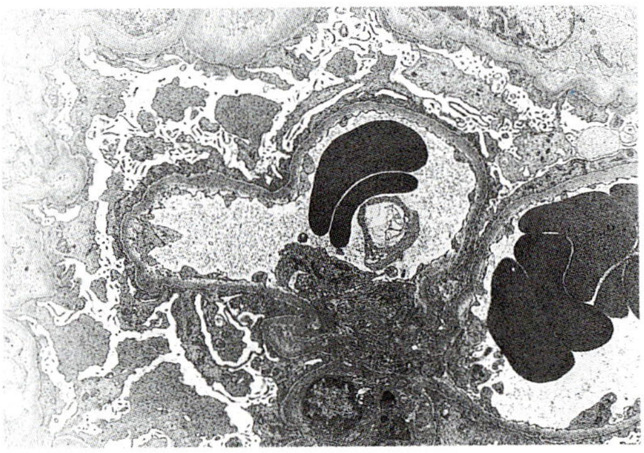

治疗、经过

MCNS的病因推测主要是细胞免疫反应引起的。本病首选药物是肾上腺皮质类固醇，特别是在小儿科。首次治疗90%的病例迅速缓解，成人病例比儿童病例效果稍差，据报告有75%得到缓解。作为初期用药，强的松龙30～60mg，根据症状也可行甲基强的松龙冲击疗法，多数病例对类固醇治疗反应迅速，治疗1周左右蛋白尿消失是本病的特征。初期量服用4～8周后逐渐减量，由于类固醇减量有不少病例伴随反复发作，所以，减量应该慎重。

频繁复发或者对类固醇耐药的病例，环孢素和环磷酰胺与类固醇并用能防止复发，延长缓解期或减少蛋白尿。

系用上述免疫抑制疗法后，对于凝固亢进的状态（高凝状态）使用抗凝疗法。由于血小板聚集释放出的各种炎症介质起抑制作用，所以有必要使用抗血小板药物。

局灶性肾小球硬化

病理组织学所见（图3）

在光学显微镜下观察到的一部分肾小球或者每个肾小球呈现节段性硬化性病变（肾小球系膜基质增生和玻璃体样物质沉积）是本病的特征。这种硬化性病变，是从皮髓质界限处的肾小球开始，并且各肾小球在靠近血管极的毛细血管袢处病变发展明显，同时伴有肾小管的萎缩和间质的纤维增生。用荧光抗体法在硬化部往往看不到免疫球蛋白沉着，但可见C3及IgM的沉积。

临床表现

局灶性节段性肾小球硬化（FGS）在肾病综合征中占10%～20%的比例，年轻人和高龄者中发病频率基本相同。

大部分病例呈现肾病综合征表现，浮肿和MCNS相同往往快速在全身扩散，尿蛋白的选择性低，常常伴有血尿，有不少病例并发高血压病和肾功能损害。

本病除原发性的肾病综合征以外，如表1所示往往出现各种各样伴随病变的继发表现。病理组织学上被诊断为FGS病变时，考虑到继发病的可能性，有必要进一步检查。

治疗、经过

FGS首选治疗药物是肾上腺皮质类固醇。强的松龙初次给予量为40～60mg ，4～8周后逐渐减量，个别病例使用甲基强的松龙冲击治疗。从根本上说本病与MCNS比较对类固醇的反应不佳，但是类固醇长期使用使病情缓解率上升。临床上对类固醇反应良好的病例预后较好。对激素治疗不敏感的病例5年、10年肾存活率据报道分别为66%和41%。

图3　局灶性肾小球硬化，PAS染色

肾小球的一部分看到节段性肾小球系膜基质的增生和玻璃体样沉积物，怀疑与肾小球囊有粘连。

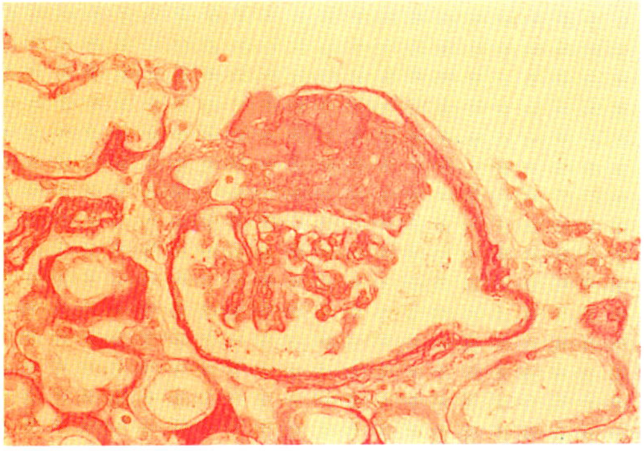

表1 呈现FGS病变的疾病

获得性免疫缺陷综合征
梗阻性尿路疾病
总肾单位减少
单侧肾不发育
实验性
药物性
止痛药
海洛因
与恶性肿瘤相关性肾小球疾病
肾小球肾炎
链球菌感染后肾小球肾炎
试验性
先天性疾病
家族性自主神经机能异常
寡巨肾单位病
部分发育不全
移植
复发
de novo
糖尿病
人类
试验性
衰老
人类
试验性
其他
放射性肾炎
镰形红细胞病
肥胖
试验性高血压

类固醇依赖病例及类固醇耐药病例与MCNS相同，合用环磷酰胺和环孢素可能出现病情缓解及防止复发。本病有不少出现肾功能障碍，这些病例由于用免疫抑制剂很容易出现副作用，所以需要进行充分的观察。

并且，高脂血症特别是高LDL血症是肾小球硬化病恶化发展的原因之一，有个别报告对于FGS使用LDL吸附疗法有效。

（室　香　小山哲夫）

膜性肾病、膜增生性肾小球肾炎

膜性肾病

概念

膜性肾病是肾小球基底膜（GBM）的上皮下有免疫复合物沉积，伴GBM增厚，GBM的蛋白通透性增加，引起蛋白尿的肾小球肾炎。占成人肾病综合征的20%～30%。本病60%～80%是原发性，也可由感染、胶原病、药物、恶性肿瘤引起（表1）。

临床表现、检查所见

中年以后（30～70岁）多见，男性稍多。发病后缓慢缓解，有时也出现自然缓解与恶化反复出现，尿蛋白量多，70%～80%呈现肾病综合征表现，10%～20%有血尿，但是程度较轻。

病理组织学所见

光学显微镜下用PAM染色，在毛细血管袢可见钉突形成（图1a）。持续发展时毛细血管袢壁弥漫性增厚，PAM染色呈网眼状。荧光抗体法发现沿着毛细血管袢壁IgG、C3呈弥漫性颗粒状沉积（图1b）。

电镜检查，病情分成4个阶段（图2）。Ⅰ级：GBM的上皮下散在小的电子致密物沉积，GBM肥厚(一)。Ⅱ级：沉积数增多变大，从上皮侧嵌入到GBM内，GBM肥厚（－）～（±）。Ⅲ级：在Ⅱ级的基础上GBM肥厚增加（图1c）。Ⅳ级：GBM肥厚不规则加重，以电子密度低的沉积物为主。

治疗

蛋白尿1～2g/日，若临床症状较轻可以不服药进行观察。若肾病综合征呈进行性，可口服类固醇，在治疗无效的病例可并用类固醇冲击疗法和免疫抑制剂（环磷酰胺、咪唑立滨、环孢素）。持续性膜性肾病主要是治疗原发病和去除病因。

表1　膜性肾病的分类

Ⅰ、原发性

Ⅱ、继发性
- 1.外因性抗原
  - a.感染：B型肝炎、C型肝炎、梅毒、麻风、疟疾、丝虫病、血吸虫病
  - b.药物性：金制剂、青霉胺、bucillamine，汞、开搏通、丙磺舒、三甲双酮
  - c.其他：虫咬病
- 2.内因性抗原
  - a.胶原病：SLE、RA、Sjogren综合征、结节病、桥本病
  - b.恶性肿瘤：癌症、淋巴瘤

经过、预后

原发性膜性肾病有自然缓解的，但是持续有某种程度的蛋白尿，也有缓解与恶化反复交替出现。长远的说，①完全缓解占30%～40%，②不完全缓解Ⅰ型（蛋白尿1.0/日以下）占20%～30%，③不完全缓解Ⅱ型（蛋白尿1.0～3.5g/日）占10%～20%，④持续肾病综合征占10%。一般原发性膜性肾病能够保持肾功能，观察10～15年以上，有30%～40%的病例有肾功能下降，10%左右发展至终末期肾衰竭。

膜增生性肾小球肾炎

概念

膜增生性肾小球肾炎（MPGN）是肾小球系膜区及毛细血管袢壁由于免疫复合物沉积，激起补体活化，以系膜嵌入为中心的毛细血管袢变化和系膜增殖性变化引起的肾小球肾炎。由于电子致密物沉积存在

图2　膜性肾病（Churg的分级）
Ⅰ级：GBM上皮下小的电子致密物散在沉积
Ⅱ级：沉积变大增多，嵌入到GBM内
Ⅲ级：沉积增大增多，GBM肥厚
Ⅳ级：电子低密物沉积为主，GBM肥厚不规则

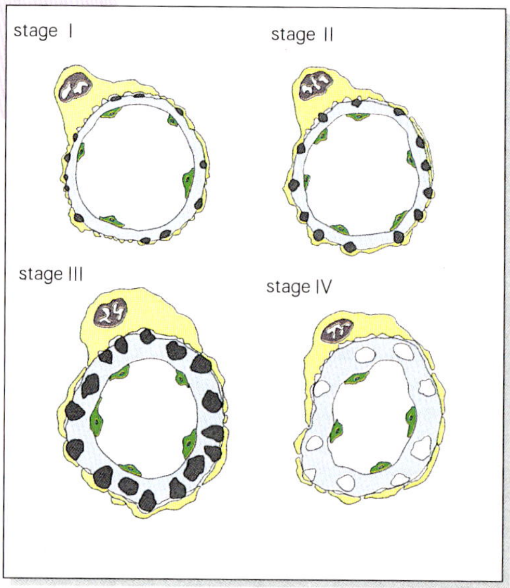

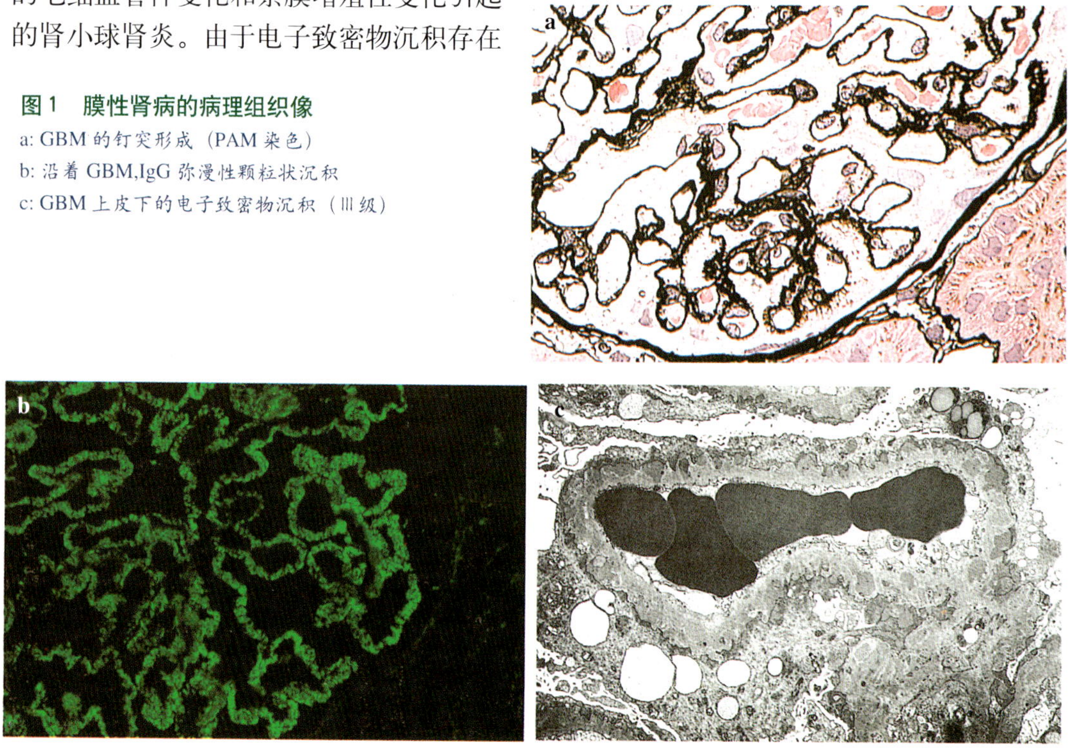

图1　膜性肾病的病理组织像
a: GBM的钉突形成（PAM染色）
b: 沿着GBM,IgG弥漫性颗粒状沉积
c: GBM上皮下的电子致密物沉积（Ⅲ级）

的样式不同，在电镜上分成Ⅰ、Ⅱ、Ⅲ型三类。Ⅱ型MPGN也叫致密物沉积病。分成没有基础疾病的原发性MPGN和有SLE、冷凝球蛋白血症、丙型肝炎等全身性疾病的继发性MPGN（表2）。原发性MPGN占肾活检的10%。最近有原发性MPGN减少，继发性MPGN增加的倾向。

临床表现、检查所见

原发性MPGN，儿童及年轻人多见，出现重度血尿、蛋白尿，常常表现为肾病综合征，约80%的病例出现低补体血症。C3NeF（C3肾炎因子）是C3转化酶C3bBb的自身抗体，由于其存在，阻碍C3bBb失活，使C3活性化持续，导致低补体血症。C3NeF在Ⅰ型、Ⅲ型中占20%～30%，Ⅱ型中阳性率占60%～70%。

病理组织学所见

在光镜下，看到肾小球呈分叶状（图3a），系膜增殖性变化，毛细血管袢壁系膜嵌入(图3C)，GBM二重化，毛细血管袢内腔狭小、消失。用荧光抗体法，毛细血管袢壁刷缘样不规则，可见颗粒状C3沉积（图3b）。电镜上根据电子致密物沉积存在样式分成Ⅰ、Ⅱ、Ⅲ型三类（图4）。

Ⅰ型：系膜嵌入明显，内皮下看到GBM新生表现，系膜区及毛细血管袢壁内皮下有沉积。

Ⅱ型(致密物沉积病):GBM的致密层内看到带状的电子致密物沉积。用荧光抗体法，沿着GBM有C3的粗颗粒沉积，不伴有免疫球蛋白沉积，在肾小球囊和肾小管基底膜也可看到这样的沉积物。

Ⅲ型：在Ⅰ型的基础上，看到GBM上皮下电子致密物的沉积。在继发MPGN多见，也认为是Ⅰ型的亚型。

治疗

肾上腺皮质类固醇与抗血小板药、抗凝药合用。重度蛋白尿和组织学变化明显时可行类固醇冲击疗法和血浆置换疗法，治疗无效时并用免疫抑制剂（环磷酰胺、硫唑嘌呤）。合并肝炎时，干扰素疗法有效。

表2　膜增生性肾小球肾炎（MPGN）的分类

原发性	Ⅰ型 Ⅱ型（致密物沉积病） Ⅲ型
继发性	1.感染病 a.病毒：B型肝炎、C型肝炎、HIV b.细菌：细菌性心内膜炎、分流术肾炎 c.其他：疟疾、血吸虫、念珠菌、支原体 2.免疫异常 a.免疫复合物病：SLE、冷凝球蛋白血症 b.免疫球蛋白异常：M蛋白血症、L链沉积病、H链沉积病 c.补体缺乏病 3.恶性肿瘤：白血病、恶性淋巴瘤、骨髓瘤 4.其他：移植肾、HUS、镰形红细胞贫血、α_1抗胰蛋白酶缺乏、不完全性脂肪营养不良

图 3　MPGN 的病理组织像

a: 明显的增生性变化呈分叶状肾小球（PAS 染色）

b: GBM 上的 C3 沉积

c: 系膜嵌入的电镜所见，内皮及系膜细胞的增生和毛细血管袢内腔的消失

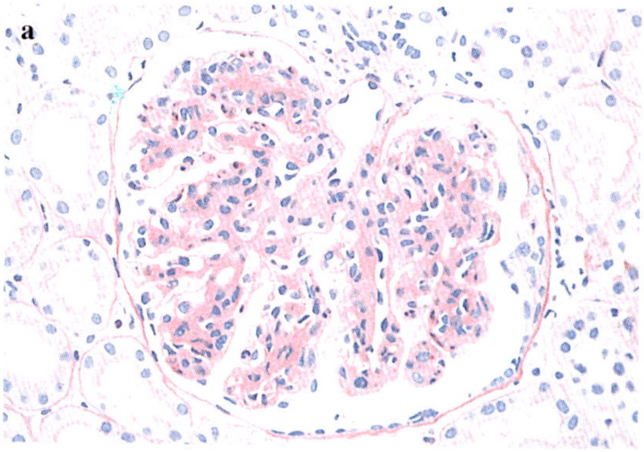

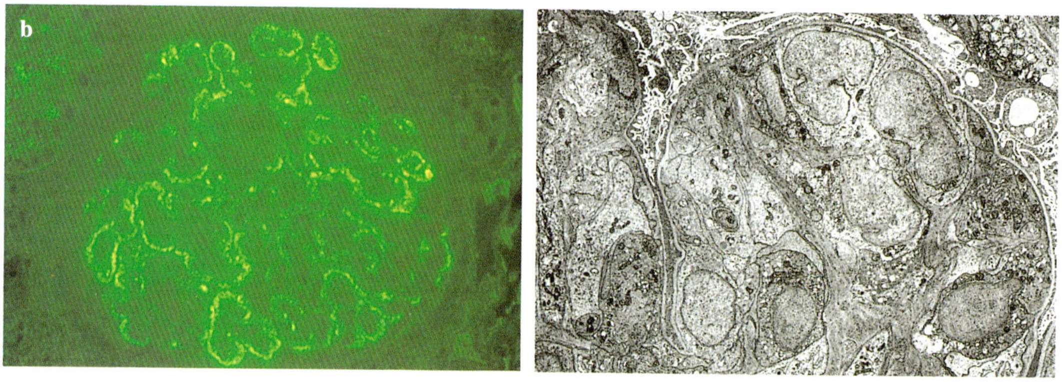

图 4　MPGN 的电镜下分类

Ⅰ型：系膜嵌入显著，GBM 内皮下及系膜区有散在沉积

Ⅱ型：GBM 的致密斑可见带状的沉积

Ⅲ型：在Ⅰ型的基础上，加上 GBM 上皮下沉积

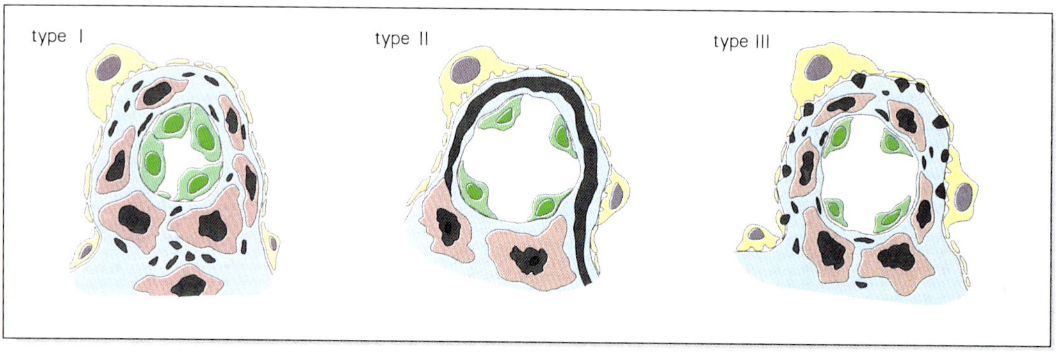

经过、预后

MPGN 的预后，一般不佳，10 年肾生存率约 50%。对于以小儿病例为主的特发性 MPGN，近年来由于早期治疗预后有所改善。继发性 MPGN，只要原发病存在且呈进行性，则预后不良。关于肾移植，Ⅱ型 MPGN 移植后复发率很高，在 90%以上。

（本田一穗　二瓶　宏）

IgA 肾病

疾病特征

IgA 肾病是日本等很多地区高发的慢性肾小球肾炎，其预后不好，约40%发展至终末期肾衰竭。有必要在早期进行确切的诊断，根据每个病例的不同，采取最佳的治疗。

本病发现蛋白尿和／或血尿的频率很高，涉及从儿童到成人的广泛范围，多见于15～40岁的男性。有全身性疾病存在的称继发性IgA肾病。作为继发性IgA肾病有Schonlein－Henoch紫癜性肾炎、肝硬化、狼疮肾炎、慢性风湿性关节炎、寻常性干癣、强直性脊柱炎引起的肾病变。人类IgA肾病患者中分泌IgA的B细胞增加，具有IgAFc受体的T细胞增加，血中分子量50～100万的IgA分子增多。本病血中没有自身抗原，对外来抗原反应的IgA抗体呈多聚体增加的状态。

诊　断

尿检查

表现为持续性的镜下血尿，上呼吸道感染后有不少病例出现肉眼血尿。多数出现1g/日以下的蛋白尿，也可有重度蛋白尿，蛋白尿是判断预后的指标之一。

血液检查

约50%的病例看到高IgA血症，但是血清IgA值与本病的严重程度及活动度的相关性没有得到证明。血清补体水平及C3、C4多在正常范围，抗链球菌溶血素O抗体（ASO）也在正常范围内。

肾活检

肾活检是确定诊断的唯一方法。

光镜所见

主要是弥漫性系膜增生性肾小球肾炎。但是，从微小病变到局灶性硬化性肾小球肾炎，呈现多样的病变。于系膜基质内和系膜旁区可见PAS染色阳性的沉积物（图1）。在进行性病例看到球形的或局灶性的肾小球硬化，肾小球毛细血管壁肥厚，可见肾小球毛细血管袢壁与肾小球囊的粘连及新月体形成。肾小管、肾间质的变化（红细胞管型混入、肾小管萎缩、间质内淋巴细胞浸润、纤维化等）一般和肾小球病变相并行。

图1　IgA 肾病的光镜所见（PAS染色，×400）
系膜基质增生和节段性系膜细胞增殖，并有散在系膜旁沉积

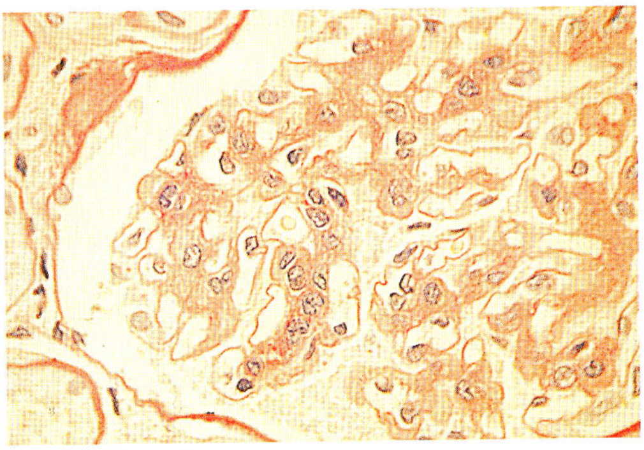

● 荧光抗体法

在肾小球的肾小球系膜领域可见IgA（主要是IgA1）、IgG、IgM、C3、C5、C9，裂解素的弥散、球状的颗粒状沉积或者结节状沉积（图2）。IgA沉积的程度比其他的免疫球蛋白和补体严重。进展性病例，其沉积从系膜领域伸展到肾小球毛细血管壁一侧。

● 电子显微镜所见

可见系膜细胞的增殖，系膜基质的增生（扩大）以及在系膜领域的IgA沉积部位均匀一致的颗粒状电子致密物沉积（图3）。在进行性病例，这个沉积物在内皮下，肾小球基底膜内，在上皮下也能看到，且向系膜的内皮下和GBM之间伸展。GBM出现肥厚、分裂和超薄化，一部分可看到上皮细胞的足突融合。

治　疗

本病在施行肾活检时根据肾小球、肾小管、间质、血管所见分成预后良好、预后较好、预后欠佳、预后不良4组。根据不同分类选择治疗法。IgA肾病治疗指南，有以下规定，从预后良好一组到预后较好一组，生活和饮食没有特别限制，也不进行药物治疗。预后欠佳组在生活和饮食上中度限制，药物治疗主要用抗血小板药和降压药，有时使用肾上腺皮质类固醇、抗凝药；预后不良组，在生活和饮食上高度限制，使用抗血小板药、降压药、抗凝药以外，进行慢性肾衰竭治疗。这时期，关于使用肾上腺皮质类固醇和免疫抑制剂还没有统一的意见(表1)。

图2　IgA肾病免疫荧光观察（IgA染色）
系膜区可见弥漫性的IgA颗粒状沉积

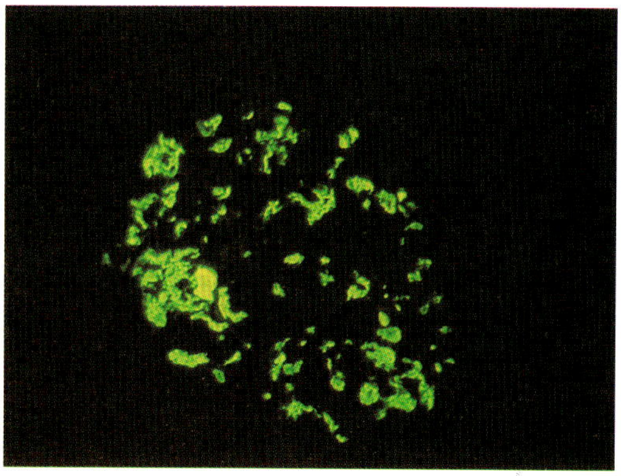

预　后

本病患者有5%～10%在数年内发展到肾衰竭，约30%在15～20年发展到肾衰竭。但是，约60%的肾功能损害是轻度的。关于IgA肾病，最初Berger认为是预后良好的肾炎，但从长期看预后不佳。

图3. IgA肾病的电镜图像
系膜区可见电子致密物呈现颗粒状沉积

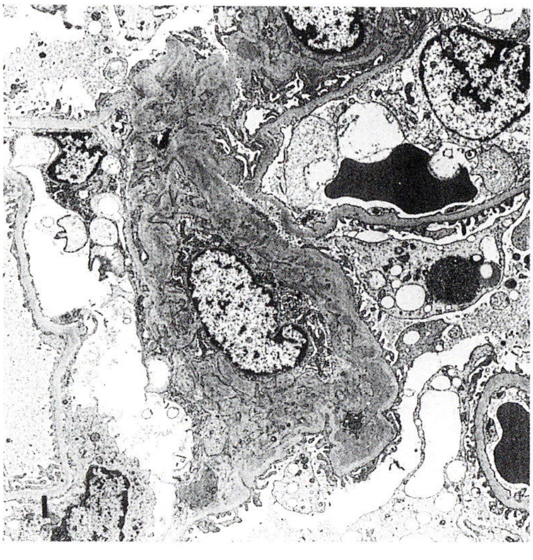

表 1　成人肾疾病的饮食疗法

	总能量（kcal/kg/日）	蛋白（g/kg/日）	食盐（g/日）	钾（g/日）	水
慢性肾炎综合征①（Ccr ≥ 71ml/分）	无限制	无限制	7	无限制	无限制
保守期慢性肾衰竭（Ccr ≤ 71ml/分）	标准 35	0.6～0.7②	7 以下	血清 k5.5mEq/l 以上时限制	肾病综合征及 Ccr<15ml/分时，尿量+不显性蒸发量

①疑为病情进展时，参照保守期肾衰竭标准
②如果 Ccr >50ml/分、尿蛋白 1g/日以下时，也可在 0.9 前后

（小幡麻美　富野康日己）

糖尿病肾病

糖尿病可引起各种脏器的并发症，而糖尿病肾病是对患者生命预后有影响的最严重的并发症。近来，由于糖尿病肾病进入终末期肾衰竭进行透析治疗的患者数在逐年增加。关于其对策已经成为重要的医疗课题。

概　念

由于糖尿病肾小球硬化性病变(肾小球硬化症）产生蛋白尿、高血压、水肿、肾衰竭等临床表现的疾病。一般是以轻度蛋白尿（微量白蛋白尿）开始，蛋白尿的程度逐渐加重同时出现高血压、水肿。其临床经过虽然进展缓慢，但是还是进行性的，最终发展至肾衰竭。

病因（图1）

慢性糖尿病状态即高血糖，是引起肾小球血管各种代谢、功能异常的主要原因。这时有两种考虑因素，一是肾小球血流动力学的异常，另一方面肾小球细胞代谢异常。肾小球血流动力学异常认为是由于肾小球出、入球小动脉产生不平衡的血管扩张导致肾小球内压上升，对肾小球血管壁伸展刺激增加，基质蛋白的产生增加，即导致系膜领域的扩大，这也是血流动力学改变学说的理论。另一方面，肾小球细胞代谢异常说认为，高血糖的结果引起肾小球构成细胞的代谢异常更应该受到重视，在细胞内的高糖状态是引起基质蛋白产生增加的原因，这是代谢异常说的理论。最近由于高糖引起的蛋白激酶C（PKC）活性亢进重要性的报告正引人注目。

临床表现（图2）

蛋白尿、高血压、水肿、肾衰竭是主要的临床症状（图2）。首先，通常以无症状性蛋白尿而发病，但是最近有很多病例蛋白尿是阴性或者是轻微的白蛋白尿（微量蛋白尿）已经是糖尿病肾病。

有不少病例蛋白尿的程度是逐渐增加

图1　糖尿病肾病的发病机理

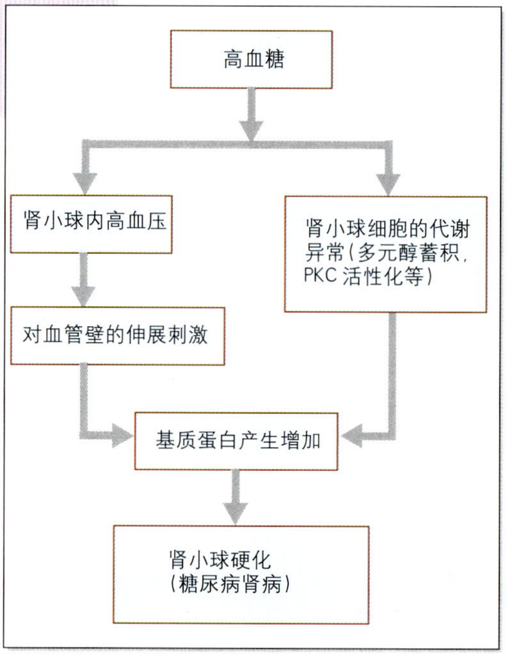

的，直到形成浮肿。同时肾功能也开始逐渐下降，出现肾性高血压。一般蛋白尿出现以后经过数年发展至肾衰竭。本病的肾衰竭与其他的肾衰竭相比有较强的体液潴留倾向，心力衰竭的出现频率也较高。因此比起氮质血症来说，体液潴留往往成为开始行透析疗法的原因。

图 2　糖尿病性肾病的临床经过

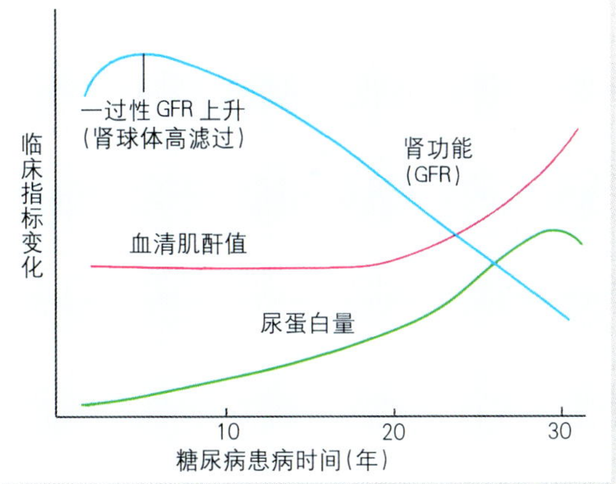

诊　断

糖尿病多年后患有糖尿病性视网膜病变的患者，因为检出微量白蛋白尿或蛋白尿（表1）几乎可以下诊断。也存在不伴随视网膜病变的糖尿病肾病，特殊的病例需要根据肾活检慎重的进行鉴别诊断。

糖尿病肾病是连续性、进行性的疾病，往往根据有无微量白蛋白尿、蛋白尿、氮质血症等主要临床症状进行分期以掌握疾病的进展，了解肾病的发展情况，对治疗上有参考意义(表 2)。

表 1　微量白蛋白尿的定义

1. 白蛋白排泄量：20～200ug/分或 30～300mg/24h
2. 白蛋白／肌酐：30～300mg/g（欧洲 2.5～25mg/mmol）
3. 白蛋白浓度（晨尿）：30～300mg/*l*

表 2　糖尿病肾病的分期

病期	临床特征		病理学特征（参考所见）	备注（提倡的治疗方法）
	尿蛋白（白蛋白）	GFR（Ccr）		
第 1 期（肾病前期）	正常	正常，有时高值	弥漫性病变：无～轻度	控制血糖
第 2 期（早期肾病）	微量白蛋白尿	正常，有时高值	弥漫性病变：轻度～中度 结节性病变：有时存在	严格控制血糖　降压
第 3 期 A（显性肾病前期）	持续性蛋白尿	基本正常	弥漫性病变：中度 结节性病变：多数存在	严格控制血糖 降压　限制蛋白饮食
第 3 期 B（显性肾病后期）	持续性蛋白尿	下降	弥漫性病变：重度 结节性病变：多数存在	降压 低蛋白饮食
第 4 期（肾衰竭期）	持续性蛋白尿	显著下降（血清肌酐上升）	终末期肾病	降压　低蛋白饮食 透析治疗
第 5 期（透析疗法）	透析治疗中			透析 肾移植

表3 糖尿病肾衰竭长期透析疗法的适应标准 （厚生省糖尿病调查研究班）

终末期糖尿病肾病患者肾衰竭的临床症状使用保守疗法不能改善时，开始长期透析治疗。

Ⅰ.肾功能障碍 持续性血清肌酐 8mg/dl 以上（或者肌酐清除率 10ml/分以下）*
Ⅱ.临床表现 1.体液储留：重度的全身浮肿、肺水肿、胸水、腹水等 2.体液异常：电解质、酸碱平衡异常等 3.消化道症状：恶心、呕吐、食欲不振等 4.循环系统症状：重度高血压、心包炎、心力衰竭等 5.神经系统症状：意识障碍、麻痹等 6.血液异常：重度贫血、出血倾向等 7.糖尿病性视网膜病变：增殖性视网膜病
Ⅲ.日常生活障碍 包括从日常生活困难等到完全不能起床等状态
原则上，有以上Ⅰ、Ⅱ、Ⅲ项中的2项以上时（Ⅱ项中有1～7中的2项以上）适用

*：即使Ⅰ项的基础数值不能达到时，满足Ⅱ、Ⅲ项条件（Ⅱ项中有3个以上项目达到）也为适用标准。

治 疗

如前所述，糖尿病肾病是由高血糖引起的，所以控制血糖是糖尿病肾病治疗的根本。另外，被称作进展恶化因素的高血压和蛋白摄取过多等的纠正，在不同病期也发挥效果，以下显示各病期的治疗法。

● 病期1

正常，无蛋白尿时期，临床上往往看不到任何异常，只进行通常的糖尿病治疗就可以（维持 HbA_{1C} 在7.5%以下）。

● 病期2

有微量白蛋白尿的早期肾病时期，因为多数是可逆性地变化，所以尽可能严格地管理血糖，最好把 HbA_{1C} 维持在7%以下。胰岛素非依赖型糖尿病（NIDDM）患者约60%有高血压，所以要注意血压的管理。据欧美报告，转化酶抑制剂（ACEI）效果很好。

● 病期3

是显性蛋白尿的时期，肾功能也开始下降，与病期1、2不同，血糖管理的效果不充分，NIDDM患者约90%的病例应该重视高血压的管理，作为降压药仍然推荐使用ACEI，必须优先进行血压的管理。因此，如果用ACEI不能得到理想的降压效果，应该追加使用其他降压药。近年来有很多的意见认为应该进行严格的血压管理（130/85mmHg以下），也有很多的报告强调应指导患者不要过量摄取食盐及蛋白质。

● 病期4

为氮质血症（血清肌酐值2mg/dl 以上）时期，出现肾衰竭的症状。蛋白摄取量应严格控制在0.6g/kgBW/日以下。努力控制肾衰竭症状，与前病期相同继续重视血压管理。关于使用ACEI的副作用（高钾血症、肾功能恶化）也应注意。

● 病期5

为透析治疗中时期，此时肾脏已无功能。很多病例发展到有全身性血管并发症，所以寄希望于透析疗法，改善全身循环状态。关于透析治疗适应证参照表3。

（吉川隆一）

胶原病与肾损害

合并胶原病的肾损害

近年，作为胶原病及相关疾病增加。合并胶原病的肾损害，根据胶原病的不同，表现为肾小球损害、肾小管损害等，其原因及肾损害的发生频率也存在很大差异。

表1显示，胶原病和其相关疾病造成肾损害的临床表现和频率。有全身性红斑狼疮(SLE)代表的免疫复合物型肾小球肾炎，有干燥（Sjogren）综合征样从慢性间质性肾炎到肾小管性酸中毒，有全身性进行性硬化症(PSS)的恶性高血压造成的急性肾衰竭，而皮肌炎、多发性肌炎很少引起肾损害。胶原病表现是不同的，也不一定都造成肾损害。

另一方面，胶原病病因的主体认为是自身免疫基础上的血管炎，肾脏血管炎出现部位和因为血管炎的原因引起肾损害的各种胶原病的主要特征分类如图1，特别是近年由于抗中性白细胞抗体（ANCA）的发现，所以病因已渐明确。

各种肾损害的特征

系统性红斑狼疮(SLE)所致的狼疮性肾炎

由SLE所致的狼疮肾炎是代表性的免疫复合物型肾炎。其原因为双链DNA和其抗体（抗双链DNA抗体）的免疫复合物以及其他的多种免疫复合物在肾小球体内的各个部位，以及肾小管基底膜、小动脉沉积，活化了补体系统、凝固系统和血小板系统及其他的化学介质，引起组织损害。活动性很高的SLE，抗双链DNA抗体值明显升高，血清补体值下降，血中免疫复合物水平上升，出现重度蛋白尿、血尿。SLE病例的50%有持续性蛋白尿，20%呈现肾病综合征表现，1/3以上的病例存在血尿，典型狼疮肾炎可看到镜下尿沉渣红细胞、白细胞及各种管型。

图2　显示典型狼疮肾炎的图解，可同时存在各种原发性肾小球肾炎的病理改变。

表1　胶原病和其相关疾病肾损害的特征和频率

肾小球肾炎发生率高的疾病
- (1) SLE(系统性红斑狼疮)
- (2) 全身性坏死性血管炎
  - PN（多发性动脉炎，古典的，显微镜下）
  - 过敏性血管炎
  - 恶性风湿性关节炎
- (3) overlap 综合征
- (4) Wegener 肉芽肿
- (5) 紫癜性肾炎
- (6) Goodpasture 综合征

发生频率低但有特征性肾损害的疾患
- (1) PSS（全身性进行性硬化症：硬皮病）
  →恶性高血压病（恶性肾硬化病）
- (2) Sjogren 综合征
  →慢性间质性肾小管炎：肾小管性酸中毒

不容易产生肾损害的疾病
- (1) DM（皮肌炎）　PM（多发性肌炎）
- (2) RA（类风湿性关节炎）
- (3) MCTD（混合性结缔组织病）
- (4) Behcet 病

治疗药物容易引起肾损害的疾病
- (1) RA（类风湿性关节炎）
  →膜性肾病　←金制剂，D－青霉胺

图 1　引起典型肾损害的胶原病的肾血管病变出现部位和血管炎的机理

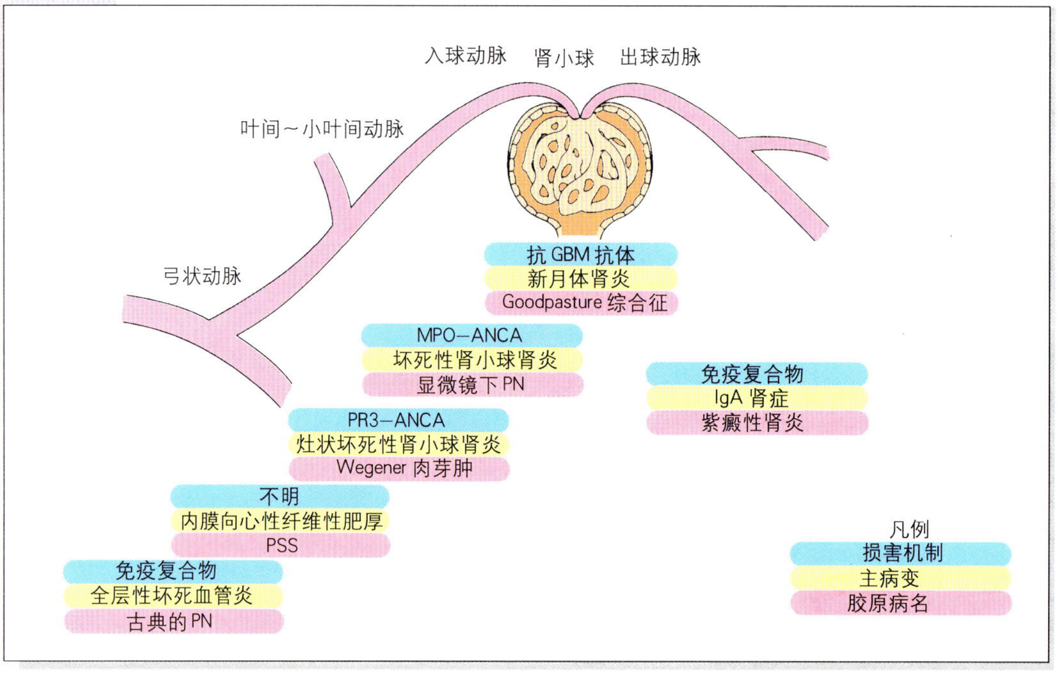

图 2　弥漫性狼疮肾炎的模式图

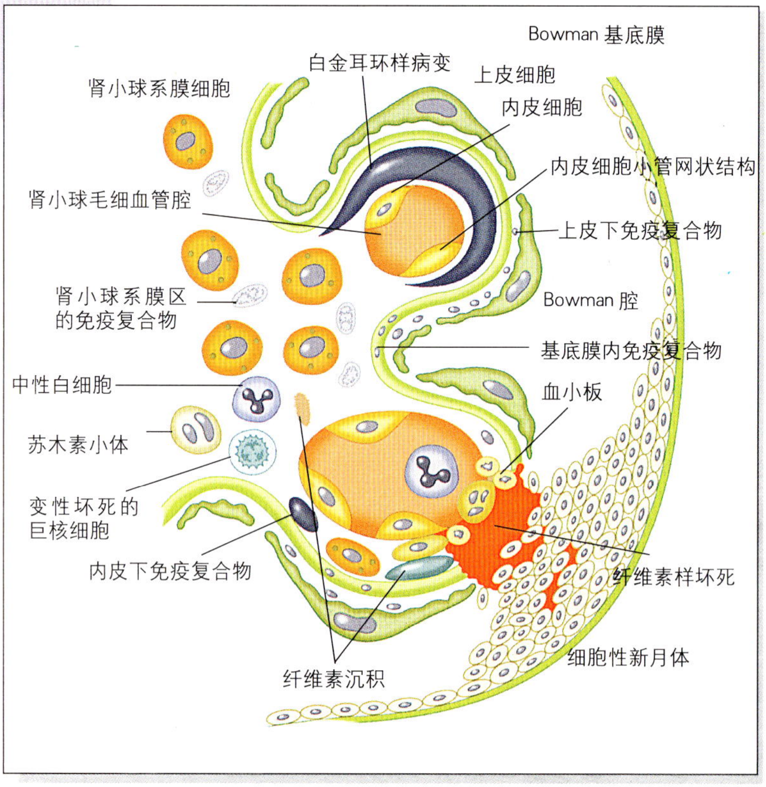

免疫复合物型肾小球肾炎的所有病型都有出现的可能，免疫复合物聚集的电子致密物在上皮细胞下腔、内皮细胞下腔、肾小球系膜领域、基底膜内沉积，增殖性病变和肾小球毛细血管袢肥厚性病变混在一起。内皮细胞下连续大量沉积物也叫“白金耳环样改变”。内皮细胞、肾小球系膜细胞增殖，血管腔内中性白细胞、淋巴细胞存在。从肾小球系膜领域到内皮细胞下腔，存在移动的白细胞和系膜细胞，可见基底膜的双重化。伴随有不同程度核的破坏和变性。严重损害的部位出现坏死，在其周围存在苏木素小体。在细胞性新月体形成部位有纤维素沉积。

临床症状以及预后根据肾脏病理组织学类型不同而不同，为了确定治疗方针，需行肾活检。表2为根据WHO进行的狼疮肾炎组织学分类。Ⅰ、Ⅱ型一般不呈进行性发展，预后良好，不需要用强力的类固醇激素治疗。图3为用光镜、电镜和荧光抗体法显示的Ⅳ型组织学图像。Ⅳ型是活动性最强的进行性类型，需用强力的免疫抑制剂治疗，治疗不充分的情况下肾功能迅速下降。有时也有尿检查无异常的Ⅲ型、Ⅳ型狼疮肾炎存在。重

表2　WHO狼疮肾炎组织学分类

Ⅰ　正常肾小球
Ⅱ　系膜增生型
Ⅲ　局灶性节段性肾炎
(1) 活动性坏死性病变
(2) 活动性＋硬化性病变
(3) 硬化性病变
Ⅳ　弥漫性肾小球肾炎
(1) 节段性病变（－）
(2) 活动性坏死性病变（＋）
(3) 活动性＋硬化性病变（＋）
(4) 硬化性病变（＋）
Ⅴ　弥漫性膜性肾小球肾炎
(1) 纯型膜性肾小球肾炎
(2) 伴随有Ⅱ型病变
(3) 伴随有Ⅲ型病变
(4) 伴随有Ⅳ型病变
Ⅵ　进行性硬化性肾小球肾炎（活动性病变）
(1) 肾小球膜的断裂
(2) 中性白细胞的浸润和核的破坏、变性
(3) 苏木素小体
(4) 细胞性新月体
(5) 白金耳环病变
(6) 玻璃样血栓
(7) 纤维素血栓
(8) 节段性纤维素沉积

图3　弥漫性狼疮肾炎的光镜、电镜、荧光抗体法的组织像

a:弥漫性狼疮肾炎的光镜像（PAM染色，400倍）。明显的核破坏，伴有细胞变性增殖。由于细胞移动使毛细血管消失狭小，并且有管外增殖性病变（新月体形成）。一部分毛细血管袢双轨征用(←)表示。系膜领域有很多免疫复合物沉积，内皮细胞下的沉积物即白金耳环病变用(→)表示

b:弥漫性狼疮肾炎的电镜像。基底膜上皮侧(→)、内皮侧(＊)都有电子致密物存在，是狼疮肾炎特有的改变。

c:免疫荧光抗体法显示C1q的存在（200倍）。弥漫性狼疮肾炎，肾小球内多量的免疫复合物均匀一致。免疫球蛋白、补体、苏木素块状沉积。补体从初期成分（C1q、C4）到膜攻击复合物经典途径的活化。

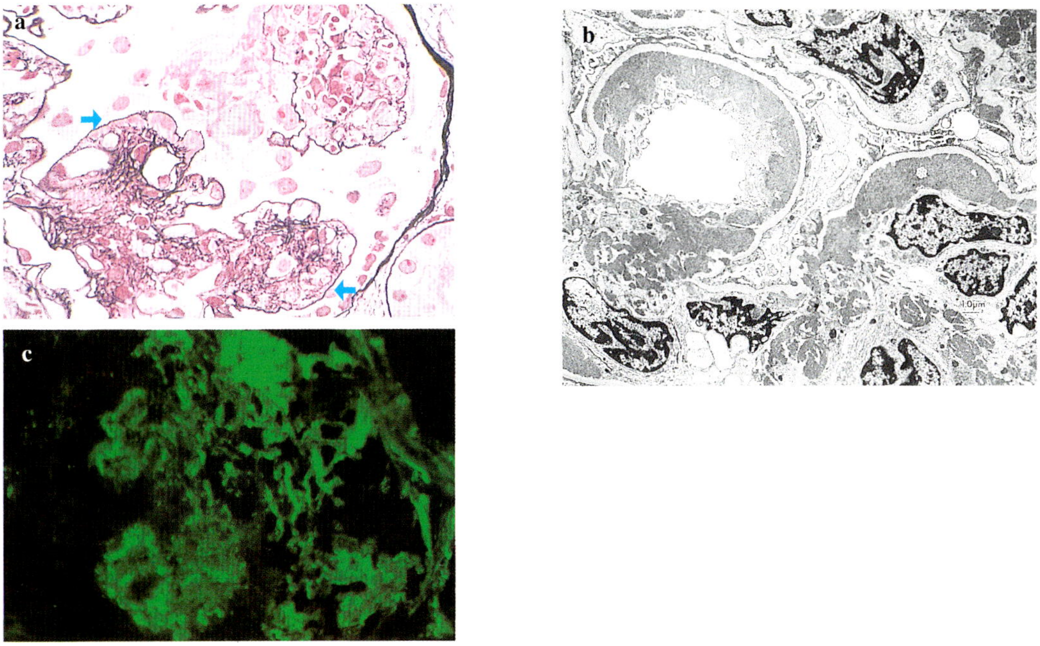

度新月体形成性肾炎、肾功能急速下降病例、肾病综合征持续病例可施行类固醇冲击疗法、环磷酰胺冲击疗法、血浆置换治疗，必要时也可行抗凝疗法。由于治疗病型会有转变，预后也发生变化。

SLE合并发生抗磷脂抗体综合征的概率很高。抗磷脂抗体综合征有动脉血栓病和静脉血栓病、习惯性流产、血小板减少症三个特征，为血清中抗磷脂抗体（狼疮抗凝血素或抗心磷脂抗体）阳性的综合征。与肾脏相关的临床症状是高血压、蛋白尿、血尿、肾衰竭。作为肾脏病变，从肾内动脉经过肾小球到肾静脉的全部血管范围以血栓形成性病变为主。治疗上主要采取抗血小板疗法、抗凝疗法。病情不见好转，加类固醇疗法和血浆置换疗法。

表3　伴有坏死性血管炎的疾病

1. 结节性多动脉炎
2. 变态反应性肉芽肿性血管炎
3. Wegener 肉芽肿
4. SLE
5. RA
6. PSS
7. 紫癜性肾炎
8. 感染（HB、溶链菌等）

坏死性血管炎与肾损害

所谓坏死性血管炎是指伴有炎症性细胞浸润和纤维蛋白坏死的血管炎的疾病，表3列出其代表性的疾病。

结节性多动脉炎（经典的PN）显示中型的肌型动脉的全层性血管炎（图4），肾小球病变显示局灶坏死性肾小球肾炎，多数病例肾功能下降迅速。显微镜下的PN，肾小球病变是主要的，严重时如图5所示呈现坏死性新月体形成性肾小球肾炎。

Wegener肉芽肿病，是以上呼吸道和肾脏坏死性肉芽肿性血管炎为主要病变的疾病。肾病变表现多样化，蛋白尿、血尿，伴有肾功能下降，约半数出现急进性肾炎。病理组织学上以局灶性坏死性肾小球肾炎多见，多数有新月体形成，有的病例肾小球中心可见肉芽肿。

图4　经典PN解剖时叶间动脉（Elastica Masson染色，40倍）

典型的中型肌型动脉壁看到其纤维蛋白坏死，全层性血管炎。几乎消失的血管腔内看到血栓，从血管壁到周围看到多数细胞浸润，大量血管壁破裂，血管壁失去连续性。经典的PN的肾小球看到大量局灶性分布，节段性限局的病变，严重的不多

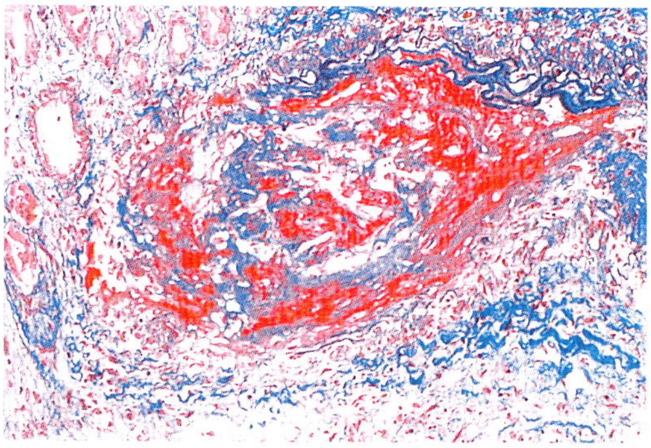

图5　典型的显微镜下PN的肾小球病变（Elastica Masson染色，200倍）

严重破坏的肾小球构造伴有新月体形成，严重管外增殖性病变区析出大量的纤维蛋白。用免疫荧光法没有发现免疫球蛋白及补体的沉积

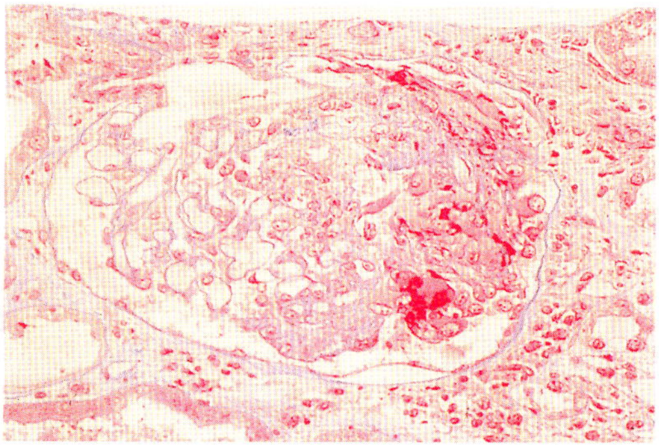

近年，在坏死性血管炎病例中常常检出抗中性粒细胞胞浆抗体（ANCA）。ANCA用间接荧光抗体法分成胞浆型（C–ANCA）和核周型(P–ANCA)。作为C–ANCA代表性的是中性白细胞内嗜苯胺兰颗粒中以蛋白酶3（PR3）为抗原的PR3–ANCA，P–ANCA代表的是以骨髓过氧化物酶（MHO）为抗原的MPO－ANCA。显微镜下的PN与MPO–ANCA（图6）、Wegener肉芽肿与PR3–ANCA相对应，有很高的检出率。MPO–ANCA、PR3–ANCA以外也看到ANCA，与这些抗体相关的疾病也令人注目。

临床上，坏死性血管炎往往呈现急进性肾炎，因此从早期有必要采取有效的免疫抑制疗法，给予大剂量肾上腺皮质类固醇和环磷酰胺，根据病情需要积极进行血浆置换疗法。

全身性进行性硬化病：硬皮病（PSS）的肾损害

出现频率为10%左右，其特征常常为硬皮病肾危象的恶性高血压（舒张压在130mmHg以上，出现急速肾功能下降、高血压视网膜病Ⅲ度到Ⅳ度、心力衰竭等重度症状）。为肾素依赖性高血压，可见肾皮质小叶间动脉的圆葱样的内腔狭小，纤维蛋白样坏死病变和皮质小梗塞。为预后不良的疾病，近年来由于使用血管紧张素转换酶抑制剂，1年生存率有所改善。

类风湿性关节炎（RA）造成的肾损害

表4 所示RA造成的肾损害，其病因及病理改变是多种多样的，多数意见认为

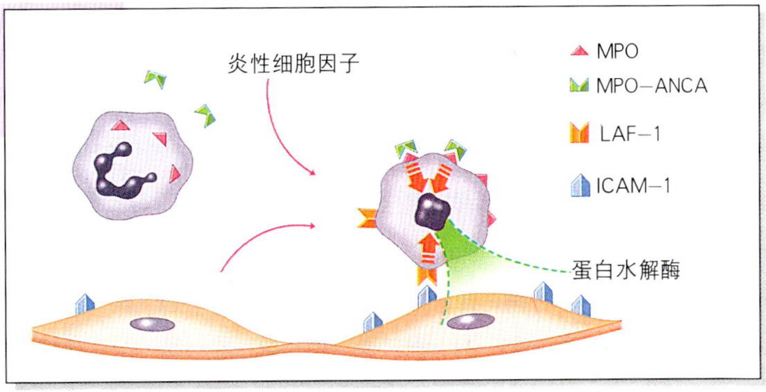

图6 MPO － ANCA血管炎的发生机理

发生炎症时炎症性细胞因子释放使血管内皮细胞的ICAM-1等粘着分子大量出现，中性白细胞在细胞膜表面表达MPO抗原，同时粘着分子LAF-1的构造发生变化，与配位体ICAM-1有亲和性。进而，MPO－ANCA和MPO抗原结合，引起中性白细胞的活化，释放出来分解微粒酶和活性氧，造成肾小球毛细血管坏死。

表4 RA引起的肾损害及其治疗

临床症状	病因	治疗
单纯血尿	系膜增殖性肾炎	临床观察，给予抗血小板药
血尿、肾衰竭	药物性肾损害（NSAIDs）	停止服药、祛除病因
蛋白尿、肾病综合征	(1)系膜增殖性肾炎 (2)膜性肾病（布西拉明，D–青霉胺） (3)肾脏淀粉样变性	(1)临床观察、给予抗血小板药 (2)停止服药、祛除病因 (3)给予DMSO、类固醇
蛋白尿、肾衰竭	(1)肾脏淀粉样变性 (2)新月体形成性肾炎	(1)给予DMSO、类固醇 (2)给予类固醇、免疫抑制剂

图7 Goodpasture综合征的荧光抗体法所见
IgG呈典型的线状型染色。提示抗基底膜抗体IgG与患者肾小球基底膜结合

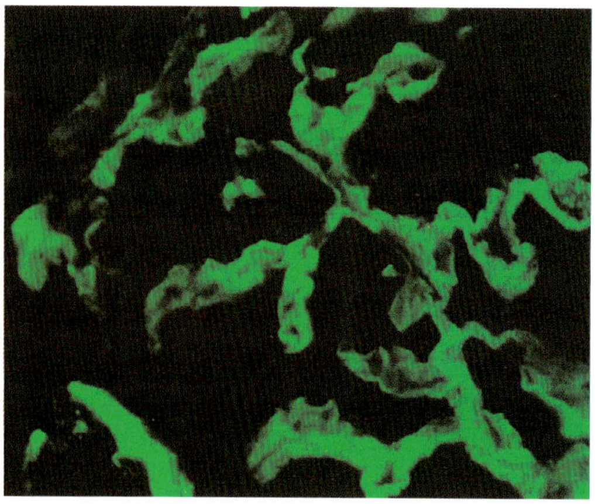

RA固有的肾损害是系膜增殖性肾炎，其临床症状轻。发生肾病综合征和肾功能下降时，多是AA淀粉样蛋白的蓄积引起的继发性淀粉样变性，血中SAA蛋白增加。肾损害是进行性的，全身多脏器进行性淀粉样沉积，预后绝对不良。NSAIDs造成的肾损害引起急性肾衰竭和药物性肾小管间质病变。作为其他药物性肾损害的原因，往往是金制剂、布西拉明、D-青霉胺引起的膜性肾病。去除病因数月后往往自然转轻。

Sjogren 综合征的肾损害

Sjogren综合征的肾损害是由于慢性间质性肾炎引起的肾功能下降，有肾性尿崩症和远端肾小管性酸中毒（Ⅰ型RTA），用肾上腺皮质激素治疗有效。

Goodpasture 综合征

作为自身抗体，肺泡基底膜、肾小球基底膜、肾小管基底膜等抗基底膜抗体产生的结果是出现出血肺泡炎、新月体形成性肾小球肾炎造成的急进性肾炎。该病日本罕见。50%以上肾炎的肾小球伴有新月体形成，荧光抗体法显示典型的线状图形（图7），血中抗基底膜抗体已经被证明。可以积极进行甲基强的松龙的冲击疗法和血浆置换疗法。该病预后不良。

（小山胜志　两角国男）

妊娠与肾脏

妊娠期泌尿系统的变化

形态学变化

妊娠时形态学变化。肾肿大，肾盏、肾盂及输尿管扩张。

功能性变化

● 肾功能

肾血浆流量（RPF）和肾小球滤过率(GFR)：从妊娠初期增加，达到非妊娠时的150%～160%，持续到分娩。分娩3个月以后恢复到妊娠前状态。

正常妊娠BUN和血清Cr值分别下降8.7 ± 1.5mg/dl、0.46 ± 0.13mg/dl。

尿酸：尿酸清除率妊娠时上升到2倍，所以正常孕妇血清尿酸值比正常值低2.5～4.0 mg/dl。

蛋白尿：尿蛋白量在妊娠后期增加，所以孕妇正常值是非妊娠时的2倍，相当于300 mg/日左右。

尿糖：孕妇尿糖阳性率相当高，妊娠晚期占孕妇的50%，分娩后，尿糖迅速转为阴性。

● 血压

血压从妊娠初期开始下降，妊娠中期舒张压下降10～15mmHg，妊娠后期逐渐上升，分娩时恢复到非妊娠时水平。

● 体液－电解质代谢

母体的总体液量，正常妊娠期间增加约8%，其中约2/3潴留在细胞外；血浆量在妊娠初期增加，妊娠中期到最高（约1L），其增加持续到妊娠晚期。

组织间液的增加，在妊娠后期显著，达到水肿程度，约80%的孕妇有这种水肿。

表1　正常妊娠时肾脏的主要变化

变化	临床表现	关联事项
肾肿大	X线上肾长度增加1cm以上	分娩后肾脏缩小，肾实质减少，不要误诊
肾盂、肾盏、输尿管的扩张	肾积水，右侧更明显	不要误诊成阻塞性尿路疾病，尿路感染高发
肾功能的增加	肾小球滤过率（150%～160%）和肾血浆流量（150%～160%）增加	血清肌酐和尿素氮值下降Scr>0.8mg/dl，BUN>13mg/dl时应注意，尿中白蛋白、氨基酸、葡萄糖排泄增加
酸碱平衡的变化（原发性呼吸性碱中毒）	重碳酸离子排泄阈值下降	血浆重碳酸离子下降4～5mmEq/l
肾脏水处理能力的变化	妊娠时渗透压调节机构的变化	血浆渗透压下降10mOsm/kg.H_2O以内，血清钾下降3～5mmEq/l

酸碱平衡

妊娠中的动脉血气分析pH7.44，PCO_2下降到31mmHg，血浆重碳酸浓度下降到约4mmEq/l，总之，孕妇显示轻度的呼吸性碱中毒。

妊娠中毒症

定义

日本妇产科学会对妊娠中毒症的定义是妊娠时单纯高血压、蛋白尿、浮肿中的1个或2个以上的症状。这些症状不是单纯妊娠偶发的并发症，但是国际上一般认为妊娠中毒症主要症状是高血压、蛋白尿和水肿是与之相伴随的症状。

病型分类

本病分为单纯型与混合型（表2）。近年来妊娠中毒症由于发病时期不同，母婴预后也不同。所以提倡细分为早发型（妊娠32周以内）和迟发型（妊娠32周以后）。

病因

妊娠中毒症以血管内皮细胞受损为中心的各种病理生理表现的综合征，其原因目前还不明确，推测主要原因有遗传或家族性原因、母婴间免疫异常、胎盘及子宫血流动力学异常、血液凝固、纤溶异常、肾素－血管紧张素－醛固酮系统内分泌异常。

临床症状

本病主要为高血压、蛋白尿及浮肿。

高血压：高血压必然出现，蛋白尿或浮肿可不出现。正常妊娠，在妊娠中期血压下降，血压没有下降的病例可能就是妊娠中毒症。

蛋白尿：尿蛋白是非选择性的，其量各病例不同。重症病例多在3g/日以上。

肾功能：妊娠中毒症患者的RPF和GFR比正常孕妇下降25%～30%。因此，Scr>0.8mg/dl，BUN>13mg/dl的孕妇，诊断为肾功能损害。

尿酸：因为尿酸清除率减少，血清尿酸值比正常孕妇明显升高（孕妇血清尿酸值4.5 mg/dl以上为异常），尿酸清除率的减少早于GFR，在妊娠早期就会出现。

表2　妊娠中毒症的新修订病型分类

注：以下疾病尽管不一定是妊娠中毒症的发病原因，但是与妊娠中毒症有因果关系。因为是重症疾患，为了引起注意，在注明中列举。但是不包括在妊娠中毒症病型分类中，如肺水肿、脑出血、正常位胎盘早期剥离以及HELLP综合征(溶血、肝酶水平升高和血小板减少)

妊娠中毒症的病型分成单纯型与混合型，不论单纯型还是混合型，伴随痉挛发作的叫做子痫。

a.单纯型妊娠中毒症不能认为妊娠偶然发生的并发症，是从妊娠20周到分娩后42天内仅出现高血压、蛋白尿、浮肿等症状

b.混合型妊娠中毒症，从妊娠前就有高血压、蛋白尿、水肿等症状或可能存在上述状态。由于妊娠症状加重或更加明显。不属于单纯型妊娠中毒症的都归类于混合型妊娠中毒症。

c.子痫不管单纯型还是混合型，由于妊娠中毒症造成的痉挛发作称为子痫。根据发病时期不同分为妊娠子痫、分娩子痫、产褥子痫。在痉挛发作有跨时期时，如分娩期、产褥期痉挛发作时称为分娩产褥子痫。

病理所见

妊娠中毒症的肾小球病变其特征为内皮细胞肿胀，毛细血管袢壁呈现双轨征及内皮下有沉积物（表3）。

肾小球肿大，毛细血管袢壁由于内皮细胞肿大而变狭小，系膜区域轻度扩大（图1）。

内皮下的沉积物呈现颗粒状和细纤维状，含有纤维素和IgM等血浆成分及细胞外基质。

重度蛋白尿和肾病综合征的病例出现节段性硬化性病变，肾小球上皮细胞空泡化和玻璃样变。

表3　妊娠中毒症的肾小球病变

光镜所见
1. 肾小球肥大
2. 内皮细胞肿大和毛细血管袢腔的狭小化（内皮增殖）
3. 毛细血管袢壁肥厚及双轨征
4. 系膜区域扩大
5. 节段性硬化性病变
6. 上皮细胞的空泡化和玻璃滴出现
荧光抗体法所见
1. 沿着系膜壁，纤维素和IgM颗粒状沉积
电镜所见
1. 内皮细胞肥大
2. 内皮下的颗粒或细纤维状沉积物
3. 内皮下腔扩大
4. 泡沫细胞在毛细血管袢腔及系膜区域的浸润
5. 上皮细胞的剥离、空泡变性及继发性溶酶体出现

诊断

妊娠中毒症通常在妊娠24周以后发病，同时出现3个主要症状时，本病的可能性很大，这些症状在分娩和中止妊娠后消失时可以确诊。但是，也有的病例高血压在分娩6周后也持续存在，蛋白尿到1年后才消失。

妊娠中毒症的严重程度，以表4的标准判定，美国专家指出的妊娠中的危险因子在表5中列出。

治疗

治疗根本上需要安静，重症患者最好入院治疗，对营养、盐、水分摄取要进行限制。

安静及饮食限制不能降压时，给予降压药，妊娠服用降压药事项参照表6。

出现胎儿死亡及母体危险时，要立刻分娩（经阴道或剖腹产）或中止妊娠。

图1　肾小球病理所见

a:肾小球肿大显示毛细血管袢壁肥厚和内皮增殖

b:毛细血管袢壁显示双轨征、内皮下有沉积物(箭头)(PAS染色)

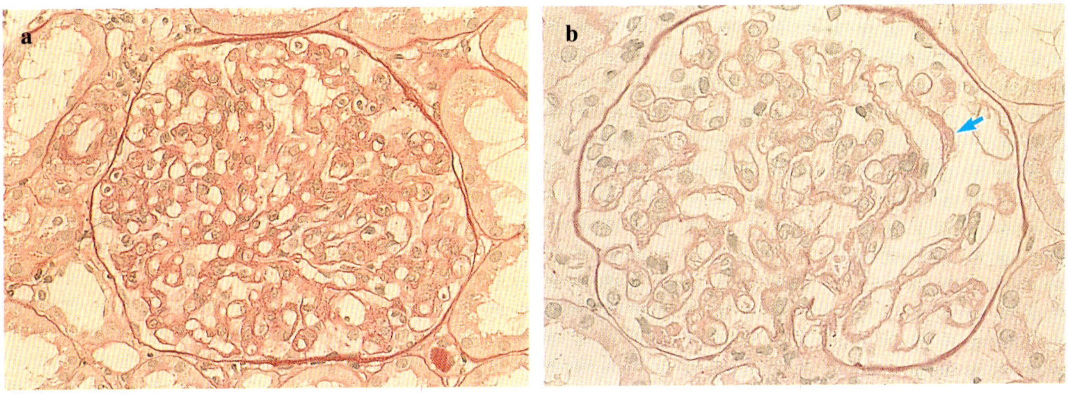

肾疾病与妊娠

肾小球肾炎患者的妊娠

● 对肾功能的影响

肾功能正常病例与Scr值1.1mg/dl以上肾功能有损害的病例相比，正常分娩的频率和新生儿成活率都高，围产期死亡率低。

Scr值1.3mg/dl以下，轻度肾功能损害病例，可正常妊娠、分娩，分娩后肾功能下降的危险性也小。

Scr值1.4mg/dl以上，中度以上肾功能损害患者，半数以上早产，肾功能恶化的病例为1/3。

另一方面，新生儿成活率与肾功能损害程度无关。

● 高血压造成的影响

血压正常者比高血压病例正常分娩的频率和新生儿成活率好，特别是胎儿死亡率不超过高血压病例的1/3，也就是高血压是影响妊娠过程的重要因素。

● 肾小球疾病造成的影响

妊娠是否使已有的肾炎、肾病恶化意见不一致，但是有报道对妊娠的影响和妊娠中毒症发生率因肾小球病理组织类型的不同而不同。

微小病变型肾病综合征及膜性肾病，

表5　需要警惕的临床症状及检查结果

高血压：	收缩压160mmHg以上或舒张压110mmHg以上
蛋白尿：	尿蛋白量持续2g/日以上
肾功能：	血清肌酐1.2mg/dl以上
血液学：	血小板10万以下或出现溶血性贫血
肝功能：	GOT及GPT上升
腹部症状：	肝肿大、心窝部疼痛
中枢神经：	头疼、视力障碍
眼底所见：	出血、视乳头水肿
胸部X线：	肺水肿

表4　妊娠中毒症轻症、重症的判定标准

	高血压	蛋白尿	水肿
轻症	1.收缩压140～160mmHg 2.收缩压比妊娠前上升30mmHg 3.舒张压90～110mmHg 4.舒张压比妊娠前上升15mmHg	24h尿用埃斯巴赫法或试管测定法尿蛋白在30～200 mg/dl 即时尿用试纸测试法进行2次以上检查，2次以上连续阳性时，诊断为尿蛋白阳性	指压胫骨前看到凹陷，最近1周体重增加500g以上，水肿没有波及到全身
重症	收缩压160 mmHg以上或舒张压110 mmHg以上	24h尿用埃斯巴赫法或其他相同方法检出蛋白在200 mg/dl以上 即时尿用试纸测试法进行2次以上检查，2次以上连续超过200 mg/dl	全身水肿

a.轻症是指高血压、蛋白尿、水肿，其中有一个以上症状存在，这些症状都是在轻症范围内。
b.重症是指高血压、蛋白尿、水肿、其中有一个以上症状存在，这些症状在重症范围内。
c.子痫不论是什么程度都是重症。
注1.血压测定是依据日本循环协会的血压测定标准。
注2.从妊娠初期开始，如果有高血压、蛋白尿、水肿的症状时要经过多次测定，因为以上症状有可能是偶发的，无论哪个症状恶化时都认定为混合型妊娠中毒症。
注3.分型不明确时，由相应医师判定轻、重症。

如果病情（蛋白尿、血压的程度）稳定，对妊娠造成的影响少。

膜性增殖性肾小球肾炎及局灶性肾小球硬化病，有可能以妊娠为契机引起肾功能急剧下降。

中度肾功能下降与合并高血压的IgA肾病，由于妊娠肾功能恶化加速的可能性很大。

不仅肾小球病变，肾小管、间质及血管病变的程度，也必须考虑在内。

● 妊娠适应证

患有肾小球肾炎的孕妇希望妊娠分娩时，请参照表7的指导。应将妊娠中可能发生的并发症、母婴预后等事项充分说明，以使患者知情同意。并且从妊娠初期就需要与妇产科医生密切联系。

表6　妊娠时降压药

中枢交感神经抑制药	最常使用α－甲基多巴（0.5～3g/日），其副作用与非妊娠时相同。可乐亭有报告引起胎儿障碍，不主张使用
β－阻断剂	使用阿替洛尔（50～100mg/日）、美多洛尔（50～225mg/日）以及心得安（40～240mg/日），但是有报告胎儿、新生儿出现缓脉及低血糖
α·β阻断剂	拉贝洛尔与甲基多巴效果相同，据推测前者与后胎盘出血有关
血管扩张药	肼苯达嗪（50～200mg/日）与甲基多巴及β－阻断剂合用，钙拮抗剂也可使用
ACE阻滞剂	孕妇禁用
利尿剂	一般不主张使用利尿剂，但是妊娠前就使用或盐分依赖性高血压病例可以继续使用

表7　关于肾炎、肾病综合征患者妊娠生产的指导方针

肾炎、肾病综合征患者妊娠生产时，执行根据临床病情为基本的分类指导，临床经过预测时肾活检所见可成为参考。

1. 急性肾炎综合征：蛋白尿阴性1年以上，对于妊娠生产一般无障碍
2. 反复性/持续性血尿综合征（无症状血尿、蛋白尿）：一般无影响
3. 慢性肾炎综合征：妊娠前的肾功能(Ccr)分为5个阶段
   (1)≥90ml/分　一般无影响
   (2)90～70 ml/分　一般无影响
   (3)70～50 ml/分　原则上不主张
   (4)50～30 ml/分　不主张
   (5)≤30 ml/分　不主张
   （注）1.这些是基本原则，(1)、(2)病期病情稳定时适用。
   2.根据尿检查、血液检查、肾功能进行调整。
   3.尿蛋白2.0g/日以上，合并高血压（舒张压95mmHg以上）时降1个档次。
4. 肾病综合征：根据治疗效果和肾功能分成6个阶段
   (1)完全缓解：治疗结束6个月后没有复发时一般无影响。6个月以内不主张妊娠
   (2)不完全缓解Ⅰ型（尿蛋白<1g/日）：Ccr≥71ml/分，治疗结束后6个月病情稳定一般不影响
   (3).不完全缓解Ⅰ型（尿蛋白<1g/日）：Ccr50～70ml/分，原则上不主张
   (4)不完全缓解Ⅱ型（尿蛋白1～3.5g/日）：Ccr≥71ml/分，原则上不主张
   (5)不完全缓解Ⅱ型（尿蛋白1～3.5g/日）：Ccr<70ml/分，不主张妊娠
   (6)治疗无效病例（尿蛋白3.5g/日以上）不主张　注：舒张压>95mmHg或病情不稳定时降1个档次。
5. 急进性肾炎综合征：病情往往呈现进行性，不主张妊娠

表 8　持续透析患者的妊娠管理

1.BUN 高值时胎儿羊水过多，所以应使 BUN 降至 50mg/dl 以下
2.血红蛋白维持在 10～11g/dl，给予铁、叶酸、红细胞生成素，妊娠中红细胞生成素的需要量是非妊娠时的 1.5～2 倍
3.选择适当的降压药
4.注意代谢性酸中毒
5.从胎儿发育考虑，每日蛋白摄入量从 1g/kg 增加到 20g/kg，同时给予水溶性维生素及锌
6.血透患者避免过度的血压下降和血液浓缩，使用重碳酸盐透析液，血透应多次实行（5～7 次／周），血流量及透析液流量应比非妊娠时要小。
7.防止低钾血症，血透结束时也要防止高钾血症
8.腹膜透析患者，减少每次透析量，增加透析次数
9.有可能早产的病例，β 受体激动剂为首选药。$NSAID_S$ 在短期内可以使用
10.必须进行胎心检测

连续性透析患者的妊娠

由于透析技术的进步和红细胞生成素的应用，持续透析患者的 QOL 有所提高。1990 年以前，可分娩率不超过 21%，1990 年以后上升到 52%，但是透析患者月经周期不规则，无月经并非是妊娠征兆。另外，由于绒毛膜促性腺激素（hCG）因为透析被除去，尿妊娠反应显示假阴性，所以透析患者在妊娠早期诊断是困难的，自然流产的频率是正常女性的2倍。持续透析患者需要在专业医生的指导下，有计划地妊娠。妊娠中的透析管理按表 8 实行。

肾移植患者的妊娠

肾移植2年后患者的妊娠分娩成功率比持续透析患者高。但是 Scr 2mg/dl以上的病例，半数以上妊娠中或产褥期肾功能下降，所以避免妊娠是明智的。

肾上腺皮质类固醇药及免疫抑制剂对胎儿发育有害，所以强的松龙应减量至 15mg/日以下、硫唑嘌呤2mg/kg/日以下、环孢素 A 5mg/kg/日以下。

（西野俊彦　土肥和纮）

高血压与肾脏

高血压长期持续时，心、脑、肾等心血管系统的重要脏器会产生严重并发症。肾脏不仅是高血压累及的脏器，对高血压的发病也起重要作用。

本章讨论与高血压发病有关的肾脏作用，也讨论高血压造成肾损害的进展。

肾脏在高血压发病中的作用

全身血压一般用心搏出量×总末梢血管阻力表示，在机体内有几个主要的血压调节机构与这两个因素相关，相互作用。根据反应的时间大体分成3类。①自主神经调节：反应时间以秒为单位。②肾素血管紧张素系统代表的体液因子调节：反应时间从数分到数小时。③通过肾脏体液量调节的血压调节：反应时间从数小时到数日以上，作用长期持续。这3个主要调节中，由肾脏通过体液量调节反应时间最迟，持续时间长为其特征，比起一时性血压调节机理来说长时间血压调节是最重要的。

Cuyton等提倡，压力尿曲线的概念（图1），即摘出正常的肾脏做灌流试验，让肾灌流压变化时，测定尿中Na排泄量。随着灌流压上升，尿中Na排泄量增加（压力尿），灌流压与尿中Na排泄量呈正相关（急性压力性尿曲线）。在机体内认为也存在同样的机理。Na摄取量在一定的条件下，血压上升时，Na排泄量增加，体液量减少。结果，

图1　压力尿曲线

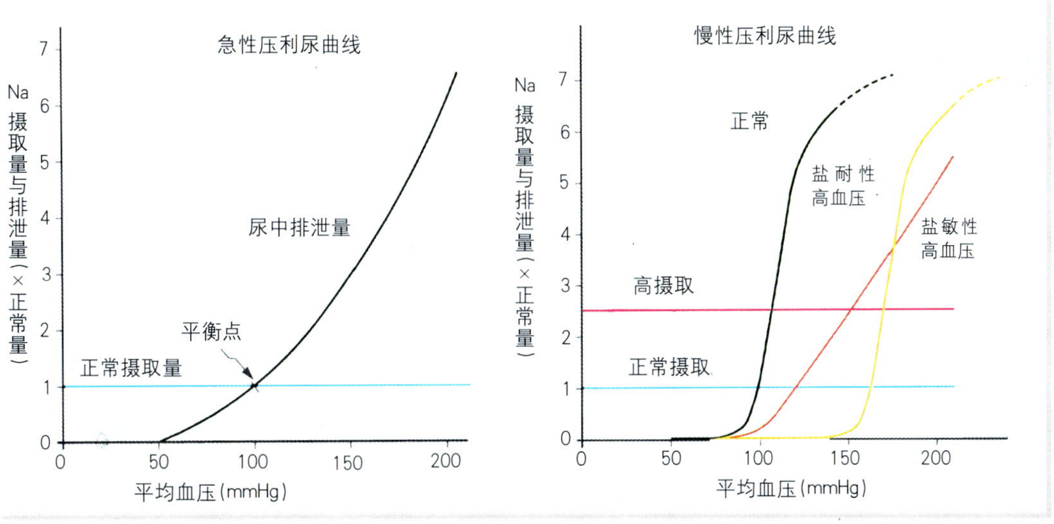

血压下降。相反，血压下降时，Na排泄量减少，血压上升，最终根据Na摄取量血压控制在正常状态。但是实际上，健康人摄取量变化调节血压和尿中Na排泄量的关系，血压和Na排泄量之间曲线坡度较陡（慢性压力性尿曲线）。这样机体内除尿中Na排泄量的决定因子直接影响血压外，同时受到自主神经和体液因子调节，这些因素相互作用的结果，使健康人由于食盐摄取量变化而引起的血压变动控制在最小范围内。

压力尿曲线正常，血压控制在平衡血压，这个机构产生障碍时血压升高，这时曲线发生变化，向右偏移或者斜率下降。曲线向右偏移从心脏到肾脏的肾小球血压斜率变化很大。这个机理，主要考虑肾小球前血管阻力上升为主要原因。有报告实际人的原发性高血压和动物模型的自然发病高血压（SHR）的大白鼠，入球小动脉阻力出现持续性上升。曲线斜率的下降表示食盐摄取量的增加，血压上升反应变化很大（食盐敏感性），主要考虑是肾小球滤过系数的下降以及肾小管Na再吸收亢进所致（表1）。主要根据Guyton的学说阐述人原发性高血压的发病机理。

更有力的实例是，肾脏交叉移植实验显示正常大白鼠的肾脏摘除后进行SHR肾移植时出现高血压。相反的肾移植使SHR的血压正常化。同样，在人体原发性高血压造成的肾衰竭患者移植没有高血压的肾脏时血压正常化。

肾脏Na排泄的调节机制与全身血压相关联，该机制的障碍可导致高血压发病。另外，肾脏是肾素、血管紧张素、前列腺素等升压系统及降压系统有关的重要体液因子的产生部位，肾脏对高血压发病起着决定性的作用是毋庸置疑的。

高血压所致的肾脏变化

肾脏是容易受到高血压损害的器官之一，一般伴有高血压的肾病变通称肾硬化病，分良性肾硬化病和恶性肾硬化病。全身的动脉粥样硬化病为累及肾脏主干动脉的动脉硬化性肾硬化病。该病发病与高血压

表1　基于肾性机制的高血压分类

压利尿曲线	肾性机制	盐敏感性	例	
			动物模型	人
向右偏移	心脏至肾小球的血管阻力升高	盐耐性	Goldblatt SHR	肾血管性高血压 原发性高血压
斜率下降	滤过系数下降	盐敏性	Mila　鼠 Dahls　鼠	黑人高血压 肾小球肾炎
	肾小管Na重吸收增加		DOCA-盐鼠	原发性醛固酮增多症 糖尿病

的影响有关，高龄和高脂血症的影响也是很大的，与高血压产生的特异性肾病变有很大区别。

良性肾硬化病

良性肾硬化病，是轻、中度原发性高血压患者的肾内细小动脉的病变，也叫高血压性肾硬化症。组织学上，小叶间动脉的中膜平滑肌细胞的损害和内膜纤维性肥厚，同时伴有血管腔的狭小化，入球小动脉的玻璃样变性为其特征（图2）。一部分肾小球由于其支配动脉病变造成各种程度的缺血性变化(毛细血管袢壁肥厚、皱缩、硬化像)。并且，肾小管上皮的萎缩，间质内可见圆形细胞浸润和纤维化。临床上尿检查变化轻微，初期多无蛋白尿，即使有蛋白尿通常也不到1g/日，引起肾功能损害的几率很低。HDFP(高血压检测随访项目)和MRFIT(多危险因素干预实验)根据轻度和中度高血压患者为对象的大规模临床研究，在无肾功能损害和有轻度肾功能损害的患者（Scr<1.5mg/dl），高血压严格治疗组与通常治疗组Scr上升值无差别，两组没有肾功能下降。所以，轻度或中度高血压患者，高血压治疗能否抑制肾功能损害的发展尚无定论。

恶性肾硬化病

恶性肾硬化病是恶性高血压病（舒张压≥130mmHg，眼底KW分类Ⅳ度及进行性肾损害）所致的肾病变。组织学上，小叶间动脉的内膜水肿，中层平滑肌细胞样的纺锤形细胞的球心状、层状增生，内腔狭小化（增殖性动脉内膜炎），入球动脉内膜其纤维素样坏死（坏死性小动脉炎）为主要特征。这些变化伴随血管内压的上升，内皮细胞受到损害，血管壁的通透性增加，纤维蛋白和血浆成分渗出血管壁。入球小动脉的坏死性病变涉及到肾小球时出现肾小球毛细血管袢的坏死和剥脱（坏死性肾小球炎）。临床上出现头痛、视力障碍、恶心、呕吐等高血压脑病样症状，尿检查出现比较

图2　良性肾硬化病的组织像

a:入球小动脉的玻璃样变性(箭头)(PAS染色，×400)

b:小叶间动脉的纤维性内膜肥厚（内弹性板多层化）(PAS染色，×400)

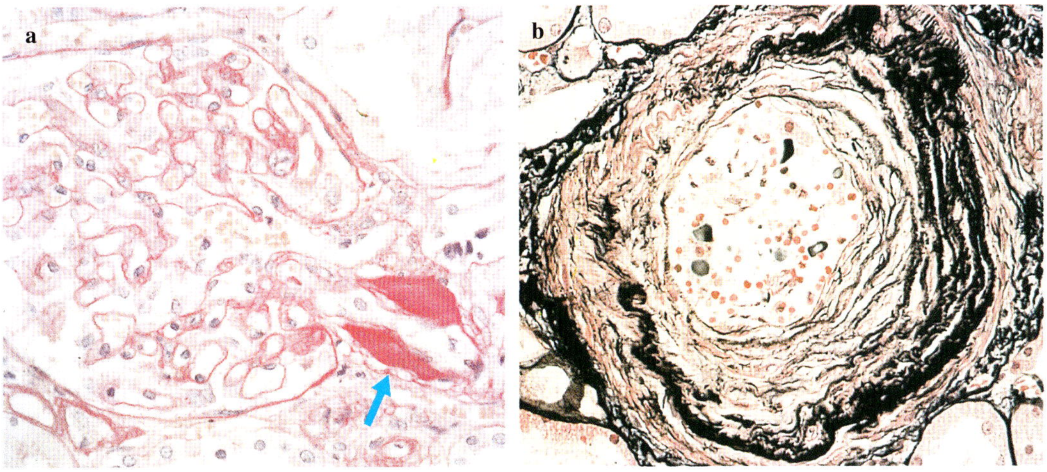

重的蛋白尿、血尿及在尿沉渣中看到多样的管型。伴有眼底改变（乳头淤血、出血、棉花样白斑）、中枢神经症状，左心力衰竭。肾功能损害呈进行性，如果不治疗很快进入终末期肾衰竭，作为原发病的原发性高血压和慢性肾炎是很重要的。恶性肾硬化症的组织所见如前所述。原发性高血压病由于降压，肾损害能够恢复。由于压力性尿造成循环血浆量下降和入球小动脉的纤维素样坏死与肾素－血管紧张素系统显著亢进为恶性肾硬化病的主要原因。

高血压造成肾损害的机理

如上所述，高血压造成肾损害的机理是高血压所致的动脉和小动脉的损害（内腔狭窄、动脉壁肥厚等）造成肾小球缺血为发病原因。但近年来认为高血压是全身的血压上升传播到肾小球内压直接损害肾小球所致。

正常的肾小球在全身血压的变动时，肾血流量（RBF）及肾小球滤过率（GFR）仍保持稳定自主调节功能。这与入球小动脉的肌原反应及肾小管、肾小球反馈机理有关（TGF）。发病初期的原发性高血压，肌原反应的同时TGF亢进，即使全身血压升高，肾小球内血压控制在正常范围。但是高血压持续，由于缺血等肾小球荒废时，功能性肾单位数量减少，残存肾单位使入球小动脉扩张代偿减少的肾功能，这时肾小球内肾小球静水压上升（肾小球内高血压）和超滤过。超滤过引起自身肾小球损害，进而使功能性肾单位数减少，导致恶性循环(超滤过假说)。功能性肾单位数减少使滤过系数下降，体液量增加，也加重全身性高血压。这一连串的改变导致肾功能损害(图3)。根据这一假说，若阻止肾功能损害进展，纠正全身血压和肾小球内高血压是非常重要的。

高血压的治疗

根据超滤过学说，肾损害的进展与肾小球内血流动力学的变化有很大的关系，为保护肾功能需重视高血压的治疗。

转换酶抑制剂是通过阻碍血管紧张素II（AII）的生成，降低末梢血管阻力，从而降压的药物。在肾脏通过选择性扩张出球小动脉，降低肾小球内压。因为维持了肾内血流动力学的自动调节功能，所以肾小球高血压纠正效果是全身性的降压，是独立发挥作用。ACE抑制剂的肾保护作用，在肾摘除模型和糖尿病模型等动物实验造成的尿蛋白减少效果和肾小球硬化病的进展中取得了抑制的效果。ACE抑制剂的肾保护作用，在血流动力学改善同时，与AII自身对系膜细胞增殖作用和系膜基质增生作用的抑制效果也有关，这一点在分子生物上得到证明，在比AII的效果更特异的使用ACEII受体拮抗剂上也得到证明。

钙拮抗剂是抑制血管平滑肌细胞的Ca内流，降低末梢血管阻力而发挥降压作用。因为在肾脏选择性扩张入球小动脉，如果按照超滤过学说，有可能增加肾小球损害。但是也有人指出，全身性的降压状态，即使扩张入球小动脉，也不会使肾小球内高血压恶化。另一方面，在钙拮抗剂中，由于种类不同，其效果也有差异。二氢吡啶类钙拮抗剂有入球小动脉选择性，但是非二氢吡啶类钙拮抗剂可使出球小动脉扩张。在动物实验中，钙拮抗剂确实有肾保护作用。但是，在不同肾损害模型和用不同种类的钙拮抗剂得到的结果不一致，认为肾保护效果与肾小球血流动力学的改善同时抑制肾小球肥大等更直接的机理有关。在人体关于钙拮抗剂的肾保护作用不如ACE抑制剂明确。

展 望

ACE阻滞剂与钙拮抗剂合用降压而抑制肾损害，其效果备受关注。1997年第6次美国高血压全国委员会（JNC）出版了高血压治疗指南。在这个指南中肾损害病例成为药物治疗的对象，降压目标设定在至今为止更严格的水平上。尿蛋白量1g/日以上的病例，目标值规定为125/75mmHg，作为首选药强调ACE阻滞剂的有用性。

考虑肾硬化症的原发性肾疾患时，高血压是继发性的现象 ，即入球小动脉血管阻力的增大是高血压发病的主要原因，其背景可能与遗传因素有关。而且，肾损害的发病进展是超滤过造成的恶性循环形成的结果。通过对血管紧张素原和ACE的基因多型性分析发现，可能存在与高血压相关的特异性的遗传因素。这对于今后治疗的选择有深远的意义。

肾脏是高血压发病的原因，也是受害的器官。恶性高血压病例和肾功能损害病例，积极的降压治疗能起到保护肾功能的效果。在轻度和中度的原发性高血压，肾小球内血流动力学的纠正的确具有治疗高血压的效果。

图3 高血压造成肾损害进展的机理

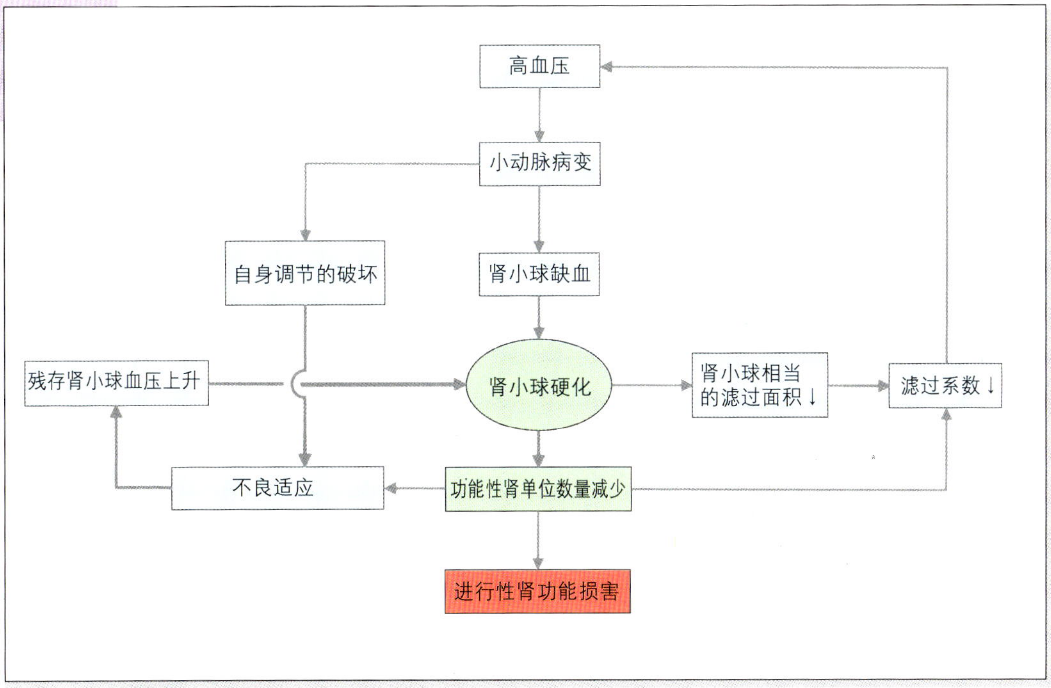

（福田恭一 平方秀树）

血清蛋白异常与肾脏

蛋白异常血症的概念

蛋白异常血症造成的肾损害是机体内由于异常蛋白沉积引起的病变（表1）。这其中B淋巴细胞的肿瘤性或非肿瘤性异常增殖产生的免疫球蛋白、重链、轻链造成的病变也叫异型球蛋白血症。在日本，本病与遗传的关系尚不明确，但是有人推测肾疾病（脂蛋白沉着症等）是由于异常蛋白沉积造成的。

各种蛋白异常血症造成的肾损害

骨髓瘤的肾损害

疾病概念：多发性骨髓瘤的肾损害是由于形质细胞的肿瘤性增殖，产生单克隆免疫球蛋白（IgG、IgA、IgD、IgE型）或轻链的二量体本周蛋白（BJP）引起的损害。也就是骨髓瘤肾病和骨髓瘤的并发症引起的继发性肾损害（表2）。

临床表现：尿检查BJP试纸法呈阴性，磺基水杨酸法阳性，出现解离现象。轻链分泌多为IgD型，BJP型伴有高发的进行性肾衰竭，可并发急性肾衰竭。病理学上骨髓瘤从远端肾小管到集合管看到嗜酸性管型形成和周围多形核巨细胞，肾小管上皮细胞萎缩，间质水肿，细胞浸润、纤维化，出现钙化（图1）。

治疗及预后：预防脱水，对于BJP造成的管型形成予尿碱性化和慎用可引起远端肾小管内 Na^+、Ca^{2+} 高浓度的利尿剂、造影剂等肾小管细胞损害性药物。对合并高钙血症、高尿酸血症进行早期治疗。对急、慢性肾衰竭进行血液净化疗法。

表1　蛋白异常血症导致的肾脏损害

BJP:Bence-Jones 蛋白　SAA:血清淀粉样A蛋白　RA:类风湿性关节炎

构成成分	基础疾病	纤维形成（Congo-red 染色）	损害部位	临床症状
BJP	骨髓瘤 巨球蛋白血症	−	肾小管 （远端～集合管）	肾功能下降
轻链（κ＞λ）	轻链病	−	肾小球（系膜）	蛋白尿 肾功能下降
AL型淀粉样变（轻链λ＞κ）	原发性 骨髓瘤 巨球蛋白血症	+(+)	肾小球（毛细血管袢壁） 肾小管（近端） 肾小管（远端）	蛋白尿、肾病综合征、Fanconi综合征、肾小管性酸中毒、肾性尿崩症
冷球蛋白	原发性 继发性	+(−)	肾小球 （内皮下～系膜）	蛋白尿 肾功能下降
AA型淀粉样变（SAA）	慢性炎症（RA，其他） 家族性地中海热	+(+)	肾小球（系膜） 肾小管（近端） 肾小管（远端）	蛋白尿、肾功能下降、Fanconi综合征、肾小管性酸中毒、肾性尿崩症

淀粉样肾

疾病概念:淀粉样变性是由来自β链的具有细纤维构造的淀粉样纤维物，在全身脏器沉积造成的各种功能障碍出现的疾病。作为病因，在临床上分为原发性、来自骨髓瘤、继发性、家族遗传性、内分泌关联性、透析等。由淀粉样构成蛋白的种类分成①原发性或合并骨髓瘤的免疫球蛋白轻链型（AL型），②类风湿性关节炎等继发性淀粉样变性或家族性地中海热出现的淀粉样A蛋白（AA型），③家族性淀粉样多神经病为原因的异型前白蛋白而来的ATTR型，④长期透析造成的β_2－微球蛋白（β_2MG）型。这其中以AA型或AL型为主沉积在肾脏造成的病变总称淀粉样肾病。

临床检查所见:淀粉样肾病一般往往因水肿及蛋白尿出现而注意。进行性是出现肾病综合征及肾衰竭，作为病理学所见，在肾小球、血管、间质可见淡的嗜酸性物质沉积，用刚果红染色呈现红橙色，偏光显微镜下显示黄绿色偏光（图2、图3），电镜观察看到没有分歧的紊乱的直径8～10nm的细纤维。

治疗及预后: 淀粉样肾预后不良，AA型或AL型平均生存期在诊断后20～24个月。继发性时，以前驱物质血清淀粉样A蛋白抑制为目的，治疗原因性疾病。AL型对马法兰、肾上腺皮质类固醇等免疫抑制剂有效。

轻链沉积病与相关疾病

疾病概念: B淋巴细胞的增殖性疾病产生的单克隆性免疫球蛋白，重链或轻链的沉积引起的病变，叫做单克隆性免疫球蛋白沉积症。分成① AL 型淀粉样变，②轻链病（LCDD），③轻链重链沉积病，④重链沉积病，⑤重链淀粉样变，⑥冷球蛋白血症（I型）。这其中②～④在血中增加的轻链或重链与前述的淀粉样变不同，由于无序沉积，出现肾小球、肾小管、间质损害的疾病。轻链病的80%是κ型，表现为肾病综合征重度蛋白尿（94%）、氮质血症（93%）。

冷球蛋白血症

疾病概念: 冷球蛋白为低温沉降、凝胶化，再次加温溶解的免疫球蛋白。根据其原因分为基础疾病不明的原发性冷球蛋白血症和以各种淋巴增殖性疾病、自身免疫性疾病、感染等为基础的继发性冷球蛋白血症。根据其构成成分分为3类（表3）。

表2 骨髓瘤造成的肾损害

损害	原因
1.骨髓瘤	本周蛋白造成的管型形成、骨髓瘤细胞的直接浸润
2.淀粉样肾	AL型淀粉样沉积（肾小球、肾小管、血管）
3.急性肾衰竭	高钙血症、高尿酸血症、脱水、过黏稠综合征、尿路感染
4.尿路感染	继发性免疫功能下降

图1 骨髓瘤肾

远端肾小管看到管型形成和巨细胞（HE染色，×320）

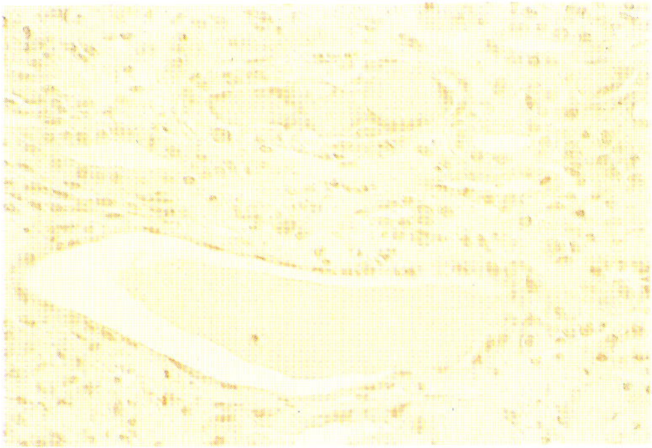

图2　淀粉样肾（类风湿性关节炎造成的AA型淀粉样变）

PAS染色弱阳性的淀粉样沉积出现在肾小球毛细血管袢、小动脉及肾小管周围（PAS染色，×320）

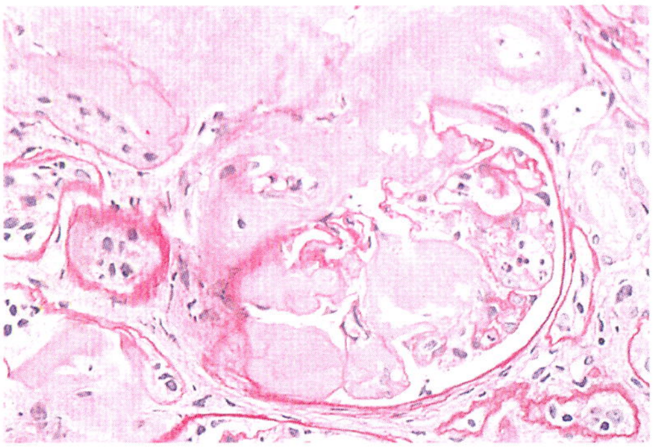

图3　淀粉样肾（与图2为同一病例）

由刚果红染色看到绿色偏光（刚果红染色，×320，偏光显微镜摄影）

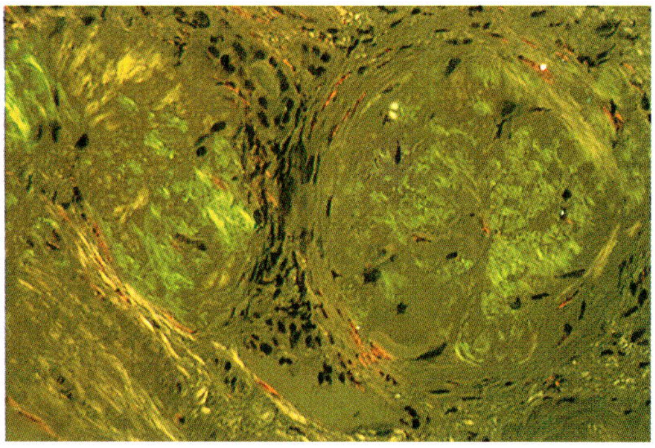

表3　冷球蛋白血症分类

IgG：免疫球蛋白

	亚型	频率	IgM风湿因子活性	基础疾病
Ⅰ型	由单一单克隆Ig构成	24.5%	一般没有	原发性、继发性，淋巴增殖性疾病（骨髓瘤、巨球蛋白血症）
Ⅱ型	混合型：由2种以上的Ig构成，其中一个是单克隆Ig	25.5%	+	原发性、继发性，淋巴增殖性疾病，病毒性感染（乙、丙型肝炎）
Ⅲ型	混合型：由2种以上的多克隆构成	50%	+（90%）	感染（细菌、寄生虫）、自身免疫疾病、神经疾病

临床检查所见：冷球蛋白血症的临床所见，作为肾外表现，出现雷诺现象，以下肢为中心的紫斑、溃疡、关节痛，淋巴结肿大，肝脾肿大等。肾脏症状与此同时或在数年后约60%发病，出现蛋白尿、血尿、肾病综合征（20%）、急性肾炎综合征（20%～30%），偶尔出现急进性肾小球肾炎。

治疗及预后：病情进展缓慢的病例进行对症治疗。急性期时，使用肾上腺皮质类固醇及免疫抑制剂。

脂蛋白沉积症

在日本报告的脂蛋白沉积症限定在肾小球的包括载脂蛋白B以及载脂蛋白E的脂蛋白血栓及肾小球系膜壁的肥厚，局灶性硬化为特征的新的肾疾病。载脂蛋白E存在基因异常。蛋白尿是该病的初发症状，约半数出现肾病综合征。III型出现高脂血症，载脂蛋白E为10mg/dl以上的显著高值，其表现型往往为E2/3。也有病例出现终末期肾衰竭，有报告肾移植后出现复发。

（横山　仁）

肝疾患伴随的肾损害

肝疾病与肾疾病有密切的关系，也叫肝肾相关。肝疾病伴随的肾损害大致分成肝肾综合征的肾功能异常和肝炎、肝硬化伴随的肾的形态异常。

肝肾综合征

肝肾综合征是在重症肝疾患过程中出现的进行性功能性的肾衰竭。这里主要指失代偿期肝硬化，也包括重症肝炎，以低血压、腹水、黄疸、显著尿量减少及尿中Na排泄低下为特征，尽管是绝对预后不良的肾功能下降，但是剖检时几乎没有看到肾组织学变化。

肝损害的进展伴有门静脉高压、末梢动脉扩张、有效循环血浆量减少等血流动力学异常。肾血管阻力上升，肾血管挛缩造成肾皮质缺血，所以，肾小球滤过急剧地下降。肾素—血管紧张素系统、交感神经系统紧张或抗利尿激素产生亢进等与肾皮质的血管挛缩有关。由于血管挛缩，前列腺素、血管舒张因子等扩血管因子和内皮素、白三稀等缩血管因子的平衡被破坏，导致本病发生（图1）。

病情类似肾前性肾衰竭，但通过补液得不到改善，表1为肝肾综合征和其他肝病出现氮质血症的鉴别诊断。

预后不良，多数是因肝衰竭而死亡。现在除了肝移植以外没有有效的治疗方法，所以预防发病是很重要的，要注意过度的利尿和腹水穿刺是本病发病的诱因。

肝疾病出现的肾形态异常

甲型肝炎病毒感染（HAV）

患甲型病毒性肝炎，有时因急性肾小管坏死而致急性肾衰竭。肝炎有时出现重症化，直接的病因不明。很多病例需要透析治疗，容易迁延化。HAV感染偶尔合并肾小球损害。

乙型肝炎病毒感染（HBV）

HBV持续感染中，可以继发膜性肾病或膜增殖性肾炎。前者小儿多见，后者成人多见。一般出现重度蛋白尿，很多病例出现肾病综合征。常常看到镜下血尿。作为病因是对HBe或HBs抗原产生抗体形成免疫复合物，在肾小球系膜区上皮下或内皮下沉积。肾炎发病与分子量和电荷有关，与HBe抗原的大小有关。系膜增殖性肾炎的病例也显示与HBs抗原有关。图2显示HBV所致的膜性肾病的光镜所见（a）及HBV抗原的荧光抗体所见（b）。

发生血清转化时，肾损害往往缓解。对于使用肾上腺皮质类固醇的有效性，尚存有疑问，常使用抗血小板药。干扰素的有效性还没有明确。

丙型肝炎病毒感染（HCV）

丙型肝炎患者在血中往往存在HCV。RNA和含有HCV抗体的冷球蛋白，冷球蛋白在肾小球沉积引起膜增殖性肾炎（图3、4）。这时往往出现低补体血症。也有引起膜性肾病和IgA肾病的报告。这些病例往往检出冷球蛋白，如果没有冷球蛋白，推测是由HCV抗原的免疫复合物损害肾小球造成的。

有些病例干扰素有效，不管有无冷球蛋白血症，血中HCV　RNA量下降，同时尿蛋白和肾组织像有改善。类固醇的使用不一定是禁忌，部分病例用药后出现肾病的改善。

图1　肝病出现肝肾综合征的机制

PG：前列腺素　NO:氮氧化物

RAA：肾素·血管紧缩素·醛固酮系统

SNS：交感神经兴奋系统

ADH：抗利尿激素

TX：凝血恶烷

PAF:血小板活化因子

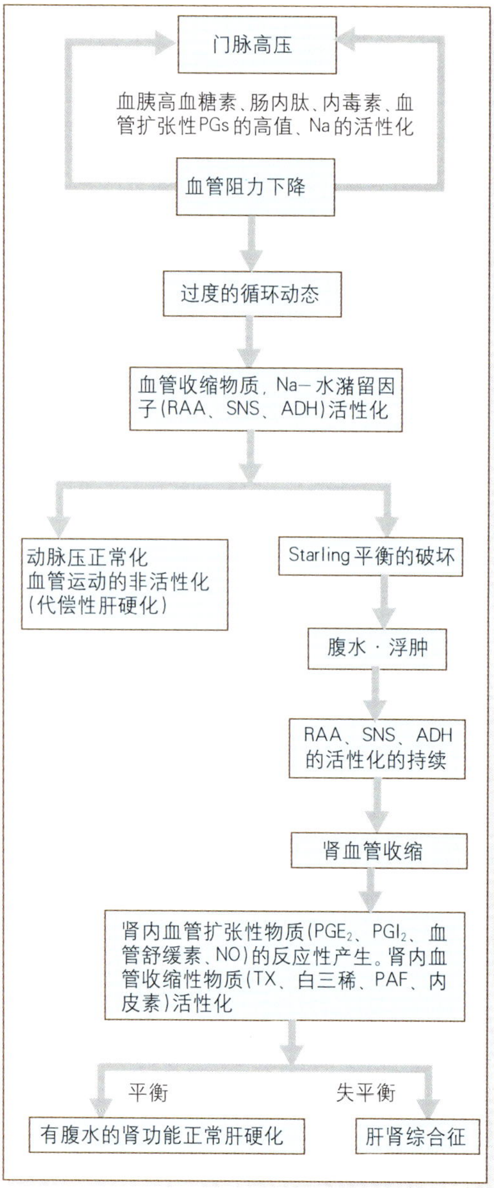

肝硬化伴有的肾病变

肝硬化为中心的慢性肝病10%～20%出现尿异常，在组织学上约半数出现以系膜基质增生为主的肾小球病变。叫做肝性肾小球硬化的这个病变，以系膜为中心的免疫复合物沉积。有时伴有肾小球毛细血管袢壁的双轨征和内皮下沉积物。往往形成系膜增殖性肾炎的形态，病变严重时呈现膜增殖性肾炎的表现。荧光抗体法证明有系膜为主的IgA、补体沉积（图5）。

表1　肝疾患时氮质血症的鉴别

	肝肾综合征	肾前性氮质血症	急性肾小管坏死
尿中Na浓度(mEq/l)	<10	<10	>30
FENa%	<1	<1	>1.5
尿／血肌酐比	>30	>30	<20
尿／血渗透压比	>1.5	>1.5	1
尿沉渣	正常	正常～轻度异常	管型（+）
对补液的反应	无	良好	无

图 2　乙型肝炎继发的膜性肾病患者光镜所见（a）及荧光抗体法 HBe 抗原沉积物阳性所见（b）

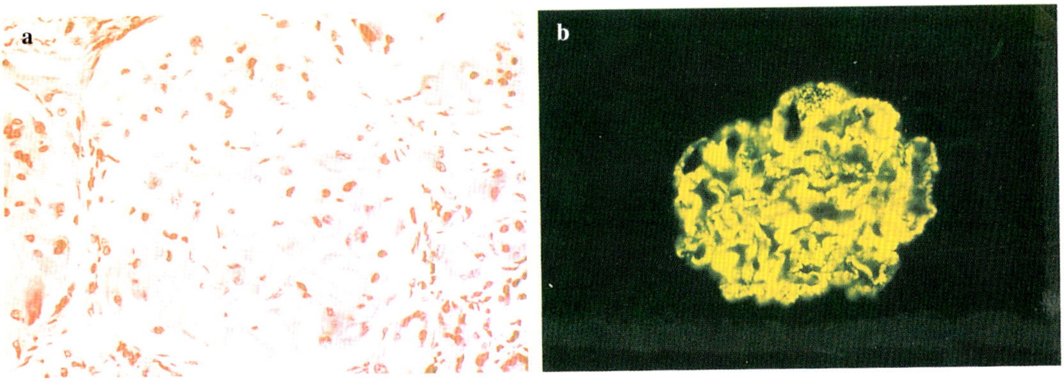

图 3　丙型肝炎伴有冷球蛋白阳性膜增殖性肾炎的光镜所见（a）及荧光抗体法 IgM 阳性所见（b）

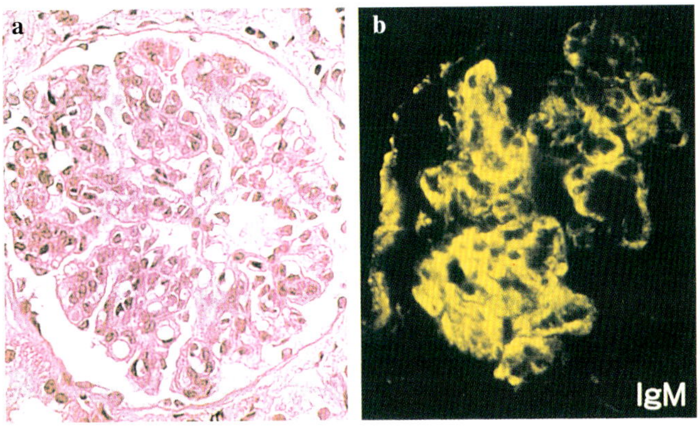

图 4　丙型肝炎膜增殖性肾炎的电镜所见

(a) 内皮下沉积物(箭头)和巨噬细胞(Mϕ)的内皮下腔嵌入

(b) 内皮下沉积物的管状物(箭头)，考虑为冷球蛋白

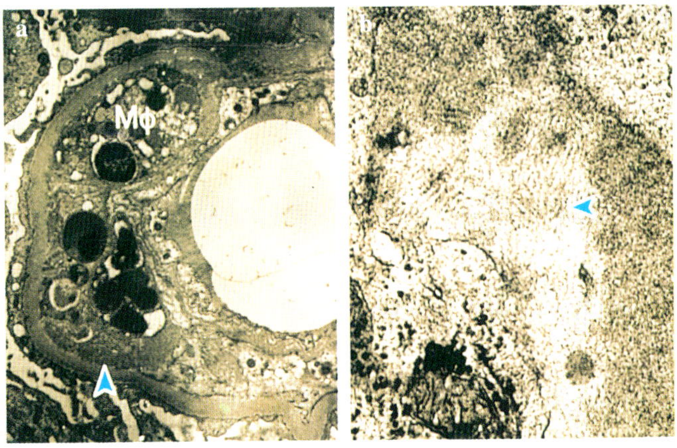

图5　肝硬化患者系膜增殖性肾炎的光镜所见（a）及荧光抗体法IgA沉积阳性所见（b）

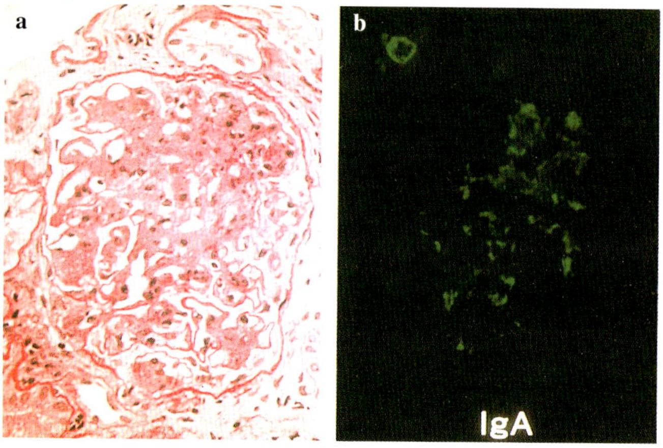

慢性肝疾病往往有血清IgA升高，在血中产生IgA免疫复合物并以系膜领域为中心沉积出现肾病。一般认为IgA来自肠管门脉系统的分流及肝脏网状内皮系统的功能下降，是造成血中IgA免疫复合物增加的原因。

临床症状一般较轻，临床经过良好，有时伴有系膜区病变，有时出现重度蛋白尿。本病尚无特殊的治疗方法。

（洞　和彦　青泽研道）

肾小管间质疾病

总 论

分类和临床特征

肾小管间质病变可以由各种原因引起，如表1所示。这其中发病最多的是伴有肾小球损害的肾小管间质病变。在肾小球病变，通常能看到明显的蛋白尿，常常出现肾病综合征。不伴有肾小球损害的肾小管间质疾病，没有蛋白尿或很轻的蛋白尿（1.5g/日以下）。肾小管间质损害以肾小管功能的损害为基础，出现多种的症状和表现，有电解质（Na、K、Ca、P）异常、酸碱平衡异常、尿异常（氨基酸和糖再吸收异常，尿浓缩异常等）、贫血、骨异常等。在表1列举各项中是发生频率比较高的病，除了与其他章有重复的以外，主要病变将在各论中叙述。

定义和重要性

透析治疗的患者原发病中最多的为肾小球肾炎。关于肾小球损害的机理进行了大量的基础和临床研究，但近年来发现不管肾病的种类如何，肾小管间质病变比起肾小球病变与肾功能和肾功能预后的关系更为重要，肾小管间质病变已引起重视。肾小球进行的话，病变的基本方式由表2所示，病变进行的话，最终发生不可逆的间质纤维化，导致无功能肾。

各 论

肾小球疾病造成的肾小管间质病变

肾小球相当于肾脏功能单位即肾单位的出发点，肾小球的出球小动脉形成毛细血管网(肾小管周围毛细血管)供给肾营养。并且，在肾小球滤过的原尿流出到肾小管腔。肾小球损害时引起肾小管间质病变的机理：①由于肾小球损害造成出球小动脉以后缺血，②在肾小球产生各种各样生物活性物质（细胞因子和生长因子），从出球小动脉向肾小球外扩散，③明显蛋白尿存在时，各种血浆蛋白流入肾小管腔，造成肾小管细胞损害，引起活性化。如图1所示。

感染症造成的肾小管间质病变

关于肾盂肾炎等肾局部感染疾病请参照第2卷。全身感染造成的肾小管间质疾病，有HIV关连肾病，但与肾小球损害(多为局灶性肾小球硬化)比较其发生频率要少的多。其机理，除了HIV感染造成细胞变性，另外，药物治疗的可能性和感染症本身的可能性也不能排除。

遗传性囊肿性疾患造成的肾小管间质疾病（表3）

● 多囊肾

表1　肾小管间质损害的分类

A. 伴有肾小球疾病的肾小管间质病变（参照原发性肾小球肾炎）
(1)急进性肾小球肾炎 · Goodpasture 综合征
(2)慢性肾小球肾炎等

B. 免疫学机理造成的肾小管间质病变（参照胶原病与肾损害）
(1)抗肾小管基底膜抗体肾炎
(2)狼疮肾炎
(3)全身性血管炎（多发性动脉周围炎、Wegener 肉芽肿等）
(4)移植肾的排斥反应

C. 感染症引发的肾小管间质病变（参照泌尿男生殖系感染）（第2卷）
(1)由全身性感染引起（HIV 感染、细菌性心内膜炎等）
(2)由肾局部感染引起（肾盂肾炎、肾结核、病毒性肾病等）

D. 药物或重金属造成的肾小管间质病变（参照药物性肾损害）
(1)消炎止痛药
(2)免疫抑制剂
(3)化疗药
(4)抗生素
(5)造影剂
(6)重金属（铅、镉等）
(7)其他（锂、中药等）

E. 遗传性疾病伴发的肾小管间质病变
(1)多囊肾
(2)髓质囊性疾病

F. 阻塞性尿路疾病造成的肾小管间质病变
(1)输尿管阻塞、狭窄造成
(2)返流性肾病

G. 血液疾病伴随的肾小管间质病变
(1)多发性骨髓瘤（骨髓瘤肾、轻链沉积病）
(2)淀粉样变性（(1)、(2) 2项参照血清蛋白异常与肾脏）
(3)夜间发作性血红蛋白尿病
(4)溶血性贫血
(5) DIC
(6)肌红蛋白尿病（肌溶解造成）

H. 代谢异常
(1)糖尿病肾损害（参照糖尿病肾病）
(2)痛风肾
(3)高 Ca 血症
(4)低 K 血症

I. 其他
(1)肉芽肿性疾病（结节病、结核等）
(2)放射性肾病
(3)胆固醇栓塞
(4) TINU 综合征（葡萄膜炎造成的间质性肾炎）等

表2　肾小管间质疾病的基本方式

肾小管	细胞	增殖、变性、脱落、坏死
	肾小管腔	扩张、萎缩、形成管型、细胞浸润、囊肿形成
	肾小管基底膜	肥厚（多重化 · 异常蛋白免疫复合物沉积）、变薄、断裂
间质	间质容量增加，细胞浸润，纤维化	

图 1　肾小球损害造成的肾小管间质病变的机理

肾小球损害存在时，肾小球以后的血液受到阻碍，间质出现缺血，而且肾小球产生的各种生物活性物质通过入球小动脉运送到间质也引起障碍。另外，蛋白尿出现时血浆蛋白被运送到肾小管腔引起肾小管间质损害。

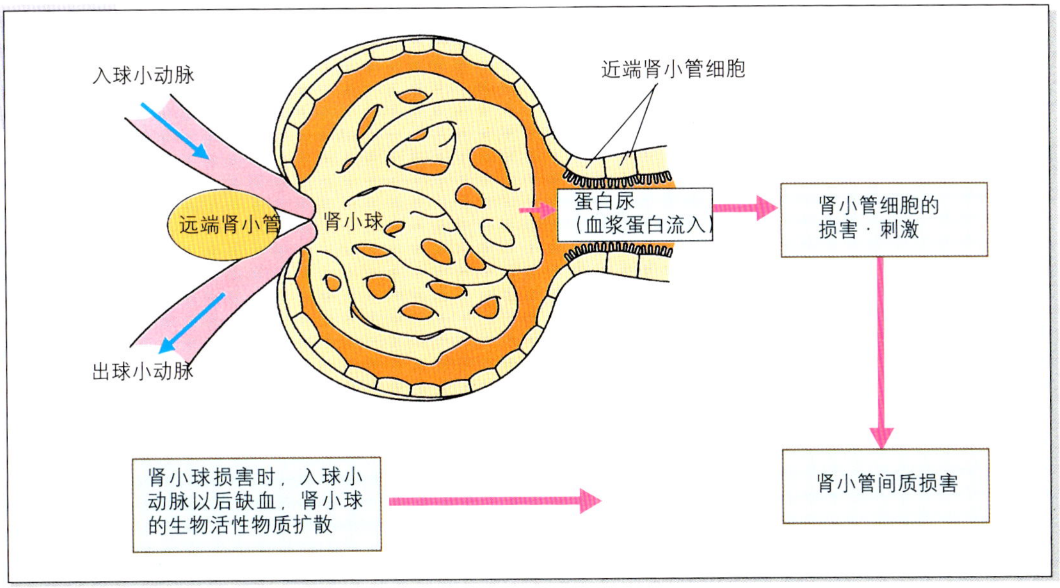

表 3　遗传性囊肿性疾病

	多囊肾			髓质囊性疾病	髓质海绵肾
遗传形式	常染色体显性遗传 PKD1（第 16 号染色体短臂）	常染色体显性遗传 PKD2（第 4 号染色体长臂）	常染色体隐性遗传（第 6 号染色体？）	常染色体显性或隐性遗传	显性遗传？
临床症状	血尿、腹部肿瘤、高血压		新生儿呼吸不全 门静脉高压	口渴、多饮、多尿、低 Na 血症	输尿管结石，X线特征性肾钙化
肾外表现	肝囊肿、脑动脉瘤、大肠憩室等		肺发育不良 门脉纤维化	无	无
病理所见	肾脏皮质部形成大量的囊肿 肾脏体积巨大化		大量囊肿与肾肿大	从肾脏皮髓分界开始到髓质形成多个小囊肿，肾脏萎缩。	肾脏乳头部集合管囊肿样扩张
肾衰竭及预后	60 岁左右 发展至终末期肾衰竭	进展缓慢 多数不用透析	新生儿期多数死亡	成人后开始透析治疗	肾功能正常

遗传性疾病中多囊肾在临床上占有重要位置，在日本占全部透析患者的3.2%，约5 800名；在1998年的接受透析治疗患者中占2.4%。本病在两侧肾脏形成大量囊肿，肾脏体积巨大，但是肾实质萎缩纤维化。多数患者最后肾功能消失，有常染色体显性遗传和隐性遗传。发生频率以显性遗传因素占绝大多数，其中约80%是由第16号染色体短臂上PKDI基因异常而发病，其余是第4号染色体长臂PKD2基因异常而引起。后者病情进展缓慢，预后较好。作为临床症状，初期有轻度尿异常（血尿）。

多囊肾患者的肾外病变有肝囊肿(70%)，脑动脉瘤（20%）。病情进行时往往出现高血压。诊断用详细地问诊和影像诊断（腹部超声和CT）比较容易。最近，根据基因检测可以早期诊断。现在没有根本性的治疗，所以对于高血压和尿路感染对症疗法是很重要的。低蛋白饮食和血管紧张素转化酶抑制剂治疗能否推迟肾衰竭进展目前还不清楚。

● 髓质囊性疾病

常染色体显性和隐性的遗传疾病，多数从肾皮髓分界开始到髓质形成大量囊肿，肾功能进行性下降到成人时期需要用透析疗法。与多囊肾不同，囊肿较小，肾脏的体积小、肾脏萎缩。通常的尿检查可无异常。但是，由于Na丢失造成低钠血症，早期就出现口渴、多饮、多尿、贫血、高K血症。

尿路梗阻或尿液返流造成的肾小管间质损害

尿路完全性或不完全性梗阻致肾损害的特征是肾小管间质损害。梗阻后数日以内，肾小管扩张与肾间质的单核细胞浸润(巨噬细胞、淋巴细胞)为特征。并且，肾小管壁破裂，Tamm – Horsfall蛋白流出到间质时，在其部位引起强烈的炎症反应。临床症状和检查所见的异常与梗阻的程度和种类有关（表4）。尿路梗阻的持续时间越长，肾功能恢复越需要时间，所以肾造瘘和尿流改道手术应该尽可能早的实施。另外，合并感染症可以促进间质的纤维化和肾功能下降。尿路梗阻解除后，体内储留的水、Na等排泄突然增加，到肾小管功能正常化还需要时间，所以，在肾小管的再吸收功能还不充分时会造成水、Na的丢失、多饮、多尿、肾小管酸中毒等，因此充分的补液和全身管理是必要的。

表4　尿路梗阻造成的肾症状・病变

症状・病变	尿路梗阻的种类
急性肾衰竭（伴有无尿）	两侧性尿路完全梗阻
慢性肾衰竭	两侧性尿路不完全梗阻
肾小管功能损害 多饮、多尿 水、Na的丧失 肾小管酸中毒	慢性两侧不完全梗阻 或梗阻解除后
腹痛或肾肿大	一侧性完全或不完全梗阻
其他 高血压 反复发作难治性尿路感染	任何类型的梗阻

由尿返流造成的肾损害（所谓返流性肾病）初期在肾小管间质看到同样的变化，随着时间延长逐渐侵犯肾小球，往往出现重度蛋白尿。

肌红蛋白尿病、血红蛋白尿病

血红蛋白造成的肾损害

阵发性夜间血红蛋白尿病和DIC、溶血性贫血等引起血管内溶血时，血中产生游离血红蛋白，到了某种程度的量与血中存在的结合珠蛋白结合被处理掉。但是，溶血严重时游离血红蛋白增加，在肾小球被滤过到达肾小管腔。对肾小管细胞造成直接毒性，形成管型，产生活性氧等导致急性肾小管坏死。根据贫血和血清结合珠蛋白下降、血红蛋白尿及LDH上升，可以做出诊断。

肌红蛋白造成的肾损害

由于横纹肌溶解，从骨骼肌组织释放大量肌红蛋白流出到血中，在肾小球被滤过到达肾小管腔，在近端肾小管被再吸收，引起肾小管损害。血中游离的肌红蛋白（分子量约16 500）在肾小球容易滤过可引起肾衰竭。横纹肌溶解产生的病变如表5所示。肾衰竭发病的危险因素如脱水，预防本病需要充分补液。肌红蛋白尿病、血红蛋白尿病同样出现红色尿，用试纸出现潜血反应强阳性，用新鲜尿在尿沉渣中看不到红细胞，尿

表5　产生横纹肌溶解的原因（肌红蛋白尿致急性肾衰竭的原因）

外伤（创伤综合征等）
急性动脉阻塞（手术、栓塞、血栓等）
过度肌肉运动（过度的运动、全身痉挛等）
原发性肌肉疾病（多发性肌炎／皮肌炎、肌发育代谢异常）
药物的副作用（海洛因、巴比妥、甘草、安非他明、酒精、HMG-CoA还原酶抑制剂、可待因、安定、氟哌啶醇、琥珀酰胆碱等）
代谢异常（糖尿病酮症酸中毒、高Na血症、Mg缺乏症、黏液水肿、低磷血症等）
感染症（气性坏疽、破伤风、败血症等）
生物毒素（蛇毒、蜂毒等）
酶缺乏症（肌磷酸化酶缺少症、α－转葡萄糖激酶缺乏症）

表6　高钙血症造成的肾损害病变

恶性肿瘤	
	肿瘤细胞来的PTHrP（甲状旁腺素关联肽）造成广泛性肿瘤
	骨转移
内分泌疾病	
	原发性甲状旁腺功能亢进
	肾上腺衰竭、甲状腺功能亢进
维生素中毒	
	维生素D、维生素A
肉芽肿疾病	
	结节病、结核
药物性	
	噻嗪类利尿药、氨茶碱、雌激素等
其他	
	废用性骨萎缩、牛奶－碱综合征

中肌肉产生的酶（CK、醛缩酶）上升等容易诊断。适合使用血液净化疗法治疗。即使发展至肾衰竭，如能确切治疗原发病，很多病例肾功能可以恢复。

代谢异常造成的肾小管间质疾病

● 痛风肾

高尿酸血症造成的肾损害分成急性和慢性。急性是大量的组织破坏，急速进展的病变（恶性肿瘤、特别是白血病和淋巴瘤等化疗后、横纹肌溶解等）引起肾损害。慢性型也叫痛风肾，经过长期在肾小管（特别是远端肾小管和集合管）的尿酸沉积，引起肾单位全体变性，肾功能下降。高尿酸血症一般认为是肾功能下降的并发症。关于它是肾衰竭的结果还是原因不易确定。诊断要点包括详细听取病史(有无痛风的发作和血清尿酸值、饮食、饮酒、生活习惯等)，同时根据影像确诊尿酸结石，排除引起肾衰竭的其他疾病。治疗有饮食疗法、尿酸产生抑制药、尿酸排泄促进药、纠正酸性尿。

● 高钙血症造成的肾损害

表6为引起高钙血症的疾病。临床上最多见的是恶性肿瘤。肿瘤细胞过多产生的甲状旁腺素关联肽等（PTHrP）造成全身骨骼中的钙被动员到血中和肿瘤细胞骨骼的广泛转移，造成直接的骨吸收。肾损害进展比较急速。原发性甲状旁腺功能亢进症时高钙血症长期持续，造成慢性肾损害。急性肾损害应予补液等充分保持尿量，同时需要进行病因治疗以纠正高钙血症。

（松尾清一）

药物性肾损害

肾脏是很多药物和化学物质代谢物排泄的器官。肾脏血流丰富，有尿浓缩功能，常接触这些高浓度的物质，容易受到急、慢性药物性肾损害。随着临床上使用药物的增加及高龄者的不断增加，高龄者因药物性肾损害死亡的也很多，药物性肾损害成为一个重要的问题。

分类、发生率

● 药物损害的部位

作为损害的部位如表1所示，有近端肾小管坏死，近端肾小管功能异常，髓袢升支损害，肾小管阻塞，远端肾小管功能异常和部位不明等。

● 药物性肾损害的类型

作为临床综合征，有急性肾小管坏死、过敏反应造成肾小球损害、肾病综合征、急性肾小管间质性肾炎、肾小管综合征、电解质异常、酸碱平衡失常等类型(表2)。

● 日本药物性肾损害的发生率

怀疑造成肾损害的药和发生频率及年龄分别如图1表示。有抗菌药、抗肿瘤药、非甾体类抗炎药(NSAID)、造影剂、抗风湿药、免疫抑制剂、其他等。

● 药物性肾损害的诊断

尿量减少、发热、出疹和其他症状，化验检查发现，BUN或血清肌酐上升，蛋白尿、血尿，尿中NAG和β_2微球蛋白升高。必要时行肾活检、镓扫描、CT检查等。

表1　药物性肾损害的机理

损害部位	药物
近端肾小管坏死	氨基糖甙类抗生素、顺铂、重金属、造影剂、磷甲酸
近端肾小管功能异常 （糖尿、氨基酸尿、蛋白尿等）	氨基糖甙类抗生素
髓袢升支损害	两性霉素、造影剂、环孢素
肾小管阻塞	阿昔洛韦、硫胺嘧啶
远端肾小管功能异常	
高钾血症	非甾体类抗炎药、血管紧张素转换酶抑制剂、环孢素、喷他脒、三甲氧苄二氨嘧啶－磺胺甲氧吡哒嗪（即长效磺胺）
肾小管性酸中毒	两性霉素
低钾血症	两性霉素
肾性尿崩症	两性霉素、氨基糖甙类抗生素、锂、去甲金霉素
部位不明	
低钾血症	氨基糖甙类抗生素
低镁血症	顺铂、环孢素、喷他脒、氨基糖甙类抗生素

表 2　抗生素造成肾损害的临床综合征

肾毒性的种类	抗生素
肾血管挛缩	两性霉素B
过敏反应造成的肾小球损害	青霉素、磺胺
急性肾小管间质性肾炎	青霉素、新青霉素、氨苄青霉素、利福平、磺胺
急性肾小管坏死	氨基糖甙类抗生素、多粘菌素、先锋霉素、亚氨硫霉素
肾小管综合征	四环素、两性霉素B、庆大霉素、脱甲金霉素、磺胺药物、阿昔洛韦
电解质异常	羧苄青霉素、替卡西林、咪康唑、异烟肼
酸碱平衡失常	两性霉素B、青霉素、奈定酸

各　论

抗菌药

● 氨基糖甙类抗生素

氨基糖甙类抗生素（庆大霉素、妥布霉素、阿米卡星、奈替米星）常用于革兰阴性杆菌感染，引起肾损害的频率为2%～3%。但是也有报告达到20%。氨基糖甙类抗生素使用2周以上有50%发生肾脏毒性，使用后数日或使用结束后发病者占50%以上。临床特征是非少尿性肾衰竭。急性肾衰竭恢复较慢，常常需要4～6周。急性肾衰竭的机理是从近端肾小管吸收到氨基糖甙类抗生素被溶酶体摄取，形成髓样体。所以，溶酶体的功能异常引起细胞损害，细胞死亡。虽有活性氧增加，但是使用清除剂的预防效果不肯定。使用方法分次使用不如每

图 1　被怀疑的药物种类

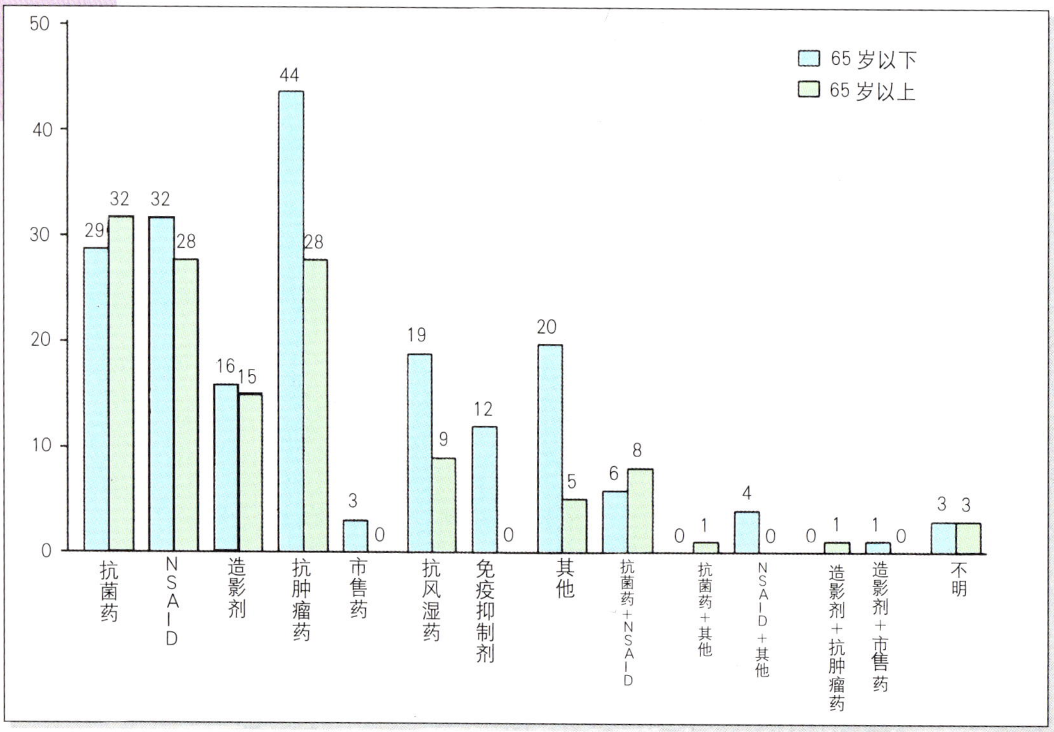

日一次使用毒性少。副作用有男性化、脱水、钾丢失、内毒素血症、肥胖、缺血、衰老、休克、使用速尿、肾衰竭等。因此根据肾功能(GFR)要制定使用氨基糖甙类抗生素的日程表。但是，即使这样也不一定能预防肾功能损害，特别是有肾功能损害和高龄者，给药时要注意给药量与给药次数，避免脱水时使用，避免与其他肾毒性药物、造影剂、顺铂、利尿剂合用，用药期间必须隔日测定血清肌酐。

● 青霉素与头孢菌素造成的肾毒性

一般认为 I 代头孢菌素有肾毒性，现已不使用。其他头孢菌类药肾毒性少，但是偶尔引起急性间质性肾炎。

● 其他抗生素

万古霉素：在 MRSA 感染和梭状芽孢杆菌属感染造成的腹泻时使用。肾毒性的发生率在 5%，合用氨基糖甙类抗生素时发生率 5% ~ 35%。

两性霉素：在真菌感染时使用。作为肾毒性首先引起远端肾小管损害，尿浓缩障碍，远端肾小管酸中毒，钾、镁丢失，随后出现轻度血清肌酐上升。作为预防要避免脱水时服用，给予生理盐水补液。

阿昔洛韦：在疱疮治疗时使用。因为尿中溶解性低，所以，析出的结晶堵塞肾小管，出现肾毒性。带来腰腹部痛、呕吐、血尿，尿沉渣可见结晶。为预防在服药前进行补液。

喷他脒：在卡氏肺囊虫肺炎时使用。有 25% ~ 65% 出现肾毒性，有时在治疗结束后出现，所以肾损害的发生与药物在肾内的蓄积有关。

表 3　抗肿瘤药造成的肾损害

药物	肾损害
烷化剂：	
顺铂	发生肾小管间质性肾炎(TIN) 时不可逆，有时出现急肾衰(ARF)
卡铂	比顺铂的肾毒性少，可以由 TIN 引起 ARF
环磷酰胺	引起远端肾小管损害出现低钠血症，有时发生出血性膀胱炎
链脲霉素	nitorosourea 化合物：65%出现肾功能损害，可以由 TIN 引起 ARF
司莫司汀和卡莫司汀	nitorosourea 化合物：治疗后 3 年出现慢性肾功能下降，司莫司汀比卡莫司汀肾毒性强
异环磷酰胺	可引起肾性尿崩症，对近端肾小管有直接肾毒性
抗生素：	
丝裂霉素	引起溶血性尿毒症综合征
光辉霉素	长期治疗 46%出现肾毒性损害，近端及远端肾小管损害
抗代谢药：	
甲氨蝶呤	增加容量补液可减少肾毒性，17－羟基甲氨蝶呤在肾小管沉积是肾毒性的主要原因，也可直接引起肾小管损害，出现非少尿性 ARF
阿糖胞苷	合并肾小管间质性肾炎
6－硫鸟嘌呤	非经口大量服药引起高氮质血症和急性肾衰竭
5－氟尿嘧啶	有时与其他药合并使用出现急性肾衰竭，比甲氨蝶呤毒性少
其他药：	
白细胞介素－2	大剂量使用 90%出现 ARF，避免于NSAID 合用

抗肿瘤药

顺伯：是烷化剂，作为抗肿瘤药在小细胞肺癌、卵巢癌、头颈部癌经常使用。肾脏病变在近端肾小管S3段，远端肾小管、集合管出现，偶为不可逆。主要的副作用是肾毒性、耳毒性、骨髓抑制。肾毒性有剂量依赖性，初期在尿中 β_2微球蛋白阳性，肾小管性蛋白尿，肾小球管型，继而伴有血清肌酐上升。在病理学上近端肾小管内有玻璃滴，肾小管基底膜变性，散在性肾小管坏死，并且在临床上常出现低镁血症、低钙血症。肾损害的机理不明，作为预防方法，顺铂服用前，服用中数小时内给予100ml/小时的强利尿剂。表3显示抗肿瘤药的肾损害。

NSAID(非甾体类抗炎药)

其自身引起肾损害的频率不高。但是，由于使用频率高所以成为药物性肾损害的主要原因。NSAID引起的肾损害，根据发生机理分类时，发生频率最高的主要是肾缺血所致的急性肾衰竭；其他有直接肾损害的急性间质性肾炎、肾素抑制造成的高钾血症、抗钠利尿效果和抗利尿激素增强效果造成的浮肿、高血压。由于NSAID阻碍前列腺素的合成，所以引起血管痉挛、Na潴留、肾素抑制，导致抗利尿作用。因此出现充血性心力衰竭、肝硬化、肾病综合征。已有的肾疾病、高血压、败血症、麻醉、糖尿病、循环血流量减少即高肾素、高醛固酮血症出现时，及高龄患者血管痉挛加重，易引起急性肾衰。高龄者NSAID蛋白结合率下降，总水分量减少，NSAID浓度增高，NSAID在肝脏的代谢减少，容易引起急性肾衰竭。NSAID长期服用特别是和止痛剂合用易引起肾乳头坏死，出现慢性肾衰竭。往往在2～7日间恢复。但是高龄者的肾疾病可出现肾损害不可逆，所以要特别注意。芳香基酸类多出现药物性肾损害，必须考虑使用量的关系（图2）。苏灵大在肝脏代谢，对肾脏的损害少，但也有例外。

图2　引起肾损害的NSAID种类

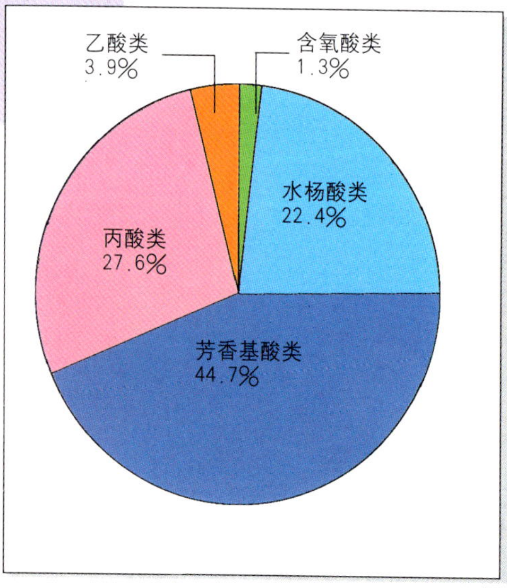

非诺洛芬呈迟发性即服药后平均5.4个月（发病在2周～18个月后）出现肾损害，19%出现发热、发疹、嗜酸细胞增多，83%出现肾病综合征。间质看到散在性细胞浸润和纤维化，荧光抗体法没有显著变化。机理不明，考虑与迟发性过敏反应和白细胞毒素有关。

表4　造影剂致糖尿病患者急肾衰的发生频率

血清肌酐的基础值	发生率
<2mg/dl	3.6%
2～4mg/dl	27%
>4mg/dl	81%

图3　造影剂引起急性肾衰竭的病因

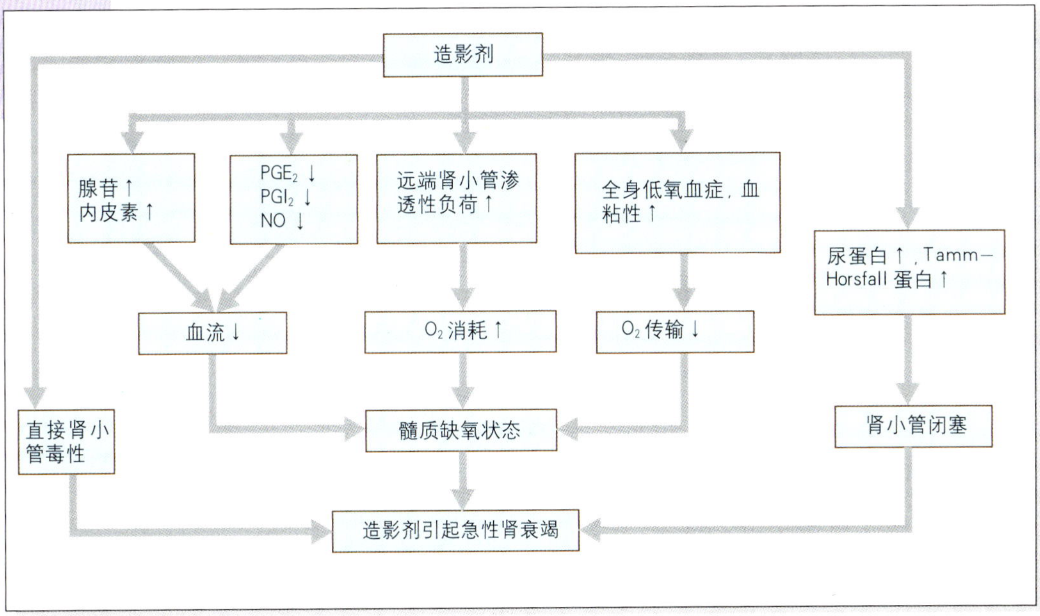

表5　重金属致肾损害

	Au	As	Ba	Cd	Hg	Li	Pb	Pt
分子量	79	33	56	48	80	3	82	78
近端肾小管损害	×	×	×	×	×		×	×
远端肾小管损害				×		×		×
肾小管间质性肾炎	×			×		×	×	×
慢性肾衰竭							×	
急性肾衰竭		×			×			×
高血压							×	
肾结石				×				
低钾血症			×					
免疫复合物性肾小球肾炎	×				×			

造影剂

造影剂可以引起肾损害，包括轻度血清肌酐升高的急性肾损害。无糖尿病、肾功能正常患者发生率为2%；糖尿病、肾功能正常者发生率为16%；糖尿病、肾功能低下患者发生率为38%。糖尿病血清肌酐值和急性肾衰竭发生率见表4。发生的危险因素有糖尿病、多发性骨髓瘤、高龄、脱水、重度充血性心力衰竭、使用125ml以上大量的造影剂等。可引起少尿性和非少尿性急性肾衰竭，少尿性多见。急性肾小管坏死，往往尿中Na浓度10mEq/l以下，FENa在1%以下。施行造影后1～2日内用KUB常常看到持续的肾影像，用CT检查更加清楚扫描出来。组织学显示渗透性肾病变。作为肾损害的机理，内毒素分泌造成血管痉挛也是原因之一（图3）。在造影剂给予前，给予生理盐水利尿，造影剂的量尽可能减少。有报告非离子类的造影剂比离子类造影剂对肾损害轻，但尚缺乏确切的资料。

环孢素、他克莫司

环孢素：肾移植代表性的免疫抑制剂。环孢素给予时，肾输入血管、输出血管痉挛。特别是肾输入血管强烈挛缩，CFR、RBF减少，血清肌酐上升。与细胞内Ca浓度上升、内皮细胞损害产生内毒素及使血管扩张的前列腺素产生减少有关。Ca拮抗剂对初期环孢素肾毒性有一定的预防作用。慢性毒性方面，与环孢素动脉病及引起条纹状间质纤维化有关。

他克莫司：是肝移植、肾移植的免疫抑制剂，有时引起肾损害。GFR、RBF减少，引起肾小管损害，产生高钾血症。在慢性肾毒性方面，引起条纹状间质纤维化。

重金属

由于环境、职业、治疗药物发生重金属中毒，作为肾损害的原因在诊断上主要怀疑是重金属所致（表5）。

金制剂：作为风湿性关节炎的治疗药使用6～12个月后有10%在尿中出现蛋白尿，很多报告认为其20%是膜性肾病为主体的肾病综合征。

其他药物

丙基硫氧嘧啶：最近由于引起ANCA相关的急进性肾炎而受到注意。

血管紧张素转换酶抑制剂（ACE－I）：服用ACE−I在高血压、心力衰竭患者有时出现可逆性的急性肾衰竭。

（石川 勋）

肾血管性疾病

肾动脉瘤、肾动脉静脉瘘、肾梗塞

肾动脉瘤

诊断

动脉硬化、纤维肌性异常形成、外伤、动脉内插管操作等是动脉瘤形成的原因。最多见的是年龄增大伴发的动脉硬化。关于动脉分支部发生的囊状动脉瘤，往往是先天因素造成的。

有时呈腰腹部痛，不同程度的血尿，高血压等自觉症状，但多数是无症状的，往往在腹部听诊发现血管杂音，腹部X光平片可见肾门旁出现轮状钙化影像，在术中能摸到搏动性肿瘤（图1）。CT和MRI的普及对肾动脉瘤的发现贡献很大。

治疗

动脉瘤的大多数保守观察就可以。动脉瘤由于在肾外肾动脉发生，所以不伴有血管壁的钙化，既便有也是不完全的，与血管壁完全钙化的破裂相比危险性更大。并且，伴随妊娠在内分泌学上体内环境和循环动态的变化，动脉瘤破裂的危险性增加。不管有无血管壁的钙化，动脉瘤直径在15mm以上时、伴有高血压、血尿等临床症状时、保守观察中有增大倾向时、和将来妊娠的女性患者，适合动脉瘤切除术＋血行再建术、动脉瘤切除＋自体肾移植术、肾部分切除术等外科治疗。手术时需要阻断肾血流1小时以上时，术中最好从动脉瘤到末梢肾动脉实行持续低温灌流或选择自体肾移植术。

肾动静脉瘘

诊断

动静脉瘘根据病因分成先天性、获得性、特发性3类。

先天性，一般多发，无性别差异，有成人以后发病的特征。特发性，一般单发，找不出明确的原因为其特征。有人认为已经存在的比较大的肾动脉瘤浸蚀附近的静脉，可能是其原因。获得性最多，占动静脉瘘的70%～80%。对肾进行的各种各样的处置（经皮肾活检、肾造瘘、结石碎石等）、肾外伤（特别是刺伤）、肾癌等是其形成的原因。

动静脉瘘不论病因如何，都能成为高血压、血尿、心力衰竭的原因。根据动静脉

图1　肾动脉瘤

56岁，女性，因高血压进行详细检查。进行腹主动脉造影发现左肾动脉第一分支部囊状动脉瘤，直径15mm以下，不伴有钙化，择期行动脉瘤切除术

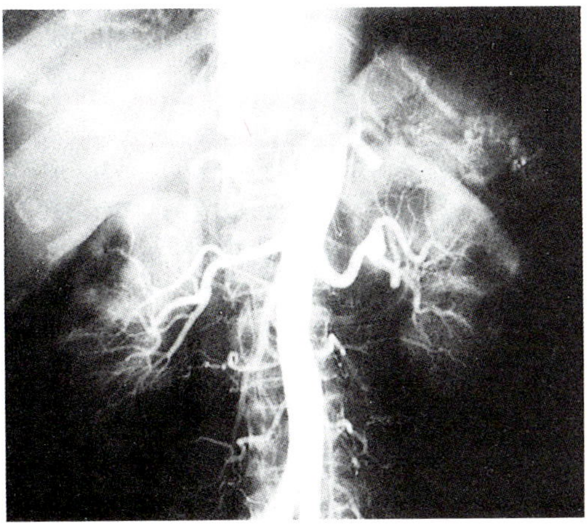

瘘的部位和程度用听诊器能够听到短促音。以前动静脉瘘的确诊主要靠血管造影，现在采用彩色超声多普勒、螺旋CT、MRI血管造影术等低损伤性检查，也可以诊断（图2、3）。

治疗

动静脉瘘的治疗方法根据其发生原因和程度而不同。

肾活检、肾造瘘及外伤产生动静脉瘘，大多数保守治疗就能自然闭塞。

伴有高血压、血尿、心力衰竭等症状时，适合去除原因的动脉栓塞术和血流重建术。如果肾癌是原发病，则需要行肾切除术。

肾梗塞

诊断

肾梗塞是由于肾动脉的主干或分支阻塞为原因造成的肾实质的缺血坏死，是需要与尿路结石、肾盂肾炎、胆石症、心肌梗塞等相鉴别的急腹症之一。

图2　肾动静脉瘘

30岁、男性。对移植肾进行经皮活检造成动静脉瘘、听诊可听到短促音

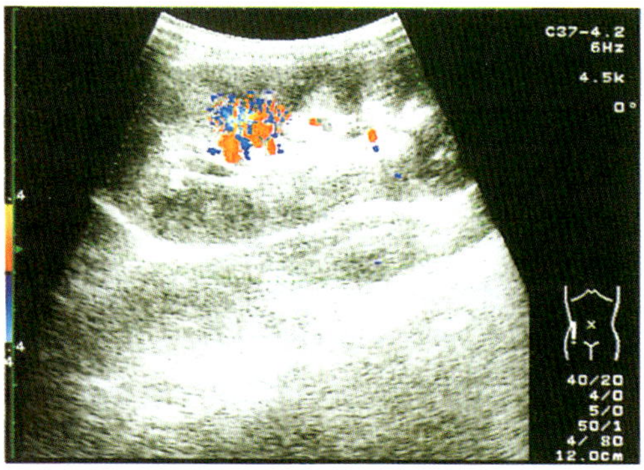

由心房纤颤、冠状动脉疾病、感染性心内膜炎、心脏瓣膜病等基础心脏病引起的栓塞性肾动脉闭塞所致的肾梗塞最为多见，占全部的70%～80%。除此之外，肾外伤、肾动脉狭窄、血管内插管操作也是肾梗塞的原因。

梗塞灶小时往往无症状，梗塞灶大时早期出现腰腹部刺痛、恶心、呕吐，同时伴有发热、不同程度的血尿和蛋白尿。24小时内血中乳酸脱氢酶上升，持续2～3周。有不少病例出现白细胞数增加，肾素活性上升。从临床症状和检查资料中怀疑本病时，迅速进行CT造影检查（图4）或血管造影，能够确认肾实质的缺血部位和肾动脉阻塞部位。用^{99m}Tc－DMSA肾闪烁扫描术（图5）和超声多普勒检查可确定本病的诊断。并且，心电图、心脏超声对确认基础性心脏病和心内血栓的有无也有帮助。

图3　MR血管造影

与图2同一病例。在移植肾上极的皮质有5mm小的动脉瘤样的构造，早期流入静脉而被确诊

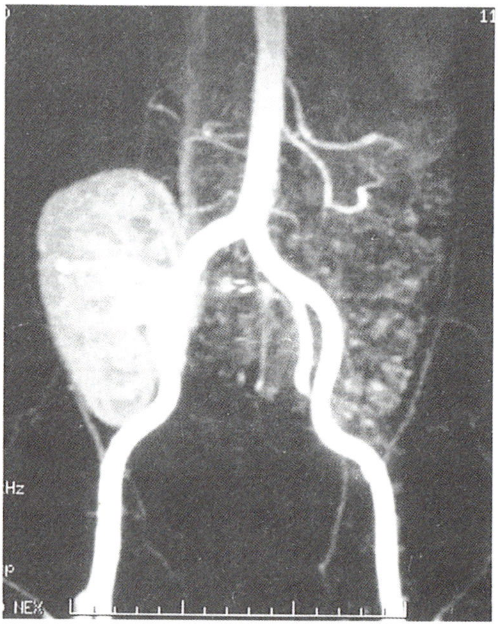

图4　心房纤颤引起肾动脉栓塞致肾梗塞

46岁，女性。右下腹痛，恶心、呕吐而来诊，血中LDH呈现3 500IU/l的高值，白细胞上升到20 000/mm³，强化CT在右肾肾被膜的底边发现楔形梗塞灶

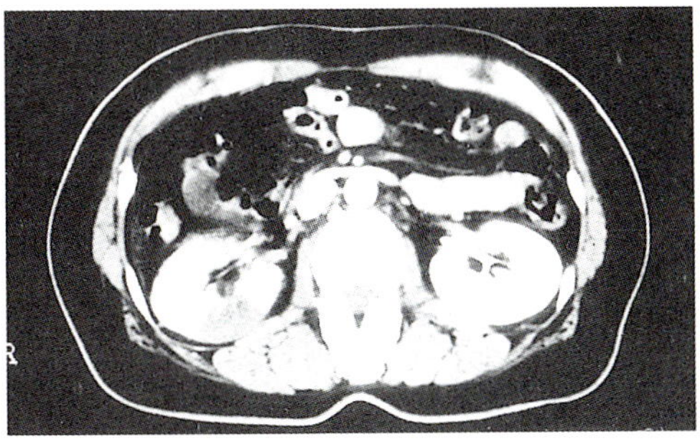

图5　用^{99m}Tc－DMSA肾闪烁扫描术（后→前）

与图4为同一病例。肾的下半部（梗塞灶）扫描缺失

治疗

发病后1～2小时内进行血栓溶解疗法的治疗效果比较好。用血管造影确定肾动脉阻塞部位，把纤维素溶解剂（尿激酶和组织纤维蛋白溶酶原活化剂）用导管插管直接注射到阻塞部位，也可进行全身用药。为防止血栓形成全身应用抗凝剂（肝素或华法令）。大量纤维素溶解剂和抗凝剂造成的血栓溶解疗法对于有出血倾向和活动期的消化性溃疡患者、重度外伤的患者、术后早期患者为禁忌。

血栓溶解疗法不奏效时，考虑血栓去除＋血管形成术、腹主动脉与肾动脉间血管搭桥、肾动脉阻塞部位切除后端端吻合术、自体肾移植术等外科治疗方法。热缺血时间超过3小时，缺血部分肾功能不能恢复。实际上，即使手术成功，肾功能也不能恢复，摘除患侧肾的病例并不少。根据Spirnak报告，接受外科治疗的患者有37%。考虑到手术带来的损伤和效果，在肾动脉阻塞是一侧性，对侧肾功能良好时（发病后经过时间也允许），应该进行血栓溶解疗法。外科血管重建术是不得已而为之。

有动脉硬化基础，肾脏侧支循环能够确保的病例，即使发病12小时以上实施血栓溶解疗法和外科血流重建术也有效，肾功能有某种程度恢复的可能性。但是，两侧肾梗塞，发病以后经过时间长，侧支循环不发达，即使进行外科血管重建术也没有什么效果，只有进行血液透析和肾移植。

为使梗塞的肾功能恢复，发病后尽可能迅速的采取对策是第一位的，为了达到这一目的，需要最初把本病的可能性考虑进去。

（田島 惇　石川　晃）

肾血管性高血压

所谓肾血管性高血压是指一侧或两侧的肾动脉狭窄造成的肾灌流压下降，造成肾缺血，使肾素－血管紧张素系统活化，由此造成的继发性高血压。

血管病变和发病机理

引起肾动脉狭窄的主要病变有动脉粥样硬化、纤维肌性发育不良、大动脉炎综合征。在日本以前多数是由纤维肌性发育不良和大动脉炎综合征引起。但是，最近与欧美相同，以动脉硬化为基础的粥样硬化造成狭窄为主（表1）。在欧美动脉硬化性狭窄引起缺血性肾损害的增加引人注目，在日本也不例外。

这 3 种病因引起的病例特征如表 2 所示。纤维肌性发育不良在组织学上分成内膜、中膜、外膜型，中膜型最多见。

肾血管性高血压是由于这些病变产生一侧或两侧的肾动脉狭窄，其结果是末梢血流减少导致发病，即肾脏血流减少引起肾小球入球小动脉灌流压下降，促进肾小球旁细胞肾素分泌。肾素作用于血中血管紧张素原，产生 10 个氨基酸组成的血管紧张素 I（A I）。A I 由血管紧张素转换酶（ACE）转换成 8 个氨基酸的血管紧张素 II（A II）。A II 有强烈的末梢血管收缩作用，同时作用于肾上腺皮质，促进醛固酮分泌，还通过中枢神经系统使交感神经活性增加，具有多种生理作用。醛固酮促进水和Na的再吸收，增加体液量。因此，肾动脉狭窄引起肾素产生

表 1 肾血管性高血压的病因

肾动脉病变	纤维肌性发育不良 动脉粥样硬化 动脉炎 　大动脉炎综合征 　结节性多动脉炎 动脉瘤 血栓症、栓塞症 动静脉瘘 其他
肾动脉以外的病变	剥离性动脉瘤 外伤 输尿管阻塞 肾被膜下血肿、肾周围血肿

表 2 不同病因肾血管性高血压的特征

	FMD（纤维肌性发育不良）	AS（动脉粥样硬化）	大动脉炎
性别	女>男	男≥女	女>男
好发年龄	15～40 岁	50 岁以上	40 岁以下
病变部位	肾动脉末梢的 2/3 串珠样变化	入口部或近端 1/3	几乎在起始部，无脉症，血压左右有差别
进行性	±	+	±～+
完全阻塞	偶发	经常	少
缺血性肾损害	轻度	重度	轻度
PTRA	适合	适合少	适合少

增加时，AⅡ引起血管收缩作用和醛固酮引起体液潴留作用，产生高血压（图1）。

但是，高血压长期持续，高血压性肾损害对侧肾发生影响时，肾功能下降造成体液量潴留更加明显，其结果肾素产生受到抑制，血浆肾素活性在正常范围，变成体液量依赖性而非肾素依赖性高血压。并且两侧肾动脉明显狭窄时和功能性单侧肾肾动脉狭窄时，肾灌流压下降，肾功能下降引起体液量增加，血压上升，往往成为体液量依赖性高血压。继发性醛固酮增加也促进Na、水潴留。体液量增加抑制肾素分泌，血浆肾素活性有不少都在正常范围内。

临床症状和诊断流程

肾血管性高血压占高血压患者的0.5%以下，推测大约在0.3%～0.4%的比例，发病率低。但是，早期发现改善狭窄血压有可能正常化，所以在高血压患者的诊查时，考虑这种因素是很重要的。

怀疑肾血管性高血压的临床所见如表3所示，在临床上急进性高血压是其特征。年轻人发病的舒张压高的高血压和中年以后高血压患者，高血压呈急速进展时要怀疑本病。ACE抑制剂引起的急速的肾功能恶

图1　肾血管性高血压的发病机理

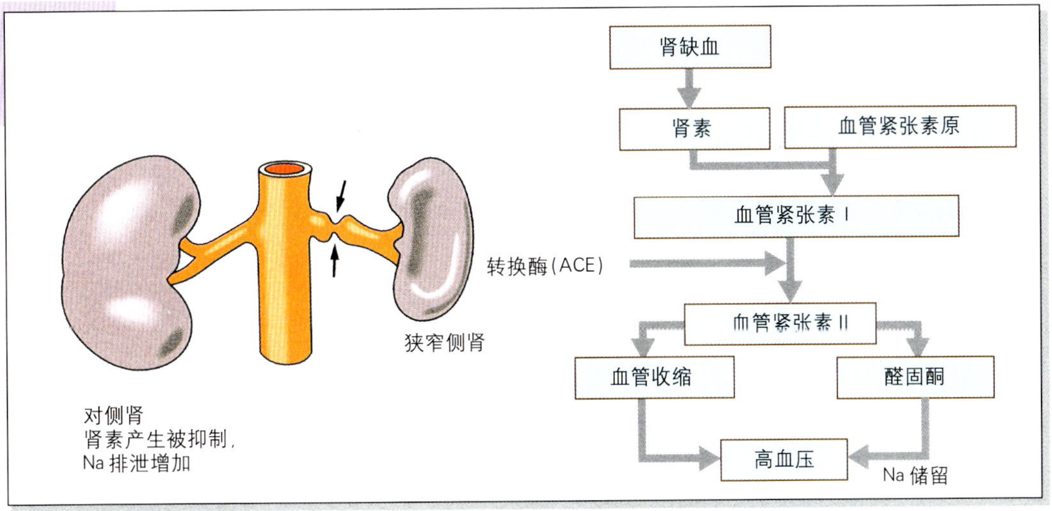

表3　肾血管性高血压（RVH）的诊断

怀疑RVH的所见	体检	检查	确定诊断
(1)年轻或55岁以后发病的高血压 (2)急性发病的高血压 (3)控制良好的高血压恶化 (4)治疗无效的高血压 (5)恶性高血压 (6)高血压患者原因不明的肾功能恶化 (7)ACE抑制剂引起的肾功能恶化	(1)腹部血管杂音 (2)眼底检查恶化 (3)全身动脉硬化 (4)低钙血症	(1)血浆肾素活性 (2)多普勒USG (3)螺旋CT (4)MRI血管造影术 (5)肾图、肾核素扫描 (6)卡托普利负荷试验 (7)卡托普利负荷肾图 (8)快速连续IVP	(1)肾动脉造影 (2)分肾静脉血肾素活性 (3)卡托普利负荷分肾静脉血肾素活性

化有可能是双侧性的肾动脉狭窄，或孤立肾的肾动脉狭窄，大约50%的患者可听到腹部的血管杂音，对诊断有很高的价值。血浆肾素活性（PRA）升高，但即使在正常范围也不能排除本病。

病史、查体、检查化验等怀疑肾血管性高血压时，按照图2的程序进行诊断。现在本病的筛选检查最有用的是卡托普利试验及卡托普利负荷肾核素检查。

卡托普利负荷试验及卡托普利负荷肾核素检查

卡托普利负荷试验是ACE抑制剂卡托普利服用后看有无PRA上升的试验，卡托普利负荷肾核素检查是卡托普利服用后看是否有患侧肾血流减少，GFR下降的试验。无论哪一种都是灵敏度高和特异性的检查(表4、图3)。

超声多普勒检查

超声多普勒检查(图4)是仅次于卡托普利负荷试验的有用的筛选检查，但是，并不是在任何地方都能得到同样的高灵敏度和特异性的结果。

确定诊断

作为确定诊断，需要确认肾动脉的狭窄及狭窄是否为高血压的原因（表5、6）。

表4　卡托普利负荷试验

卡托普利给予后，血浆肾素活性在下述情况呈阳性。

(1) 12ng/ml/小时以上
(2) 10ng/ml/小时以上的增加量
(3) 150%以上的增加率（如果前值在3ng/ml/小时以下，应在400%以上）

图2　肾血管性高血压的诊断流程

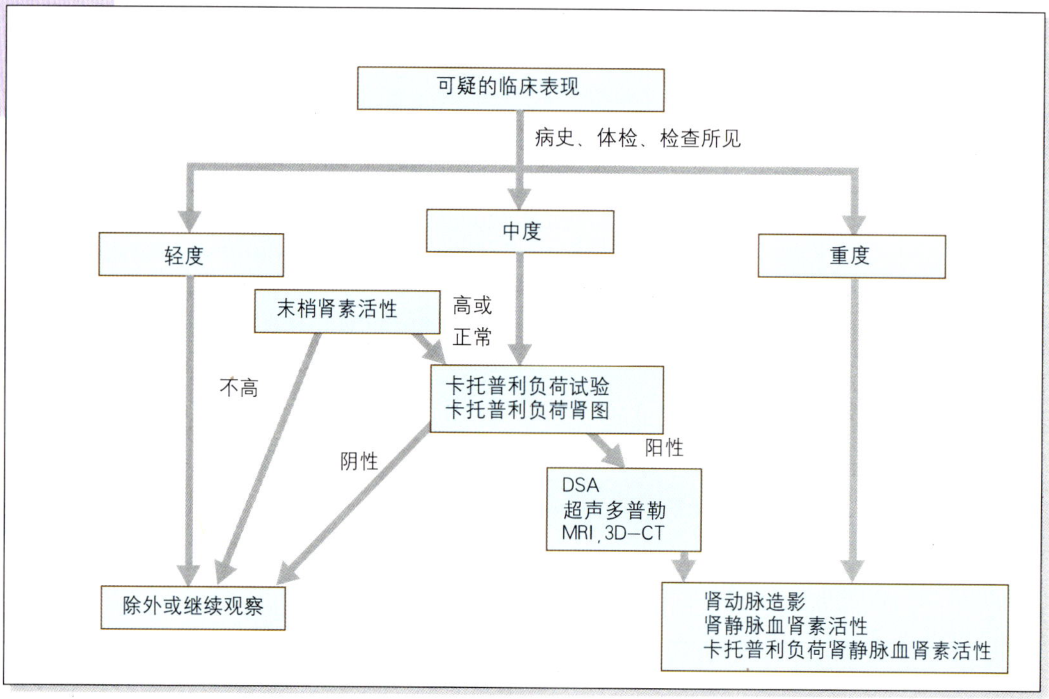

肾动脉狭窄存在的确认

为了确认肾动脉狭窄的部位和程度，需要动脉造影。腹主动脉摄影后进行选择性肾动脉摄影。狭窄成为高血压的原因，若有意义至少需要70%以上的狭窄，看到狭窄后扩张和侧支血循环也有意义。但是最近由于超声多普勒的进步，沿着肾动脉的走行，可以及时捕捉到肾动脉血流速的变化，不一定需要进行损伤大的动脉造影，如图4所示。也可用3D-CT和MRI，对动脉瘤等病变部位立体掌握特别适用（图5）。

图3　卡托普利负荷试验

a:卡托普利负荷前 b:卡托普利负荷后

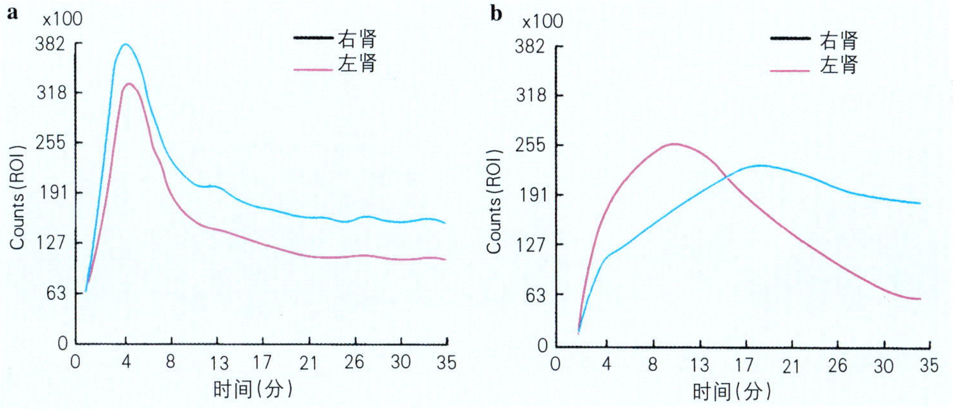

图4　纤维肌性发育不良（FMD）病例

28岁，女性。

a:血管造影

b:超声多普勒（血管重建前）

c:超声多普勒（血管重建后）

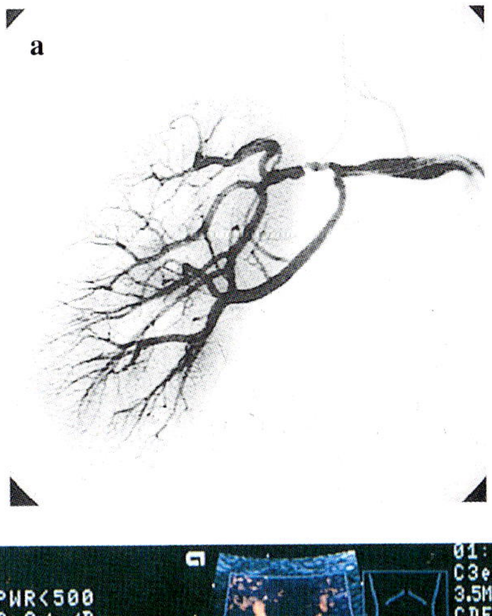

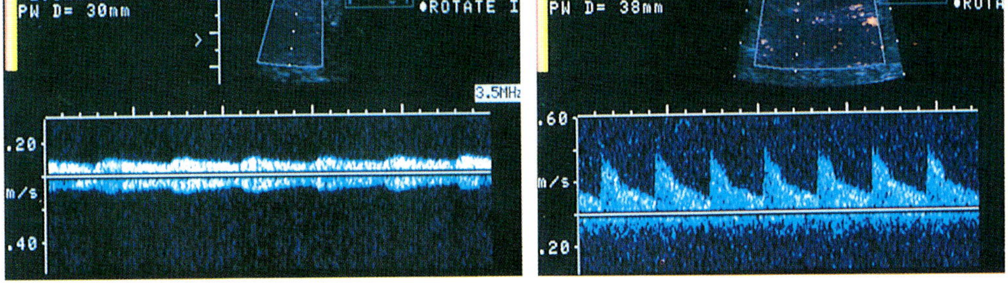

狭窄引起高血压的证明

①肾动脉造影有75%以上的狭窄病变，看到狭窄后扩张和侧支循环通路的发达，②分肾静脉血肾素活性测定，患侧肾静脉血中肾素活性显著上升或患侧/健侧比在1.5以上[进行卡托普利负荷试验得到更显著的结果（表4）]，③血管紧张素转换酶抑制剂卡托普利负荷前后肾图和肾核素检查，可明确区别肾动脉狭窄的功能性意义（图3）。这三项可以证明是否为狭窄引起的高血压。

肾动脉重建后肾功能的恢复性

最近，粥样动脉硬化引起缺血性肾损害的病例在增加，血流重建帮助肾功能恢复在治疗上已显的重要（表6）。

表 5　肾动脉狭窄定位诊断

超声多普勒检查
MRI
3D-CT
DSA
肾动脉造影

表 6　肾动脉狭窄功能上有意义的证明

(1)血管造影 75%以上的狭窄
(2)腹部血管杂音
(3)肾静脉肾素比＞ 1.5
(4)卡托普利负荷试验阳性
(5)卡托普利负荷肾图阳性
(6)快速静脉肾盂造影

图 5　动脉粥样硬化（AS）引起的双肾动脉狭窄致肾衰竭的病例

44 岁，男性。

a: MRI 血流像、右肾动脉完全阻塞、左肾动脉狭窄

b: 3D － CT 像，左肾动脉狭窄部立体表现

c: 左肾自体移植血管重建后的超声多普勒

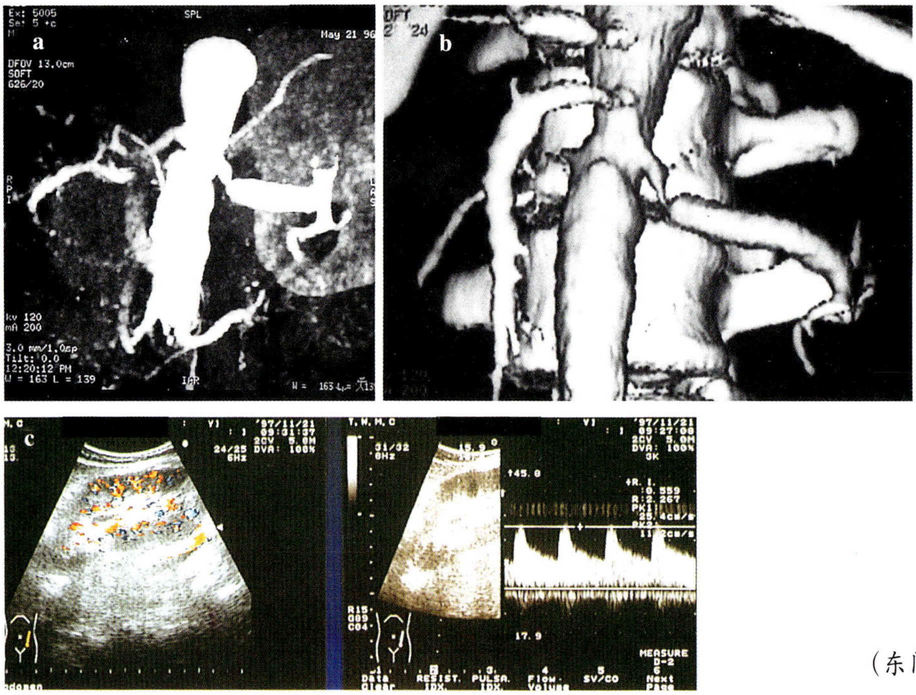

（东间　纮）

肾血管性高血压的保守治疗及PTA

保守疗法及PTA适应证

保守疗法

作为降压药，血管紧张素转换酶抑制剂ACEI是首选药。但该药抑制患侧肾的自身调节机理，降低肾小球滤过率。所以，肾功能下降的病例Ca离子拮抗剂是首选药，可合用速尿等襻利尿剂。也可使用β受体阻滞剂，但是，对于合并有阻塞性动脉硬化病的病例为禁忌。

PTA的适应证

经皮的血管形成术（PTA）适合在血管造影时已确认单侧或双侧肾动脉明显狭窄（75%以上）的病例，是肾血管性高血压首选的治疗方法。作为病因有动脉硬化病、纤维肌性发育不良、大动脉炎综合征、移植肾吻合部狭窄等。在动脉硬化来说，肾动脉狭窄是否是高血压原因诊断并不容易。卡托普利负荷肾动态核素检查、肾静脉肾素采血、狭窄部压力差比较等也成为参考，PTA后症状改善也是回顾性判断的方法。

PTA

术前准备

参照通常的血管造影准备。长效降压药换成短效降压药，暂时停用华法令等抗凝药物。

方法

● 病变的测量（图1）

为了术中操作容易，原则上从患侧的股动脉（例如：左肾动脉时，左股动脉）放置长套管，进行血管造影测定肾动脉直径和狭窄率。血管直径的计算测量，采用在患者的背部放置标尺方法，关于计测用标志使用标刻导管或导丝的方法，有用导管直径换算的方法。肾动脉起始部狭窄病例和弯曲明显的病例联用斜位摄像，以观察狭窄部的最佳方向透视。

● 导引管的留置

在肾动脉起始部的位置留置6～8Fr导引管（图2a），接头开关连接肝素生理盐水，防止操作中血液逆流。在导丝和气囊插入末梢前，为预防血管痉挛，动脉注入硝酸甘油100ug。

图1 肾动脉狭窄率的测定

a.狭窄部位动脉直径 b.非狭窄部位动脉直径

狭窄率% = (1 − a/b) × 100

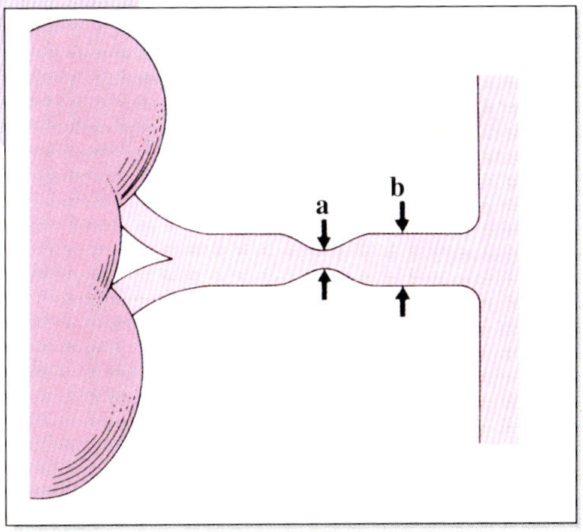

● 气囊导管的插入

PTA气囊分别是收缩时外径在4Fr以下（扩张直径2～6mm，适合导丝直径0.018英寸以下）和5～6Fr（扩张直径3～10mm，适合导丝直径0.035英寸）。气囊扩张直径选择和非狭窄部的肾动脉相同或约大10%，重度狭窄病例由细直径的气囊扩张后，换成粗直径的气囊。

把去除空气的气球导管和导线一直插入囊腔导管的前端，利用DSA的负荷图像功能慎重操作。导线通过狭窄部进入到动脉末梢（图2b），静脉注入3 000～5 000单位（70单位/kg）的肝素后将气球进入到狭窄部（图2c）。

● 气囊的扩张

连接带有压力计量的加压泵，用稀释2～3倍的造影剂扩张气囊（图2d）。在透视下，显示狭窄部，使狭窄的凹陷部在气囊的中心部，一直加压到使凹陷部消失为止，扩张时间30～60秒，重复操作数次。动脉硬化症通常用6～8气压扩张。大动脉炎综合征需要10个气压以上，有时伴有疼痛。

将导丝放置在肾动脉内，拔去气囊，经导引管进行造影（图2c）。狭窄率如果达到30%以下终止，残存狭窄明显的时候，继续扩张，进行压力差比较测定，根据病情有时也可考虑放置支架。

图2 PTA方法
a: 导引管留置在肾动脉起始部
b: 导丝注意深入到末梢
c: 气囊导管进入到狭窄部
d: 扩张气囊
e: 保留导丝，拔去气囊导管，经导引管进行造影

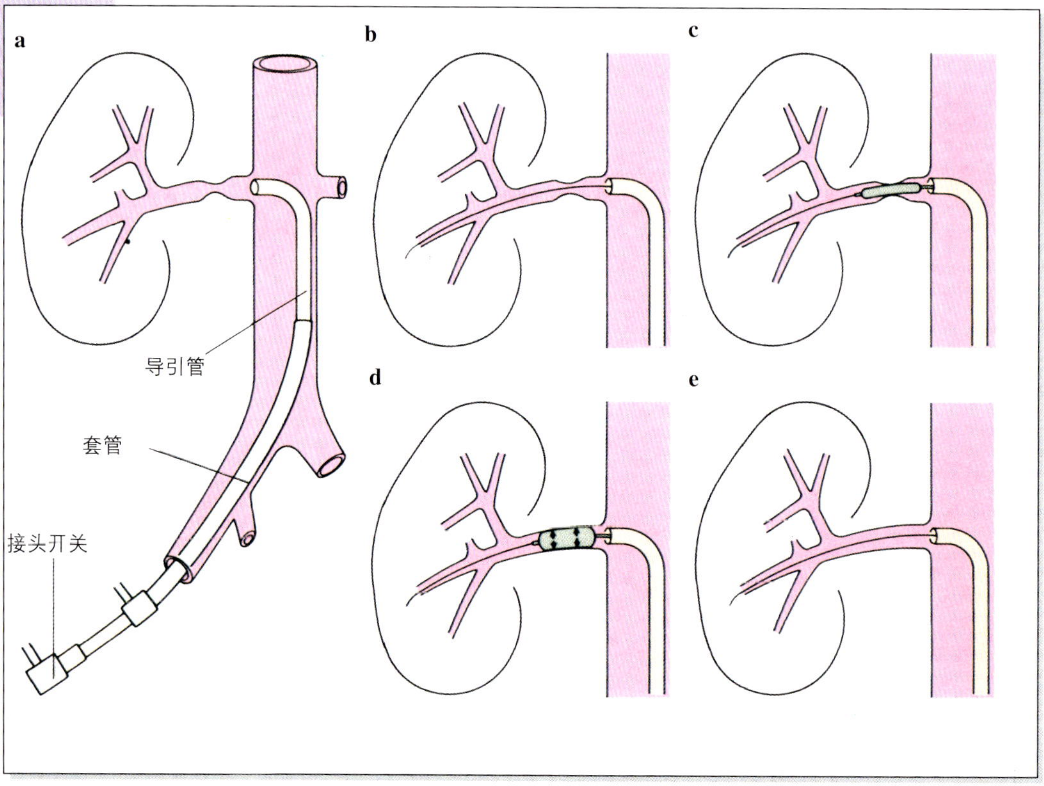

术后管理

拔去套管压迫止血，持续给予肝素（5 000～10 000单位/24小时），维持ACT（活动性凝血时间）在术前的2倍程度。血压监测24～48小时，比正常状态低的时候输液，高于正常状态时，给予降压药。抗血小板药服用几个月，根据病情可合用阿司匹林。

效果

手术的成功率为80%～90%，血压的改善在纤维肌性发育不良占90%～100%，大动脉炎综合征占80%～90%，动脉硬化症约80%。纤维肌性发育不良发生再狭窄比较少，其他原因占比例较大，肾动脉起始部的动脉硬化性狭窄，因为与大动脉壁连续的粥样硬化有关，成功率在50%～60%以下，比较低。

并发症及其处理

作为并发症有肾动脉内膜剥离、血栓形成、破裂、肾功能损害、部分梗塞、腹股沟部血肿等，在10%以内，在30日以内死亡者不到1%。在PTA前插导丝产生内膜剥离，无法通过狭窄部时，终止手术，延期1～2周。PTA后轻度的内膜剥离不需要特殊处置，伴有严重血流障碍时，用低压气囊扩张3分钟以上，或者进行支架留置。有血栓时，动脉注射尿激酶。明显的动脉破裂在肾动脉根部用气囊阻塞，进行外科血管重建。

金属支架的治疗

适应证

金属支架的优点：扩张效果好，再狭窄少。现在认可的是Pslmaz 支架。安装在PTA气囊上，扩张、留置的方式如图3。肾动脉支架治疗的适应证有在动脉硬化症PTA后的再狭窄、肾动脉起始部狭窄、PTA后的急性阻塞、伴有血流障碍的内膜剥离、残存30%以上的狭窄及术后吻合部的狭窄等。

支架的放置方法

PTA后，留置导丝拔去气囊换成安装支架的气囊导管，气囊的前端从导引管中少出来一些，导引管进入肾动脉内越过狭窄部位（图4a）。为了正确评价位置，从对侧股动脉插入猪尾形导管进行造影。保持气囊导管，拉出导引管，露出支架和气囊（图4b），确认位置后扩张气囊，留置支架（图4c、d）。在肾动脉起始部的狭窄，使支架前端突出主动脉内1～2mm，有时用1mm大的气囊追加扩张支架中枢端。

效果

手术成功率96%～100%。对于PTA不成功的病例、再狭窄病例、肾动脉起始部狭窄病例等支架治疗也能取得良好的效果。

图3 Palmaz 支架
把支架安装在气囊上，扩张后留置

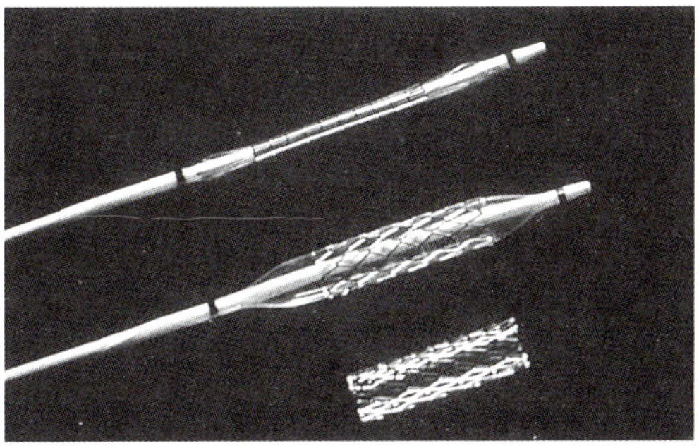

图4 支架的放置方法

a:安装支架的气囊在导引管前端少许突出，送导引管进入到狭窄部

b:拔出导引管，露出气囊和支架

c:扩张气囊

d:留置支架

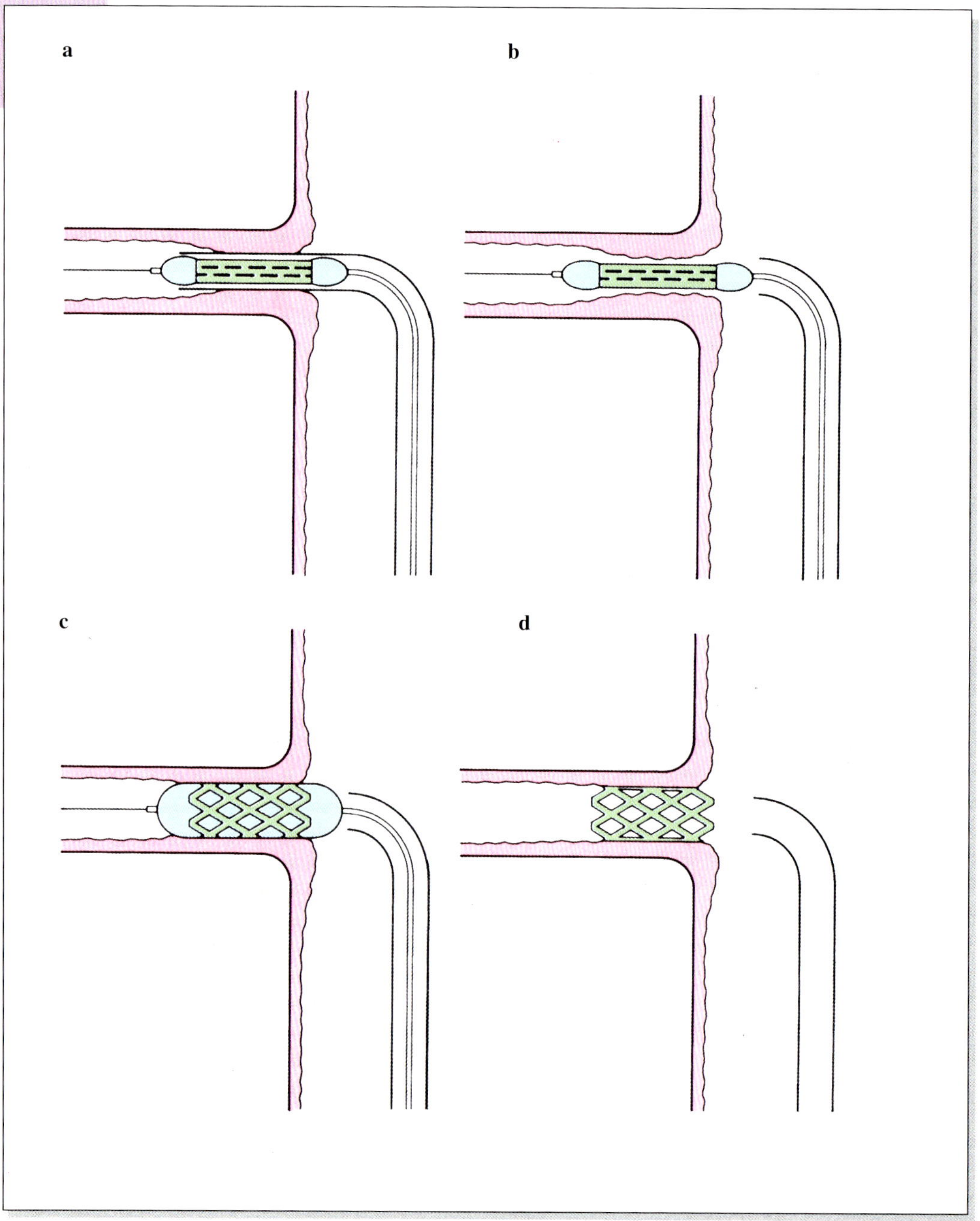

（石口恒南）

肾血管性高血压的外科治疗

肾血管性高血压治疗方法的考虑不单是治疗高血压，还要考虑肾功能的保存。肾血管性高血压的治疗方法有药物疗法、PTA、外科疗法。在这里讨论外科疗法。

手术适应证

手术适应证是指以下的情况①用保守疗法控制血压（药物、PTA）很困难的病例，②肾动脉完全阻塞或出现肾功能恶化的病例，③肾动脉病变进行性恶化的病例，④孤立肾由于动脉阻塞无尿的病例，⑤肾实质损害进行性发展的病例，⑥ PTA 无法施行或 PTA 失败的病例。这其中无论哪一项出现都应该考虑外科治疗。

高血压患病时间长，进而出现双侧性肾血管性高血压，风险较大。

手术方式的选择

掌握肾动脉病变的发展病史，需要确认肾血管病变部位及肾血管以外病变的有无。肾血管病变部位的确定，进行卡托普利试验、3D－CT、血管造影等。如图1根据病变部位存在于肾动脉主干或存在于末梢决定血管重建术式，有时也根据病变部位的范围大小决定术式。特别是大动脉病变存在时更需要注意，并且病变双侧性的时候是进行分期手术还是进行一次性手术需要在术前充分讨论（图2）。在肾功能极度损害时应该保存肾功能的病例有①血管造影看到肾影像病例或看到侧支循环的病例（图3），②切断病变部位远侧时，有回流的病例，③在术中快速病理看到肾小球有50%以上活性的病例。以上情况应该考虑进行肾功能保存术。

血管重建术

分为在体内进行的原位（in situ）法和体外进行的离体（ex vivo）法。无论哪种情况都需要把血管系统充分暴露在良好的术野下进行手术。

图1 手术术式的选择

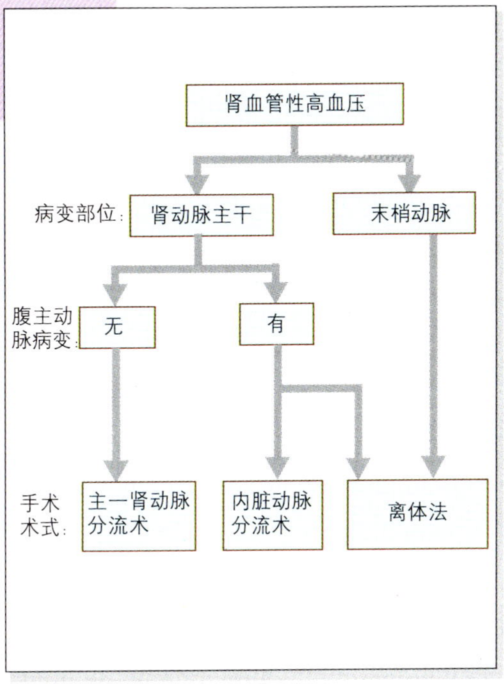

原位法

● 主一肾动脉分流术

切除肾动脉病变部位，进行主动脉分流术的术式(图4)。与后述的离体法相比有手术时间短，损伤小的优点，但是因为对肾的阻血时间有限，所以适合于病变部位靠近肾动脉主干，血管重建术不太复杂的病例。分流术使用血管移植法，多数使用大隐静脉。但是，年轻人（特别是小儿）往往出现大隐静脉瘤样扩张(图5)。大隐静脉的摘除需要仔细分离周边的脂肪组织，较费时间，故有时使用髂内动脉血管移植法。

● 其他的分流术

重度的动脉硬化性病变，在主动脉存在时，为了避免和有病的主动脉吻合，适合与内脏动脉进行分流术。左肾动脉时与脾动脉的脾肾动脉分流。右肾动脉时进行肝肾分流或进行腹部大动脉的分流术。其他有回肠动脉肾动脉分流术、肠系膜上动脉肾动脉分流术等。

● 动脉内膜切除术

是去除阻塞的斑块的方法。有肾动脉内膜切除术、经主动脉内膜切除术，但狭窄复发较多。去除斑块后因为血管壁变薄，往往贴上大隐静脉的补片。

离体法

把肾脏摘除到体外，在体外进行血管成形的方法。优点：①得到无血视野，②末梢血管暴露充分，③能够使用微血管引流技术，④阻血时间可以延长等。因为有以上的

图3　发现侧枝循环(箭头)的病例（25岁，男性）

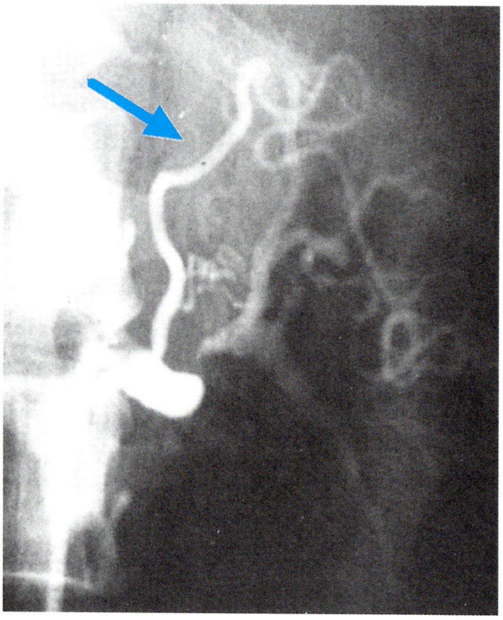

图2　双侧肾血管性高血压病例一次性血管重建术（35岁女性）

a:术前血管造影，看到两侧串珠样狭窄病变

b:术后血管造影，右侧用大隐静脉施行主一肾动脉分流术后，左肾用髂内动脉在体外血管形成后行自体肾移植

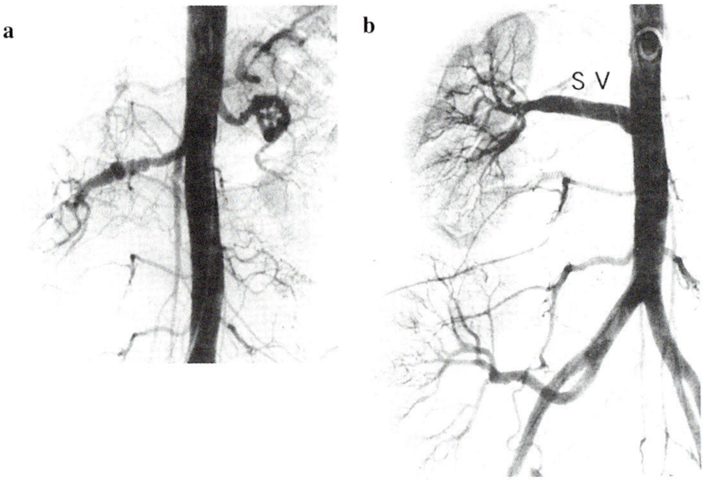

优点，作为离体法的适应证为末梢侧的肾血管异常需要复杂的血管重建术的病例。

● 离体法

在体外进行血管成形需要准备装有冰块的托盘，摘除的肾用4℃冷却的Collins液灌流，在冰上进行体外手术（图6）。移植血管常使用髂内动脉及其分支，利用分支进行血管重建（图7）。如果髂内动脉分支不够用时，使用正常肾动脉部分、上腹部动脉或大隐静脉。如果血管成形结束，和通常的肾移植一样，将肾移植到同侧的髂窝。尿路重建进行膀胱输尿管重新吻合或输尿管输尿管吻合。

肾切除手术

肾切除术

与血管重建术比有手术时间短、损伤小的特点。但是牺牲肾功能是最大的缺点。作为适应证有①血管重建术困难的病例，②高龄有全身动脉硬化性病变，经不起风险的病例，③血管重建术后动脉完全阻塞的病例等。

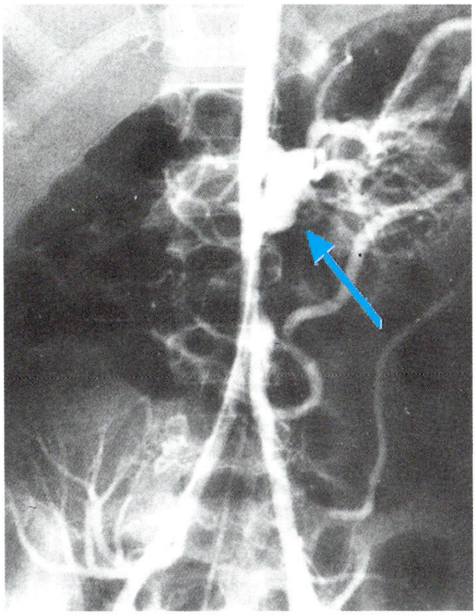

图5　中度主动脉综合征（9岁，男性）

其他医生用大隐静脉移植法进行主—肾动脉分流术，但是出现右肾动脉再次狭窄，进行自体肾移植。左肾动脉出现移植大隐静脉瘤状扩张（箭头）

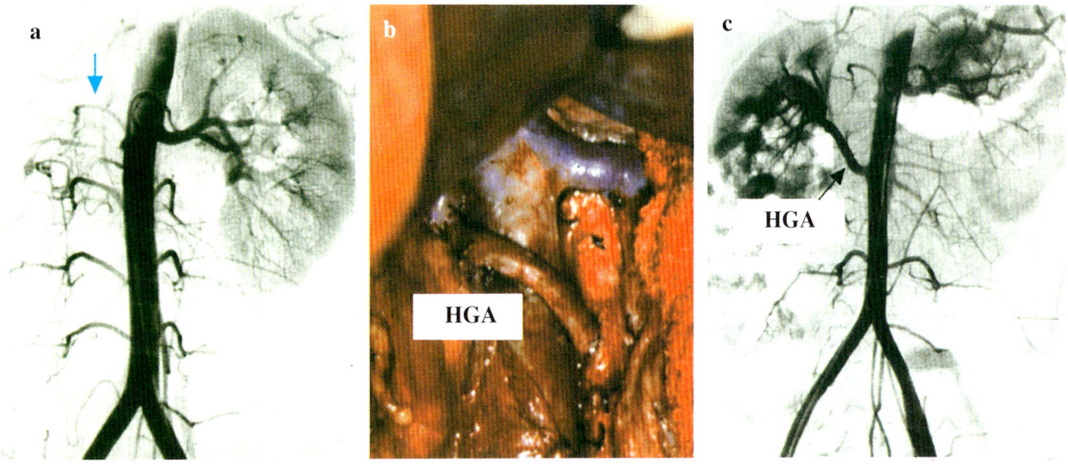

图4　小儿肾血管性高血压病例：主—肾动脉分流术（10岁，男性）

a:术前血管造影可见侧支循环（箭头）b:术中照片使用髂内动脉移植法
c:术后血管造影，证明血流良好。　HGA：髂内动脉

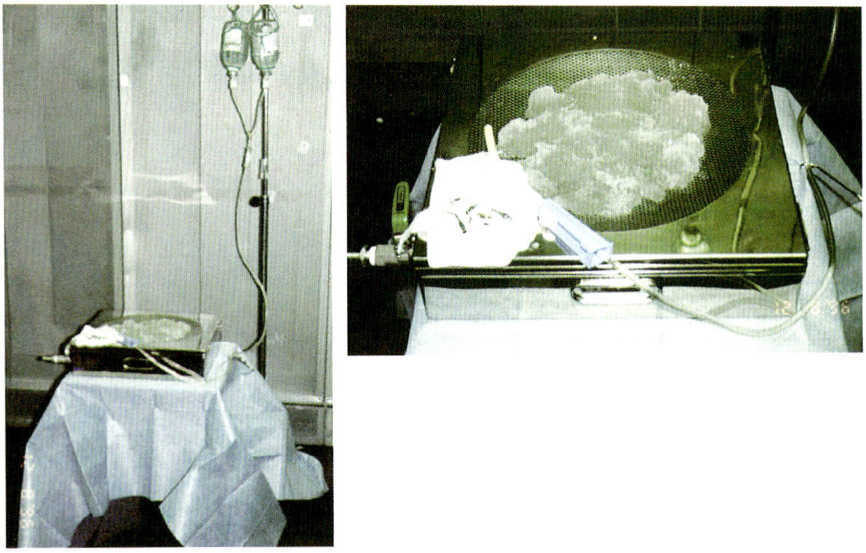

图6 体外手术

准备装冰需用的托盘

图7 利用髂内动脉的血管成形术（离体法）

a:术前动脉造影，箭头处可看到动脉瘤

b:摘除的动脉瘤

c:利用髂内动脉的血管成形术

HGA：髂内动脉

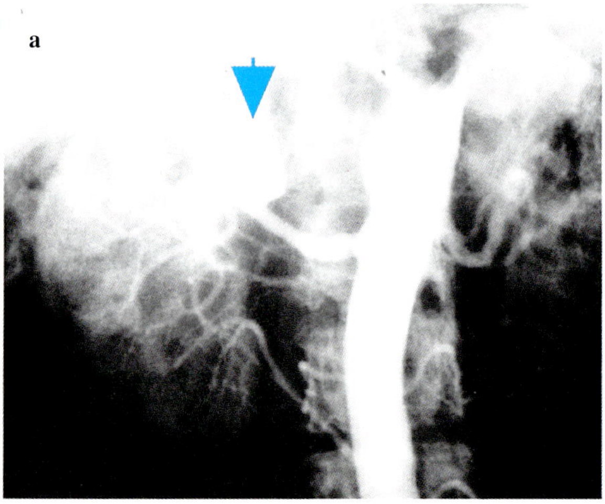

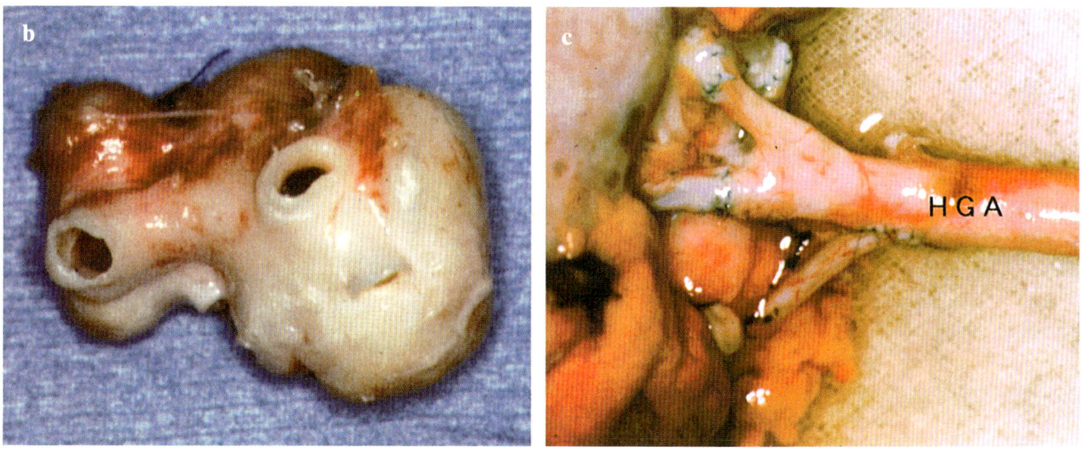

肾部分切除术

适用于肾血管病变局限及罕见的病变存在于末梢时。

并发症

手术操作的并发症有出血、血栓形成等主要并发症，其他的如大隐静脉瘤状扩张、吻合部再狭窄、自体肾移植后的尿瘘等。

术后管理

术后往往有疼痛或持续有水负荷增加引起的高血压，需要给予1周到1个月的降压药。发生原因不明的高血压时，则怀疑再狭窄的可能，需行血管造影。

（关　利盛　小柳知彦）

肾静脉血栓形成、肾静脉畸形

肾静脉血栓形成

是指肾静脉的主干或其分支，因为种种原因发生肾静脉血栓，引起肾内静脉或肾脏全体的循环衰竭的病态。可见于肾病综合征、膜性肾小球肾炎、淀粉样变性、移植肾等。肾细胞癌有时出现静脉内肿瘤栓塞。肾静脉血栓病多数呈慢性临床经过，有显著的蛋白尿和白蛋白尿。急性期肾淤血肿大，出现腰腹部疼痛和血尿。在成人很少见，而在小儿重度腹泻、呕吐和败血症造成的脱水状态时常发生此病。诊断根据排泄性尿路造影、超声、CT、肾血管造影来确诊。排泄性尿路造影示肾肿大，造影剂不能排泄或排泄少。以后肾萎缩时，有时在输尿管看到扩张的侧支静脉造成的刻痕。超声检查50%看到在下腔静脉内有血栓，CT能描绘出肾肿大和血栓的形状。在选择性肾动脉造影看到小动脉的伸展和屈曲，在静脉相有时看到侧支静脉。如果进行选择性肾静脉造影能够描绘出肾静脉内血栓。作为治疗法，药物疗法常有效，急性期使用肝素而慢性期使用华法令的抗凝疗法能够取得满意的效果。在儿童首先是纠正水电解质异常和给予抗凝剂。两侧性肾衰竭时有必要行透析治疗。

肾静脉畸形

关于肾静脉的畸形，几乎都是胚胎期发生异常造成的，一类是应该发育的血管消失了，代之而来的是应该消失的血管发育了。另一类是正常发育的血管加上应该消失的血管残留。前者包括下腔静脉后输尿管、左下腔静脉、腹主动脉后左肾静脉；后者包括重复性下腔静脉、腹主动脉周围左肾静脉。

下腔静脉后输尿管

正常发育的下腔静脉在肾以下部分分支的是3对胎生静脉，由右侧的上主静脉形成。本病是在右输尿管前面残留右下主静脉成为肾以下的下腔静脉的部分，右输尿管迂回经下腔静脉的后方出现在前面。发生率在尸检中占0.1%～0.2%，在临床上占0.025%～0.08%。作为症状，最多见肾盂积水造成右侧腹痛。诊断方法，在排泄性尿路造影以第4腰椎水平的向中心性呈倒J型（图1）输尿管扩张变形。如果施行逆行性肾盂造影，输尿管的走行更加明显。为了确定诊断，一般联用逆行肾盂造影和下腔静脉造影，由于CT图像的高分辨性能逆行性肾盂造影与CT合用也能充分描绘出下腔静脉后输尿管部分（图2）。治疗上进行下腔静脉离断再吻合术或输尿管切断再吻合术，无论哪种方法都能得到理想的结果。

左下腔静脉

下腔静脉的发生与胚胎期出现的后主静脉、下主静脉、上主静脉这3对有关。后主静脉在胚胎期比较早就消失了。左上主静脉最初与左肾静脉远端和左髂总静脉呈连接状态存在，比后主静脉残存时间长。下腔静脉系统在胚胎期一段时间内呈现重复的下腔静脉状态。正常左上主静脉消失形成下腔静脉。但是，因为不明的原因，右上主静脉消失后形成左下腔静脉。据报告发生率在尸检中占0.2%～0.57%，在临床上占0.18%～0.59%。没有特殊症状，多半在上腹部其他疾病检查中，在超声、CT、血管造影时偶然发现。确诊需要静脉造影，MRI也有诊断意义。

腹主动脉后左肾静脉

在胚胎期产生的肾静脉系的主下静脉间吻合支，主下、主上静脉间吻合支的一部分或全部消失，主上静脉间吻合支残留发育。由于CT和MRI的普及发现增加，该病发现率0.2%～4.0%，没有特殊的临床症状。但是在腹主动脉或肾脏等腹膜后脏器手术和静脉导管检查时其存在有重要意义。

Nutcracker综合征

左肾静脉在主动脉和肠系膜上动脉起始部呈现强烈的挟持被压迫的现象。主要症状是无症状性血尿，有时发生精索（卵巢）静脉曲张。

诊断方法有超声、CT（图3）、血管造影（图4）。最近螺旋CT的三维成像对该病诊断有意义（图5）。往往随着成长血尿消失，持续性肉眼血尿可试验性肾盂内注入硝酸银治疗。重症病例进行肾静脉分流术和自体肾移植术。

图1　下腔静脉后输尿管

排泄性尿路造影，右侧肾盂及至交叉部的输尿管积水，形成输尿管特有的倒J型钩

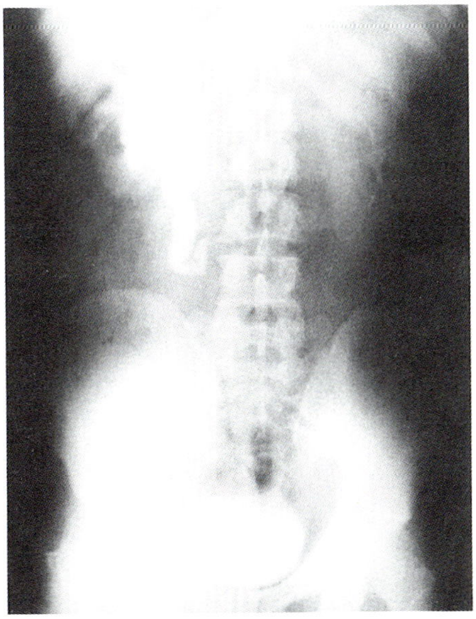

图2　下腔静脉后输尿管（与图1相同病例）

逆行性肾盂造影合用CT，示下腔静脉后方输尿管(箭头)

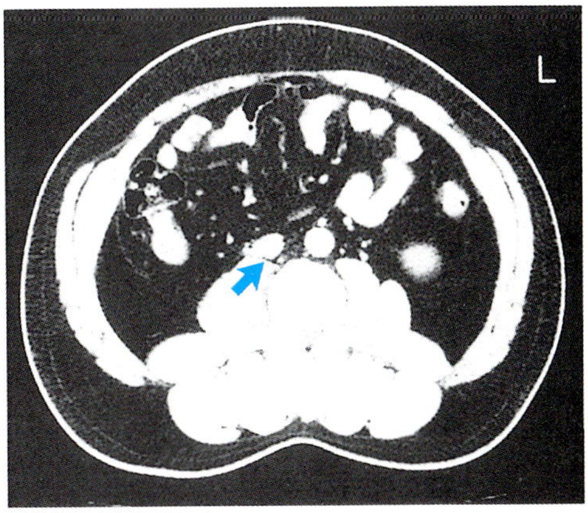

图 3　Nutcracker 综合征

CT 上看到受主动脉与肠系膜上动脉压迫的左肾静脉

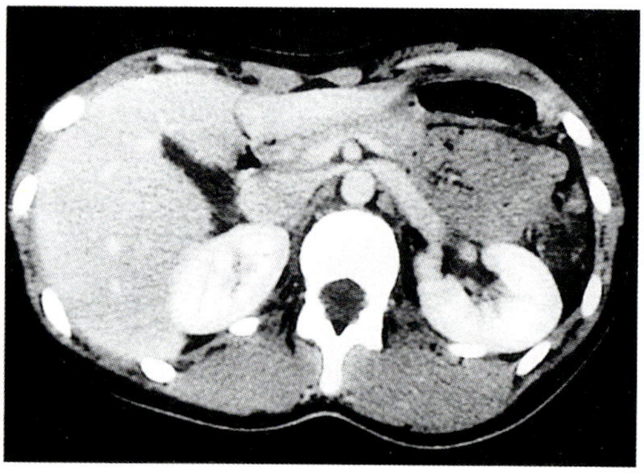

图 4　Nutcracker 综合征

左侧选择性肾动脉造影，左肾静脉与腹主动脉交叉部血液淤滞，流入卵巢静脉

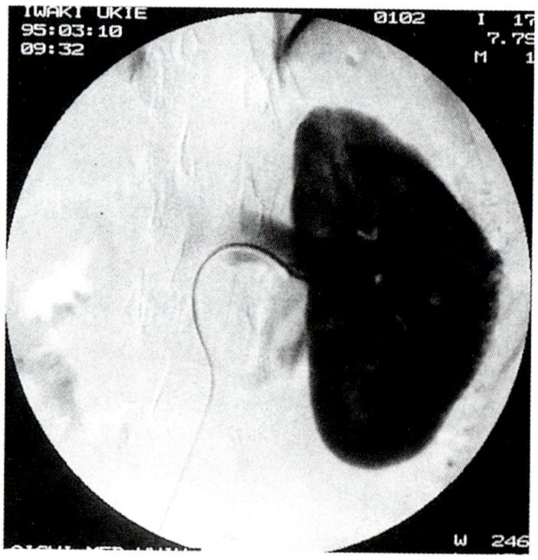

图 5　Nutcracker 综合征

螺旋 CT 示被腹主动脉与肠系膜上动脉夹压引起的扩张的左肾静脉

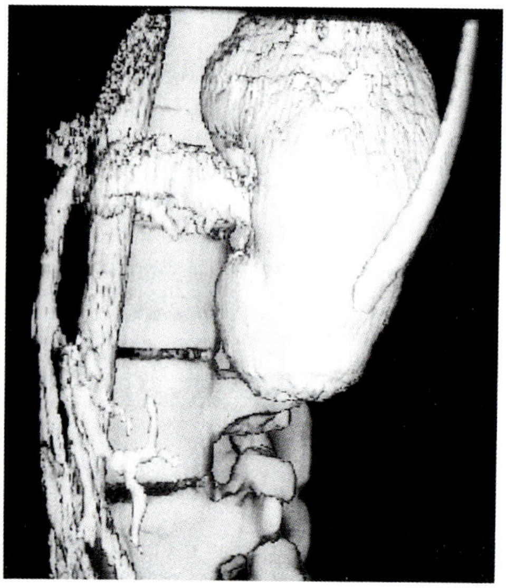

（深津英捷　三井健司）

肾衰竭

急性肾衰竭的病理

急性肾衰竭（ARF）是由各种原因造成的双侧肾功能急剧的下降，以氮质血症、电解质异常、代谢性酸中毒等为主，表现为体液平衡紊乱等多种病理过程的综合征。分为肾小管损害为起因的肾小球滤过停止或减少带来的尿量减少即少尿和无尿的少尿型急性肾衰竭和不伴有尿量减少的非少尿型急性肾衰竭。

按损害发生的原因可分成肾前性、肾性、肾后性等三类。从预后看全身性血管炎和弥漫性肾小球病变的急性恶变与肾小管性肾损害有很大差异，两者的鉴别是很重要的。

近年来，急性肾衰竭主要以重度感染、大出血包括腹部手术在内的大手术后继发和肾损害性药物引起的急性肾小管坏死（狭义的急性肾衰竭）为多，肾性急性肾衰竭占急性肾衰竭的半数以上。近年来为了避免向重症多脏器衰竭发展，出现急性肾衰竭的征兆时，早期开始使用透析疗法，所以典型的症状或临床检查异常的病例较少。最近数年间，阪神大地震时发生的创伤综合征和大肠杆菌0－157感染继发的溶血性尿毒症综合征等引起的急性肾衰竭也引起注意。

病因分类

引起急性肾衰竭的原发性疾病有很多种，以损害发生部位不同分成肾前性、肾性和肾后性急性肾衰竭。

● 肾前性急性肾衰竭

肾前性肾衰竭，因肾血流量急剧减少，GFR的下降为起因。原因有引起循环衰竭的疾病或大出血、外伤或重度感染等造成体液量下降、循环血量减少、心搏出量下降、肾血管收缩、末梢血管扩张导致发病。急性肾衰竭的55%～60%是由这些原因引起的肾前性肾衰竭，在发病初期看不到肾组织自身的组织损害，但是持续的肾缺血出现肾小管的损害（表1）。

● 肾性急性肾衰竭

由于肾的组织学改变造成GFR下降的急性肾衰竭。其中以大出血、重度外伤、重度感染、大剂量使用肾损害药物、横纹肌溶解症等为原因的伴有急性肾组织损害的肾衰竭称为狭义的急性肾衰竭。其他还有血管炎、结节性动脉周围炎等血管损害、急进性肾炎等肾小球损害、药物性间质性肾炎等间质性损害引起的GFR下降，但不严重。

表1　肾前性急性肾衰竭的原因和原发疾病

原因	原发疾患
体液减少	腹泻、呕吐、出血、烧伤、利尿剂
有效循环血浆量减少	肝硬化、肾病综合征、胰腺炎
心搏出量减少	心肌梗塞、心肌病、心包填塞、心律不齐
末梢血管扩张	败血症、过敏性休克
肾血管收缩	肝肾综合征、前列腺素合成酶阻滞剂

在出现急剧GFR下降的肾性肾衰竭中，最常见的组织学变化是发病初期可见肾小管坏死像，肾毒性药物等引起肾内血管痉挛，导致急剧缺血的结果或因为直接的细胞毒性引起肾小管上皮细胞损害（表2）。

肾后性急性肾衰竭

由于尿的通过障碍，肾盂内压上升，进而肾小管内压上升导致滤过系数（Kf）的下降造成GFR下降的病情，肾脏本身无组织损害。尿通过障碍的解除，能够迅速地改善肾脏功能，但是持续尿路梗塞会造成伴有肾小管坏死的肾组织损害引起不可逆性的肾性肾衰竭。两侧输尿管阻塞的疾病和下尿路阻塞导致的疾病，随着医疗技术的进步，重度肾后性肾衰竭的病例已减少。但是，在急性肾衰竭时注意与肾后性肾衰竭鉴别是很重要的（表3）。

急性肾衰竭的病理生理

急性肾衰竭伴有GFR下降的氮质血症的发病由各种因素交叉在一起，不是很明确。无论是肾前性、肾性、肾后性其发病可以分成由肾小管和入球小动脉－肾小球－出球小动脉的血管为起因的两种。

肾小管因素

肾小管坏死导致的肾小管逆扩散（反漏）

由肾缺血引起的肾小管损害，可以造成近端肾小管、远端肾小管、集合管的损害；含有药物的肾毒性物质造成的肾小管损害主要是近端肾小管损害。病变仅限于肾小管细胞，肾小管基底膜不受损害。但是长期肾毒性物质影响肾内血管收缩时，肾小管所有的部位都会受到损害。肾缺血及肾毒性物质引起肾小管坏死的机理还不完全明确，肾缺血为最大的细胞损害因素与其他的组织损害相同，有细胞内的ATP产生能力、线粒体机能和活性氧造成的细胞代谢功能的损害，进而由于ATP减少、Na－K－ATP酶、Ca－ATP酶下降，细胞水肿或细胞内Ca浓度上升加快细胞坏死。肾小管坏死轻度时，肾小球滤过液的逆扩散较轻。但是，当严重的肾缺血或大量肾毒

表2　肾性急性肾衰竭的原因和原发疾病

原因	原发疾患
血管炎、肾小球病变	急性肾小球肾炎、急进性肾炎、结节性动脉周围炎、狼疮性肾炎、紫癜性肾炎、溶血性尿毒症综合征、恶性高血压、肾皮质坏死、弥散性血管内凝血、硬皮病
急性间质性肾炎	药物性、急性肾盂肾炎
肾小管阻塞	甲氨蝶呤结晶、尿酸结晶（血液恶性疾病化疗后）
急性肾小管坏死（狭义的急性肾衰竭）	
1）缺血性	出血、休克、外伤、烧伤
2）肾毒性	抗生素、抗恶性肿瘤药、重金属、生物毒素、造影剂
3）溶血性障碍	不当输血、医疗性溶血操作（人工心肺等）、DIC、横纹肌溶解症

表3　肾后性急性肾衰竭的原因和原发疾病

原因	原发疾患
双侧输尿管的阻塞	双侧输尿管结石、凝血块、腹膜后纤维化、盆腔恶性肿瘤转移病灶的输尿管浸润、盆腔手术后的输尿管阻塞
膀胱、尿道阻塞	神经源性膀胱、前列腺增生、前列腺癌、尿道狭窄

性物质损害肾小管导致肾小管坏死时肾小球滤过液大部分逆扩散流到间质，肾小球功能即使正常也造成 GFR 下降，进而使肾血流量减少陷入恶性循环，成为少尿性急性肾衰竭。

● 肾小管阻塞

在缺血性急性肾衰竭动物模型中，在肾小管内有脱落的肾小管坏死性细胞、近端肾小管刷状缘与 Tamm－Horsfall 蛋白等形成肾小管内管型，结果肾小管内压上升，与肾小球的压差减少造成 GFR 减少。在人体关于肾小管阻塞发病的机理还不太明了。近年来，随着细胞粘附分子研究的进步，由于基底膜面整合受体的减少造成肾小管细胞脱落，在管腔内露出的整合受体和脱落细胞的粘附引起肾小管阻塞。

肾血管因素

● 肾血流（肾小球血流）下降

在急性肾衰竭的初期，肾血流量下降50%以上时，由于肾血管阻力增加，为保持一定的滤过系数（Kf）防止 GFR 的下降启动自身调节功能。但是肾血流量减少到 50%～25%时，自身调节不起作用，出现GFR下降。关于肾血流量的减少，一般认为是入球小动脉或叶间动脉的内皮细胞水肿，外膜纤维化造成，在内分泌方面认为与肾素、腺苷、内皮素的影响有关。

● 滤过系数的下降或肾小球血管阻力的变化

伴随肾血流（肾小球血流）的减少，出现GFR 下降，但是GFR 的下降程度并不与肾血流下降的程度平行，或者即使肾血流量改善也可以不出现明显的 GFR 的改善。急性肾衰竭出现 Kf 自身的下降，在形态上肾小球系膜区也有变化。Kf 下降的机理为入球小动脉及出球小动脉的肾小球血管阻力的变化造成肾小球毛细血管通透性下降。据报告这些血管阻力调节与血管紧张素Ⅱ或其他的血管活性因子有关。

细胞因子和多脏器衰竭的急性肾衰竭

近年来，重症感染和损伤性大的手术产生的合并多脏器衰竭的急性肾衰竭的发病在增加。这种多脏器衰竭之一的肾衰竭，与前述的肾缺血或肾毒性物质所致的急性肾衰竭的发生机理不同，与各种细胞因子有关（图 1）。细胞因子是 T 淋巴细胞等免疫细胞为主的各种细胞产生的生理活性物质，除调节免疫反应以外，具有细胞间信息传递及调节的重要功能。在败血症发生后内毒素直接或通过补体系统介导的白细胞损害呼吸器官、消化器官和肾脏组织。急性肾衰竭的发病机理是被内毒素刺激的巨噬细胞及单核细胞分泌出肿瘤坏死因子（TNF）、白介素－1（IL－1）、白介素－6（IL−6）等各种细胞因子刺激中性白细胞、血管内皮细胞释放活性氧、血栓素、白三烯及血管活性物质内皮素、内皮－衍生－松弛肽因子（EDRF），通过内分泌／旁分泌对肾内血管作用促进收缩，在血管内使血液凝固活性增加诱发肾缺血。内毒素对肾小球的直接作用产生 TNF，TNF 在系膜细胞产生血小板激活因子（PAF）及腺苷，腺苷使入球小动脉收缩，进而使 Kf 下降。

急性肾衰竭，根据病因，发生机理是复杂的，以单一病因来理解是困难的。随着对血管活性物质及细胞因子的研究进展，急性肾衰竭的发病机制会进一步阐明。

图 1　败血症性急性肾衰竭的发病机理

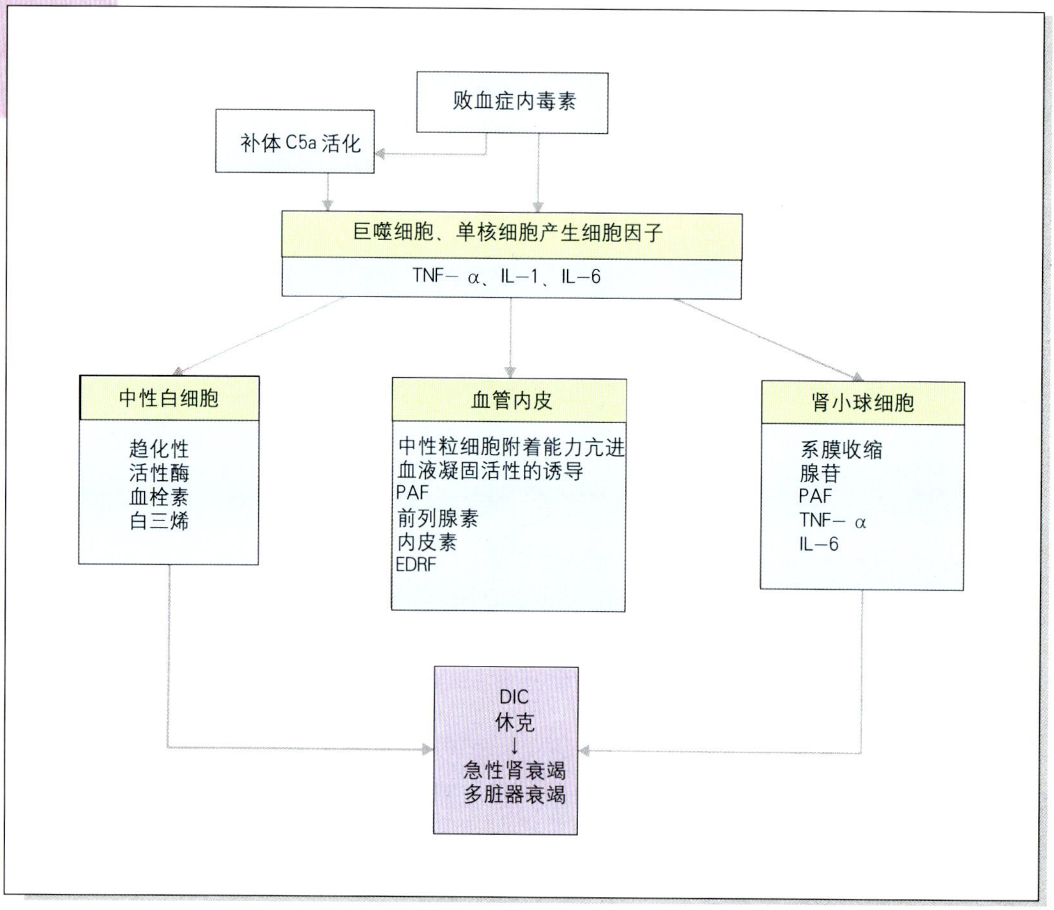

（吉田克法　平尾佳彦）

急性肾衰竭的治疗

急性肾衰竭的原因分成肾前性、肾性、肾后性。治疗上掌握发病原因，根据发病原因采取适合的处置是很有必要的。初期的保守治疗若效果不佳，应迅速采取透析疗法很重要。

保守治疗

保守治疗的原则是谋求原发病的治疗与体液平衡的维持。体液平衡的维持以药物、输液和饮食疗法为主。

水、电解质

● 水

在肾前性急性肾衰竭，体液量的丢失用由细胞外液组成的电解质输液来补足（表1）。在进行补液的同时进行中心静脉压监测，肾缺血持续出现，急性肾小管坏死时过多的补液容易出现肺水肿。即使补液，尿量也不到40ml/小时的时候：

①给予速尿10～20mg。如果尿量还不增加时，可以倍量增加。

②给予速尿，尿量不出现增加时，可合用多巴胺。

③甘露醇有预防急性肾衰竭发病的效果，但是在无利尿反应的急性肾衰竭时应用有可能引起心力衰竭、肺水肿等。

水分出入最好的指标是体重的变化。蛋白分解代谢亢进可导致体重每日减少200～300g。体重不变或增加时体液量会增加，所以要扣除每日减少的200～300g。无尿时输液量等于前日尿量加上900ml。

● 电解质

钾：由于从肾脏排泄减少，酸中毒、蛋白质分解代谢亢进等出现高钾血症。急性的高钾血症表现为乏力、肌力下降、麻痹等，心电图出现QRS波增大、P波消失、传导阻滞。关于高钾血症的纠正：

①静注10%氯化钙10～30ml，在3～5分钟内注完。立即起效，数分钟后心肌传导障碍改善。

②葡萄糖－胰岛素疗法。10%～50%葡萄糖50～100ml加上普通胰岛素，以5g糖对1单位胰岛素的比例混合，在10分钟内静脉点滴，15～20分钟后血清钾降低。

③给予$NaHCO_3$静点。7%$NaHCO_3$ 250ml或8.4%$NaHCO_3$ 50～100ml在3～5分钟内静注。

紧急处置以后：

④口服聚苯乙烯树脂钙或聚苯乙烯树脂钠，或把10～50g溶解在20%山梨醇200ml中灌肠。

经口摄入时K的摄取量控制在40mEq/日以下。经中心静脉营养时应选择不含钾的输液。

钠：急性肾衰竭常常出现由于补液过多造成的低钠血症。是水分过多造成的低钠血症，或钠绝对量增加。给予钠容易产生肺水肿、心力衰竭。

表1　水需要量的计算

水补充量＝水缺乏量×1/3
水缺乏量从血细胞比容（HT）或血清总蛋白量（TP）算出
水缺乏量（l）＝体重（kg）×0.6×[1－平常时Ht（TP）/现在的Ht（TP）]

①限制水或利尿。

②伴有水肿的低钠血症，因为提高胶体渗透压可使在间质潴留的水转移到血管内，所以需给予25%白蛋白100～200ml。

③经口服时Na限制在3g/日，IVH时限制在10%NaCl 40ml，不要超过尿中Na的排泄量。

酸碱平衡

急性肾衰竭时由于蛋白质分解代谢亢进，固定酸的蓄积和排泄障碍导致代谢性酸中毒。

①出现Kussmaul大呼吸，HCO_3^-如果在16mEq/l以下时给予$NaHCO_3$。

②迅速纠正时可静注8.4%$NaHCO_3$ 20～60ml（表2）。

营养管理

营养管理的基本原则是抑制分解代谢亢进和预防氮质血症，给予高能量、低蛋白。充分的营养补给有助于减轻代谢性酸中毒、高K血症、蛋白质分解，预防消化道出血和感染发病。

● 能量

①补给糖、脂质，能量达30～50 kcal/kg/日。

②因为糖比脂肪节约氮的效果好，所以补给有效果的话，最少需要100g/日。不能经口摄入时，以50%葡萄糖为主加入氨基酸、脂肪乳进行中心静脉供给。

③脂肪在限制水时是最有效的能量来源。

表2　$NaHCO_3$的必要量

8.4%$NaHCO_3$投入量（ml）=碱剩余（mEq/l）×体重（kg）÷4

在分解代谢亢进明显的重症感染等情况下多需要补充能量。若补足能量则输液水量需要1 500ml/日。少尿病例输液可能产生体液量过多，如果输液补给能量困难，保守疗法就到了极限，应该迅速行透析去除水，补给营养。

● 蛋白质、氨基酸

蛋白质摄取量在0.5～0.7g/kg/日。如果不能口服或经肠给予，蛋白质在中心静脉营养中以氨基酸的形式给予。必需氨基酸的量为20～30g/日。氨基酸使用由必需氨基酸和含有由支链氨基酸构成的非必需氨基酸的肾衰竭专用的氨基酸制剂。

血液净化疗法

适应证

使用保守疗法维持内环境困难时，迅速选择血液净化疗法。根据病情必要时进行持续疗法。决定血液净化疗法的主要根据是出现临床症状和尿量减少。关于适应证有各种标准，一般如表3所示。但是各病由于病理进展状态不同，得到的数据不一样，必须不失时机的准确判断。特别是伴有

表3　血液净化开始的标准

(1)尿量：500～700ml/日以下，持续2日以上，无脱水。速尿、20%止血药或多巴胺无效。
(2)BUN：80mg/dl以上或10mg/dl/日以上的升高。
(3)血清Cr：5.0mg/dl以上或1mg/dl/日以上的升高。
(4)FE_{NA}：3.0%以上。
(5)K：6.0mEq/l以上。
(6)HCO_3^-：12～15mEq/l以下。
(7)血中有害物质：内毒素、体液介素升高。
(8)伴有呼吸困难的肺水肿。
(9)重度的尿毒症症状：出血倾向、消化道出血、恶心、呕吐、腹泻等消化道症状，心内膜炎、意识障碍等中枢神经系统症状。
(10)碱剩余：－15mEq/l以上。

多脏器衰竭（MOF）的急性肾衰竭病例，具有重度感染、呼吸衰竭、肝衰竭、DIC等并发症的高危病例，出现肺水肿、高钾血症的死亡率很高。尿量减少用利尿剂和多巴胺无反应时，尽管BUN和血清Cr的值无变化，也应早期进行血液净化治疗，以挽救生命。

血液净化法

● 血液净化方法的选择（表4）

近年由于透析技术的进步，透析仪器的开发改良，能够根据不同的目的选择血液净化疗法。脏器损害只是肾脏或者伴有多脏器损害（MOF）治疗法的选择完全不同。只是肾损害，没有严重并发症时，间歇性血液净化疗法可以充分应对。但是出现MOF的病例循环状态不稳定，分解代谢亢进，适合连续性血液净化疗法。因此，正确掌握各病例的发病原因、临床变化过程、循环状态、并发症等，判定包括肾脏在内的主要脏器的功能恢复情况选择适合的方法。

● 血液净化疗法的特征与适应证

间歇性疗法：

血液透析（HD），因为体外循环血流量多所以血液净化能力好，短时间内效果明显。对低分子溶质及水分的去除有效，也适合纠正电解质和酸碱平衡。因此用于出现高K血症和酸中毒、肺水肿的紧急病例。但是在短时间内急剧除水带来血压的变动，所以对于MOF这样的循环状态不稳定的病例应该避免。

血液滤过（HF）参照连续性疗法。

血液透析滤过（HDF）参照连续性疗法。

血浆置换（PE）是用血浆分离器分离血细胞和血浆，把血细胞输回到体内，弃掉血浆，代之置换为冷冻血浆，能够去除免疫球蛋白这样分子量大的蛋白（图1a）。

双重滤过血浆置换（DFPP）是用血浆分离器分离血细胞和血浆后让血浆再次通过滤器，使白蛋白以下的小分子返回体内，去除γ－球蛋白以上的大分子物质（图1b）。

血浆灌注（PP）是用血浆分离器分离血细胞和血浆后，只让血浆接触吸附柱，吸附药物、毒物。

吸附式血浆净化（DHP）让全血直接接触吸附柱，对去除尿毒性物质、肌红蛋白、药物、农药有效果。

连续性疗法：

连续性血液滤过（CHF）是持续的进行体外滤过除去血浆水分，以除去溶质。

有在四肢的动脉与静脉留置导管的动脉静脉法和在静脉留置双腔导管的静脉静脉法。前者在动脉与静脉间放置滤器，用动静脉压差进行体外灌流的方法（连续性动—静脉血液滤过，CAVH 图1c），用于过多的水分滤过。在此基础上用置换液补充被除去的体液量的方法叫CAVHF（图1d）。后者为用泵代替压差，进行体外灌流的方法（连续性静－静脉血液滤过，CVVHF 图1e），用置换液补充被除去的体液量。因为滤器膜面积小，充填的液量少，造成体外循环血液量少，除去溶质和水分缓慢，而且由于去除的水分量和补充量相当，所以渗透压和循环血浆量变化轻微，适合循环状态不稳定的病

表4 血液净化方法选择的主要根据

⑴去除物质的种类（溶质、药物、毒物等）
⑵去除物质分子量的大小
⑶去除水分的程度
⑷分解代谢亢进的程度
⑸有无补充电解质的必要性
⑹有无并发症（感染、外伤、烧伤等）
⑺循环状态（血压）
⑻补给营养的必要性
⑼去除以内毒素为首的各种器官毒性物质的必要性

图1　血液净化法

a: PE b: DFPP c: CAVH d: CAVHF e: CVVHF f: CVVHDF

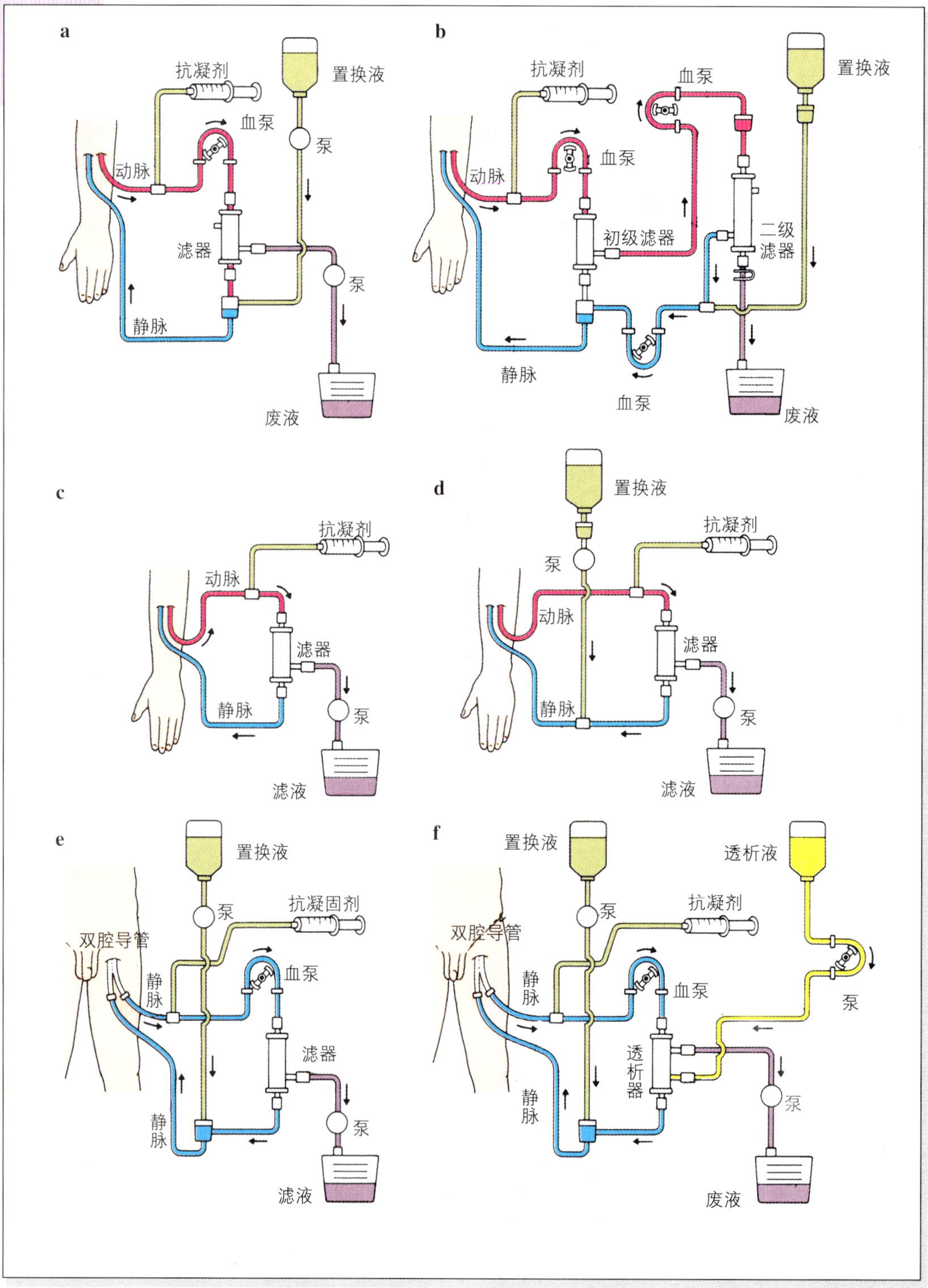

例。由于除水效果好，过多的水分被持续去除，能够保证输液速度，根据去除的量补给能量，营养管理方面比较有利。但因为是持续低血流量，所以溶质去除率低。因此氮质血症、酸中毒的治疗不能得到十分理想的效果。另一方面，由于长时间持续使用抗凝剂，要注意出血倾向。用蛋白分解酶抑制剂调节使用量。

连续性血液透析滤过（CHDF）与CHF相同，但是在空心纤维的外侧灌流透析液。根据血液滤过和透析进行物质移动。有动脉静脉血液滤过透析CAVHDF和静脉静脉血液滤过透析CVVHDF（图1f）两种方法。

其特征具有HD和HF的长处，中分子量以上的物质通过HF，小分子量的物质通过HD去除。因此与CHF相比，溶质的除去效率高，溶质去除缓慢，所以对循环状态的影响少。适合分解代谢亢进显著，需去除溶质量多的情况。并且对伴有MOF的急性肾衰竭去除细胞因子这样的体液介质更有优势。

连续性腹膜透析（CPD）对循环状态影响少，所以循环状态不稳定的病例和有出血倾向的病例也能施行，并且对体外循环困难的儿童也可应用。溶质的去除效率只有HD的10%，所以分解代谢亢进的病例需要大量的腹膜灌流液，需要多次的腹膜灌流才能达到治疗效果。

图2　MOF时急性肾衰竭的发生机理

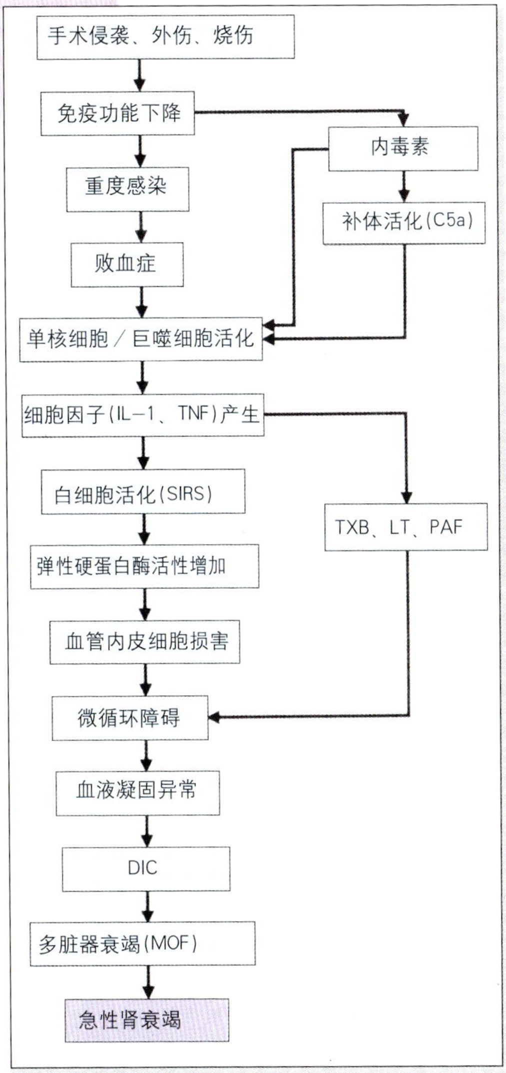

TXB：凝血恶烷(thromboxane)
LT：leukotrien
PAF：血小板激活因子（platelet activating factor）

多脏器衰竭与急性肾衰竭

病因

在MOF中主要脏器心、肝、肺、脑、肾的功能同时或接续性产生损害，作为其中部分发生急性肾衰竭。往往是败血症、重度感染、烧伤、肝硬化、恶性肿瘤、创伤性大的手术后引起MOF，这样高度侵袭下的末梢循环衰竭、感染、内毒素等引起免疫活性细胞被活化，诱导产生过多的炎症性细胞因子（IL−1、TNF），出现全身性炎症反应综合征(SRIS)，引起白细胞活化，释放出中性粒细胞、弹性蛋白酶和活性氧，破坏血管内皮细胞形成血栓，在各脏器局部产生微循环障碍。由于组织氧代谢失调引起细胞功能损害，进而发展到脏器功能损害。几乎所有的病例出现循环衰竭、免疫功能下降、营养不良状态及出血倾向（图 2）。

治疗

保持水电解质平衡，补给营养，除去 MOF 出现的细胞因子物质等体液性介质，激活自身防御功能。MOF 因为有体液量过多，有效循环血量不足，在循环状态不稳定的情况下，水分的去除选择对循环状态影响少的低血流量及细胞因子清除率良好的 CHF 或 CHDF。透析器一般认为用补体活化低的聚丙烯腈(PAN)膜或聚甲基丙烯酸甲脂(PMMA)膜为好。在 MOF，为除去血液中产生的内毒素，可采用选择PMX的DHP吸附。

肾后性急性肾衰竭

尿路梗阻解除的方法根据阻塞部位而不同。下尿路梗阻引起的急性肾衰竭出现急剧的肾功能下降比较少见。上尿路梗阻引起的急性肾衰竭必须及时恢复肾功能，改善全身症状。解除梗阻的方法主要为内窥镜下留置肾盂输尿管支架（双 J 型）或进行经皮肾造瘘术（图 3）。

不能进行逆行性放置支架的病例进行经皮肾造瘘，从肾功能稳定的方面考虑顺行性留置支架较好。例如，肾后性肾衰竭的氮质血症、酸中毒等严重呈现重度尿毒症状态的病例应该进行血液净化，改善电解质、酸中毒、氮质血症等状态后，尝试进行肾造瘘，待肾功能状态稳定后检查原因并进一步治疗。

图 3　经皮肾造瘘术

a:把穿刺针（22G）在B超引导下刺入肾盂 b:X光透视下在穿刺针里插入钢琴线（0.018＂） c:拔出穿刺针插入带内套针的导管（19G） d:拔出导管内的套针和钢琴线，插入导丝（0.035＂） e:用肌膜扩张器扩张瘘孔 f:插入肾盂导管 g:留置肾盂导管

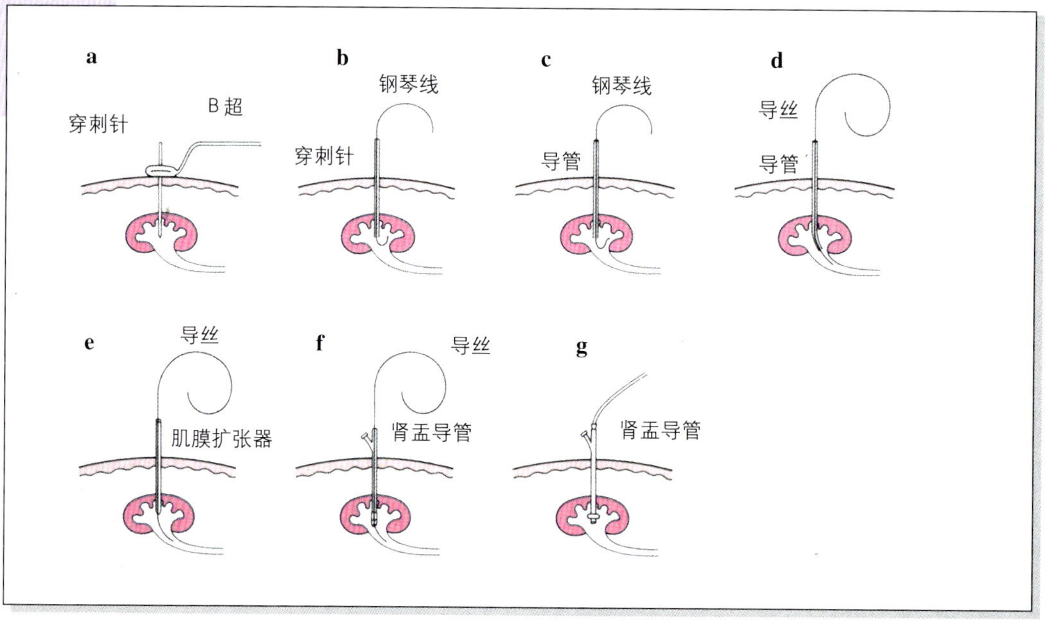

（上领赖启）

慢性肾衰竭的病理

慢性肾衰竭可以定义为肾功能低下持续存在并且不可逆的进行性病症。其病情由于原发性疾病和肾功能损害的程度不同而不同，但是到末期时其症状几乎都是相同的。

病　因

引起慢性肾衰竭的原发性疾病是多种多样的。根据日本透析学会统计调查（1997年的资料），慢性肾衰竭采用透析疗法的患者原发性疾病的年度变化如图1所示。作为原发疾病，慢性肾小球肾炎最多。但是近年来糖尿病肾病、肾硬化症等由于生活习惯引发的疾病在增加。

引起肾功能损害的最主要的原因是慢性肾小球肾炎和糖尿病、高血压等引起的微小血管损害。首先为肾小球的硬化破坏，继而发生肾小管间质炎，引起功能肾单位的丧失。也引起肾单位数量的减少。因为残留的肾小球和肾单位承担过量的负荷（高滤过，图2），加重了肾单位损害的发展。这个损害的发展一般认为与包括生长因子在内的各种细胞因子有关。作为诱导细胞因子和刺激分泌的主要原因包括以免疫炎症反应为首的酸化型LDL和AGE（前糖基化终末产物）这样的异常代谢产物及高血压等机械性刺激。

病　理

慢性肾衰竭不单是水电解质代谢异常、氮代谢异常，同时合并有糖代谢、脂质代谢异常。一般认为由于各种原因使各代谢系统的某个环节如酶活性的损害、辅酶的缺乏、循环障碍引起代谢能量供给不足等造成的。在慢性肾衰竭患者的血中出现各种代谢产物为主的异常蛋白，这其中引起损害的物质一般叫做尿毒素。

图1　各年度接受透析疗法患者原发病因的分布

根据日本透析学会调查结果。

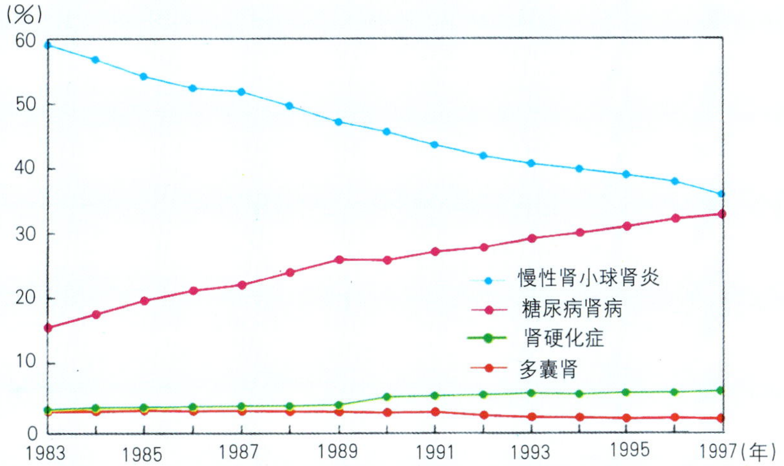

这些代谢损害带来各脏器及各系统的损害，引起严重的并发症。其中以贫血和动脉硬化为起因的循环系统损害、骨关节损害对于患者的QOL有直接的影响，对回归社会造成困难。以下介绍代表性并发症的发病机理和治疗对策。

贫血

引起肾性贫血的原因如图1所示。最主要的原因是内源性促红细胞生成素产生能力下降。在重组人促红细胞生成素（rHuEPO）被开发出来之前，肾性贫血是最严重的并发症，使用合成代谢的类固醇药效果很小，输血是惟一的对策。使用rHuEPO后贫血很容易控制，几乎没有必要输血。

rHuEPO使贫血改善，末梢循环功能被改善，处于过度活动状态的心脏功能也被改善，其结果ADL显著改善，只此一项就能使生活质量提高（QOL）。未透析患者的贫血也被改善，残存的肾功能几乎不受影响，有很多报告得到良好的效果。

rHuEPO对肾性贫血非常有效，但是有时没有反应，主要原因是由于铁减少，其次存在慢性感染、失血（月经、消化道出血、溃疡、痔疮等）、合并恶性肿瘤、AI骨病、没有纠正的酸中毒和继发性甲状旁腺功能亢进等。使用rHuEPO没有效果时，有必要检查是否有以上的原因。

表1　肾性贫血的主要原因

1.内源性促红细胞生成素产生能力下降
2.营养摄入不良和造血因子减少引起骨髓内造血不良
3.尿毒素引起的代谢障碍和骨髓抑制
4.红细胞寿命缩短
5.溶血亢进和出血

图2　高滤过学说

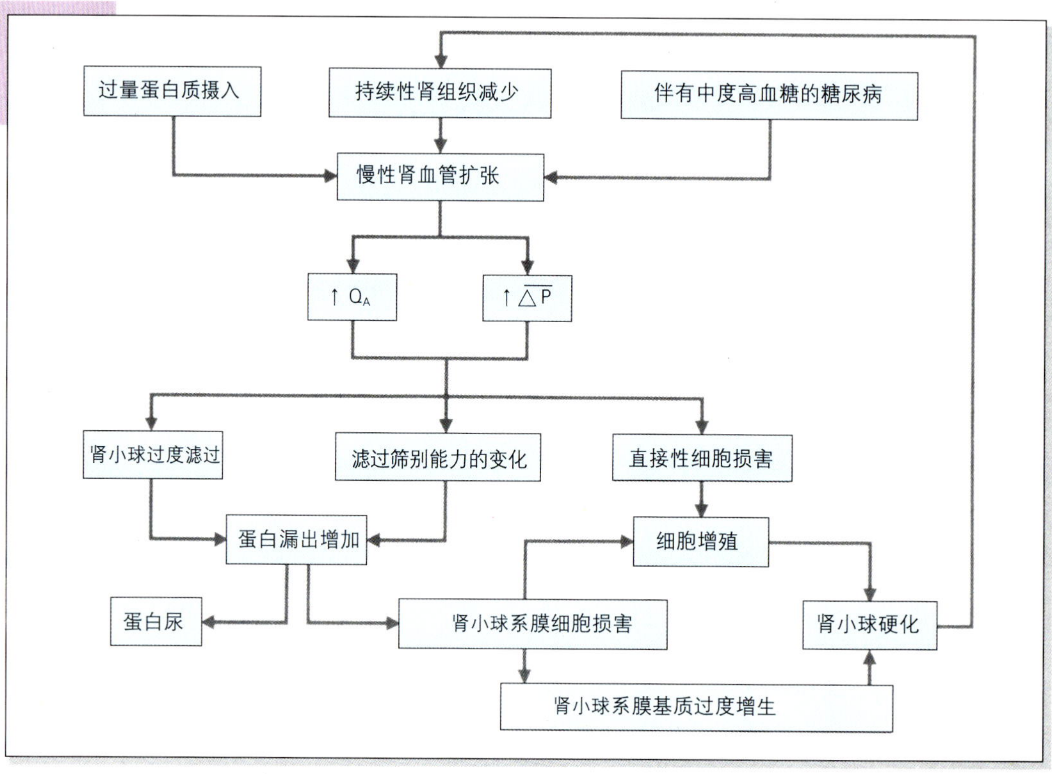

动脉硬化

慢性肾衰竭时，特别是连续性透析的患者，死因50%是由于动脉硬化引起的心脏循环系统损害，其次是感染、恶性肿瘤。透析患者的冠心病死亡率，根据报告有所不同，通常是一般人群的9～20倍，在日本是一般人群的12倍。事实上，在组织学诊断上透析患者与同年代人群相比，动脉硬化发生率明显增高，据报告25岁以上有90%出现动脉硬化。因此慢性肾衰竭患者的动脉硬化病是最重要的并发症。怎样抑制动脉硬化，不仅对提高患者生活质量（QOL）而且对余生也有很大的影响。

● 病因

动脉硬化的病因不明，一般认为年龄、高血压、高脂血症、特别是非HDL胆固醇和LDL/HDL比增高是动脉硬化促进的危险因素。

肾衰竭脂质代谢异常的主要原因，与脂蛋白脂酶(LPL)和甘油三酯脂酶(HTGL)的活性下降、末梢的胰岛素抵抗和相对的高胰岛素血症有关。PTH强烈抑制LPL、HTGL是高TG血症的原因之一。透析患者胆固醇(CHO)在正常值范围，VLDL、TG较高，HDL－CHO低，因此VLDL/HDL增高使动脉粥样硬化的危险性增高。在此基础上，酸化型、LDL、AGE化LDL增高，刺激血管内皮和巨噬细胞，各种生长因子分泌亢进，使Ⅰ型、Ⅳ型胶原纤维增生，对动脉硬化有强烈的促进作用。

最近，氨基酸代谢异常，特别是蛋氨酸代谢异常引起同型半胱氨酸血症和动脉硬化的关系受到注目。在终末期肾衰竭，高同型半胱氨酸血症与动脉硬化的程度有关。这些含有硫的氨基酸代谢，需要辅酶、叶酸、VB_6、VB_{12}。维生素补充疗法是否能够纠正高同型半胱氨酸血症及防止动脉硬化的进展，现在尚不明了。

● 透析疗法和动脉硬化

透析疗法自身对于动脉硬化有动脉硬化产生机制和抗动脉硬化机制双重作用。首先，作为动脉硬化危险因素，血液透析存在以透析膜为中心系统的机体适应性和透析液致热原的污染问题。一般的动脉硬化，特别是粥样硬化的初期组织像为含脂肪的巨噬细胞和T淋巴细胞在血管内皮集聚形成脂肪条，以后向中膜进展，引起内膜肥厚，纤维化反应形成动脉粥样硬化。因此，这种组织反应与脂质、血管内皮、血管平滑肌、血小板、巨噬细胞、淋巴细胞有关。这些细胞中的自分泌和旁分泌产生细胞因子参与到动脉硬化的过程中。

血液透析中，在血液/透析膜之间引起的补体活化、血小板活化、白细胞活化程度存在差异。最近为了预防透析有关的淀粉样变，更有效的除去β_2微球蛋白，根据分子量的大小选取不同的透析膜。如果透析液中有不想要的物质，比如被致热原污染时，则会从透析液里转移到血液里，主要刺激单核细胞和巨噬细胞使其活性化，以上的反应即使不显示发热和各种炎症表现的程度，也可以引起某些反应，特别是引起氧化反应。其长期反复出现时，成为各种并发症的原因，对于动脉硬化起到促进作用。

透析也有抗动脉硬化的作用。终末期肾衰竭患者血中出现前列腺素（PG_S）异常，与正常人相比有抗动脉硬化作用的PGI_2的代谢产物6－酮基$PGF_{1\alpha}$降低，有动脉硬化产生作用的血栓素（TX）A_2的代谢物TXB_2增高，TXB_2/6－酮基$PGF_{1\alpha}$的比值是动脉硬化指数指标。事实上这个比值与主动脉搏动波的速度（PWV）有关。TXB_2/6－酮基$PGF_{1\alpha}$在终末期肾衰竭出现有意义的升高，由于透析治疗而下降。其他升压因素，例如除去显示NO合成障碍的非对称二甲基1－精氨酸和AGE化的β_2MG，还可以纠正继发性甲状旁腺功能亢进等，表现为抗动脉硬化作用。因此，要尽可能开发有抗动脉硬化作用的透析治疗。

● 治疗与预防

营养：营养不良是冠心病死亡率增高的原因。在终末期肾衰竭，因极端的饮食限制常造成营养不良。特别是透析治疗时需要高蛋白、高能量的饮食，糖尿病肾病患者的饮食习惯容易引起营养不良。作为营养不良的指标，血中白蛋白的浓度及IGF－I是有用的。

纠正贫血、脂质异常也是很重要的。纠正贫血减轻氧化压力（oxidative stress），改善心脏循环功能可降低冠心病的死亡率。对于脂质异常，需要了解饮食内容，并根据情况给予VitE和HMG－CoA抑制剂进行有效治疗。

骨关节损害

● 肾性骨营养不良

慢性肾衰竭骨损害的发病原因：①肾功能下降造成磷在体内蓄积，②VD_3活化障碍，③PTH过度分泌。其中骨骼对PTH反应性下降，甲状旁腺VD_3受体减少加上PTH分泌亢进更加促进恶性循环。这些钙代谢异常在成人引起肾小球滤过率（GFR）

图3 肾性骨营养不良的发病机理

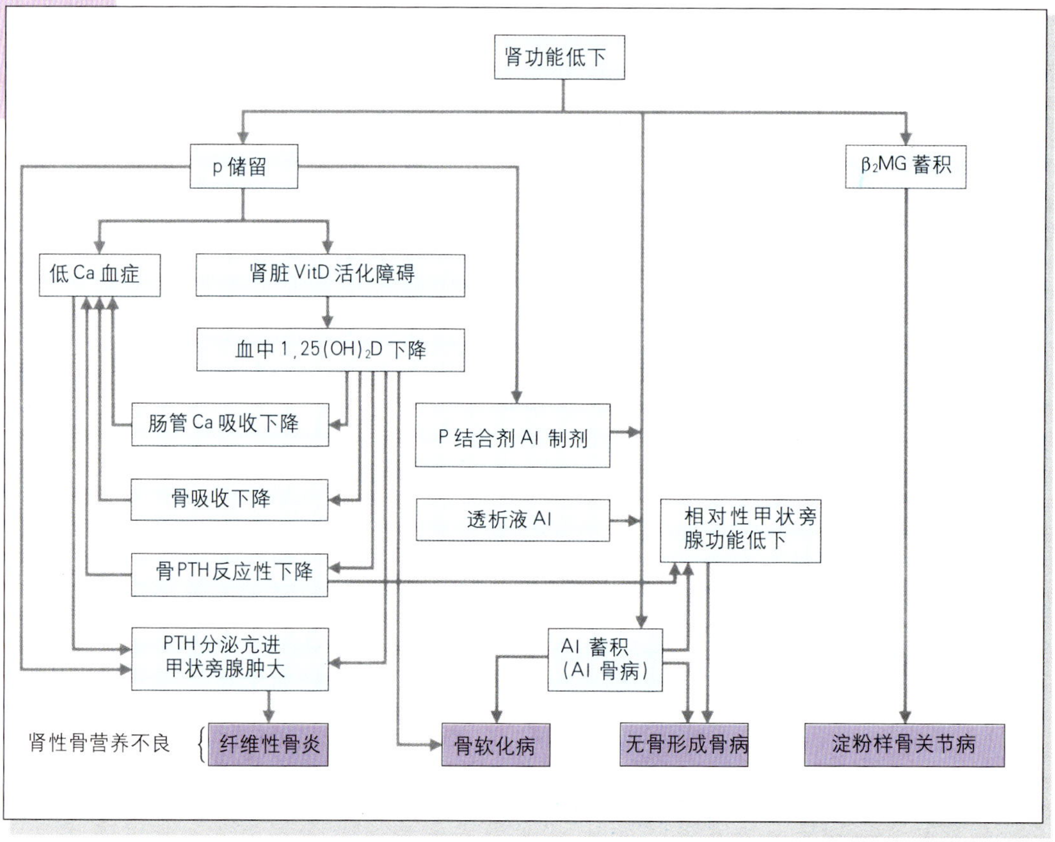

下降，达到60ml/分以下时VD_3活性化能力下降，40ml/分以下时PTH分泌明显亢进，因此引起破骨细胞活性亢进，30ml/分以下时血清P浓度上升，Ca^{2+}浓度下降，20ml/分以下时$1,25(OH)_2D_3$浓度明显下降，继发性甲状旁腺功能亢进症的临床症状更加明显。

因此骨损害常以纤维性骨炎为主要病变出现。活化VD_3的下降，AL在体内蓄积引起AL骨病合并骨软化，显示出复杂的病变（图3）。

这种骨病用骨代谢速度分类，即纤维性骨炎型分成3类，高转化型、中转化型和低转化型，以血清PTH浓度、骨代谢标志物、碱性磷酸酶活性、全身骨扫描为参考。

骨病变的预防必须从肾衰竭早期开始，最重要的是防止P的蓄积，充分补充活性VD_3，特别是控制血中P的浓度非常重要，但是不容易。对继发性甲状旁腺功能亢进进行活性VD_3的冲击疗法，对于过度增生形成的腺瘤施行酒精注射(PEIT)的保守治疗，即使这样仍不能控制情况时可行外科摘除术。对于无骨形成病则非常困难，目前尚无有效的对策。

图4　透析相关的淀粉样变性发病的原因

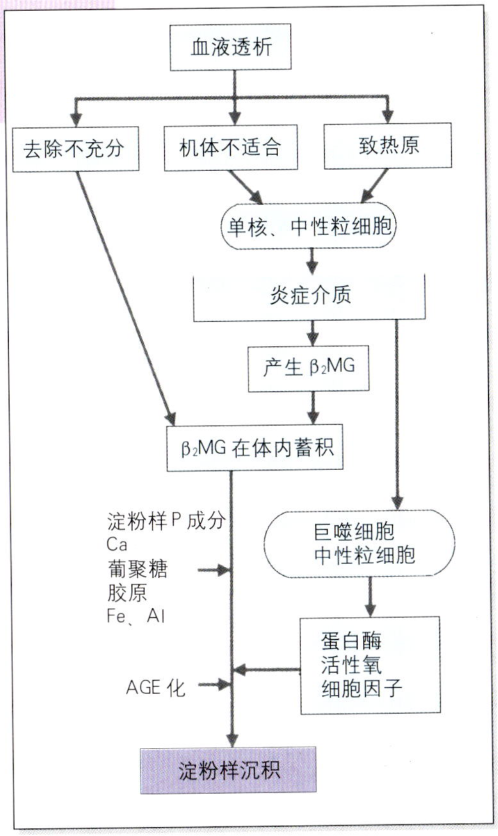

● 透析相关的淀粉样病

透析相关的淀粉样病（DRA）是指慢性肾衰竭晚期或透析患者合并重度的并发症。本病不仅骨骼，关节也受侵袭，引起运动障碍。病理为骨、关节及韧带淀粉样物质沉积，引起疼痛和运动障碍。以腕关节、肩关节、股关节等可活动的大关节为中心发病，并且合并滑膜炎。骨骼呈囊肿状病变，在X线上呈透光区，易引起骨折。在脊柱引起破坏性脊柱关节病。

这种淀粉样沉积物与其他淀粉样病不同，$β_2MG$为主要成分，这个病理的解释是很复杂的。主要原因是$β_2MG$在体内的蓄积再加上过氧化脂质和AGE化等组织损害物的蓄积。另外，还有透析和血液/材料反应和伴有透析液致热原的机体反应等多种因素存在(图4)。透析除去$β_2MG$也与透明透析膜的生物相容性和透析液的质量即致热源污染透析液致的炎症反应特别是白细胞活化相关。事实上由于透析方法的改善可显著延缓DRA的发生。改善措施有：⑴提高除去$β_2MG$的能力，提高透析膜溶质的筛选能力，不丢失白蛋白，在滤过方面使大分子量的溶质更容易去除，⑵提高整个系统特别是透析膜的生物相容性，⑶制作超纯水透析液(无致热原)。

（岸本武利、仲谷达也）

慢性肾衰竭的治疗

对慢性肾衰竭的治疗有两种方法，一种是脏器功能替代，另一种是脏器置换。本章叙述脏器功能替代的透析疗法。

血液净化疗法适应证

对于慢性肾衰竭（CRF）何时采用血液净化疗法一直存在争议。现在在临床上使用1971年美国心脏协会制定的肾衰竭重症度分类，参考日本卫生部制定的治疗标准（表1）已在慢性肾衰竭的病理章叙述。近年来原发性疾病中以糖尿病为代表的生活习惯疾病占的比例逐渐增多。虽然糖尿病肾病和高龄者达不到迄今为止的标准，但出现利尿剂无效的全身性水肿、心力衰竭和酸中毒时必须进行紧急的透析治疗。即使控制较好的患者在发生不可逆的并发症（尿毒症性心肌炎、视网膜出血、末梢神经炎）之前也应该进行透析疗法。

1992年日本卫生部提出了肾衰竭治疗的新标准方案(表2)。

表1　慢性肾衰竭透析治疗标准

1. 肾功能的评价		
1)尿量减少，少尿～无尿状态		
2)肌酐清除率 10ml/分		
2. 代谢产物的蓄积		
1)BUN		80mg/dl 以上
2)Cr		8mg/dl 以上
3)P		8mg/dl 以上
4)UA		8mg/dl 以上
3. 酸碱平衡及电解质异常		
1) HCO_3^-		15mEq/l 以下
2) Ca		6mg/dl 以下
3) K		6mEq/l 以上
4. 肾性贫血		
1) 红细胞		260 万 /mm^3 以下
2) 红细胞压积		25%以下
5. 体格检查		
1) 血压	SBP	160mmHg 以上
	DBP	100mmHg 以上
2) 心胸隔比		50%以上
6. 伴有尿毒症症状		
7. 从日常生活分类看有透析的必要		

治疗法的选择

透析疗法分成血液透析与腹膜透析。表3显示了经常使用的各种血液透析净化疗法的特征。

在慢性肾衰竭，如果必须进行透析疗法，对患者和其家属有必要进行详细说明，争取患者的同意及配合。对于治疗方法患者有权选择。

即使透析疗法也不是任何种类都能选择。儿童施行间歇性血液净化即血液透析（HD）和血液滤过透析（HDF）这些体外循环血液净化方法，在技术上稍有困难，由于长时间拘束等，患者的顺从性差。从水分管理、成长发育方面看，持续性不卧床腹膜透析（CAPD）比较适合。

表2　慢性透析疗法的适应证

下述Ⅰ、Ⅱ、Ⅲ项中有2项以上存在，合计60分以上时为透析疗法的适应证。

Ⅰ、终末期肾衰竭基础上的临床症状（下述1～7项中有2项以上存在）

1.体液潴留（全身性浮肿、重度的低蛋白血症、肺水肿、胸水、腹水等）
2.体液异常（不能控制的电解质、酸碱平衡紊乱等）
3.消化道症状（恶心、呕吐、食欲不振、腹泻等）
4.循环系统症状（重度高血压、心力衰竭、心包炎等）
5.神经系统症状（中枢、末梢神经损害，精神损害等）
6.血液异常（高度贫血、有出血倾向等）
7.视力障碍（糖尿病性增生性视网膜炎）

1～7项中有3项以上为重度30分，2项为中度20分，1项为轻度10分。

Ⅱ、肾功能损害

持续血清肌酐浓度8mg/dl以上或肌酐清除率不足10ml/分，达到以上条件为30分；血清肌酐浓度5～8mg/dl或肌酐清除率10～20 ml /分为20分；血清肌酐浓度3～5mg/dl或肌酐清除率20～30 ml /分为10分。

Ⅲ、日常生活障碍

因为尿毒症症状不能起床为重度（30分）；日常生活显著受限为中度（20分）；上学、上班或家务劳动困难的为轻度（10分）。

并且10岁以下或65岁以上的高龄者或有糖尿病、胶原病、动脉硬化等全身性血管并发症时加10分。在小儿不用血清肌酐浓度，使用肌酐清除率。

表3　各种血液净化疗法的特征

	血液透析（HD）	血液透析滤过（HDF）	血液滤过（HF）	持续不卧床腹膜透析（CAPD）
特征	物质除去是以扩散为主，所以对除去低分子量物质效果好，对中分子量以上物质效果不佳，用高性能的高滤过膜时HD接近HDF的效果	因扩散和滤过同时进行除去溶质，所以除去中分子量以上溶质的效果好，因此可以在短时间内高效率的血液净化治疗	滤过血液即用人工膜模仿肾小球滤过，所以除去溶质的形式接近自然肾，小分子、中分子物质能够平衡去除，血液净化效率与滤过量成正比	由于是持续性治疗方法，对维持体液稳定性有利。腹膜炎是最大的并发症。对保留残有肾功能有利，长期腹膜透析患者并发的硬化性腹膜炎具致命性。存活率比HD短
问题点	对机体免疫系统刺激少，重要的是使用的膜的生物相容性。使用的透析液的质量也很重要，尽量避免被细菌污染，特别是推拉式的HDF代替置换液的透析液，通过膜被注入到机体内，对其要进行严格的品质管理		因为大量的置换液直接注入血液中，所以置换液的质量很重要，且置换液价格很贵	由于1日4次交换透析量容易不足，对透析量不足APD是有效的，但是价格贵。从腹膜漏出蛋白及塑料盒的透析液的质量均为应注意的问题
课题	特别是无致热源超纯透析液和超纯置换液的供给是很重要的。超纯透析液的制作，用膜分离技术可以做到，但是对其质量如何进行监测是管理的关键。超纯透析液可以制作后，透析液及置换液的自动供给（在线on-line血滤机）也成为可能			缓冲液及其pH的调整，渗透压物质的改善是很重要的课题。CAPD使用透析液的价格、运输和保管所用的费用占很大的比例，因为用塑料盒不能长期保管，所以希望开发出透析液的自动供给装置

血管通路

在血液透析中，血液在体外循环净化的方法需要血管通路。一般在非主要手的前腕内侧制作人工动静脉瘘（内瘘），即血管通路。内瘘制作困难时可行血管移植，移植物用EPTFE为代表的人工高分子材料来制作人工血管是比较好的材料，但是不能长久用于反复穿刺建立体外循环的通路。EPTFE移植物的并发症有皮下血肿、血流障碍、血栓形成、感染等，其中感染最可怕。感染时移植物成为异物，因为血流丰富立即发展成败血症，有时需要摘出移植物。因此，移植物最好是自己的血管。

内瘘制作困难时，把动脉放在浅表也是很好的通路。可用桡动脉、股动脉，如果精心使用管理，能够使用相当长的时间。并发症有末梢血流障碍和动脉瘤。

另外，还有使动脉动脉短路。不用对血管直接穿刺，把血管在皮下连接呈纽扣样的装置。

紧急用血管通路

对于急性肾衰竭（APF）、多脏器衰竭（MOF）和终末期肾衰竭的急性恶化期，不能等待制成成熟的动静脉瘘。

这时要放置血管导管。放置部位选择锁骨下静脉和大隐静脉，用体外循环双腔血管导管。最近血管通路用导管的材质进步，如果管理好可以留置1个月以上。并发症是导管插入时出现血管损伤。最需要注意的并发症是血栓形成、血管炎、感染，如果发生必须拔管。血管闭塞血管炎的结果带来该部位的狭窄。因此需要制作动静脉瘘管时，注意不要使用同侧的锁骨下静脉。

进行连续性动静脉血液滤过(CAVH)时需要直接穿刺动脉，这时回血通路尽量选择无压力的静脉，使静脉回血容易，重要的是确保充分的血流。

腹膜透析管

腹膜透析液的交换通过放置在腹腔内的导管进行。导管要有良好的组织相容性，表面不容易形成纤维素渗出和细菌生物膜，在强度上必须能够耐受长年使用。通常使用硅胶管。前端为使液体出入方便留有大量的小孔。为与组织紧密固定，在腹膜上方和皮下通道部分有2个涤纶制作的卷曲（称cuff，包绕在硅胶管外）。导管的形状有各种各样，长度也不同，根据患者的需要选择不同的导管。

血液透析、血液透析滤过、血液滤过

作为体外循环的血液净化法有HD (hemodialysis)、HDF(hemodiafiltration)、HF (hemofiltration)3种。如表3所示，其有各自不同的特征和优缺点。在急性肾衰竭和多脏器衰竭作为肾脏辅助手段，常常使用连续性血液净化疗法，有CAVH（continuous arterio-venous hemofiltration)、CVVH或CHF [continuous (venovenous) hemofiltration] 及CHDF（continuous hemodiafiltration)。

慢性肾衰竭的间歇性治疗方法可以选择HD、HDF和HF。这3种方法的不同之处如图1所示，在溶质除去的类型上有所不同。膜的性能由于其膜的特性不同而不同，假定使用相同的膜时HD由于扩散使溶质移动，对除去电解质、尿素、肌酐等小分子物质有优势。HF根据膜的限外滤过使物质分离，所以适合 β_2－MG这样的中分子、大分子物质的去除。HDF 兼有两方面的特征。

治疗时间、治疗次数

血液净化的目的是通过血液谋求体液组织质和量的正常化。但是，因为是间歇性治疗，所以不能期待完全正常化，特别是在扩散方面，除去不易移动的中分子、大分子物质，达到正常比较困难。因此产生的量多于去除的量，而且如果要有效去除中分子、大分子物质，HF 比 HD 的溶质除去法显得更重要。连续性治疗、多次治疗、治疗时间延长和治疗次数增加使治疗中的中分子、大分子物质去除加速，也就是比较大的分子量物质在体内各区域间的移动迟缓，被直接净化的血液区域占总体液量的比例小。事实上长时间透析，如果周总治疗时间相同，多次治疗的一般状态好，并发症的重症程度也低，在生存预后也出现明显延长。

膜的生物相容性及性能

透析器和滤器特别是膜的生物相容性和性能对治疗效果是不能忽视的主要原因。

膜材质的生物相容性或血液相容性很重要，血液接触到膜引起血小板和补体活化。血小板活化与补体活化程度因膜材质的不同而不同。关于补体活化的问题有很多的报告。急性肾衰竭的透析治疗，用补体活化低的膜肾功能恢复明显加快，成活率也高。慢性肾衰竭并发症的发病率及重症度发生率低。最理想的素材是对血液无生物活性即膜具有抗血栓性而不激活补体系统。

膜的性能即溶质筛选能力和透水性也是治疗上的主要原因。更有效去除以 β_2 − MG 为代表的低分子蛋白，使白蛋白以下的中分子、大分子物质容易通过。呈现使用透水性高的膜的透析器和滤器的倾向。使用这样高性能的透析器时，含水物质移动剧烈，

图 1　HD 和 HF 的溶质清除能力

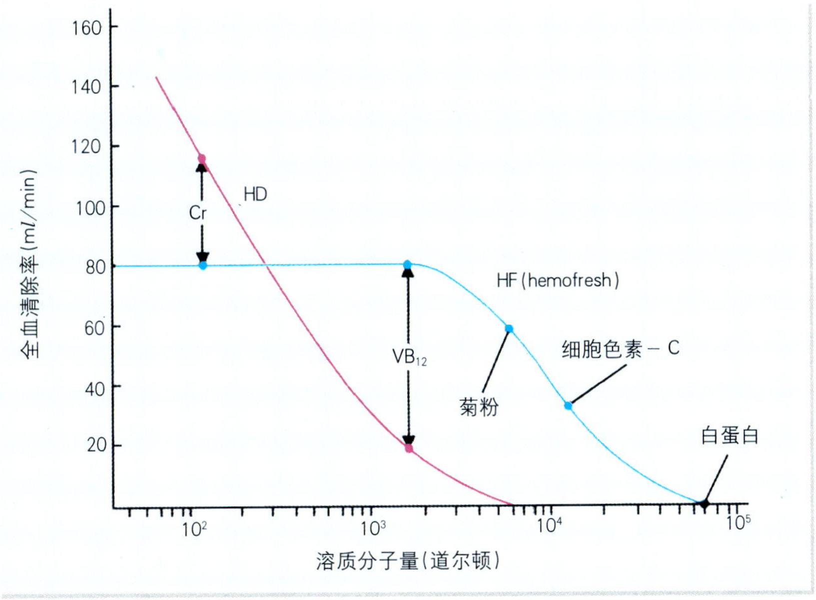

所以治疗中物质移动，特别是水的平衡需要认真控制。近年来已开发出高性能的透析器和滤器以及能完全管理水平衡的硬件和软件。使用这样高性能膜使远期并发症、透析相关的淀粉样病的发病(DRA)、进展的危险率明显下降，患者的生命也明显延长。但是用这样高性能膜施行HD及HDF最重要的是对透析液的质量纯度有很高的要求，理想的是使用无致热原的。很多的致热原是从细菌来的。透析液如何防止细菌污染是今后的课题。

无致热原透析液的重要性

在体外循环血液净化特别是接受HD和HDF治疗的患者，每次血液净化时，由于机体对透析膜不相容性引起治疗中血小板和补体的活化反应。进而通过膜进行血液和透析液之间物质交换的时候，如果在透析液中含有抗原物质时（主要是致热原），由于扩散及逆滤过（对流）使致热原侵入到血液中。最近广泛使用的高通透性膜，透析孔尺寸大所以大分子量物质容易扩散。如图2所示，在透析器中因为引起逆滤过的可能性高，所以透析液中的抗原侵入到血中的危险性很大。

致热原主要是由细菌产生的内毒素、肽糖、外毒素等生物活性强的物质，以白细胞为主刺激单核细胞活化。如前述那样，血液/透析膜反应引起的补体活化，不仅对白细胞而且对血管内皮等各种细胞作用，诱导粘附因子的表达和各种细胞因子的基因转录，但不引起翻译（priming）。priming的细胞在微量内毒素或强力致热原的作用下即可翻译产生IL–1、TNF α这样的炎症性细胞因子。活化补体引起的priming白细胞被粘附分子诱导，在肺、肝、脾等末梢血管床被收集。在末梢被收集的白细胞被内毒素激活产生各种炎症性细胞因子和活性氧，引起组织损害。

未透析的终末期肾疾病患者、HD及CAPD患者的血中IL–1 β、TNF α以及这些抑制物（IL–1R α、TNFsRp55）比正常人明显升高，而且这些人血中细胞因子浓度与血清肌酐浓度相关。这些细胞因子血中浓

图2　用高通透性膜的HD透析器内引起的逆滤过现象

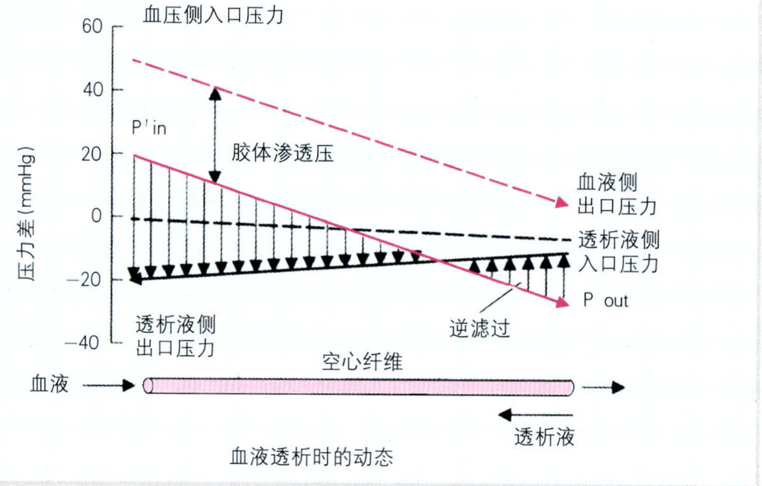

度上升的原因是在机体内产生亢进，或在肾脏内由于清除率下降或者两者都有，尚无一致的意见。在HD，血中IL－1及TNF α在HD治疗后增加或无变化的报告各占一半，认为与这些报告中使用的透析液的纯度有关。事实上使用不含有内毒素的透析液，透析患者血中IL－1R α出现明显下降，这也显示用被内毒素污染的透析液时，患者体内的细胞因子产生亢进，从这个事实推测出以下各项。

HD患者的IL－1 β和TNF等炎症性细胞因子的血中浓度高值，肾脏清除功能下降是主要原因。但是HD中以单核细胞为中心的白细胞被活化，细胞因子产生增加也是不可否定的因素。在末梢引起弱反应时，也许在血中不被表现出来。

HD患者由于体外循环血液净化疗法自身引起炎症性刺激，出现白细胞与组织的粘附性增加，使炎症性细胞因子产生亢进，诱发和助长动脉硬化和透析相关的淀粉样变的可能性。

尽可能防止或减轻透析患者的并发症，改善QOL与透析治疗的质量有关。透析的质量希望使用生物相容性好的膜，而且在性能上不引起白蛋白丢失，有效除去以β_2－MG为代表的低分子量蛋白，使用无致热原的超纯透析液进行血液净化。透析的数量希望能够长时间、多次数的连续性治疗，但患者对治疗遵从性及医疗费用问题是主要原因。关于适当透析量，根据每个肾脏处理氮化合物的代谢，纠正蛋白代谢的量，减少并发症方面谋求有效的指标。由肾产生的在肾衰竭时缺乏VD_3和促红细胞生成素的补充疗法。儿童生长的激素补充疗法也是很重要的。

透析量

适当透析量的指标，一直是议论的话题。蛋白代谢指标：尿素生成率（蛋白消耗率）和透析量的关系即常使用尿素的KT/V（K尿素清除率；T透析时间；V总体液量），血液透析1次治疗KT/V为1.2以上时，一般认为每周进行3次比较适合。

透析疗法的改善，即改善系统的生物相容性，毫无疑问超纯化的透析液对预防和防止长期并发症的进展起着很重要的作用。

（岸本武利　仲谷达也）

肾移植历史与术语

历　史(表1)

最初在临床进行肾移植是1906年由Joboulay完成的,进行的是羊与猪的肾脏移植到人类，以失败告终。人类之间的移植是1936年由Voronoy完成的。把尸体肾脏移植给汞中毒患者，患者能够排尿，但是患者死亡。肾移植在临床最初成功的病例是1954年由Merill等人进行的单卵双生儿间的移植。

肾移植最初是从异种移植开始的，发展到同种、同系，在免疫学上从远到近的历程包括免疫学的发展,和阐明排斥反应的免疫学机理。1950年最初导入免疫抑制的概念。最初成功的自体肾移植是在同系移植进行8年后在1962年由Hardy等完成。

免疫抑制疗法的历史（表2）

从肾移植的历史看，走过了手术方法，移植免疫,器官保存的道路。从临床角度讲，免疫抑制的历史是最有益的。

1950年Hume等尝试使用ACTH、可的松。Murray等尝试X线的全身照射。进入20世纪60年代，用硫唑嘌呤进行免疫抑制在动物实验得到了长期生存的例子,在临床也开始使用。环孢素上市之前进行的免疫抑制疗法就是类固醇与硫唑嘌呤的方法,其后开发出抗淋巴细胞球蛋白。但是，基本上对免疫抑制疗法没有影响。到20世纪80年代初为止,在研究如何更好地使用免疫抑制剂,提高生存率,减少并发症。1973年,Opelz提倡移植前输血对移植肾成活率有影响,不久发展到供体特异性输血（DST）成为移植前治疗的常规。

1978年上市的环孢素改变了以往免疫抑制的操作方法。日本1984年开始使用，在尸体肾移植其效果特别明显，使1年生存率从50%左右提高到70%以上。同期在日本开发的药有咪唑立宾，20世纪90年代前期以环孢素和类固醇两种药为基本组合,配合硫唑嘌呤或咪唑立宾1年移植肾生存率达到

表1　肾移植的历史

1902年	Ulman	动物实验
1906年	Joboulay	异种实验（羊、猪→人）
1910年	山内半作	动物实验
1936年	Voronoy	同种移植（尸体肾）
1954年	Merill	同系移植
1956年	楠 隆光	同种移植
1962年	Hardy	自体移植

表2　肾移植免疫抑制疗法的历史

1960年	Murray，et，al	X线全身照射
	Hume，et，al	临床应用ACTH、可的松
1962年	Calne，et，al	临床应用硫唑嘌呤
	Starzl，et，al	硫唑嘌呤、类固醇合用疗法
	Iwasaki，Starzl，et，al	开发出抗淋巴细胞血清
1973年	Opelz，Terasaki	移植前输血的生存延长效果
	Salvattiella，et，al	供体输血的生存延长效果
1978年	Calne，et，al	临床应用环孢素
1980年	Starzl，et，al	环孢素、类固醇合用疗法
1990年	Starzl，et，al	他克莫司、类固醇的合用疗法

表 3 肾移植的用语

autotransplantation（autograft）	自体移植
isotransplantation（isograft）	同系移植
allotransplantaion	同种移植
xenotransplantation	异种移植

80%～90%，5年移植肾生存率达到50%～60%。最近在日本开发的他克莫司从90年代开始在临床应用，合用他克莫司和类固醇能够提高环孢素的效果。

肾移植的术语

日常临床中进行的移植分成脏器提供者（供体）和脏器接受者（受体）。在同种属间进行的移植叫同种移植，被移植的脏器叫同种移植物。同种属中，供体和受体两者的组织相容性抗原完全相同时，在人类一卵双生两者间的移植叫同系移植，其移植脏器叫同系移植物。同一个体某一部分的脏器移到其他部分时，这叫自体移植，把移植脏器叫做自体移植物。例如肾脏，一旦把肾摘除到体外，再返回到同一体内时叫肾自体移植或自体肾移植。从种类完全不同的一个个体移植到另一个个体叫异种移植，把移植脏器叫异种移植物。

（大島伸一）

组织相容性与排斥反应

主要组织相容性复合体与排斥反应

主要组织相容性复合体（MHC）

所谓组织相容抗原是指自己－非自己的识别抗原引起同种移植物排斥的细胞表面抗原。根据免疫活性的强弱分成主要组织相容性抗原（MHA）和次要组织相容抗原(mHA)。人的MHA也叫HLA抗原，是位于第6条染色体的短臂长4 000kb的MHC领域的基因产物，在有核细胞表面表达，在遗传上有高度的同种抗原多型性（图1、表1）。HLA抗原识别自己－非自己的分子功能对移植物的生长和排斥起着重要作用。

同种移植物排斥的机理

同种移植物的排斥是由受体免疫系统将在移植脏器上表达的供体来的HLA抗原，识别为同种抗原而产生的。移植物的排斥或拒绝是指1）由受体免疫担当细胞识别供体HLA抗原。2）识别供体HLA抗原的免疫担当细胞分化及增殖。3）由分化及增生的免疫担当细胞和产生的抗体排斥移植物。HLA抗原由于对供体同种抗原的识别机理不同分成Ⅰ类和Ⅱ类抗原。对受体免疫担当细胞的供体同种抗原的递呈是在抗原递呈细胞（APC）上表达的自身MHC分子与供体同种抗原肽形成复合物（图2）。Ⅰ类分

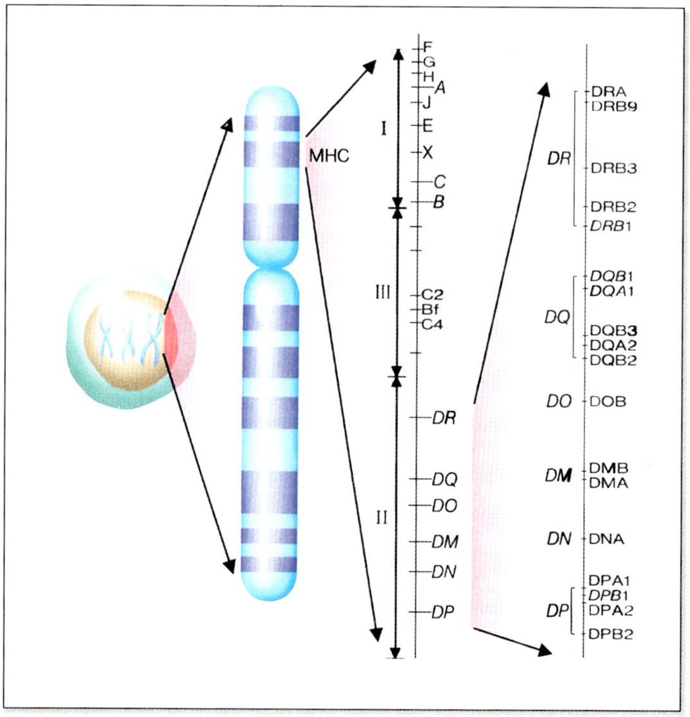

图1　主要组织相容性复合体

人的MHC存在于第6号染色体短臂上，长4 000kb。按分子生物学功能大体分成Ⅰ类（HLA-A,HLA-B,HLA-C）、Ⅱ类（HLA-DR,HLA-DQ,HLA-DP）及含有补体相关基因的Ⅲ类区

子多肽复合体通过T细胞受体(TCR)向CD_8^+细胞毒性T细胞，当递呈与Ⅰ类分子结合的多肽不是自身物质时，对此移植物进行识别攻击破坏。Ⅱ类分子多肽复合体通过CD_4^+辅助T细胞的TCR识别，分泌产生各种淋巴细胞活素，同时促进B细胞分化产生抗体（图3）。

组织相容性检查

HLA 检查（HLA 分型）

供体、受体的HLA抗原决定着移植的效果，如果是相容性高的组合进行移植带来移植后较少的排斥反应，同时显著提高移植的效果。在肾移植Ⅰ类的HLA-A、HLA-B抗原及Ⅱ类的HLA－DR抗原的相容数的基础上，决定供体受体的组合。Ⅰ类抗原根据抗原抗体反应的原理基础上由补体依赖性细胞毒试验法决定。Ⅱ类抗原由PCR法扩增决定抗原特异性的MHC基因的外显子内碱基配对的多型性，可用PCR－SSP（PCR－sequence specific primer）和reverse PCR－SSOP(PCR－sequence specific oligonucleotide probe)法等。

表1　HLA基因领域的多态性（WTO: 1998年）

HLA基因有其他的基因类型没有的遗传多型性，现在DR抗原有20种，在基因水平被确认的有197种

Ⅰ类／Ⅱ类	特异性	基因	等位基因
A	21	A	86
B	35	B	185
Cw	15	Cw	4
DR	14	DRB1	197
		DRB2	117
		DRB3	7
		DRB4	14
		DRB5	3
		DRB6	2
		DRB7	1
		DRB8	1
		DRB9	2
		DRA1	35
DQ	7	DQB1	19
		DQA1	83
DP	6	DPB1	13
		DPA1	4
		DMA	5
		DMB	5
		TAP1	4
		TAP2	4

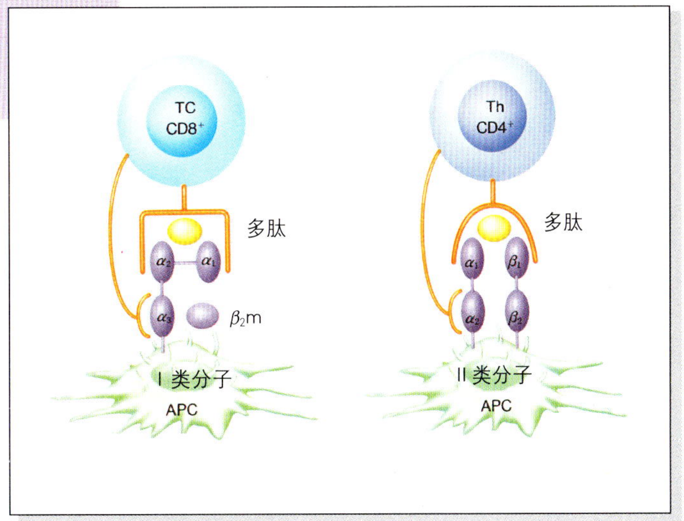

图2　T细胞引起的同种抗原标识

抗原递呈细胞（APC）向T细胞递呈与自身的HLAⅠ类、Ⅱ类分子结合的同种抗原肽。Ⅰ类分子多肽复合物是通过TCR介导向杀伤性T细胞递呈，Ⅱ类分子多肽复合物向辅助T细胞递呈，进行识别自身与非自身

直接交叉试验和群体反应性抗体(Panel reactive antibody:PRA)检测

肾移植的受体为了改善慢性贫血，往往多次接受输血。由于输血机体被与受体的HLA抗原型不同的HLA抗原致敏产生抗体，移植前用供体的T/B淋巴细胞与受体的血清进行直接交叉试验，检出受体已经获得的预存抗体是很重要的。对供体T淋巴细胞的抗体为诱发超急性排斥反应禁忌抗体阳性时，不能进行移植。混合的B淋巴细胞抗体是慢性排斥反应的原因抗体，HLA抗原相容性相同时，混合的B抗体阴性的组合可以进行移植。在尸体肾移植事先用决定HLA抗原特异性的群体淋巴细胞，分析受体血清中存在的抗HLA抗体特异性。

图3　供体抗原的识别和移植物的攻击排斥

被TCR介导的APC递呈自身HLA分子多肽复合物，细胞毒前T细胞由于细胞因子的作用造成细胞毒T细胞分化、增生，直接攻击移植物，辅助T细胞使B淋巴细胞分化产生抗体攻击排斥移植物

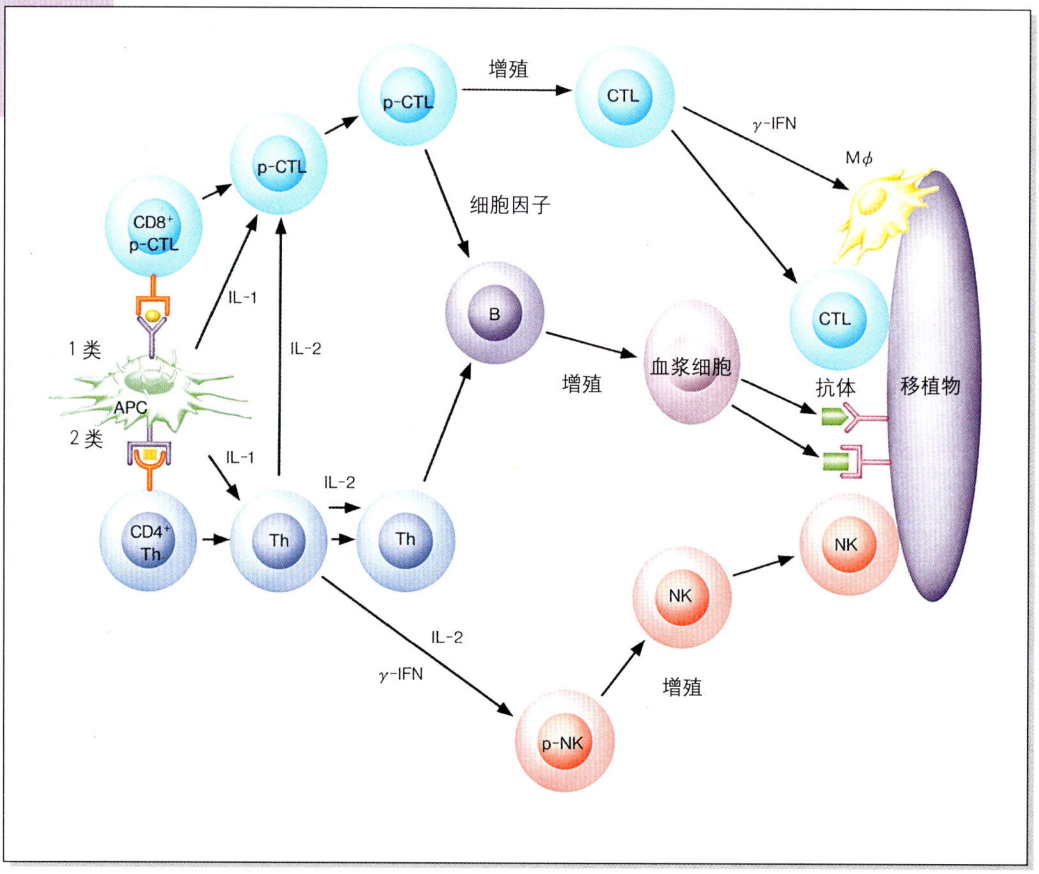

淋巴细胞混合培养试验（MLR）

把HLA抗原不同的淋巴细胞混合培养可识别抗原并幼稚化。混合培养供体与受体淋巴细胞在移植前能够分析出受体对供体HLA抗原的免疫应答能力。因为培养需要时间，不适用于尸体肾移植。

组织相容性和肾移植疗效

活体肾移植

HLA抗原遵从孟德学遗传法则从双亲各一对遗传到孩子，所以在亲子间的移植至少有一半HLA抗原是一致的（图4）；在兄弟间有HLA抗原完全一致的组合，一半一致的组合及完全不一致的组合。1987年到1997年10年间全美242个单位UNOS科学肾移植登记报告23 268例活体肾移植，取得了HLA相同的同胞（3 515例）的一年生存率是96%，10年生存率是73%的良好效果，HLA一半相同和完全不相同（16 160例）的10年生存率是56%（图5）。对移植肾死亡率有影响的移植物半寿期(graft half-lives)分别是22.8年和12.8年。HLA抗原相容性的好坏对移植疗效有强烈影响。

图5　UNOS登记的活体、尸体肾移植的10年生存率

HLA抗原一致的同胞间移植生存率最高，尸肾移植HLA抗原相容性的好坏对移植物存活期有强烈影响

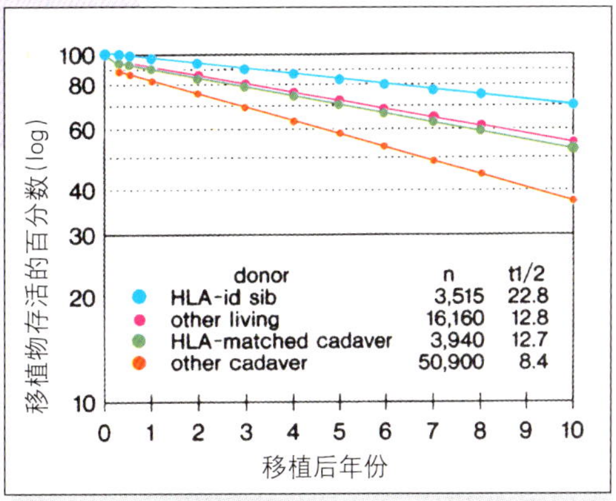

图4　HLA基因的遗传方式和活体肾移植

在亲子间的移植由两亲的a，b，c，d单纯型，无论哪个被遗传，HLA抗原的一半匹配。兄弟间的移植sib1和sib5有相同的单纯型，HLA抗原完全一致。sib1和sib4因为单纯型不同HLA抗原完全不一致

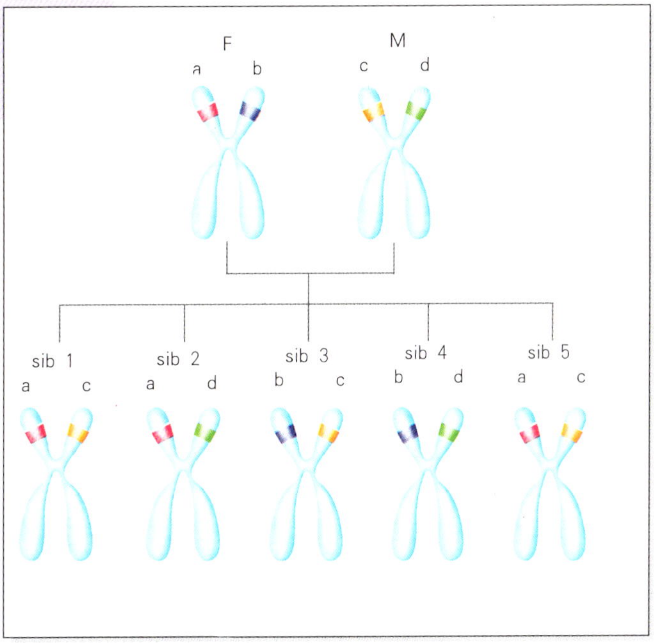

尸体肾移植

UNOS登记的66 255例中，HLA匹配移植3 940例的1年成活率91%，10年成活率56%；HLA不匹配病例10年生存率39%，并且移植物半寿期低到8.4年（图5）。UNOS 1994年以后为了提高生存率优先进行6种抗原匹配（HLA-A、HLA-B、HLA-DR抗原）的移植，其结果到1988年1年成活率达到77%，1997年提高到87%。移植肾1年以内的失活原因在1994年以前40%是急性排斥反应，1995年以后减少到25%。受体血清中的PRA在1994年以后，由于慢性贫血改善，输血由全血变成成分输血，受体的抗体产生率下降，对预存抗体的特异性也能正确掌握，所以移植效果提高（图6）。尸体肾移植除了6种抗原相配，选择和供体的DR抗原匹配率高的受体。但是应用PCR法基因分型测定的DR抗原和血清学测定的DR抗原之间有20%的不一致，所以现在为正确确认供体的DR抗原，选择最适合的受体进行移植，广泛采用基因分型（图7、8）。

图6　群体反应抗体和移植效果

首次、2次移植的总PRA50%以上，生存率低，PRA是早期移植肾死亡和加速性排斥反应的危险因素，因此详细分析PRA能够提高移植疗效

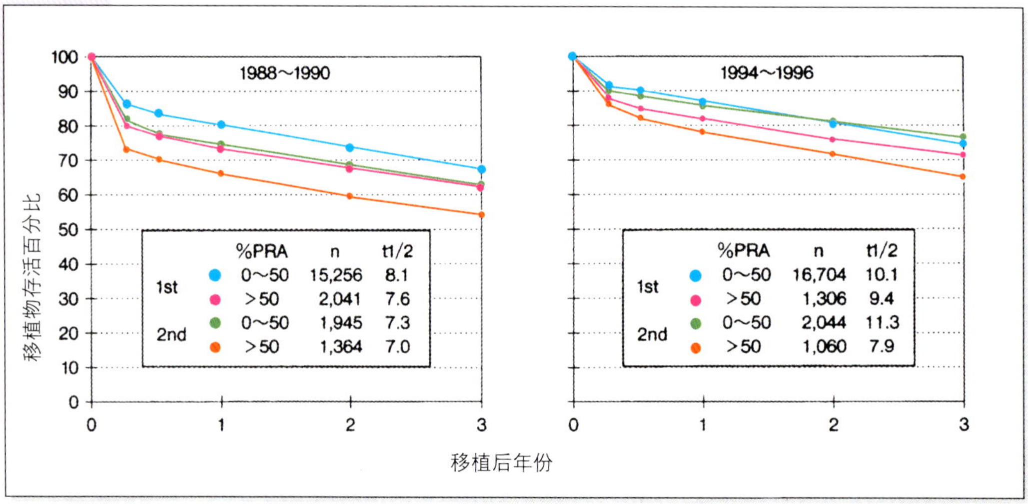

图7　血清分型和基因分型DR抗原的不一致率

在尸体肾移植中血清分型决定的DR抗原和基因分型决定的DR抗原不一致。不一致性由供体B淋巴细胞回收率下降和反应性低引起，特别多见于DR52相关抗原（DR3、5、6、8）

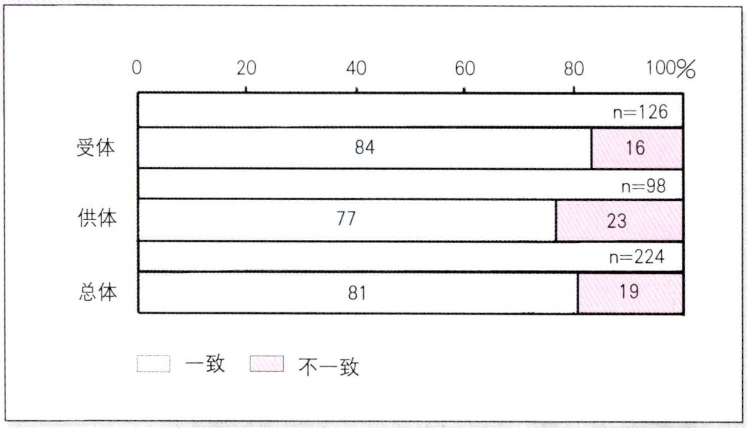

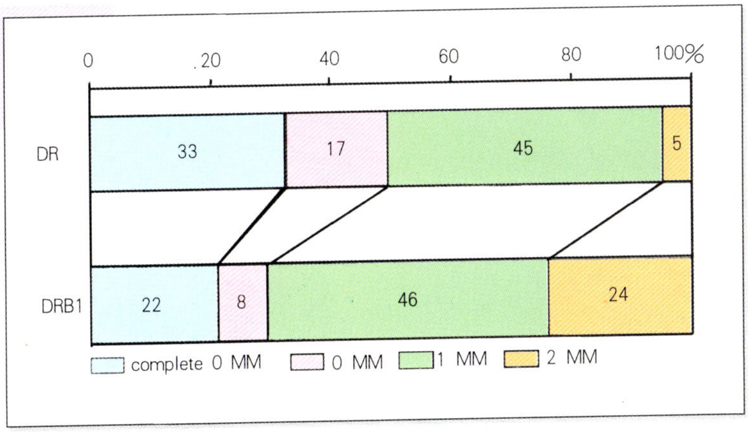

图8　血清型和基因型DR抗原相容性的不一致率

用血清分型决定供体DR抗原，户体肾移植最相容的不好的2个失配的病例是5%，同一病例基因分型，结果24%出现2个失配病例。正确决定供体DR抗原最适合的组合进行移植，所以基因分型是很有用的

组织相容性抗原的未来

次要组织相容性抗原（m HA）

HLA 抗原一致的移植出现的排斥反应，是由于mHA抗原作为多肽Ⅰ类分子通过TCR被T细胞识别，mHA多肽向T细胞的递呈受Ⅰ类分子的亚型之间的氨基酸置换的影响，HLA抗原一致性病例有必要进行更详细的HLA分子的分析。

HLA分子的聚集化

肾移植，为供体、受体间HLA抗原相容性为基础进行的。由于HLA基因的分析和T细胞引起的抗原识别机理的阐明，HLA分子的氨基酸聚集化在分子水平上尝试进行移植组合。分子水平的选择不仅为有稀少HLA抗原的受体提供移植机会，而且考虑到受体的抗原识别能力，对提高生存率有重要意义。

多肽疗法

T淋巴细胞通过TCR识别APC表面上MHC分子结合的供体来的抗原多肽，最终破坏供体的脏器。用结合的拮抗性多肽，阻止供体抗原多肽－MHC－TCR的复合物的结合，抑制T细胞活化和免疫反应，开发多肽疗法。多肽疗法是供体特异性免疫抑制，因为能够调整免疫应答性，所以不仅同种移植，异种移植也有应用的可能性。

（佐田正晴，　高原史郎）

免疫抑制疗法

肾移植临床使用的免疫抑制剂有类固醇、硫唑嘌呤、咪唑立宾、环孢素、他克莫司、抗淋巴细胞抗体等。免疫抑制疗法是以环孢素和类固醇为主要疗法加上硫唑嘌呤或咪唑立宾的三联疗法，进而加上抗淋巴细胞抗体的四联疗法进行的。最近尝试使用他克莫司和类固醇的二联疗法，其作用正在研究中。

免疫抑制剂

类固醇

通常使用强的松、甲基强的松龙。一般认为类固醇抑制T淋巴细胞，但是其详细作用机理还不明了。另一种作用是抗炎症作用。类固醇大量给予用于急性排斥反应的治疗，其副作用有生长障碍、糖尿病、骨质疏松、股骨头坏死、消化道溃疡、肥胖、精神障碍、白内障等。

硫唑嘌呤

硫唑嘌呤（图1a）是6－巯基嘌呤的硝基咪唑的诱导体，在肝脏被代谢成为6－巯基嘌呤核苷酸，抑制嘌呤代谢，阻止DNA、RNA合成，显示其免疫抑制作用。副作用有骨髓抑制、肝损害、脱发。硫唑嘌呤经口服后1～2小时对患者血清免疫抑制力最大，以后逐渐减弱，在组织间免疫抑制作用长时间持续。最终代谢产物从尿中被排出，不引起免疫抑制作用。因此，硫唑嘌呤在肾衰竭状态时其免疫抑制作用及毒性无变化，给药量没有必要调整。但是，由于骨髓抑制很少能够1mg/kg以上连续给药。移植肾功能正常给予1～3mg/kg。与别嘌呤醇合用时，其免疫抑制作用和毒性增强，需要注意。

图1　硫唑嘌呤和咪唑立宾的结构式
a: 硫唑嘌呤
b: 咪唑立宾

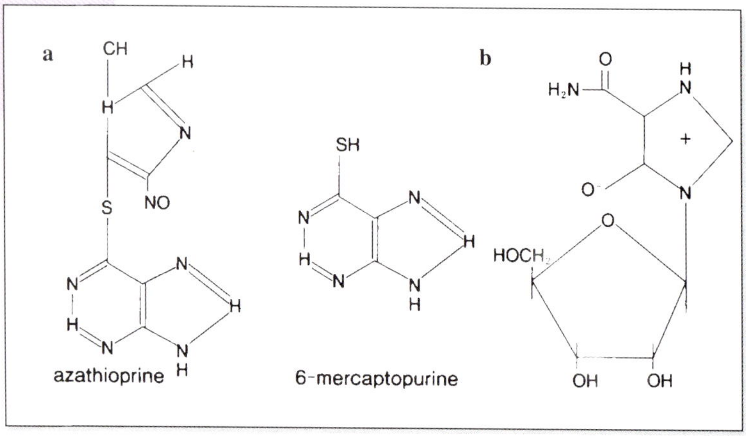

咪唑立宾

咪唑立宾（图1b）在细胞内通过腺苷激酶成为咪唑立宾S单一磷酸盐抑制次黄苷酶脱氢酶（IMPDH），抑制嘌呤代谢。与硫唑嘌呤相同阻止核酸的合成，起到免疫抑制作用。副作用有消化道溃疡、骨髓抑制，后者比硫唑嘌呤轻。咪唑立宾5’核苷酸酶再次成为咪唑立宾，从尿中排出。因此，肾衰竭时在体内储留，所以有必要调整给予量，上限是2～2.5mg/kg/日。移植肾功能正常时2～4mg/kg/日。

环孢素

环孢素(图2a)是由Cylindrocarpon lucidum和Tricoderma polysporum两种真菌培养液上清分离出的，由13种氨基酸组成，分子量为1 200的药物（图3）。作用于辅助T细胞，抑制以IL-2为首的淋巴细胞因子的产生，抑制细胞毒性T细胞的产生，起到免疫抑制作用。其副作用有肾毒性、肝毒性、多毛、齿龈增生、震颤、乳腺纤维腺瘤、高血压、高脂血症等，这些症状大部分随用药量的减少而改善、消失。血中最适浓度100～250ng/ml。

图2 环孢素（a）与他克莫司（b）结构式

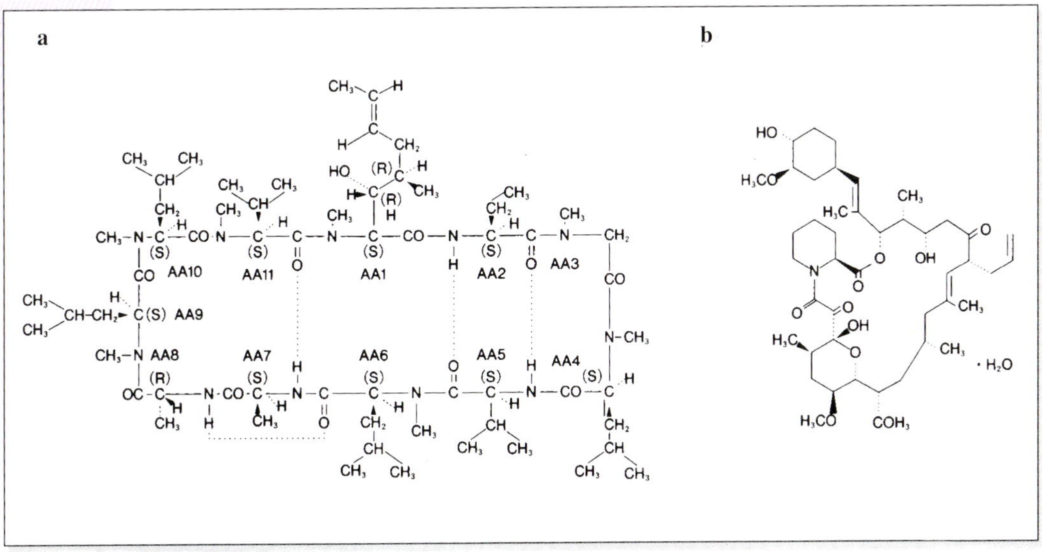

他克莫司

他克莫司是日本发现和开发的免疫抑制药。从放线菌Streptomyces tsukubaensis分离出来，分子量为820的大环内脂类抗生素（图2b、4）。与环孢素相同，作用于辅助T细胞，抑制淋巴细胞因子的产生，起到免疫抑制作用。但是，他克莫司也能抑制移植物抗宿主反应，具有环孢素没有的作用。

图3 环孢素的结晶

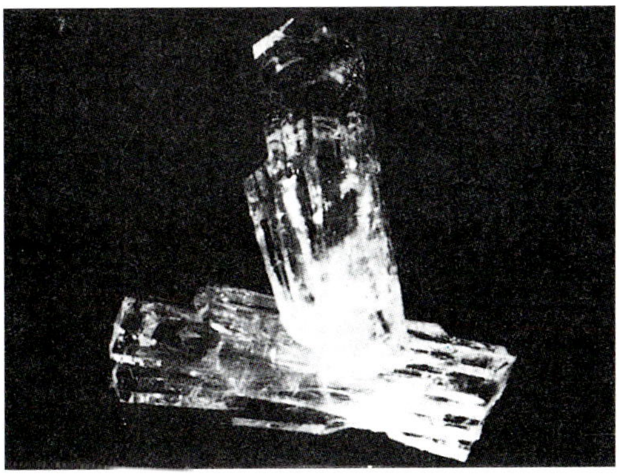

副作用有肾毒性，心脏毒性(冠心病)、神经毒性、震颤、糖尿病等。随着用药量的减少，副作用改善或消失。血中最适浓度10～20ng/ml，超过20ng/ml时往往出现副作用。

抗淋巴细胞球蛋白(ALG)

● 多克隆ALG

把人的淋巴细胞接种在马、兔子上，引起对淋巴细胞的反应，提取抗体。由于使用这种抗体产生淋巴细胞减少，出现免疫反应抑制。多克隆抗体多用于肾移植初期和其他免疫抑制剂合用。副作用有血小板减少。

● 单克隆ALG

在小白鼠上接种人淋巴细胞，以后采取小白鼠脾细胞在试管内与骨髓瘤细胞融合，制成杂交瘤细胞，提取单克隆抗体（图5）。对于各种不同淋巴细胞制成单克隆抗体ALG。现在对CD3的单克隆抗体ALG在临床上使用。由于使用单克隆抗体ALG使淋巴细胞几乎消失，显著抑制免疫反应，其作用比多克隆抗体ALG强，一般用于排斥反应的治疗。副作用有发热、畏寒、战栗，有时出现呼吸困难。

图4 他克莫司的结晶体

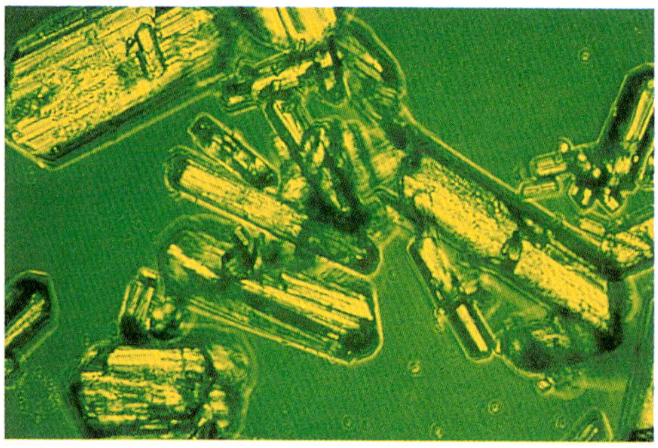

图5 单克隆抗淋巴细胞抗体的制造过程

在小白鼠上接种人淋巴细胞，采取小白鼠脾细胞，把小白鼠骨髓瘤细胞与脾细胞在聚乙二醇液内融合，制成杂交瘤，在杂交瘤中制成抗体。选择含有与人淋巴细胞反应抗体的杂交瘤，注入到小白鼠腹水中，产生抗体，精制腹水中的抗体

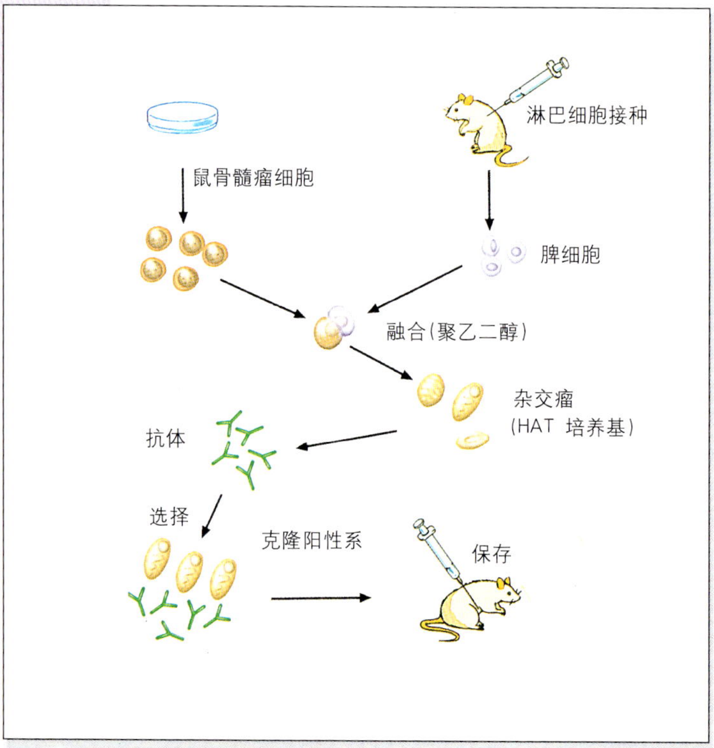

免疫抑制疗法

环孢素上市前应用类固醇和硫唑嘌呤两药为主的免疫抑制疗法。环孢素上市后使用环孢素单独疗法、类固醇与环孢素两药合用疗法（图6a）。以后因为环孢素肾毒性为主的各种副作用出现，环孢素用量减少。为了补充不足，在类固醇以外加上硫唑嘌呤、咪唑立宾、ALG的1种药或2种药，施行三联、四联合用疗法。最近在日本开发出他克莫司和类固醇二联疗法，正在试行。

图6　环孢素、类固醇合用疗法和他克莫司、类固醇合用疗法

a: 环孢素、类固醇合用疗法及药物剂量。下图为从1984年开始在日本实行的环孢素、类固醇合用疗法及药物剂量

b: 他克莫司和类固醇合用疗法及药物剂量

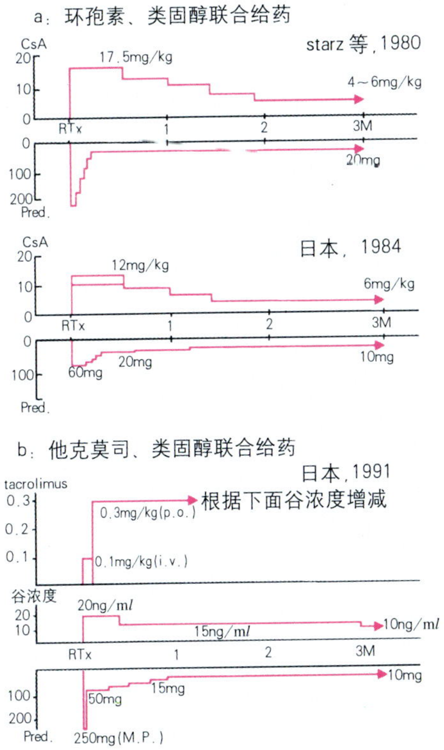

类固醇、硫唑嘌呤、多克隆抗体二联、三联疗法

环孢素上市以前使用的具有代表性的免疫抑制疗法。多克隆抗体1 000mg/日，在肾移植开始后使用到2～3周。

环孢素单独疗法

环孢素上市以后，以英国为中心在欧洲流行。据报告，尸体肾移植1年、3年、5年移植肾成活率分别为72%、66%、55%。有不需使用类固醇的优点。但是在尸体肾移植由于环孢素的急性毒性，出现大量的合并急性肾小管坏死及其迁延化的问题，并且由于慢性毒性在移植肾出现间质纤维化和动脉病变，移植肾功能下降，产生高血压。

类固醇、环孢素二联疗法（图6a）

以美国、加拿大为中心广泛使用。据报告尸体肾移植后1年、3年移植肾成活率分别为84%、69%。但是，前述的急性和慢性肾毒性问题没有解决。

类固醇、环孢素为主的三联、四联疗法

在移植初期，大量使用环孢素时，出现环孢素引起的急性及慢性肾毒性，所以，移植初期减量使用环孢素，附加硫唑嘌呤或咪唑立宾或多克隆抗体或单克隆抗体。据报告，无论哪种合用疗法，尸体肾移植1年成活率在80%～90%，5年成活率在50%～60%（图7）。

他克莫司、类固醇二联疗法（图6b）

他克莫司有强力的免疫抑制作用。最初，在肝移植时与类固醇组合使用，以后应用于肾移植。据报告1年成活率85%～90%。抑制晚期急性排斥反应，以环孢素和类固醇为主合用2～4种药，可以迅速得到长期良好的结果（图8）。

移植前治疗

用类固醇和硫唑嘌呤进行免疫抑制是在20世纪70年代后期。以提高肾移植成活为目的在肾移植前进行输血、全身淋巴系统照射、胸导管引流法和淋巴细胞置换除去淋巴细胞等免疫抑制疗法，取得了一定的效果，这其中的几个方法现在也在应用。

输血

移植前输血延长移植肾成活的时间，是在1973由Opelz，Terasaki等发现的。据报告，尸体肾移植1年成活率提高10%～20%。在环孢素免疫抑制疗法下，没有出现硫唑嘌呤和类固醇的免疫抑制疗法时代的效果。活

图7 环孢素、类固醇为主的三联疗法

环孢素的初期使用量控制在8mg/kg以下，免疫抑制力不足时辅加硫唑嘌呤、咪唑立宾、多克隆AGL

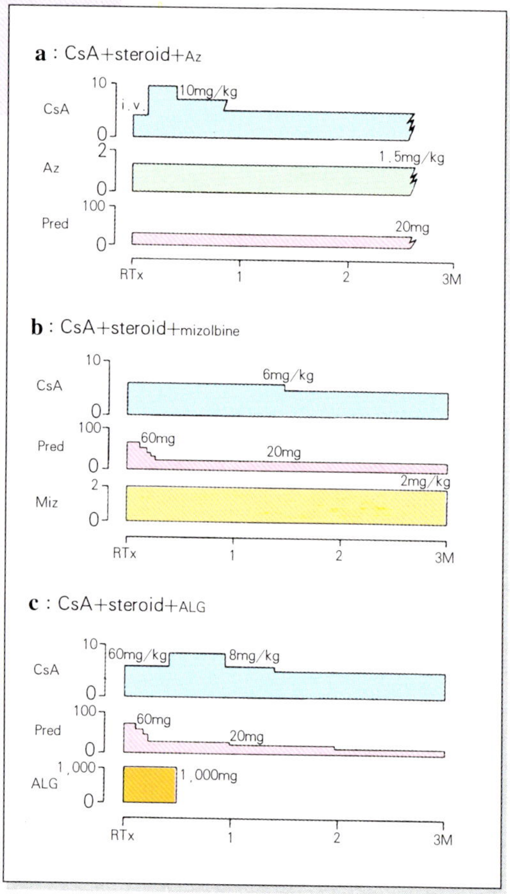

图8 从出院后不同的免疫维持疗法看初次尸体肾移植患者1年、3年移植肾成活率

1年成活率是移植后15日以上成活的患者开始计算

3年移植肾成活率是以1年以上移植肾成活的患者开始计算

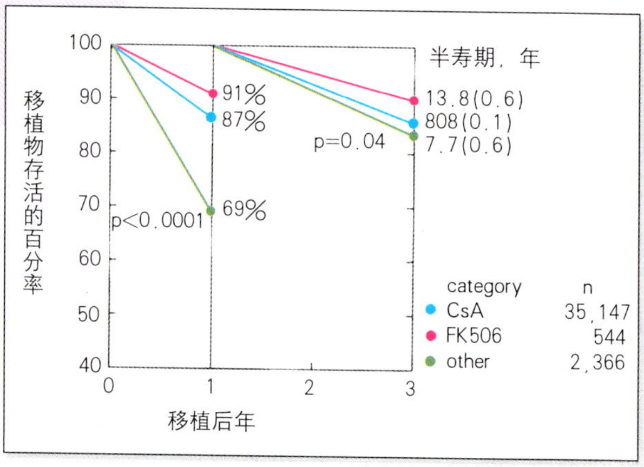

体肾移植，Salvatiera 等进行供体血移植前输血（DST），报告有显著的移植肾成活延长效果，在环孢素上市以前广泛进行。

全身淋巴系统照射

移植前对全身淋巴结在 3～4 周内进行 10～40Gy 的照射。现在已很少进行。

胸导管引流法和淋巴细胞置换除去淋巴细胞

在胸导管放置导管或者在血液透析中用血细胞分离装置，在移植前约1个月除去 $60 \sim 150 \times 10^9$ 左右的淋巴细胞。现在已不使用。

（小野佳成）

活体肾移植的适应证和供肾切取术

肾移植的适应证

免疫抑制方法的进步和肾移植效果的提高，移植适应证大幅度的扩大成为可能，现在除去很少的病例（表1）几乎全部慢性肾衰竭患者都适应肾移植。

免疫学适应证和选择

决定免疫学适应证一般进行表2所示的检查。这些检查的结果在免疫学上成为移植绝对禁忌证的只是交叉配合阳性的组合。HLA6错配为预存抗体阳性病例和ABO血型不合病例。如果用免疫抑制疗法，在适应证上也不成为制约。

非免疫学移植适应证

受体是不可逆性慢性肾衰竭患者，其他必须条件是没有急性感染，没有恶性肿瘤等（表1）。

移植肾失活的主要原因是慢性排斥反应、死亡及移植后肾炎。急性排斥反应导致移植物失活的比较少。因此，慢性排斥反应另当别论，必须注意与直接死因相关联的高血压、动脉硬化等血管系统并发症和移植肾复发率高的原发肾疾病。其中，草酸盐沉积症在短期内能使移植肾功能丧失，所以病情无改善时是移植禁忌。可在进行肝移植后再行肾移植。

供体选择的条件

供体选择的条件如表3所示。供体选择是重要的，是肾移植后功能恢复及肾移植后对受体确保不引起新的疾病。对活体肾提供者的选择是不仅满足这些条件，而且供体提供肾脏后必须保障能够进行完全健康的生活。活体肾移植供者的检查是否满足这个条件要进行评价，作者进行检查的内容如表4所示。

表1　肾移植的禁忌

移植禁止的病例
直接交叉配合阳性
有急性全身性疾病（感染、肝损害、心力衰竭、消化道出血、恶性肿瘤等）
非顺应性病例
移植高风险的病例
免疫学上高度应答者
ABO血型不合
复发率高的原发肾疾病（草酸盐沉积症、弥漫性体血管胶质瘤、FGS、MPGN Ⅱ型等）
高龄者
低体重儿（体重<8kg）
下尿路梗阻

表2　免疫学检查

1）红细胞血液型
2）淋巴细胞交叉试验
直接交叉配合
群体反应性抗体（PRA）
3）HLA分型（HLA-A、B、DR）
血清学的检查
DNA分型
4）混合淋巴细胞培养试验

供肾切取术

对于活体肾供者的肾切取术，有两个绝对必要的条件（表5）。第一，对健康志愿者的影响是最小限度，即手术的安全性必须是最少损伤性。第二，切取肾的生存力，即确保供肾血流重开放后，肾功能的恢复性。供体手术在术前、术中、术后必须确保达到这两个条件，从这点来说，现在推荐的最标准的术式是腰部斜切口的腹膜外肾切取法。低侵袭性腹腔镜下供肾切取术已较多开展。

肾游离和肾门部的到达

作为供肾切取术的方法，如果没有特殊的情况，尽可能选择腹膜后术式，比通常的肾脏位稍偏下的侧卧位，皮肤切开是从腰部斜切开直到腹直肌旁（图1）。进入后腹膜腔时，首先在输尿管交叉部稍上部用血管带牵拉固定输尿管。在肾脏下方切开肾周筋膜，露出被脂肪囊包裹的肾。为了保护肾脏、游离暴露好肾血管，需要创造良好的手术视野，有Buckwalter的环行牵开器和Omni的万能牵引器等牵开器是很方便的。沿着肾外缘切开脂肪被膜，如果需要进行结扎，露出肾固有被膜后，用镊子抓住、拉开肾周围脂肪囊，成为白色棉絮状的纤维组织，距肾被膜约5～10mm，用电刀切开絮状纤维，将肾脏游离（图3）。把这个操作反复进行从肾下极的外侧到肾后面、前面，以至肾上极逐步游离。用电刀切开除去肾门部全部的肾周围组织，剥离完后，肾脏完全显露、游离。接近肾门部时，不要造成肾血管、输尿管损伤，用直角钳子细心剥离周围组织，尽可能结扎、切断。

表3　供者选择的条件

1.年龄≤60岁
2.无下列疾病
重度高血压
糖尿病
肾疾病
脑肿瘤以外的恶性肿瘤
全身性、细菌性、病毒性感染疾病
3.尿常规正常
4.肾功能正常
5.温缺血时间60分钟以内

表5　活体肾移植供肾切取术的基本

1. 安全、低损伤性
2. 肾功能的恢复性

表4　活体肾移植供者的术前检查（东京女子医科大学）

门诊检查：	1）组织相容性检查：ABO血型、HLA检查、淋巴细胞交叉试验、混合淋巴细胞培养试验
	2）病史、妊娠史，体格检查，血压
	3）一般尿检（尿沉渣），尿培养，尿细胞检查，24小时尿定量
	4）血液学检查，血液生化检查，血清学检查
	5）肾功能检查（Ccr，PSP，菲氏伯格浓缩试验，肾核素检查）
	6）胸部X线，腹部B超，腹部CT，MR扫描
	7）胃，消化道检查（大便潜血），胃镜
	8）心、肺功能检查
	9）妇科检查
住院检查：	1）肾动脉造影
	2）淋巴细胞交叉试验

肾血管的游离、显露

肾门部肾血管的游离，首先从肾静脉的暴露开始。把肾静脉前面的周围组织向上拉，从肾静脉末梢方向往中心侧用直角钳子纵向结扎、切断，显露出肾静脉的前面，若为左肾静脉，显露到性腺静脉分支部，如果为右肾静脉，显露到下腔静脉。在左肾静脉注意精索（或卵巢）静脉后方的分支，双重结扎、切断精索(卵巢静脉)。在肾静脉侧用2－0 Tevdek缝线缝合结扎（图4），在左肾静脉除精索（卵巢）静脉和肾上腺静脉以外，其他分支（腰静脉等)也非常多，特别是从精索（卵巢）静脉分支部开始到末梢有很多静脉，游离时必须细心注意（图5）。肾静脉壁薄，容易破裂，分支稍微用力牵拉容易造成肾静脉主干的破裂，即使很细的分支也能造成大出血。肾静脉经常存在各种解剖学

图1　活体肾移植的体位与皮肤切口

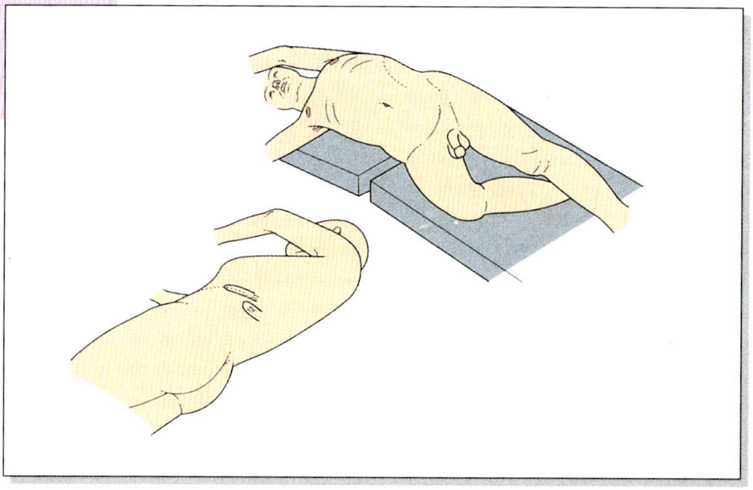

图3　剥离肾脂肪被膜

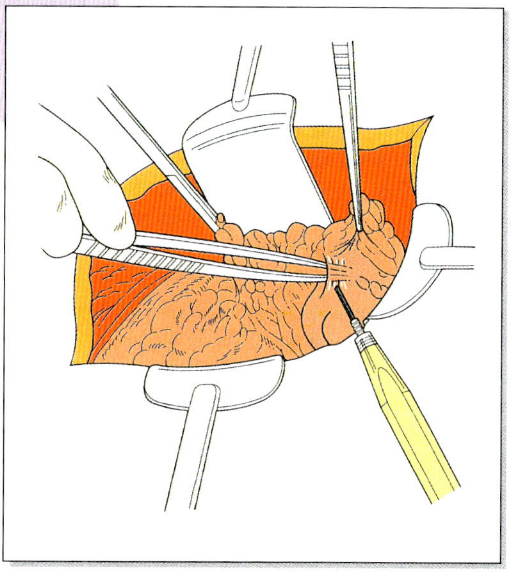

图2　Buckwalter的环形牵开器

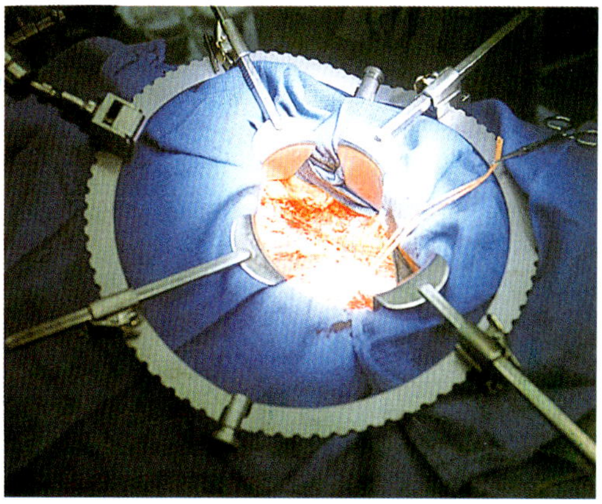

异常，所以认真观察仔细游离是很重要的。肾静脉下缘游离后，接着将肾静脉上缘游离到肾上腺静脉分支部附近，结束后分离精索（卵巢）或肾上腺静脉后的分支。右肾静脉很少看到分支，但是静脉壁很薄，充分注意情况下，沿着下腔静脉游离起始部比较好。

把固定带向上提，将肾静脉稍向下拉时，能够触到后面厚的血管鞘包裹中的肾动脉搏动。肾静脉游离充分时，手指能通过肾静脉的后面感觉到动脉搏动。肾动脉游离尽可能从远离肾门中心开始为原则。在肾门附近末梢侧游离时，经常会误把肾动脉分支结扎造成损伤。术前进行肾动脉造影和3D-CT等的肾动脉影像作为参考，对游离肾动脉主干是非常重要的。多数情况下，在肾静脉上固定带附近的肾静脉后面游离肾静脉比较安全，也容易游离（图6）。肾动脉的搏动从肾静脉后面用手指一边感知，一边用直角钳子沿着肾动脉外膜直角从外膜进入周围血管鞘进行游离。游离的周围组织上下进行结扎、切断。肾动脉的周围血管鞘含有肾神经束和淋巴管（也叫肾束），把它彻底结扎切断肾动脉可以充分游离、显露出，而且能够防止肾动脉的挛缩。恐怕损伤血管，肾动脉的游离一点点进行多次使用钳子时，相反造

图4　精索静脉的结扎、切断

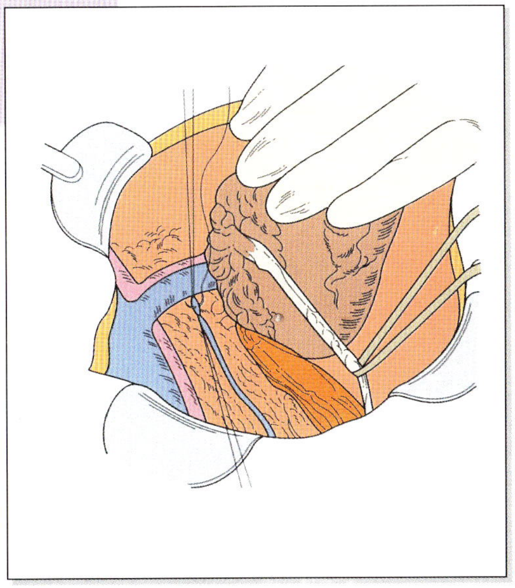

图5　左肾静脉分支（注意存在腰静脉）

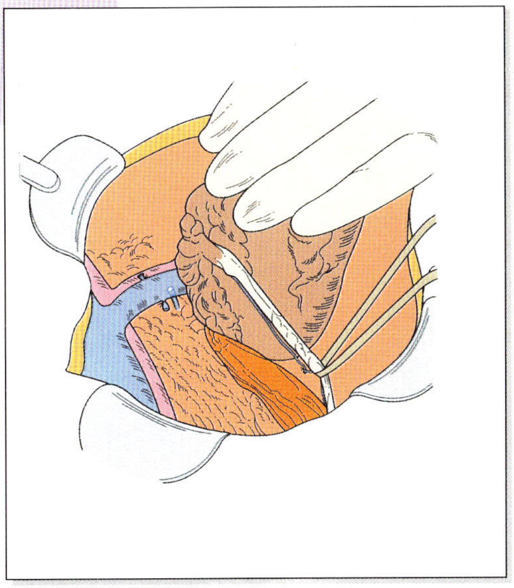

图6　肾动脉的游离

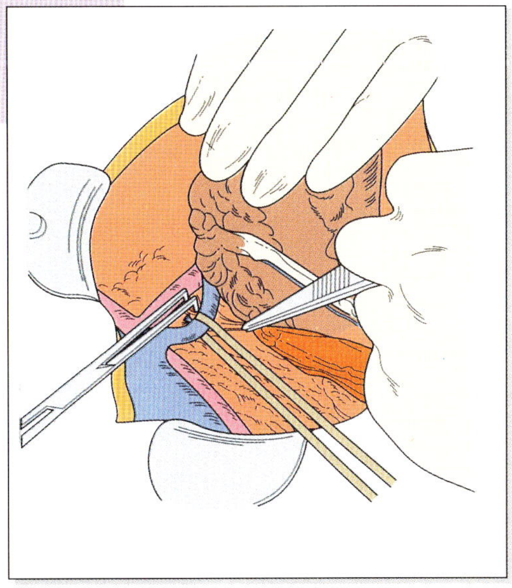

成出血量增加，不可避免的引起肾动脉的强烈挛缩。最好一次从外膜游离血管鞘。这个游离的要点只要理解比较容易操作。肾动脉的下缘也和上缘一样，用钳子游离与肾动脉成直角从外膜一次游离周围血管鞘（肾束），使肾动脉全部游离、显露出。肾血管的游离过程可产生挛缩，用盐酸罂粟碱液涂擦肾动脉周围或普鲁卡因液注入到周围组织阻断神经。

术中肾功能的保护

供肾切取的目的是把健康正常的肾移植给受者实现肾功能。因此一连串的手术操作过程必须小心注意，这关系到肾功能的保护（表6）。手术操作中要避免引起肾血管的挛缩，不能忘记术中输液量。避免脱水，监测尿量，进行充分的输液。术中经常注意肾脏的变化。如果肾脏变软没有张力，决不能放置，停下手术让肾脏安静后确认血压和输液量，把血压提高到130～150mmHg，提高输液速度，同时输D－甘露醇100～200ml。并且在肾门部注入盐酸罂粟碱注射液，解除肾动脉痉挛，待肾张力恢复为止，再进行手术操作。

肾动静脉游离结束后，进入肾切除的阶段。在肾血流阻断前（肾动脉结扎前），暂时让肾脏处于安静状态。这期间充分确认输液量基础上给予100～200ml甘露醇。这在利尿的同时，预防缺血造成的细胞水肿，具有肾保护作用。将输尿管于髂动脉交叉部稍下方切断，确认从输尿管断端有尿液流出后，阻断肾血流，切取肾脏。

表6　肾功能的保护处理

1. 充分的输液
2. 保护血压
3. 对肾脏细心的手术操作
4. 使用D－甘露醇和速尿
5. 在肾动脉周围用盐酸罂粟碱局部涂擦
6. 用盐酸普鲁卡因阻断肾神经束
7. 静脉点滴前列腺素 E_1（PGE_1）

图7　肾动静脉的结扎

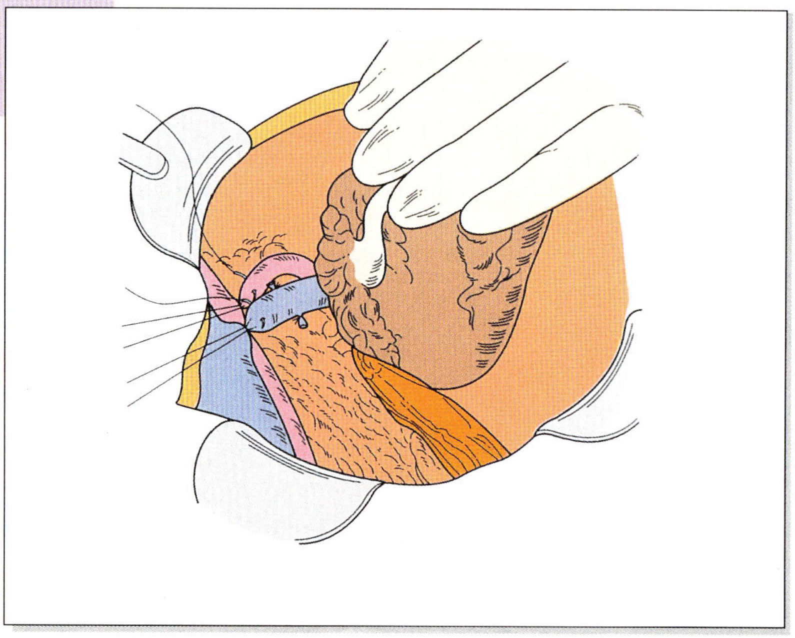

肾动静脉的结扎（图7）除了用1－0缝线以外，还可用2－0 Tevdek等血管缝合线进行缝合、双重结扎。从肾动脉结扎时进入温缺血时间（WIT），因为10分钟以后对肾功能没有影响，所以要充分沉着，确定安全的肾动、静脉结扎及切断。

肾的灌洗、冷却、保存处理

摘出的肾，计量后立即放在生理盐水制成的冰水中，使肾从表面开始冷却。用冷却的灌注液冲洗出肾内血液，把8～10℃的冷却灌注液从肾动脉用1m的压差注入，直到从肾静脉出来的灌注液几乎成为透明时为止。灌注的目的是把肾内血液冲洗出来及使肾内部快速冷却。灌注结束后，肾脏放置在冰水中，进行肾动静脉的修整。这时对复数的血管或异常血管在冰水中进行血管再建。初期灌注液一般用Euro－Collins液和UW液等含钾高的具有细胞内液成分的电解质溶液（表7）。

表7　Eruo － Collins液与UW液的组成

	Euro－Collins液	UW液	
盐	10	30	mmol/l
钾	108	120	mmol/l
镁	－	5	mmol/l
硫酸盐	－	5	mmol/l
氯化物	15	－	mmol/l
磷酸盐	60	25	mmol/l
碳酸氢盐	10	－	mmol/l
乳糖酸	－	100	mmol/l
葡萄糖	180	－	mmol/l
棉糖	－	30	mmol/l
腺苷	－	5	mmol/l
谷胱甘肽	－	3	mmol/l
胰岛素	－	100	U/l
别嘌呤醇	－	1	mmol/l
羟乙基淀粉	－	50	g/l
地塞米松	－	8	mg/l
Bactrim	－	0.5	ml/l
渗透压	340	320	mmol/kg
pH	7.3	7.4	

（东间　纮）

尸体肾移植的准备和供肾切取术

尸体肾移植与活体肾移植不同，由于供体及受体的术前准备时间受限，从本人或家属得到死后提供肾的承诺的供体和希望进行肾移植的受体，在医学上是否有问题，必须在短时间内做出判断，并且在活体肾移植很少成为问题的肾切取前的供体的循环状态和肾切取后的保存时间等，在尸体肾移植对移植后的肾功能有直接的影响。

尸体肾移植的供体及肾脏条件

一般供体的条件如表1所示，特别是入院前的肾功能、有无感染和恶性肿瘤等并发症、热缺血时间(肾血流的停止到肾冷却)等是重要的。70岁以上高龄者随着年龄增加，肾血管的硬化和功能下降等原因往往不能供肾。2岁以下婴幼儿的提供者因为肾功能未成熟，给成人移植时，往往把两肾和腹主动脉、下腔静脉一块移植。

受体的选择

在医学上诊断为适合肾移植的登记患者中，参考供体的血型和HLA组织相容性及肾移植的等待时间，最终根据受体的血清淋巴细胞交叉配合的结果和预想的肾脏的运送时间等来决定。

肾切取前供体的管理

脑死亡的肾切取与心脏停止后的肾切取多少有些不同，脑死亡的判定由脑外科医生和急救医生等专科医生进行。在欧美，主要进行脑死亡下的肾切取时，往往同时提供肾脏以外的心脏、肺、肝、胰腺等，切取前供者的管理不只是肾功能，也必须注意保持心肺功能和肝功能。脑死亡判定前往往以控制脑压上升为目的而控制补液量，脑死亡判定后如果得到脏器提供的承诺，有必要维持血压，充分保持各脏器的血流，增加补液量。维持血压用的儿茶酚胺要减量或停用。心脏死亡的提供者得到肾切取的承诺后也进行充分的补液，努力保持肾功能。通常心跳停止前为防止肾内凝血进行全身肝素化。

表1　尸肾供者的条件

1. 既往无肾疾病，本次入院时肾功能良好（血清肌酐1.3mg/dl以下），未发现蛋白尿
2. 既往无恶性肿瘤，但没有进行VP分流术等外科处置的脑肿瘤和治愈后的皮肤癌病例除外
3. 没有重度病毒、真菌或细菌感染；无HIV、HBV、HCV等感染
4. 没有需要治疗的高血压和糖尿病
5. 年龄在70岁以下
6. 热缺血时间不超过60分钟

热缺血时间、总缺血时间和肾灌注保存液

用心跳停止者提供的肾时，热缺血时间不能超过60分；不存在热缺血时间的脑死亡提供的肾，总缺血时间（从阻断肾血流到移植后血流再通）不能超过60小时。超过时限进行的肾移植肾功能完全丧失的发生率很高。肾脏的灌注和保存广泛使用UW液和Euro-collins液（表2）。肾移植不论使用哪种液体对于移植后的肾功能没有差别，但肝移植、胰腺移植等使用UW液体可以明显延长保存时间，提高移植效果。

脑死亡供者的肾切取

脑死亡提供者移植脏器切取时，在麻醉医生的全身管理下进行。从一个供者身上切取多个脏器时，心、肺切取小组和胰腺、肝脏及肾脏切取小组同时开始切取。开胸、开腹后，首先重要的是确定没有感染和恶性肿瘤的存在。心、肺的初期灌注和胰腺、肝脏、肾脏的初期灌注因为需要分别进行，所以游离腹主动脉和肠系膜上动脉、门静脉等，使胰腺、肝脏等达到游离的程度，在腹主动脉、下腔静脉及门静脉放置导管，在横膈的高度阻断胸主动脉、下腔静脉以后从门静脉及腹主动脉灌注冷却的保存液，进行胰腺、肝、双肾的局部灌注（图1）。切取通常以心肺、肝、胰腺、肾脏的顺序进行，如果要把全部胰腺及一部分十二指肠切取则胰腺的切取应放在最后。

肾脏的切取在肝脏或胰腺切取后进行。首先，在肾动脉、肾静脉起始部的头侧切断

表2 灌注保存液的组成

	UW液	Euro-Collins	
盐	30	10	mmol/l
钾	120	108	mmol/l
镁	5	–	mmol/l
硫酸盐	5	–	mmol/l
氯化物	–	15	mmol/l
磷酸盐	25	60	mmol/l
碳酸氢盐	–	10	mmol/l
乳糖酸	100	–	mmol/l
葡萄糖	–	180	mmol/l
棉糖	30	–	mmol/l
腺苷	5	–	mmol/l
谷胱甘肽	3	–	mmol/l
胰岛素	100	–	U/l
别嘌呤醇	1	–	mmol/l
羟乙基淀粉	50	–	g/l
地塞米松	8	–	mg/l
Bactrim	0.5	–	ml/l
渗透压	320	340	mmol/kg
PH	7.4	7.3	

图1 心、肺、肝、胰、肾的灌注冷却

切开皮肤，从胸骨上缘到耻骨联合上，游离切取脏器到一定程度时，在横膈下方阻断腹主动脉，从升主动脉、腹主动脉、门静脉分别注入冷却的灌注液，从下腔静脉留置的导管流出灌注液

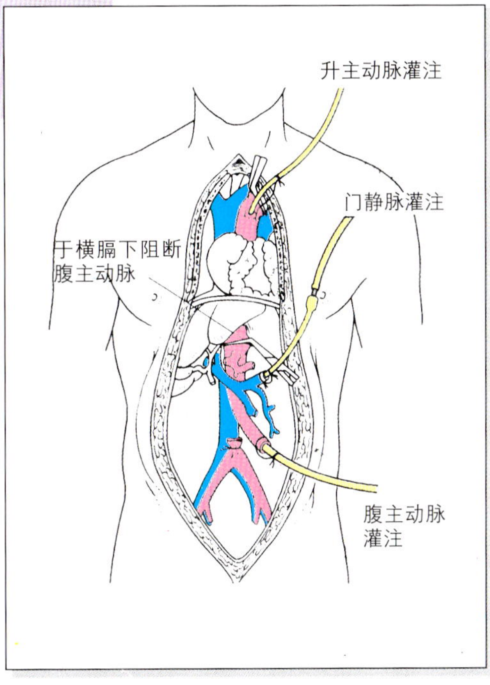

腹主动脉、下腔静脉，以后向下方锐性游离，把双肾从肾周筋膜中游离出来，剥离输尿管时不要损伤营养血管，带着周围结缔组织从下端切断。这样把双肾和腹主动脉、下腔静脉一块切除（图 2a）。切取后，在冰盆中从腹主动脉注入肾保存液，两肾同时灌注。肾脏的分离是把腹主动脉从背侧正中切开，从血管内腔确认左右肾动脉的位置以及有无副动脉，各自带片从腹主动脉分离。左肾静脉带片从下腔静脉分离，右肾静脉与下腔静脉不切断保持原样，在移植中心根据肾静脉形成的情况去除残留部分（图 2a）。肾周围的脂肪组织除肾门部和肾下极以外都去除，把肾脏分别放在塑料袋内，浸泡在灌注保存液中冷却保存。在冰水状态下包裹好送到移植中心（图 3a）。另外，也可使用专用的设备保持持续灌注（图 3b）。

图 2　两肾的切取和分离

a: 切取时不游离肾门部，把两肾连同腹主动脉、腔静脉一起摘除，为了保护输尿管的营养血管，应带着周围结缔组织

b: 在冰盆中把主动脉从背侧正中切开分离，左右肾动脉带有主动脉片，左肾静脉带着腔静脉片分离，右肾静脉与下腔静脉不切断

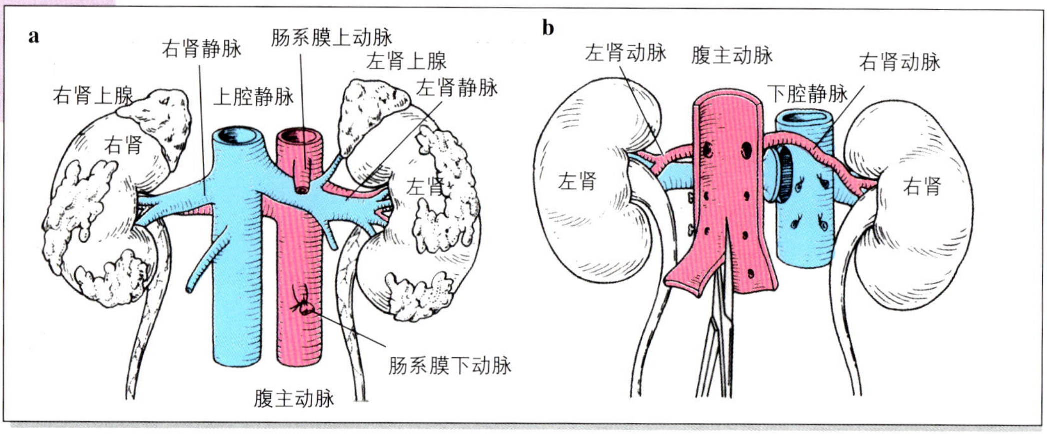

图 3　肾脏的保存

a: 在冰盆中对肾进行再灌注，在塑料袋内放入冷却保存液，保证清洁状态，仔细包装，含冰水送到移植中心

b: 用设备保证肾的持续灌注，特别是对缺血受到损害的肾有益，但在运送上有困难

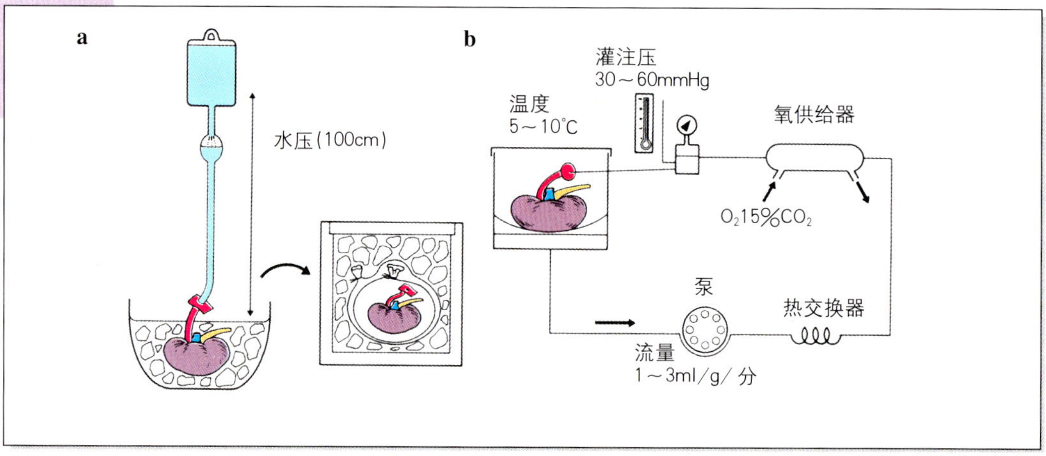

心跳停止供者的肾切取

在日本进行的尸肾切取大部分是心跳停止提供者的肾摘除，为了使热缺血时间尽可能缩短，在床旁把双球囊导管从股动脉插入到腹主动脉。心跳停止后在肾动脉的上下使2个球囊充气，进行两肾局部灌注冷却（图4）。从这时开始进行没有时间限制的肾摘除术。作者术式是，首先，在降结肠的外侧打开后腹膜，从左肾前面向内侧游离结肠系膜，于盲肠、升结肠外缘打开后腹膜，剥离右肾前面，结扎切断肝十二指肠韧带，再结扎切断腹腔干、肠系膜上、肠系膜下动脉。在肾动静脉的头侧切断腹主动脉、下腔静脉，和脑死亡的提供者相同，把两肾一起摘除。在冰盆中的处置和肾保存法等和脑死亡提供者相同。

脑死亡供肾和心跳停止供肾的肾存活率

图5显示，在美国由脑死亡者提供的肾移植后肾存活率及用局部灌注冷却法切取的心跳停止者提供的肾移植后存活率进行比较。使用心跳停止者供肾时，用局部灌注冷却法也可以缩短热缺血时间，得到和脑死亡供肾相同的效果。

图4　心跳停止后局部灌注冷却

心跳停止后两肾局部灌注冷却法，在大腿部做一小切口把双球囊导管放置在腹主动脉，把胃管放置在下腔静脉，灌注前膨胀腹主动脉内的2个气囊，用泵把冷却的乳酸林格液注入到两侧肾动脉

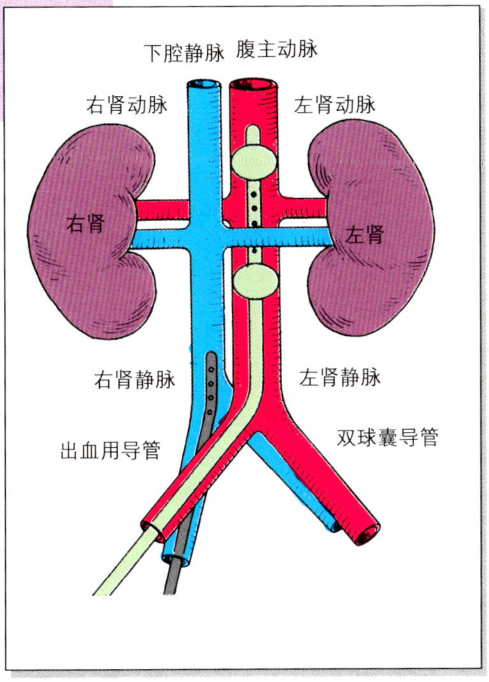

图5　尸体肾移植后的肾存活率

显示最近在美国尸体肾移植后的肾存活率和日本作者所在单位心跳停止后尸肾的移植存活率。在美国大部分是从脑死亡者切取肾，两者之间几乎没有差别

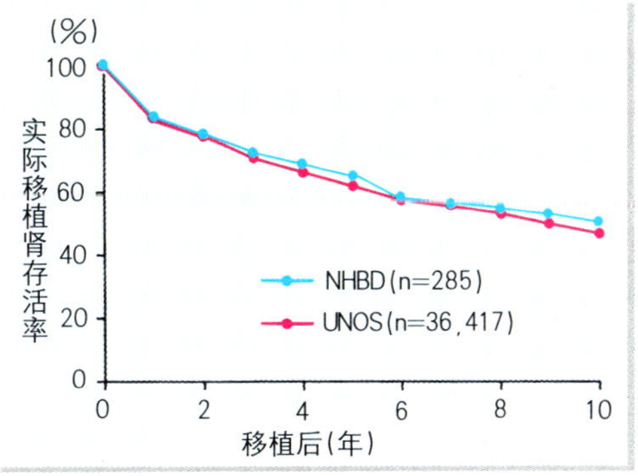

（星长清隆）

肾移植手术

体位与准备

取侧卧位，进行充分的创面消毒，在膀胱放置20Fr气囊尿管，注入含有抗生素的生理盐水50ml左右，把导管夹住。

移植部位

把肾移植到左或右侧髂窝，一般为了吻合时使动静脉不交叉，把右肾移植到左侧，把左肾移植到右侧，但肾动脉和髂外动脉吻合时，不遵照这个原则。作者在缺乏肾血管信息的情况下，进行尸体肾移植原则上移植到右髂窝。

移植位置决定后，切口为从耻骨联合上方一横指处到髂前上棘内侧2横指下腹部半弧形切开。

移植床的准备

切开肌层，把腹膜推向内侧，确保容纳肾的位置，游离血管，为预防术后淋巴囊肿，把含有血管周围淋巴管的结缔组织全部结扎切断。髂内静脉也切断，游离髂内动脉时，确认臀上动脉等的分支后，用血管夹阻断髂内动脉的起始部，尽可能保持足够的长度后离断。

髂外静脉吻合口上下用血管钳子夹住，根据供肾静脉的长度，把它纵向切开，用肝素生理盐水洗净后，用5–0血管缝合线穿过切口，血管吻合的缝合线使用非吸收性Prolene比较适合。

血管吻合

首先，移植肾静脉的上下端通过刚才髂外静脉穿针的缝合线把肾拉近到预定的骨盆腔内，开始缝合（图2a）。静脉吻合部的位置关系明确后由内、外侧和中央一针针缝合，辅助线用适当的张力牵引，避免穿透到对侧，用两端的缝合线进行连续缝合（图2b）。静脉吻合结束后，把移植肾收纳到髂窝，注意肾动脉和髂内动脉的屈曲，调整适当的长度后，不要使吻合面扭曲。用6–0的血管缝线2根，通过吻合部的前面和后面连续缝合（图3）。动脉内径不同、动脉硬化时要进行8～12个点的间断缝合。

图1　皮肤切开

从耻骨联合上方一横指处到髂前上棘内侧2横指下腹部半弧形切口

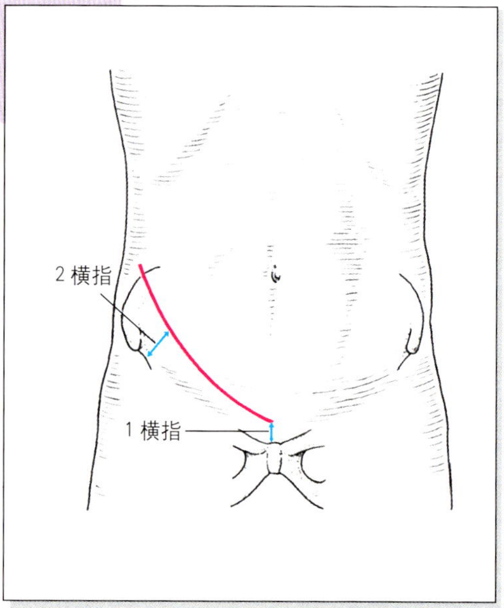

多支动脉中，带大动脉片切取的尸体肾移植病例和髂内动脉硬化不能耐受使用强度时，把肾动脉与髂外动脉进行端侧吻合（图 4a）。

在多支动脉中，把两支动脉转化成一支动脉距离过远时，将粗血管与髂内动脉吻合，细血管与髂外动脉吻合（图 4b）。

儿童考虑到以后成长伴有血管径的变化，动脉吻合使用间断缝合。

低身高儿童与髂内动脉吻合困难时可与髂总动脉或腹主动脉端侧吻合（图 4c）。

多支动脉与体外手术

多支动脉中的一支血管如营养肾脏的10%以上和供应输尿管时应该保存。分别与受体的动脉吻合，因为要延长肾脏的热缺血时间，所以原则上在体外把肾脏用低温维持，首先把肾动脉变成一支后再与髂内动脉吻合（图 4d，e）。有 3 支以上动脉时，将受体的髂内动脉作为移植片把包括分支部的部位取下来，这些分支在体外进行吻合，成为一支后再与所定的动脉吻合（图 4f）。

开放血流

吻合完成后，首先开放静脉夹，确认吻合口无出血后，开放动脉夹。吻合口出血，一般用手指轻压即可止血，必要时可追加缝合出血处。尸体供肾，随着血流逐渐良好，不小心切断的血管断端会出血，应注意。活体供肾，短时间观察确认有尿液流出后，继续下步。心脏停跳供肾，很多短时间内不出现良好的尿流，确认吻合部动脉血流良好，输尿管血供良好时，不必等待尿液流出即开始输尿管膀胱吻合。

图 3　肾动脉吻合

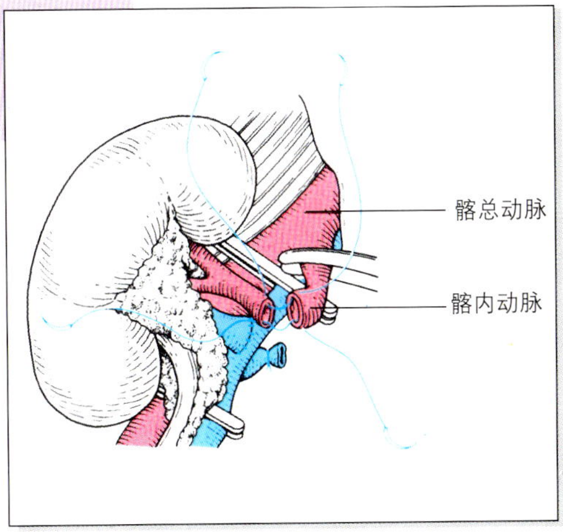

图 2　静脉吻合

a: 肾静脉与髂外静脉的穿针缝线 b: 肾静脉吻合

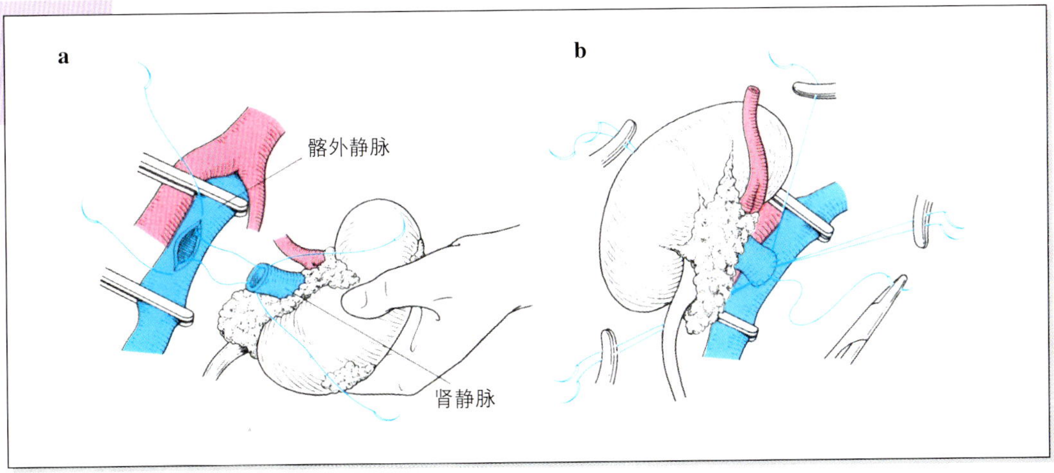

图 4　多支肾动脉的处理法

a～c: 端侧吻合病例

d～f: 体外肾手术病例

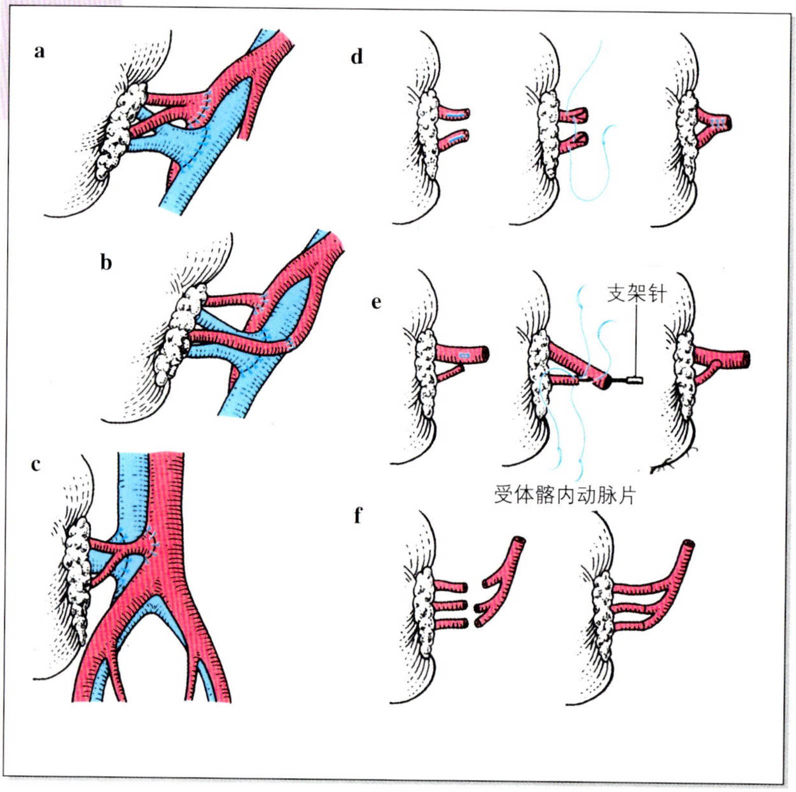

图 5　输尿管膀胱吻合

b: 黏膜下隧道

c: 输尿管膀胱壁吻合

d: 带片的新输尿管口

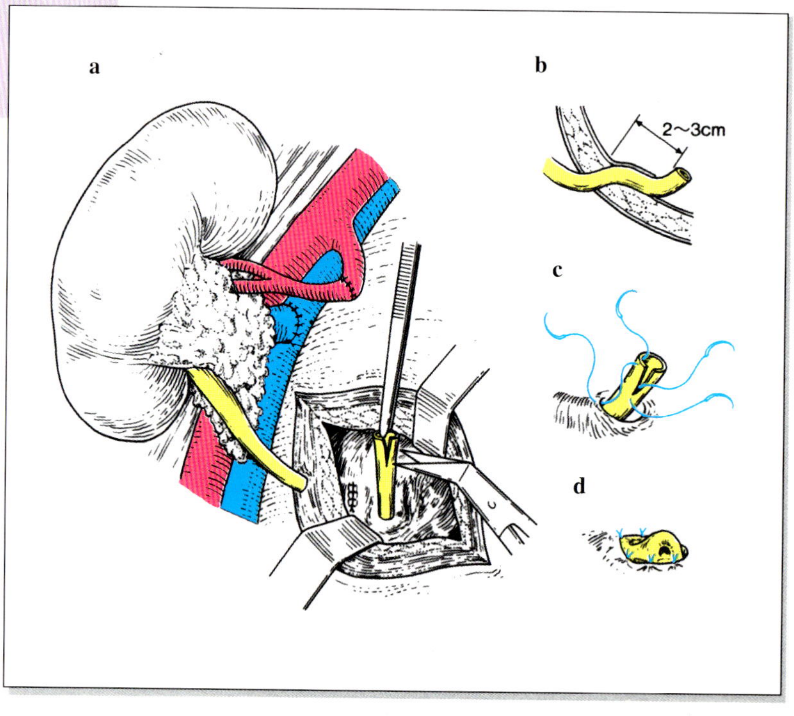

输尿管膀胱吻合

在膀胱上纵行切开一边，注意不要损伤原有的输尿管，在膀胱三角区附近用电刀切开黏膜，决定新输尿管口的位置。从这里向后外侧用直角钳子制成2～3cm的黏膜下隧道，顺向贯通膀胱壁，隧道制成后注意有无扭曲，把输尿管的前端引导到膀胱内，留下适度的松弛度，切除输尿管的末梢侧，在输尿管的腹侧切开1.5cm左右的开口，使皮片能够吻合。缝合前部使用最有张力的3-0、后部使用4-0或5-0可吸收缝线缝合（图5）。尸体肾移植等不能确认尿液流出时，插入输尿管导管确保输尿管没有扭曲。膀胱的黏膜、肌层分别用可吸收缝线连续缝合，进而追加浆膜缝合，3层缝合后闭锁。膀胱萎缩显著时需采取如从膀胱壁外进行输尿管吻合、在吻合部放置支架等必要的对策。

关闭切口

把肾脏收纳在髂窝内，确认吻合血管没有扭曲、肾血流良好，在血管吻合部附近放置引流管，关闭创口。

（绢川常郎　大島伸一）

肾移植术后处理与并发症

由于术前就存在慢性肾衰竭，肾移植后使用免疫抑制疗法伴随的副作用和手术带来的并发症有各种各样的表现，所以有必要加强术后管理。关于排斥反应请参照免疫抑制疗法一章。

术后早期处理

肾移植术后与通常的血管外科手术后相比无太大的差别，但维持移植肾的血流同时，处理术前就有的低营养倾向和免疫抑制剂引起的分解代谢亢进需要积极的营养管理(表1)。

术后的输液、营养管理

术后参考单位时间的尿量、血压、中心静脉压等，进行输液量、血压管理（表2)，并且有必要给予PGE_1和多巴胺维持肾血流，使用利尿药。术后数日开始经口给予高蛋白、高热量，特别是尸体肾移植术后急性肾小管坏死的急性肾衰竭期，需要高能量，往往合用高热量输液。关于贫血，几乎所有的病例在术后一周回到调整前的状态，肾功能良好的病例1～2个月内红细胞压积往往可以改善30%～40%。消化道出血等可通过输血使红细胞压积维持在30%以上。关于肾脏排泄性药物根据Ccr值进行减量服用。

表1 肾移植术后的营养管理

补充水、电解质
补充充分的热量和氮源
糖耐量的管理
输血、给予促红细胞生成素纠正贫血

术后早期尿量减少、肾功能下降的诊断和治疗（表3）

术后注意血尿造成的尿管阻塞和出血、肾血管阻塞等引起的循环衰竭。也要考虑到排斥反应和药物带来的肾毒性，术后数周内要注意易发的外科并发症。

表2 肾移植后早期的输液管理

①血流开放前的术中输液管理 不论是活体肾还是尸体肾，由于血管床增大，从手术开始后到血流再通前在成人有2 000ml左右的输液负荷，要注意心功能以收缩期血压150mmHg，中心静脉压10cmH_2O以上为目标
②术后24小时的输液 每小时测1次尿量，在下一个单位时间内完成等量的输液。尿量多的时候以单位时间尿量的60%～100%为输液量的上限。每隔一定时间进行平衡调整，使用适宜利尿剂（速尿和甘露醇）和PGE_1（0.01～0.02ug/kg/分)、多巴胺（～3ug/kg/分)。 输液成分基本上是生理盐水和5%葡萄糖各占一半。 少尿时，如果不是导管阻塞和外科并发症，参考血压、CVP、血清蛋白浓度（胶体渗透压)、血细胞压积，补充蛋白制剂、输液、输血。在利尿剂没有反应时，要考虑急性肾小管坏死和药物性肾损害，输液量30～50ml/小时，适合施行连续性滤过透析等血液透析。

术后透析

尸体肾移植后引起的急性肾小管坏死，术后数周往往需要透析治疗，即使活体肾移植由于血流障碍和低血压等有时也呈现同样的病态。血液透析为避免术后出血，通常从第2天开始使用萘莫司他，循环动态不稳定时选择连续性血液滤过透析。

并发症

肾移植术后的并发症主要分为外科并发症和免疫抑制疗法有关的并发症，后者的监控和预防很重要（表4）。表5显示环孢素和他克莫司的副作用。免疫抑制剂发生副作用或生物药效率下降时可更换。

表3　肾移植后（1～2日）少尿的诊断和治疗

诊断方法	结果和少尿原因	治疗
冲洗膀胱	冲洗不良、凝血块造成尿管阻塞	膀胱冲洗、换尿管
血压、CVP 血细胞压积、血清蛋白	脱水、贫血、胶体渗透压下降	输液、输血、蛋白制剂
肾B超	腹膜后出血、尿瘘、 肾积水－输尿管狭窄	引流、止血、再吻合、 肾造瘘、放置输尿管支架管、再吻合
超声多普勒 肾核素检查	肾血流下降－动静脉扭曲、血栓 －超急性排斥反应	纤溶疗法、再吻合 摘除移植肾
检查后无异常	药物性肾损害 急性肾小管坏死	减量、变更药物 血液透析、利尿剂

表4　肾移植后早期（3个月以内）肾功能下降的诊断与治疗

原因	诊断	治疗
1、外科并发症		
肾：肾破裂（排斥反应、肾活检）	临床症状、B超、CT	缝合、肾摘除术
肾周围：腹膜后、被膜下血肿 淋巴囊肿	临床症状、B超、CT 临床症状、B超、CT	去除血肿　止血、引流 引流、腹腔内开窗术
尿路系统：输尿管瘘、输尿管坏死 输尿管狭窄 膀胱输尿管返流	IVP、B超、CT IVP、B超、CT 膀胱造影	肾造瘘、留置输尿管支架管、膀胱输尿管再吻合术、输尿管再吻合术（使用自身输尿管） 球囊扩张术、留置输尿管支架管、再吻合术 膀胱输尿管再吻合术、注入GAX胶原
血管系统：动脉狭窄 动脉瘤 动静脉血栓	超时多普勒、动脉造影 超时多普勒、动脉造影 超时多普勒、动脉造影	经皮血管扩张术、再吻合术、 再吻合术 纤溶疗法、去除血栓、再吻合术
2、内科并发症		
排斥反应：细胞性排斥反应 体液性排斥反应	临床症状、血液检查、肾活检 临床症状、血液检查、肾活检	激素冲击疗法、血液透析 激素冲击疗法、血浆置换、DIC治疗、血液透析
急性肾小管坏死：供肾不良，热缺血时间延长、休克、脱水	临床症状、血液检查、肾活检、B超、多普勒	血液透析、利尿剂
药物性肾损害：环孢素 他克莫司 其他药物	Truough（波谷）值、肾活检 Truough（波谷）值、肾活检	减量、换其他药物 减量、换其他药物 减量、终止用药
复发性肾炎	肾活检	原发病的治疗

外科并发症

常见的外科并发症如下述（表4）。

尿路并发症：尿瘘、输尿管狭窄、膀胱输尿管返流。原因是吻合技术、下段输尿管的血流障碍、排斥反应等。特别是长期透析患者要注意高度萎缩膀胱的吻合。图1显示膀胱输输尿管吻合部的尿瘘。

血管系统并发症：肾动静脉、髂静脉血栓形成及肾动脉狭窄、肾动脉瘤。原因是吻合手术、血管的屈曲、动脉硬化、排斥反应等。

淋巴囊肿：因结扎淋巴管、术后淋巴引

表5　环孢素与他克莫司的副作用

症状	环孢素	他克莫司
肾功能损害	++	+
肝功能损害	+	±
胸痛、EKG异常	±	+
高血糖	+	++
高钾血症	+	++
高胆固醇血症	++	±
高尿酸血症	+	+
高血压	++	±
震颤、头痛、失眠	++	++
腹胀、恶心、呕吐、腹泻	±	+
多毛	++	±
齿龈增生	+	±
淋巴肿	±	±

图1　膀胱输尿管吻合部的尿瘘

血透史17年，接受尸体肾移植的56岁男性。术后19日膀胱造影左前斜位像（a）和术后20日CT像（b）。a：尿瘘、膀胱输尿管返流，肾移植造影。b：移植肾输尿管的背侧看到低密度区(*)。之后施行了移植输尿管与自体输尿管吻合术

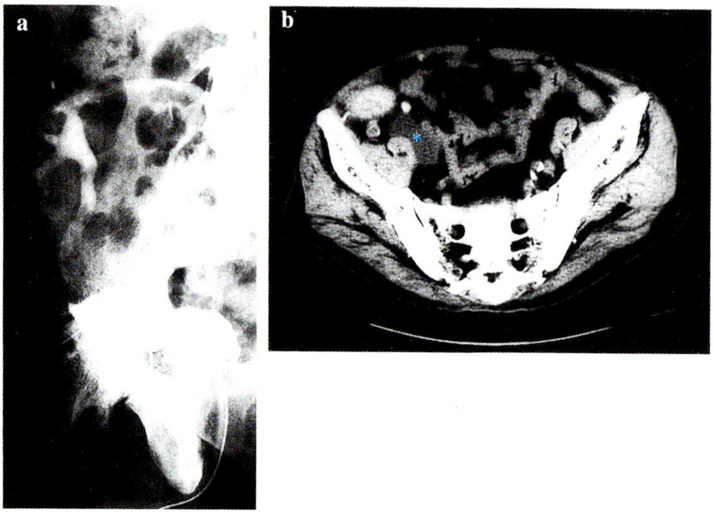

流不充分所致。需要和尿性囊肿相鉴别。

创口感染：由于低营养和免疫抑制剂的影响，创口愈合有延迟、易感染性倾向。加强监护，充分引流，预防耐药菌的发生。

腹膜后血肿：由于肾衰竭患者具有营养不良、组织脆性增加及出血倾向，要注意充分的引流。在肾活检后也要注意。

肾功能损害

引起肾功能损害的主要原因如表 4 所示。为了鉴别排斥反应和免疫抑制剂造成的肾毒性或复发性肾炎，往往进行肾活检。一般细胞性排斥反应适用激素冲击疗法为中心配合 ALG、抗 CD3 抗体治疗。体液性排斥反应时，因为抑制B淋巴细胞，合并用硫唑嘌呤、咪唑立宾、霉酚酸酯等代谢拮抗剂。对于微小血栓，使用蛋白分解酶抑制剂和血小板凝集抑制剂。为除去抗体也可行血浆置换。由于术前施行的交叉配型试验超排反应已很少见，但对伴随广泛血栓形成的超急性排斥反应应行肾摘除术。药物性肾损害时进行药物减量和更换药物。

感染

肾移植术后 3～4 个月即使免疫抑制剂在维持量，宿主免疫功能也下降，成为易感染宿主的状态（图 2）。

● 巨细胞病毒感染症（CMV）

发生率高，治疗延误时，可发展为间质

图 2　肾移植患者的机体防御机能和主要感染症的好发时期

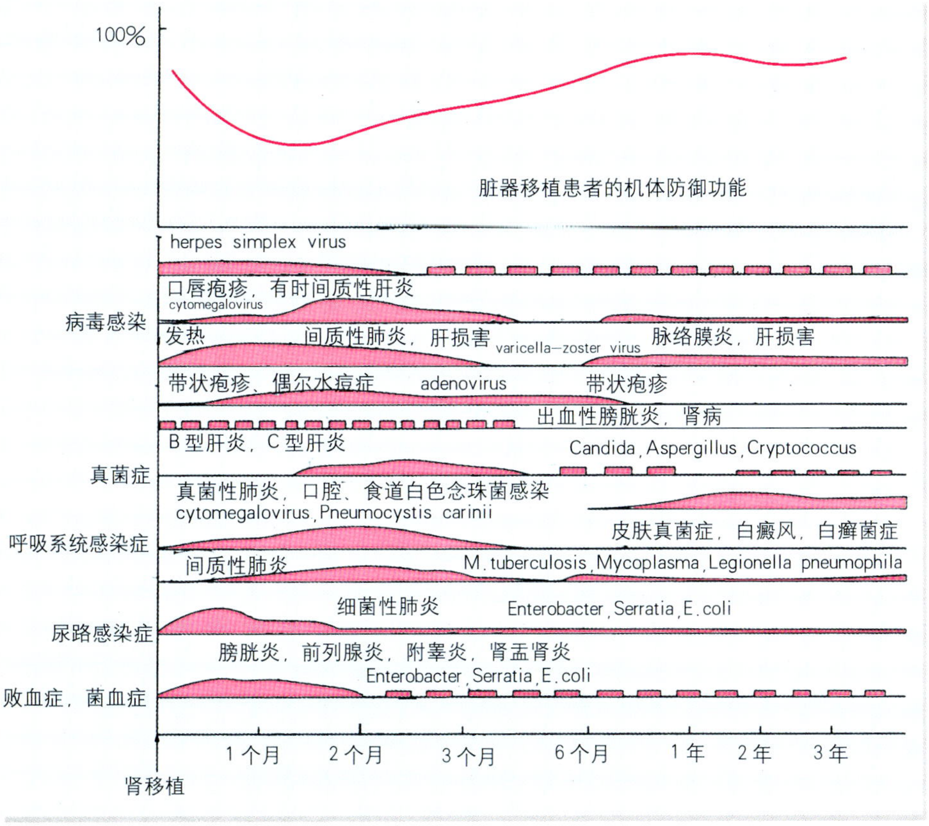

性肺炎，常成为致命的疾病，是应该注意的感染症之一。特别是使用抗CD3抗体等强力免疫抑制疗法后必然发生。最近使用CMV抗原阳性白细胞的抗原血清法，使CMV早期诊断成为可能，并且在一定程度上可以反映病情的轻重（表6）。图3显示典型的CMV感染（间质性肺炎）的临床经过。CMV感染的表现①肝损害、消化道溃疡、视网膜病等病毒引起的损害。②间质性肺炎和单核细胞增多症等宿主免疫反应引起的损害。前一种情况用抗原血清法，有时也不一定反映病情轻重。关于治疗，给予更昔洛韦或膦甲酸钠或合用γ－球蛋白（表7）。通常在无症状时以抗原血清法为指标，先给予更昔洛韦治疗。对抗CMV抗体阴性的受体从术后有时给予预防性治疗。也存在病毒耐药性的问题，有关疫苗目前在研制中。

● 其他感染

对细菌感染（创口、肺、尿路），各种真菌感染（肺、食道、其他），卡氏肺囊虫肺炎，疱疹病毒感染等，从手术后给予监护和预防（图8）。发病时迅速对应处理，并且把结核的可能性也需要考虑在内，必要时进行检查。供体或受体PPD强阳性时，预防性服用异烟肼没有定论。治疗结核时，注意利福平引起的环孢素、他克莫司浓度下降。

糖耐量障碍

一般在术后早期和排斥反应时使用激素冲击疗法后往往出现高血糖和尿糖，并诱发感染，有必要认真处理。有报告他克莫司

表6　症状性CMV感染的诊断

1.病毒学所见（病毒／抗体）
①检出CMV（病毒／抗原／核酸）*
②双份血清抗体转成阳性或抗体效价上升4倍以上，单一血清检出IgM抗体。（①或②两项或其中一项为阳性，即可诊断）

2、临床表现（症状／体征）
①不明原因发热
②白细胞减少，血小板减少，出现异型淋巴细胞，肺炎，视网膜炎，肝炎（肝功能异常），消化道溃疡（出血），胰腺炎，肾病
（①加②的9项中的1项以上为阳性）

*CMV分离、CMV抗原血症、CMV DNA血症是活动性CMV感染的指标。

表7　CMV感染的治疗

①更昔洛韦：5～3mg/kg/日，3～5天连续服用以后隔日服
②（抗CMV高滴度时）γ球蛋白：2～5g，用3天
③激素冲击疗法（间质性肺炎等免疫反应亢进时）

表8　肾移植后各种感染的预防，原则上连续用3个月

含漱碘伏
含漱两性霉素B
喷他脒吸入（30mg+生理盐水2ml，1次／日）
ST合剂（从第2周开始 2～3片／日，2次／周）
阿昔洛韦（从第2周开始 2～3片／日，2次／周）

图3　CMV感染特别是间质性肺炎的典型临床经过

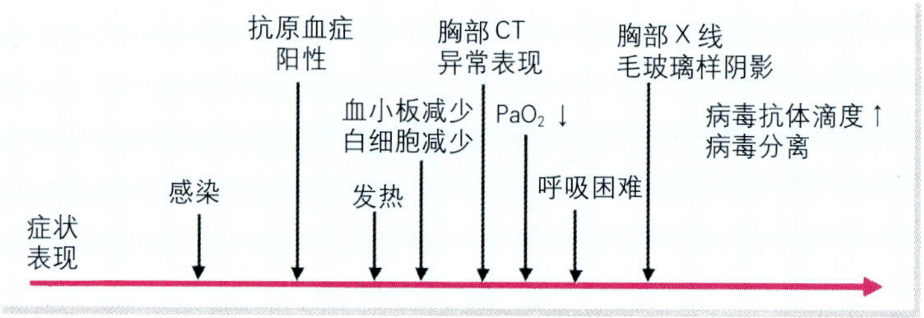

比环孢素容易引起糖耐量障碍（表5）。术前没有糖耐量障碍时，通常随着类固醇药物减量而好转，往往不需要胰岛素。

消化道并发症

使用类固醇使消化性溃疡的发生率升高，在早期特别是预防性给予H_2受体拮抗剂，同时注意进行性贫血和大便潜血。此外他克莫司可引起腹胀、恶心等肠管运动障碍，硫唑嘌呤可引起肝功能损害，霉酚酸酯可引起腹泻等消化道症状。感染症中CMV能引起消化性溃疡和肝功能损害。肝炎病毒携带者在移植后有可能出现肝功能损害进行性发展，需要注意免疫抑制剂的增减。EB病毒引起的恶性淋巴瘤会出现消化道出血、穿孔。

循环系统并发症

分流术流量大的时候，由于移植肾血管床增大，移植后有时出现高排出性心力衰竭、应进行适宜的分流闭锁术。已知各种免疫抑制剂能引起高血压，但是在恶性和管理不良病例移植肾动脉或受体肾动脉狭窄引起肾血管性高血压也应该考虑在内。其他有环孢素引起高脂血症和他克莫司引起心力衰竭、胸痛等心脏毒性的报告。

造血系统并发症

关于免疫抑制剂硫唑嘌呤、咪唑立宾、霉酚酸酯等引起骨髓功能障碍，可终止变更药物，同时给予输血、G-CSF、血小板输入等处理。G-CSF和促红细胞生成素及硫唑嘌呤等代谢拮抗剂合用有可能引起骨髓疲劳。CMV感染和体液性排斥反应，有时伴有血小板减少。关于贫血需要排除术后出血和消化性溃疡等其他原因。ABO血型不一致有时出现溶血性贫血，合用硫唑嘌呤，对症处理。

其他

类固醇引起白内障、青光眼、股骨头坏死，需要定期检查。如表5所示，环孢素可引起多毛症、齿龈增生，他克莫司可引起震颤和中枢神经毒性。

肾移植后恶性肿瘤的发生率在欧美为4%～27%，在日本为2.3%～5.3%，且有增加的倾向。但是透析患者恶性肿瘤发生率为1.7%～5.0%的高值，肾移植后恶性肿瘤发生率增加没有明确。恶性肿瘤发生的原因考虑与免疫抑制剂有关，特别是使用环孢素长期生存病例，有报告恶性淋巴瘤增加。不限于环孢素等强力的免疫抑制剂疗法后，有报告移植后有发生淋巴增殖性疾患的可能性，其原因考虑与EB病毒活化有关。

术后慢性期的处理

长期肾功能损害、糖尿病、高脂血症等进行饮食疗法、药物疗法。关于免疫抑制疗法，随着类固醇减量，通常2年左右环孢素波谷值50～100ug/ml，他克莫司波谷值5mg/ml程度的维持量。没有排斥反应，移植肾功能良好，尿蛋白阴性的病例要考虑激素脱离疗法(含环孢素的二联或单用他克莫司)。慢性排斥反应的补救疗法，从环孢素变更为他克莫司，关于其适应证和有效性目前还有争议。排斥反应或再发性肾炎引起的终末期肾衰竭在早期进行再透析，移植肾成为感染源时和随着免疫抑制剂逐渐减少，出现排斥反应时进行肾摘除。

（片桐明善　高桥公太）

小儿肾移植

小儿与成人不同，长期保持移植对患儿来说有很大的负担。在日本肾衰竭患儿的治疗经常用连续性非卧床腹膜透析（CAPD），夜间用间歇式腹膜透析（NIPP）。由于促红细胞生成素和生长激素的使用已成为安全高质量的疗法，随着生存率的改善，出现了推迟移植的倾向。考虑患儿的生活质量（QOL），移植比透析有明显优越性（表1）。小儿肾衰竭治疗的终点是移植。

疾病原因

根据北美儿科肾移植合作研究（ANPRTCS）在北美的4 329例统计，梗阻性尿路疾病最多占16.4%，第2位是肾不发育、发育不全、发育不良占16.0%，局灶性肾小球硬化症占11.9%，逆流性肾病5.6%，慢性肾小球肾炎占4.3%（表2）。日本Hasegawa的244例报告，先天性畸形或遗传病占51.60%，后天性畸形疾病占48.4%，约各占一半。阻塞性尿路疾病较少只有4例（1.6%），其中后尿道瓣膜2例，前尿道瓣膜1例，膀胱颈口硬化1例。肾不发育、发育不全、发育不良最多，占32.4%，第2位是局灶性肾小球硬化病13.9%，接下来是Henoch-Schonlein紫癜病9.0%，IgA肾病4.9%，原因不明的慢性肾小球肾炎4.5%，返流性肾炎4.5%。在Hasegawa报告中阻塞性疾患比NAPRTCS统计的少，而IgA肾病和紫癜病较多。

移植时的年龄

据日本移植学会肾移植临床登记统计报告（1983－1994，1994中间报告），不同受体的年龄组在活体肾移植结果统计中共统计1 690例，其中0～4岁16例（1.0%），5～9岁26例（1.5%），10～19岁193例11.4%）。

同样尸体肾移植结果统计836例，其中0～4岁3例（0.4%），5～9岁5例（0.4%），10～19岁21例（2.4%）。

表1　慢性肾衰竭儿童肾移植治疗的意义—QOL的提高

Ⅰ医学、身体：	促进生长发育 改善淀粉样变 肾性佝偻病、继发性甲状旁腺功能亢进症、肾性贫血的改善 心血管系统并发症、从分流术、CAPD管并发症等中解脱
Ⅱ精神、心理、社会：	充足时间，没有限制的社会生活 不依靠机械和装置生活 无论干什么都能够自由 成人后能够恋爱、结婚、生育

Hasegawa报告的268例（第1次移植242例、第2次移植22例、第3次移植4例）中5～7岁16例和14～15岁25例有2个高峰，第2个高峰疾病原因是各种肾炎（图1）。

术前检查

除了一般外科手术必须进行的检查外，儿童先天性畸形、后尿道瓣膜等的下尿路阻塞性损害和膀胱输尿管返流、神经性膀胱等原发性疾病，在移植前需要检查下尿路。逆行性尿路造影、排尿时膀胱尿道造影（VCUG）能够了解尿道阻塞性疾病、膀胱输尿管返流及膀胱容量、残尿等的膀胱功能情况对儿童来说是重要的检查（图1）。在接受尸体肾移植登记时，需要进行HLA－A、HLA－B、HLA－DR的检查，出现适合供体时进行T淋巴细胞交叉配合试验，必须是阴性。

儿童肾移植术式

拔去腹膜透析用导管

肾衰竭儿童几乎都进行CAPD、NIPD，特别是体重12kg以下的低体重儿开腹把移植肾放置在腹腔内，术后不可能进行腹膜透析，所以在移植前要拔去腹膜透析用导管。接受尸体肾移植时也要考虑到不能立即发挥肾功能，在腹膜外安置移植肾时，保留导管，可用于术后透析。

表2　接受肾移植的4 329名儿童的原发疾病

诊断	病例数（4 329）	%（100）
阻塞性尿路疾病	711	16.4
肾未发育／肾发育不全／肾发育不良	693	16.0
局灶性肾小球硬化病	516	11.9
返流性肾病	242	5.6
全身性免疫疾病	212	4.9
慢性肾小球肾炎	187	4.3
先天性腹壁缺陷症	124	2.9
先天性肾病综合征	120	2.8
溶血性尿毒症综合征	120	2.8
多囊肾	117	2.7
肾髓质囊肿肾／少年性肾单位结核	105	2.4
胱氨酸病	101	2.3
家族性肾炎	101	2.3
膜增生性肾小球肾炎、Ⅰ型	98	2.3
肾盂肾炎／间质性肾炎	93	2.1
肾梗塞	82	1.9
原发性新月体形成性肾小球肾炎	72	1.7
膜增生性肾小球肾炎Ⅱ型	43	1.0
草酸病	31	0.7
膜性肾病	27	0.6
Willms肿瘤	26	0.6
镰状红细胞肾病	9	0.2
糖尿病性肾小球肾炎	5	0.1
其他	265	6.1
原因不明	202	4.7

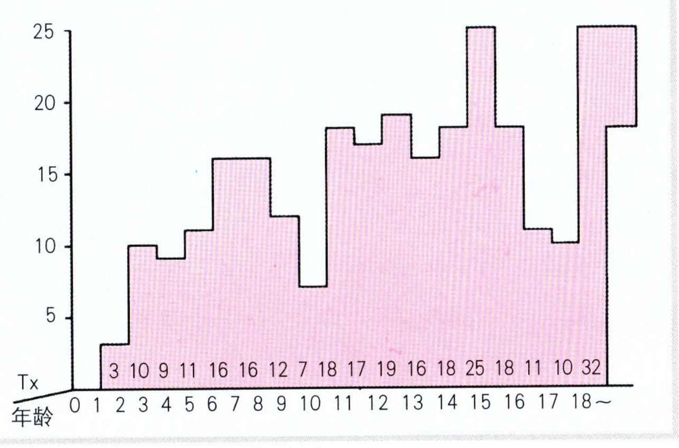

图1　儿童肾移植时年龄
共268例（第1次移植242例、第2次移植22例、第3次移植4例）
TX：移植术
（来自清濑儿童医院及东邦大学大森医院的病例）

肾脏摘除

由于膀胱输尿管返流等先天性畸形，进行输尿管皮肤造瘘和肾造瘘的患儿合并慢性尿路感染，所以移植前或移植的同时切除感染的肾脏。考虑到移植输尿管因为事故不能使用时的情况往往预先把含有肾盂的输尿管（自己的输尿管）留下。

从切皮到吻合血管

儿童由于体重不同则切回及血管吻合也不同（图3）。在活体肾移植，双亲是供体时，必须把成人大的肾脏移植到儿童小的身体里。

体重12kg以下时，经腹直肌切开经腹进入腹腔内，靠近肠管左上侧，收纳在肠窝中，游离腹主动脉、下腔静脉。最近即使低体重儿也开发出在腹膜外进行手术的手法。因为血管前面交叉淋巴管，所以用儿童专用钳子分开，用3－0＃丝线结扎、游离。阻断血流使用血管夹或心耳钳。阻断腹主动脉、下腔静脉不进行体外循环开始吻合。

血管吻合用5－0＃血管吻合线，把肾动脉与腹主动脉端侧吻合，肾静脉与下腔静脉或髂静脉端侧吻合（图4a、b）。动脉吻合有时可以全周连续缝合，但是考虑成长因素，进行1/2～1/4周间断缝合，其余的连续缝合。静脉吻合实行连续缝合。把从下腔静脉分支的腰静脉结扎切断，肠系膜下动脉尽可能留存。如果对吻合有干扰，用血管夹切断血流，确认肠管血流后结扎、切断。

体重12～15kg时，把成人的切口术式向上方延长，在腹膜外切开腹外斜肌、腹内斜肌、腹横肌，游离腹膜，进入腹膜后腔，游离髂外动脉到髂总动脉，把肾动脉与髂总动脉端侧吻合，肾静脉与髂静脉端侧吻合（图5）。

体重15kg以上时，与成人相同，把肾动脉与髂外动脉端侧吻合或与髂内动脉端端吻合，肾静脉与髂静脉端侧吻合。身长小的儿童一般使用髂外动脉保持移植肾的血流。

膀胱输尿管吻合

痉挛型神经性膀胱和反复感染、膀胱平滑肌硬缩时不能使用，这时制作结肠导管或回肠导管后进行肾移植。但是近年来使用胃或肠进行膀胱扩大术并不少。膀胱扩张柔软时，以术后自己导尿进行管理为前提，进行膀胱输尿管吻合。移植前有时已经进行了

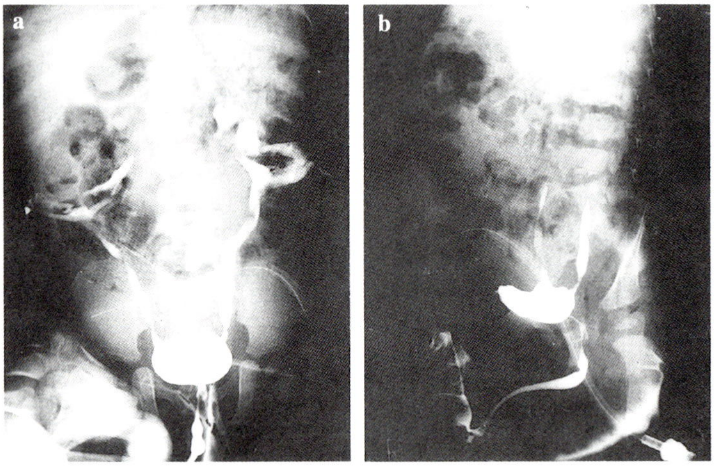

图2　术前下尿路造影检查

a: 逆行性尿道膀胱造影：膀胱输尿管返流，返流至两侧尿管皮肤瘘及肾盂。

b: 排尿时膀胱尿道造影（VCUG）：摘除两侧肾及切除输尿管皮肤瘘在内的上输尿管进行VCUG，确认无残尿，可以正常排尿。存在下段输尿管的返流

膀胱输尿管返流等手术，存在术后粘连，游离困难的情况。将膀胱侧壁用钝性游离，正中切开，确认输尿管口，把自己输尿管口的上外侧横切开1cm，同时用儿童用佩昂钳制作黏膜下隧道1～2cm，贯串肌层，佩昂钳伸出到膀胱外充分扩展，移植输尿管用佩昂钳抓住引导到内侧（图6）。膀胱输尿管吻合使用4－0可吸收线，输尿管内下侧深入到膀胱三角区的肌层，其他3点与膀胱黏膜吻合。膀胱萎缩容量小时，黏膜下隧道1cm也不能制成，只有期待术后膀胱容量增大，黏膜下隧道自然延长。

围术期输血、输液疗法

血管吻合结束，通过输血、输液使CVP维持在15cmH_2O。血流再通时，由于移植

图3　儿童肾移植皮肤切开线

(1)体重20kg以上　(2)体重20kg以上
(3)体重12～15kg　(4)体重20kg以下

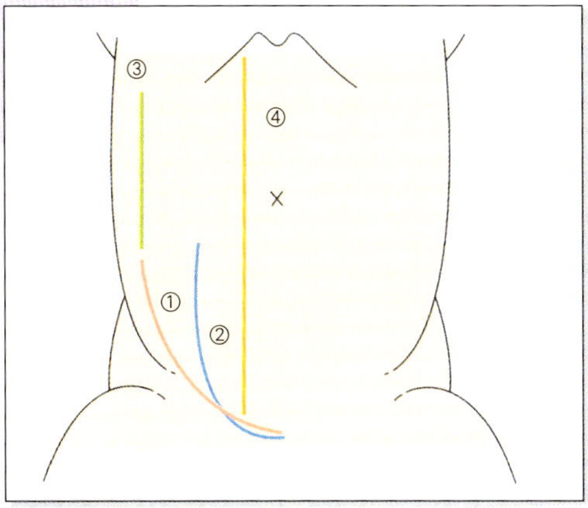

图4　体重12kg以下的儿童移植成人肾脏时的血管吻合

肾动脉与腹主动脉端侧吻合，肾静脉与髂静脉端侧吻合，保存肠系膜下动脉。腹主动脉与肾动脉几乎相同直径，比术者的手指稍细

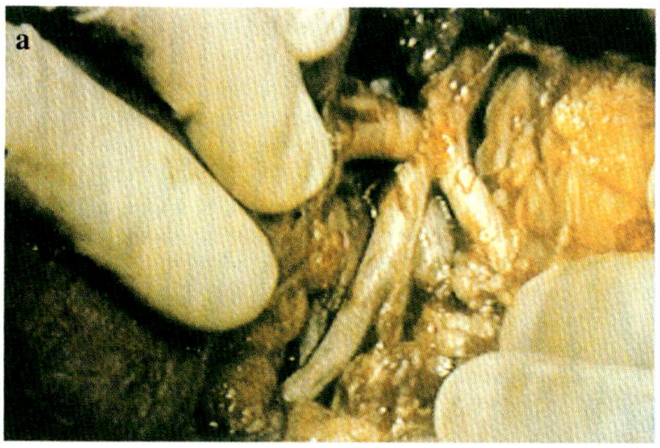

图5　体重12～15kg儿童移植成人肾脏时的血管吻合

肾动脉与髂总动脉端侧吻合，肾静脉与髂静脉端侧吻合

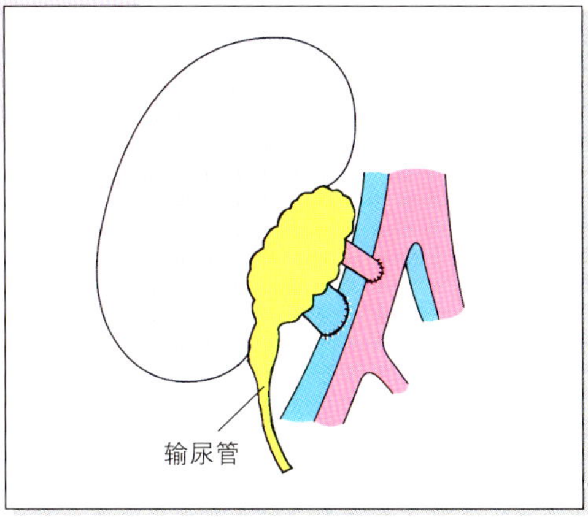

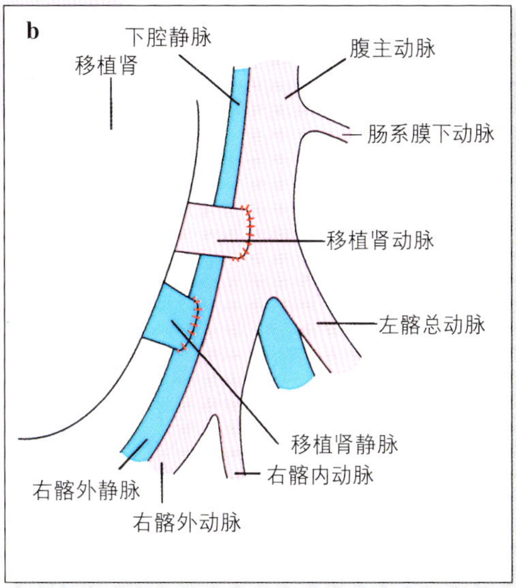

血管床要流入250～300ml血液，要防止产生循环衰竭。输血、输液使体重增加10%，但是可使CVP下降8cmH_2O，利尿不见效时考虑第3间隙移行，补充冻血浆和白蛋白制剂确保胶体渗透压，保持循环血浆量。最近利用Hanp（心房Na利尿肽）利尿，不必行以上的输液，也能管理心功能下降的患儿。

免疫抑制疗法

儿童因为有生长的问题，既要保持良好的肾功能，又要使激素减量，至少类固醇要隔日疗法，尽可能中止是最终目标。使用环孢素或他克莫司可停用类固醇。根据Motoyama的报告，用共同的免疫抑制疗法中止类固醇，可以促进成长。

类固醇脱离疗法

● 使用环孢素疗法

环孢素、咪唑立宾、甲基强的松龙的服用量如表3。

服用甲基强的松龙9周以后，移植肾功能稳定良好的病例，用6个月8mg/m²隔日给药，以后6个月有稳定良好的肾功能，肾活检显示境界领域以下（根据Banff的分类）时对患儿中止甲基强的松龙，注意观察。血型不合移植时甲基强的松龙的减量要推迟，移植后1年以上稳定时考虑中止激素。

● 使用他克莫司的疗法

他克莫司、甲基强的松龙、硫唑嘌呤或咪唑立宾的给药量如表4。

他克莫司如果可以口服，把静脉给予量减半0.3mg/kg/日分2次给予，静脉点滴与口服共同持续3～4日，以后点滴逐渐减量，完全改为口服。以移植后1个月血中谷值20～25ng/ml，2个月后10～15ng/ml，3个月以后5～10ng/ml为目标，调整服药量。从静脉输液到口服转换期血中浓度下降有时出现排斥反应，需要注意。

术后13周以后，移植肾功能良好，肾活检显示在境界领域以下（Banff分类）对患儿中止甲基强的松龙并注意观察。

硫唑嘌呤或咪唑立宾根据白细胞数和肝功能调节给药量。

图6 膀胱输尿管吻合术

在原有输尿管口外侧上部制作新输尿管口，制作黏膜下隧道，贯通膀胱后，将移植输尿管用钳子拉进膀胱内，输尿管内下侧拉到膀胱肌层，其余3点与膀胱黏膜缝合固定

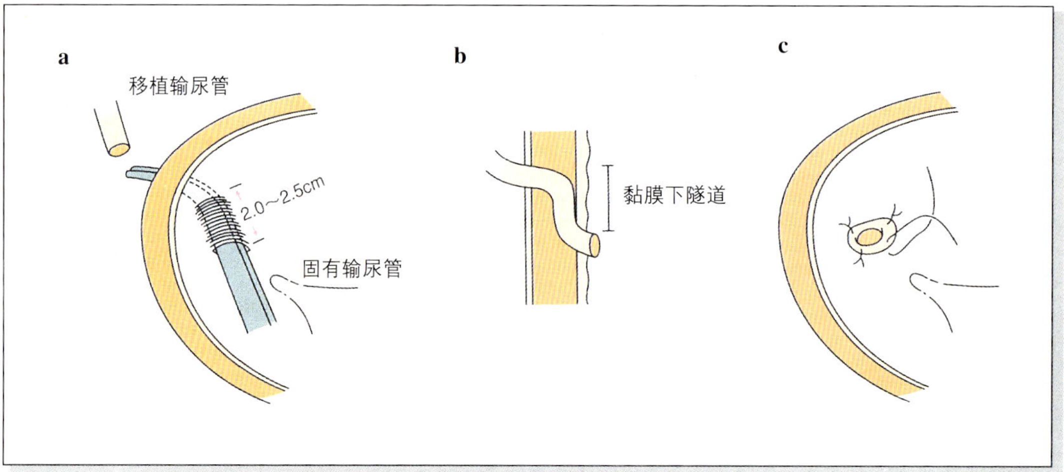

移植后生长、骨骼的改善

移植后由于肾功能恢复，比透析治疗时身材增高，使用激素时生长速度下降，达不到平均身高±2SD，因此要考虑类固醇隔日疗法，至少要满足“赶上生长”。据Aikawa等人的报告，20例儿童肾移植患者中8例患者中止类固醇，其中7例平均身高达到±2SD以内，4例达到“赶上生长”。最近考虑使用生长激素，促进身高发育。图7显示的病例1岁时由于肾衰竭施行腹膜透析（PD）后生长到接近平均身高－2SD附近，但是由于反复腹膜炎，PD达到极限，以母亲为供体进行活体肾移植。移植后促进了生长速度，但是3年后进行类固醇隔日疗法，使生长速度没有“赶上生长”，中止类固醇时“赶上生长”达到平均身高＋SD，第二性征也出现，生长持续进展。

表3　使用环孢素疗法

环孢素	
术前夜	300mg/体表（m^2）
术后	300mg/体表（m^2）
术后1～2个月	调整血谷值达到300ng/体表（m^2）
术后2个月末	调整血谷值达到200ng/体表（m^2）
术后2个月以后	调整血谷值达到100ng/体表（m^2）
咪唑立宾	
术前夜	50mg/体表（m^2）
术后1～12周	100mg/体表（m^2），口服
13周以后	75mg/体表（m^2），口服、早1次
甲基强的松龙	
术前夜	10mg/体表（m^2）口服、晨1次
术中	500mg/体表（m^2）经静脉
术后1周	40mg/体表（m^2）口服、晨1次
术后2周	30 mg/体表（m^2）口服、晨1次
术后3周	20 mg/体表（m^2）口服、晨1次
术后4周	16 mg/体表（m^2）口服、晨1次
术后5周	12 mg/体表（m^2）口服、晨1次
术后6周	10mg/体表（m^2）口服、晨1次
术后7周	8 mg/体表（m^2）口服、晨1次
术后8周	6 mg/体表（m^2）口服、晨1次
术后9周	4 mg/体表（m^2）口服、晨1次

小儿肾衰竭患者容易出现肾性骨营养不良，特别是肾性佝偻病。移植后肾功能正常化时维生素D被活化，酸碱平衡改善，尿毒症性毒素消失，营养摄取良好，骨代谢正常化，促进生长（图8）。

结　　果

肾移植临床统计报告根据儿童的年龄分成3类，0～4岁、5～9岁、10～19岁。用环孢素免疫抑制疗法。对活体肾及尸体肾移植结果报告如下：活体肾移植1年存活率在各类中都良好在90%以上，5年存活率5～9岁为70.30%、10～19岁为65.4%、0～4岁为55.6%较低(图9)。尸体肾移植结果病例比较少，1年存活率0～4岁100%、5～9岁80%、10～19岁61.9%，5年存活率分别为66.7%、40%、39.7%（图10）。

表4　使用他克莫司疗法

他克莫司	
移植前2日	0.3mg/日，分2次
移植后即刻	0.06mg/kg/日　经静脉 （血中浓度设定在30ng/ml）
术后（经口可能）	静脉给予上述量的半量，经口给予0.3mg/kg/日　分2次
术后1个月	血谷值目标在30–25ng/ml
术后2个月开始	血谷值目标在10–15ng/ml
3个月以后	血谷值目标在5–10 ng/ml
甲基强的松龙	
术前夜	10mg/体表（m^2）经口，晨1次
移植当天	250 mg/体表（m^2）经静脉
术后第1周	30 mg/体表（m^2）经口，晨1次
术后第2周	25 mg/体表（m^2）经口，晨1次
术后第3周	20 mg/体表（m^2）经口，晨1次
术后第4周	15 mg/体表（m^2）经口，晨1次
术后第5周	10 mg/体表（m^2）经口，晨1次
术后第6～9周	5 mg/体表（m^2）经口，晨1次
术后第10～13周	10 mg/体表（m^2）经口，隔日晨1次
硫唑嘌呤或咪唑立宾	
硫唑嘌呤	1mg/kg/日
咪唑立宾	2mg/kg/日

Hasegawa报告使用环孢素和未使用环孢素总计229次的活体肾移植1年、5年、10年生存率/存活率分别为99.1%/90.7%、97.5%/80.9%、91.5%/65.8%。但是尸体肾移植1年存活率为59.2%。1996年的NAPRTCS报告，活体肾与尸体肾1年、5年生存率/存活率结果，活体肾为97.0%/90.4%、93.8%/73.4%，尸体肾为95.7%/79.6%、90.6%/56.4%。尸体肾移植在日本生存率/存活率也是低下的，考虑为心脏停跳后切取肾脏的结果。在日本尸体肾移植约70%发生ATN需要透析，与北美脑死亡切取的肾脏相比移植肾质量上的差异很大。

图7　临床病例的生长速度与生长曲线

该病例体重6.6kg，2岁6个月，由母亲为供体，进行活体肾移植。移植时身高平均－2SD以下，以后发育顺利，类固醇中止后呈现“赶上生长”，移植后9年现在身高平均－SD，最近出现第二性征，已有月经初潮

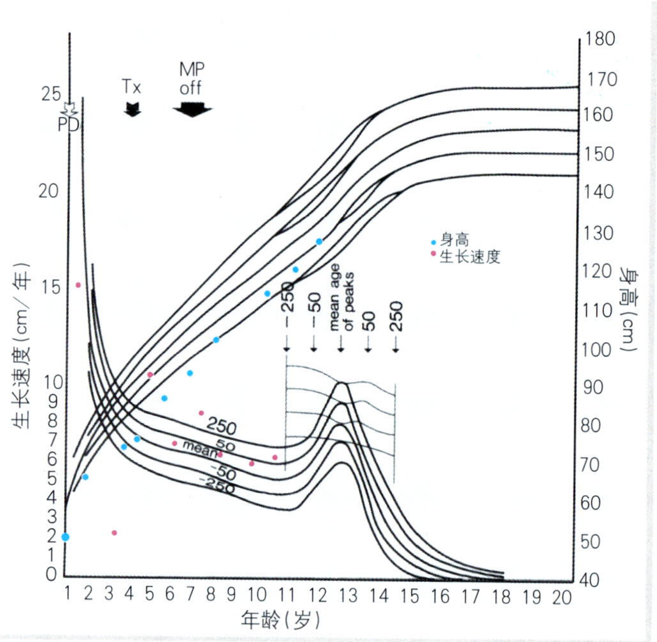

图8　肾移植前后腕部X线图像

肾移植前由于肾性佝偻病、尺骨及桡骨骨端部骨形成下降、手掌骨皮质变薄；移植后看到有明显改善

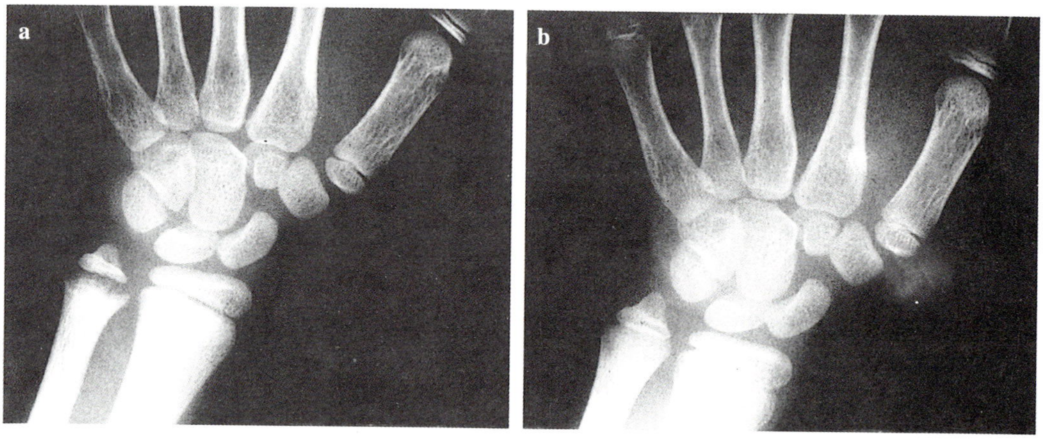

图9　不同受体年龄组活体肾移植的结果（CSA组，存活率）

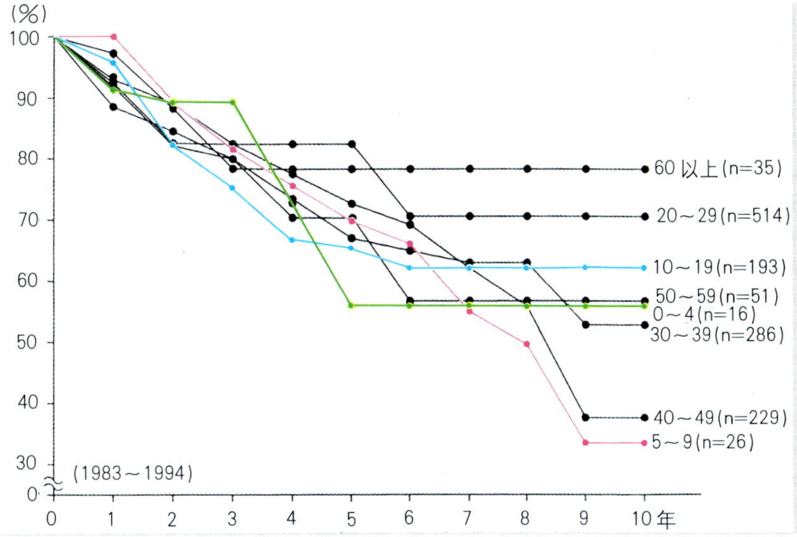

图10　不同受体年龄组尸体肾移植的结果

不论是第1次移植还是第2次移植，与活体肾移植比较生存率、存活率都不良

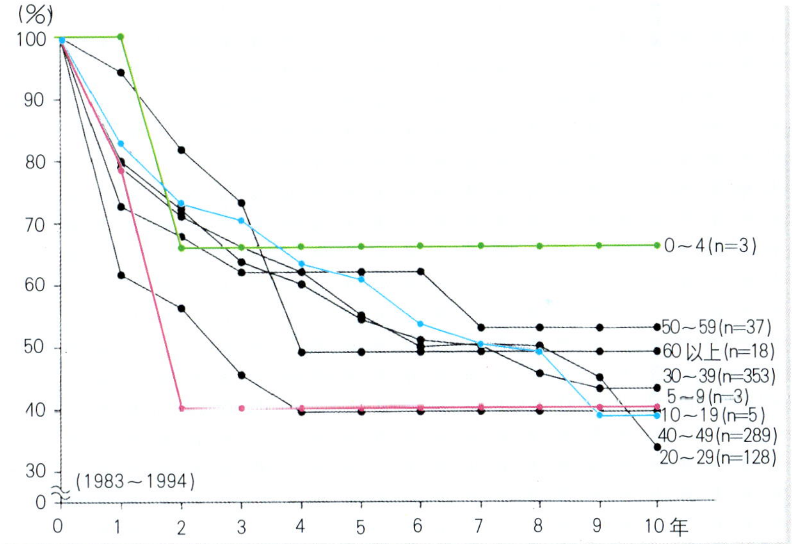

儿童肾移植的等待与尸体肾移植优先权

日本儿童肾衰竭患者，儿童的定义是15岁以下，但是1997年1月登记儿童等待尸体肾移植的患者63例（占全部登记者的0.4%），在全国CAPD儿童患者的400例中是非常少的。在欧美每年移植的患者数多于小儿等待患者数，新加入的患者几乎在年内都进行了移植（表5）。在日本1983～1994年11年中19岁以下的活体肾移植235例，尸体肾移植29例。而在美国1994年1年中19岁以下的活体肾移植304例，尸体肾移植368例。

在日本儿童供体出现时优先进行儿童的移植，但是HLA–DR抗原必须至少有一个是相配的（表6）。NAPRTCS报道的移植的组织相容性结果，HLA–DR抗原达不到

2个相配的移植占2502次移植中的45.7%。HLA相配率不高阻碍了儿童移植的优先权。

今后肾衰竭的儿童尽可能早的进入移植阶段，已经取得了儿科医生的共识。给予儿童肾移植适当优先权的同时多进行质量高的脑死亡肾移植，期望能够改善目前儿童肾移植的状况。

表5　世界上儿童肾移植活动（1995年）

	肾移植数	尸体肾	活体肾	新患者	等待患者
斯堪地纳维亚	17	10	7	26	18
英国、爱尔兰	167	150	17	175	135
法国	94	80	14	109	78
美国	672	368	304	442	517

表6　儿童供肾肾移植受体选择标准

根据肾移植受体的选择标准特别是对15岁以下儿童提供的肾脏的处理按照以下的选择标准

1、符合条件

(1) 15岁以下儿童尸体提供肾源的时候，从15岁以下的肾脏移植等待者中检索受体。如果15岁以下等待患者中不存在HLA-DR抗原一个以上的相配者，扩大到成人按以往的规则检索

(2) 受体检索以全国15岁以下的全部等待者为对象

(3) ABO血型一致相容

(4) 淋巴细胞交叉试验（全淋巴细胞或T淋巴细胞）阴性

2、优先顺序

(1) HLA相配性的优先顺序按以下排位

优先顺序	DR的相配数	A及B的相配数
1	2	4
2	2	3
3	2	2
4	2	1
5	2	0
6	1	4
7	1	3
8	1	2
9	1	1
10	1	0

（相川　厚　长谷川　昭）

再次肾移植、移植和妊娠

再次肾移植

定义与现状

肾移植是QOL严重的肾衰竭的治疗方法。所以初次肾移植失败有再次移植的机会也是很重要的，在平均存活期超过10年的现在也没有改变。在移植肾功能丧失的患者中再次移植的愿望很强烈。但是从国内外的现状看，据美国（UNOS）的统计，再次移植尸体肾占15%，活体肾占8%；在日本不超过2.3%。在美国初次移植肾失活者的12%得到第2次移植的机会。

再次肾移植术

不论是否切除失活的肾，应在前次移植的对侧髂窝进行。为防止切断两侧的髂内动脉引起盆内脏器的缺血和阳痿，所以动脉吻合时行肾动脉和髂外动脉的端侧吻合。第3次移植在第1次移植床的头侧，用髂总动脉、髂总静脉或腹主动脉、下腔静脉进行。

移植肾存活率

据美国UNOS统计，20世纪80年代第2次移植存活率比第1次移植成活率下降10%。由于环孢素等免疫抑制剂的进步，交叉配合和HLA相容性的改善，20世纪90年代再次移植肾存活率比第1次只降低1%，3次以上肾存活率只降低7%。高危险度移植消失（图1），在儿童肾移植也呈现同样的倾向。

图1　初次移植与第2、3次移植肾存活率的比较（1987～1994年间UNOS统计）

美国8年间不同供体的肾移植结果，在尸体肾方面，初次移植与再次移植的存活率存在很大差异

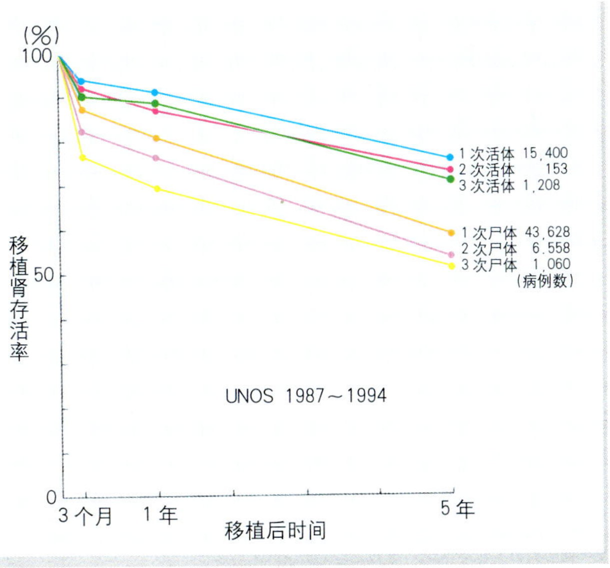

移植结果的影响因素

再次移植成功与否，受到上次移植各种各样的影响。根据欧美国家临床病例分析得到最新的见解，列表1。

● HLA相容性及致敏作用，特别是重复上次不相容的抗原（RMM）

即使再次移植，HLA特别是DR的相容性与存活率的改善有关。上次移植HLA相容，在再次移植者PRA高值被致敏的情况很少。

再次移植的供体有上次移植的不相容性HLA抗原，即多次HLA不相容（RMM）会增加免疫学上的风险。据UNOS统计，RMM（+）的50%的强烈致敏作用使再次移植失败率高，特别是对HLA－DR的RMM有害。但是也有RMM对肾存活有好的效果的报告（图2）。与以前进行的DST有同样的选择机理，RMM的危害只在PRA高值病例出现。

对上次移植致敏作用的确认，在再次移植时特别重要，PRA峰值＞50%肾存活率不良。但是也有报告CYA应用后PRA影响下降。

● 免疫抑制剂

CYA应用后1年肾存活率提高25%～30%，也有报告克服了RMM。他克莫司的结果也有提高。

● 上次移植肾的存活期

上一次存活1年以上进行再移植存活率高。但是不满1个月就失败，再移植效果也不好。在1个月～1年之间失败的病例致敏率高。

● 从上次移植肾失活到再移植的时间

这期间的长短对再移植的结果没有影响。

● 上次移植肾失活的原因

相比急性排斥反应来说，慢性排斥反应与上次移植肾的存活期有关，对再次移植的结果有影响。局灶性肾小球硬化病和膜增殖性肾小球肾炎等容易复发的肾脏病和糖尿病对移植肾有不良影响。非顺应性即使不会恶化再移植的结果，但是在道义上也许有问题。

● 供体来源

第2次移植供体是活体血缘肾LRD比尸体肾CAD能提高15%的3年存活率。在初次肾移植也是LRD会更好（图3）。从双亲血缘供体的第1次存活率与第1次、第2次都是从双亲血缘来的供体存活率比较，后者不如前者效果好。

表1　对再次移植结果有影响的各种因素

下列因素对再次移植的肾存活率有改善或恶化的影响

(1) HLA相容性
(2) 致敏作用
(3) 带进来上次不相容的HLA抗原
(4) 免疫抑制剂
(5) 上次移植肾的存活期
(6) 上次移植肾失活到再次移植的时间
(7) 上次移植肾失活的原因
(8) 供体的来源

图2　有无再次HLA错配和再移植存活率

用交叉配合阳性者除外，对MM抗原推测免疫耐受成立，只对交叉配合阴性病例进行再次移植，改善选择机理

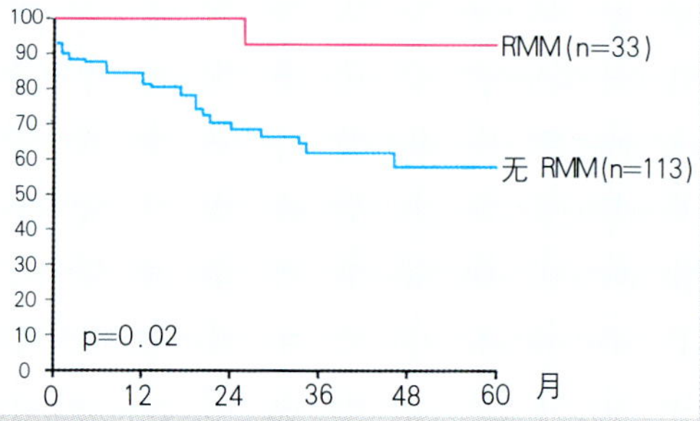

移植和妊娠

现状及一般性问题

妊娠和分娩在血液透析时几乎不可能，而行肾移植后成为可能。最近统计育龄期肾移植妇女31%在妊娠。肾移植术的目的是改善包括内分泌、性功能在内的QOL。自然流产率为14%，与一般人群无差异，28周后94%可成功分娩（表2），早产率为45%～60%，胎儿宫内发育延迟约20%强，与CYA有关。移植肾在盆腔内与妊娠子宫共存，而在妊娠及经阴道分娩时不会受损，除有产科情况，一般不需剖宫产。应注意新生儿并发症有白细胞减少、肾上腺皮质衰竭、感染等。母乳内有高浓度CYA，应禁忌母乳喂养。尚无关于一般用量的类固醇、硫唑嘌呤、CYA导致先天畸形发生率增高的资料，动物实验显示咪唑立宾有致畸和变异原作用，临床上也有轻度致畸的4例报道。另外，男性患者用药没发现问题。

妊娠前的指导

以前在移植后1.5～2年是避免妊娠的。其理由是使移植肾的功能稳定，免疫抑制剂也下降到维持量，加上稳定2年，移植肾能提高长期生存率等。但是CYA上市后存活率提高，有人认为在术后1年或肾功能良好1年以内妊娠也是可能的。Davison 1997年提倡妊娠许可指南（表3），Davison把这个作为目标，并不是绝对的。从移植肾功能保护观点出发，肾功能不良的病例残存的肾单位由于高滤过损害，在分娩后肾的预后不良（表2），妊娠是高危险因素（表4）。有意见认为妊娠条件要加上Ccr 50ml/分以上。因为有致畸形，咪唑立宾在许可妊娠时和判明妊娠时要更换为硫唑嘌呤。现在由于病例较少，还没有形成统一定论。

图3 从第1次、第2次供体种类组合不同，比较第2次移植肾存活率

活体－活体＞尸体－活体≫活体－尸体＝尸体－尸体，总体存活率较好

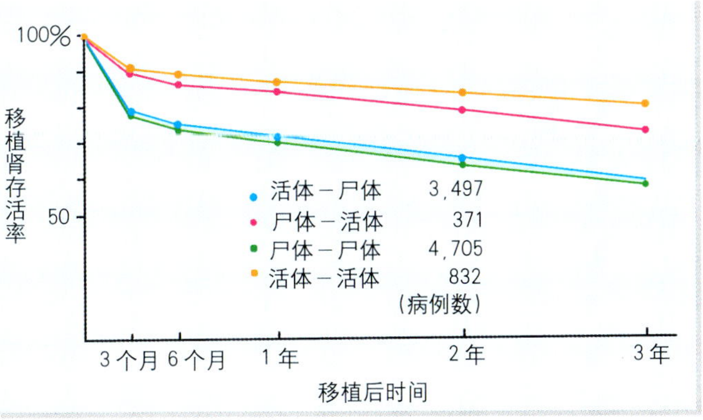

表2 肾移植女性的妊娠过程，特别是与肾功能的关系

Davison JM的3690名患者，4 680次妊娠的统计结果。血清Cr值是妊娠前的值。（）内是妊娠28周以前并发症发生率%

	妊娠中问题（%）	分娩成功（%）	长期问题（%）
全部病例	49	94(70)	12(25)
肾功能良好（Scr ＜ 125umol/l）	30	97	7
肾功能不良（Scr ＞ 125umol/l）	82	75	27

以上有各种各样的医学见解，可否妊娠和明确妊娠时是否继续下去的最终决定是在与患者本人和配偶充分商谈的基础上由患者决定。移植医生、产科医生应在现有条件下尽最大努力作好医护工作。

妊娠中的管理及妊娠并发症

● 移植肾功能

妊娠早期移植患者GFR增加，妊娠前期、中期血清Cr值通常下降，后期恢复到妊娠前状态。40%出现蛋白尿，分娩后消失。如果是正常的妊娠过程，分娩后没有肾功能恶化。

● 排斥反应

妊娠中免疫功能进入耐受状态，比非妊娠时难以发生排斥反应。即使这样排斥反应发生的频率也有9%。排斥反应的临床诊断比较困难，主要依靠肾活检，产褥期由于反弹频率上升。

● 免疫抑制疗法

妊娠中也要维持在妊娠前给药水平，CYA血中浓度呈下降倾向，但是不引起排斥反应。对咪唑立宾的处理在前面已叙述。服用他克莫司的妊娠病例很少，目前没有经验。

● 高血压妊娠中毒症

两者发生率为30%，在妊娠后期很多的妊娠中毒症成为肾功能下降的主要原因，所以需要积极处理。

● 糖尿病

患糖尿病肾病的肾移植女性，在妊娠中发生心脏循环系统疾病比非糖尿病女性多1倍以上。

肾移植男性的性功能

透析下男性的生育能力不像透析下女性的生育能力那样极端下降，男性性功能在移植后有显著改善。性欲、阴茎勃起硬度、性交次数有显著增加。在内分泌学上，透析中的睾酮下降，FSH、催乳素增加，LH-RH引起FSH的反应下降等全部在移植后正常化，是性功能改善的依据（图4）。另外，男性移植患者免疫抑制剂咪唑立宾引起的致畸频率没有增加，通常不用减量和变更药物。

表3 肾移植后妊娠许可指南

1976年提出，以后由于免疫抑制疗法和移植效果的进步，在1982、1997年进行了部分修订

1. 移植后约2年间一般状态良好
2. 产科方面身体状态没有问题
3. 无蛋白尿或微量
4. 无高血压
5. 无排斥反应症状
6. 影像学检查无上尿路扩张
7. 血清Cr值稳定在180umol/l以下（希望在125umol/l以下）
8. 免疫抑制剂减少到维持量（泼尼松≤15mg/日，硫唑嘌呤2mg/kg/日，CYA≤5mg/kg/日）

表4 从移植肾功能的预后看妊娠高危因素

由于持续妊娠造成肾功能丧失可能性高的因素

1. 移植肾年龄50岁以上
2. 妊娠前存在高血压
3. 妊娠初期Hb值＜11g/dl
   Cr值≥1.3mg/dl

图 4　肾移植后男性激素的变化

移植后血中睾酮下降和FSH、催乳素上升等异常有改善。

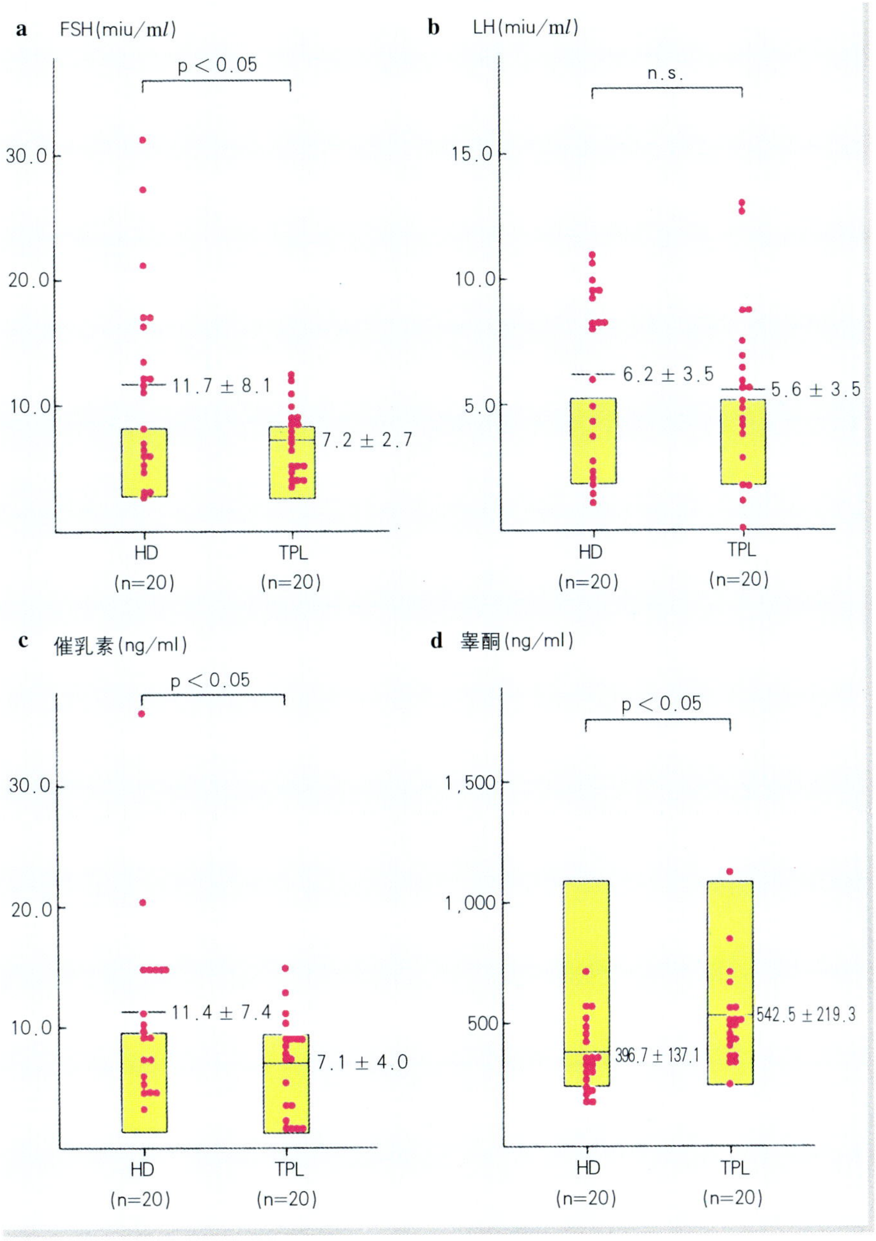

（秋山隆弘）

特发性肾出血

定 义

特发性是原因不明的意思。所谓特发性肾出血就是原因不明从上尿路来的出血的总称。与其说是诊断名称不如说是疾病名称。肾出血大体上分成全身性即内科原因引起的和局部性即泌尿系统原因引起的。1968年Berger报告，IgA肾病的确立和肾活检的普及使分类中包括了新的疾病。偶发性血尿与很多慢性持续性镜下血尿有关，肾小球和非肾小球性(尿路性)比较容易鉴别。现在的特发性肾出血通常是在内科、泌尿科检查，原因不明主要在泌尿科处理，有间歇性或持续性单侧性的肉眼血尿。

引起特发性肾出血的疾病

没有什么原因出现非肾小球性肉眼血尿是不可能的，因此特发性肾出血的病名也许会随着医学的进步而消失。但是也有不少是良性或一过性的病情引起肾出血，所以不得不使用这样的病名。有些医疗机构尚无输尿管肾盂镜检查和血管造影，对于特发性肾出血首先进行随诊观察，必要时介绍病人去专门的医疗机构，接受详细的诊察。

表1显示经过内科、泌尿科检查不得不作为特发性的疾病和表现。1972年De Schepper首先报告的nutcracker现象，该病包括腹主动脉后左肾静脉畸形在内的左肾静脉压亢进症。特发性肾出血认为是肾盏和静脉的相通引起，该病伴随左肾静脉压的持续增高，肾盏穹隆部静脉窦与肾盏相同（静脉肾盏瘘），也就是静脉窦在肾盂侧有破裂。这个静脉肾盏瘘管，作者从内窥镜术语上称之为simple minute venous rupture（MVR），即微小血管破裂的意思。

近年由于用细输尿管镜进行内窥镜检查，有的病例病因已经明确，如血管瘤。以前用影像学诊断不能发现的早期微小尿路病变如尿路上皮癌及微小乳头结石在内窥镜下也能得到诊断。因此，现在的真正原因不明的一侧性肉眼血尿仅指狭义的特发性肾出血。

表1 引起特发性肾出血的疾病

肾血管系统异常
- ①左肾静脉压增高：Nutcracker现象、左肾静脉畸形等
- ②肾动静脉畸形：肾动静脉瘘等
- ③血管瘤

初期或微小尿路病变
- ①尿路上皮癌：肾盏穹隆部发生的肾盂癌等
- ②肾结石：肾乳头结石等

狭义的原发性肾出血
- ①没有特定的病因：与潜在性肾静脉压增高有关？
- ②肾静脉压或肾盂内压的一过性上升？与肾下垂、剧烈运动有关

诊断检查及治疗要点

诊断的方法如图1所示。用膀胱镜检查，确认一侧性的上尿路出血而诊断。现在用细的输尿管镜进行系统的输尿管肾盏检查，可发现微小病变。血管瘤在内窥镜下作为肿瘤被发现（图2a、b），以肾乳头部暗红色的隆起而被注意（图2c），其好发部位在肾乳头顶部。肾乳头部局限性的微小病变，各种影像学诊断与正常的肾乳头不可能鉴别，除了内窥镜诊断，没有其他确诊的手段。由于凝血块引起主诉肾部疼痛的一般都是严重的血尿病例，应该引起注意。

MVR的发生机理为在肾盏部由于肾盂内压和肾静脉压之间的压差所产生。肾盏部微小血管的破裂不仅在左肾静脉压增高时产生，一过性或部分的肾静脉压上升、一过性肾盂内压增高及潜在性肾静脉压增高等都能产生。在肾盏穹隆部以外，在肾乳头边缘以

图1 特发性肾出血诊断程序

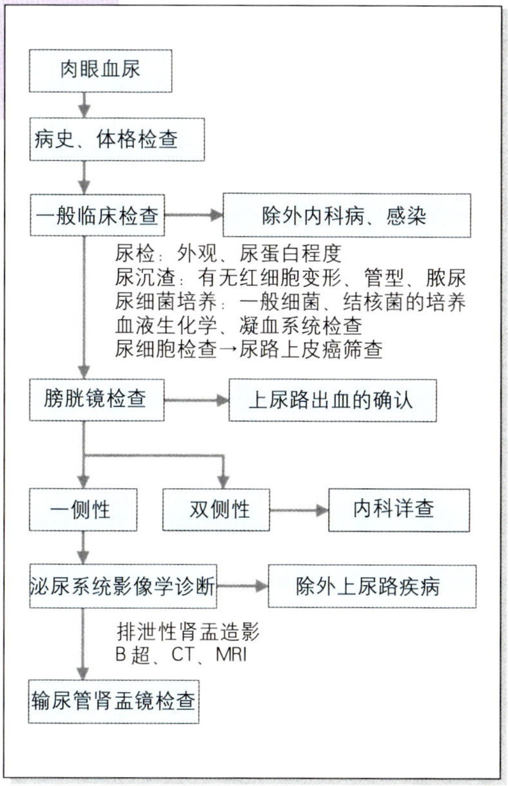

图2 3个血管瘤病例的内窥镜图像

a:病例1。全面覆盖1个肾乳头（右肾下肾盏），直径8mm的暗红色颗粒状肿瘤，并看到血液喷出。该例为29岁男性，主诉10年来出现无症状肉眼血尿和贫血

b:病例2。左肾下肾盏在乳头顶部有直径约3.5mm的球形含有丰富血管的肿瘤。该例为15岁女性，主诉从2个月前出现混有血块的肉眼血尿和左肾绞痛

c:病例3。在左肾下肾盏乳头顶部看到直径2～3mm暗红色的隆起。该病例为40岁男性，主诉3年来出现间歇性或持续性肉眼血尿并伴有左肾部疼痛

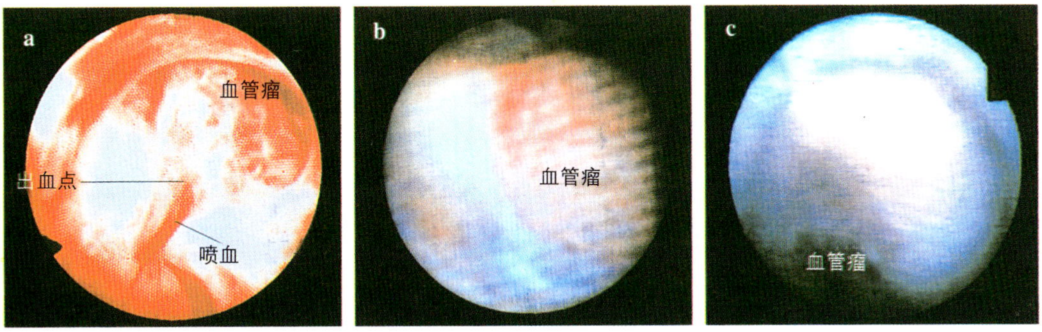

图3　MVR

在乳头顶部露出怒张的微小血管，从断端看到出血的线条。该病例为23岁男性，14个月来持续出现肉眼血尿

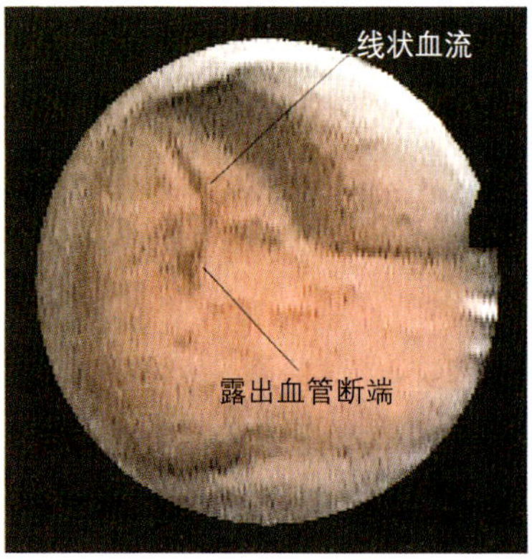

及肾乳头顶部也可以出现，在乳头出现时有不少露出怒张的微小血管的断端（图3）。表1狭义的特发性肾出血大多数是这种MVR类型，对症治疗主要是休息、药物疗法及经输尿管导管注入硝酸银等。

原因不明以前主要是对症治疗，作为药物疗法一般是止血剂，特别是抗纤维蛋白溶酶药。输尿管导管法用0.1%～1%硝酸银或1%的明矾溶液进行肾盂内注入或冲洗，是古老的方法。止血的机理是由于药液使肾

表2　特发性肾出血的内窥镜诊断

移行上皮癌	2
血管瘤	12
MVR（微小血管破裂）	17
乳头结石	2
弥漫性出血（重度nutcracker现象）	2
无病变	11

盂黏膜有收敛作用和蛋白凝固作用，也是对症疗法。表1的狭义的特发性肾出血可以尝试这样的方法。

伴随输尿管镜的细径化和操作技术的提高，输尿管肾盂镜检查更加安全、确切，容易施行。现在治疗的首选是内窥镜处置。表2是日本冈山大学内窥镜诊断的病例，除去检查时血尿消失在肾盂肾盏内看不到病变的11例及有nutcracker现象弥漫性出血的2例，在33例中，全部都可以进行内窥镜的处置。并且关于内窥镜操作技术上的注意事项因为篇幅的限制在这里省略，请参考有关文献。关于以nutcracker现象为主的左肾静脉压增高症，多数随着侧支循环通路的形成血尿消失，所以很少成为手术的适应证。

（公文裕巳）

神经泌尿外科学

- 上尿路解剖及神经生理
- 上尿路尿输送功能检查
- 上尿路尿输送障碍
- 下尿路解剖及神经生理
- 神经源性膀胱的诊疗要点
- 尿流动力学术语
- 尿流动力学检查
- 影响下尿路功能的药物
- 神经源性膀胱的分类
- 神经源性膀胱的保守治疗
- 神经源性膀胱的外科治疗
- 神经源性膀胱的并发症

与下尿路功能障碍相关的神经疾患

- 大脑疾病，大脑、脊髓疾病
- 脊髓疾病
  - 脊髓损伤的尿路改变
  - 脊柱裂
  - 骶骨缺损
  - 其他脊髓疾病
- 末梢神经障碍

- 膀胱逼尿肌尿道括约肌协同失调
- 不稳定膀胱
- 不稳定尿道
- 下尿路梗阻的尿流动力学评价
- 尿失禁的鉴别诊断与治疗
- 药物性、医源性排尿障碍
- 心理性排尿障碍

神经泌尿外科学

上尿路解剖及神经生理

上尿路解剖

上尿路（upper urinary tract）指从肾小盏开始到输尿管末端的尿液引流系统。肾脏产生的尿液通过 8～15 个肾乳头排入上尿路。围绕肾乳头的杯状结构称为肾小盏，这些肾小盏汇合成 3～4 个肾大盏（图1），根据位置肾大盏分为上盏、中盏和下盏。肾大盏再合并成漏斗状的肾盂，向输尿管延伸。日本人的输尿管长度男性右侧 29.8cm，左侧 30.6cm；女性右侧 28.6cm，左侧 30.1cm。输尿管为一管状结构，直径 5mm。输尿管在腹膜和腰大肌间下行，在骨盆入口处其前方与性腺血管交叉，后方与髂总动静脉或髂外动静脉交叉，输尿管进入盆腔后沿骨盆外侧壁下行（图 2）。男性输尿管在盆底上面与输精管交叉，在输精管和精囊间斜行贯通膀胱壁（图3）；女性输尿管从子宫动脉后方通过，在阴道前面到达膀胱壁。输尿管有三个生理狭窄（图2），分别为肾盂输尿管连接处、与髂血管交叉处和膀胱壁内段。上尿路腔内被覆移行上皮，外侧为肌层和纤维被膜（图4）。肾盏、肾盂和输尿管上部的肌层为内纵外环，输尿管下 1/3

图1 肾盏、肾盂的解剖

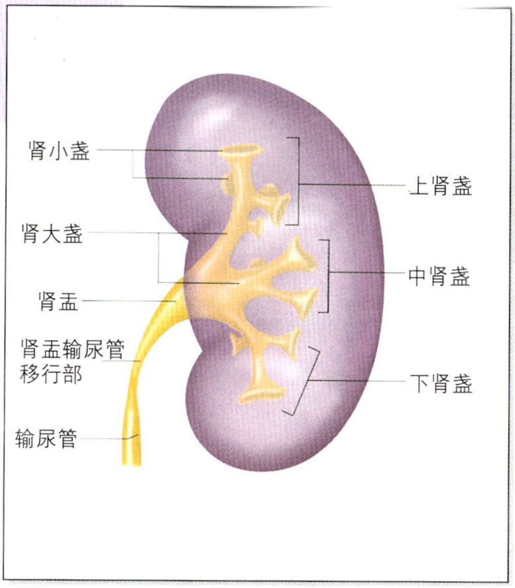

图2 静脉尿路造影上的输尿管各部位名称和生理性狭窄的位置

I:肾盂输尿管移行部 II:髂总动静脉交叉部 III:输尿管膀胱移行部

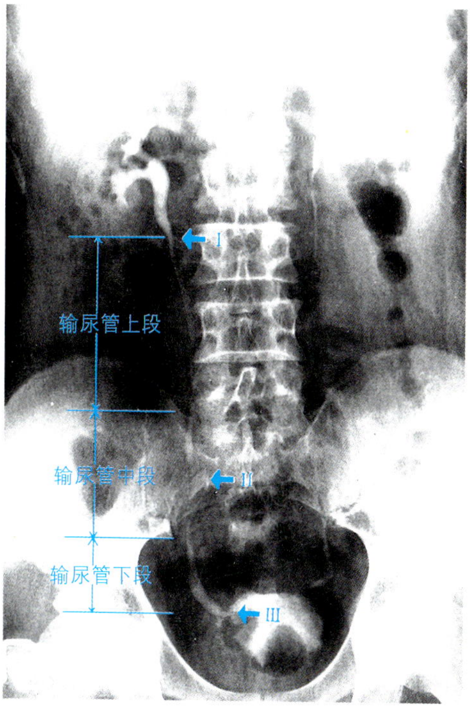

的肌层为内纵、中环、外纵，呈螺旋状走行。输尿管膀胱壁内段没有环行肌，仅有纵行肌。膀胱环行肌在膀胱壁内段形成为包绕输尿管的 Waldeyer 鞘，一直延伸到膀胱三角区。输尿管末端在三角区边缘形成输尿管口。根据输尿管在静脉尿路造影上的位置将输尿管分为三段，肾盂输尿管连接部到骶骨上缘为上段输尿管，与骶骨重叠部分为中段输尿管，离开骶骨到膀胱为下段输尿管（图2）。

图 3　膀胱后面，输尿管和输精管的位置关系

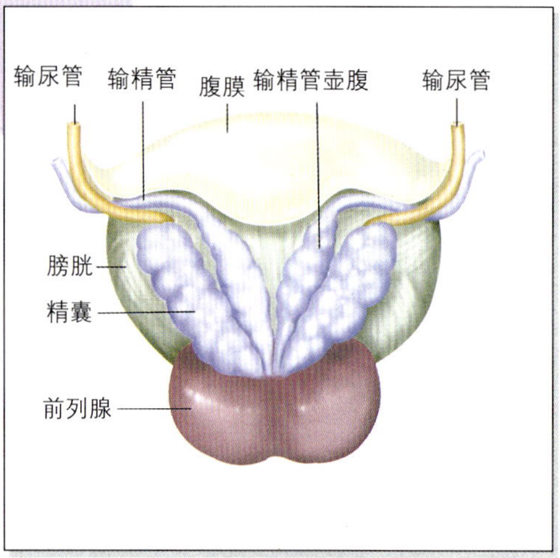

脉管系统

肾盏、肾盂和上段输尿管的动脉是发自肾动脉分支的输尿管支，中段输尿管的血液供应来自性腺动脉或腹主动脉的输尿管支（图 5 ），下段输尿管由髂总动脉、髂内动脉、输精管（卵巢）动脉的输尿管支供血。在近膀胱处膀胱上、下动脉、闭孔动脉的输尿管支、男性输精管动脉、女性子宫动脉的输尿管支均参加输尿管的血液供应。输尿管黏膜下有丰富的血管丛，各动脉支的血流都流入这里。正因为有这种血供丰富的血管丛，所以肾移植时很少发生输尿管缺血坏死。输尿管静脉与相应动脉伴行。

输尿管的淋巴回流入主动脉上淋巴结、主动脉旁淋巴结、腰淋巴结和髂总淋巴结、髂内、外淋巴结等，没有输尿管专属的淋巴结（图6）。

图 4　输尿管横断面的组织结构

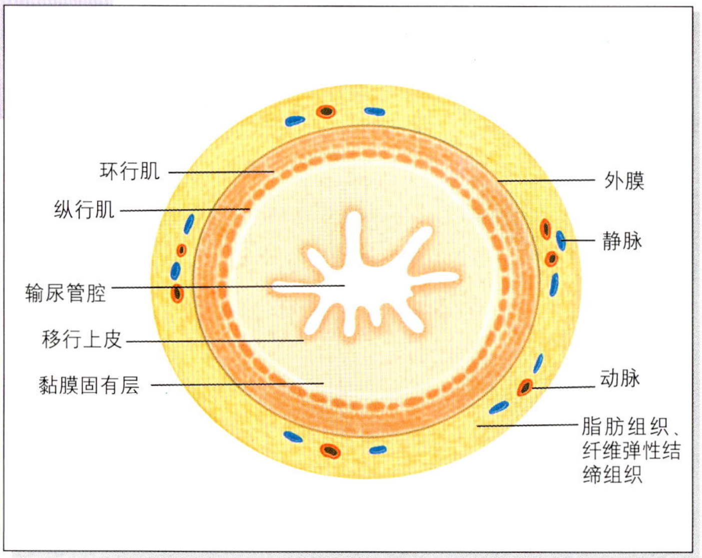

上尿路神经生理

神经支配

支配肾输尿管的神经有感觉神经和自主神经。主要来自源于下胸髓和上腰髓（T_{11}~L_1）的神经。这些神经经主动脉肾动脉神经结、肠系膜动脉神经结、主动脉上腹下神经丛、下腹下神经丛到达输尿管（图7）。源于胸腰髓的交感神经、感觉神经和副交感神经的迷走纤维共同组成的腹腔神经丛分支和源于骶髓（$S_{2\sim4}$）的盆腔神经丛分支也参与输尿管的神经支配。

感觉神经传导痛觉。上段输尿管的痛觉在腰腹部领域，中段输尿管的痛觉在髂骨区域，输尿管下段的痛觉在膀胱周围（图8），其疼痛多为相关区域的牵涉痛。

支配输尿管的自主神经是否有重要功能尚有疑问，因为移植肾也有输尿管运动，提示肾盂输尿管平滑肌兴奋的传播主要是肌性传播。但药理学研究却提示肾盂输尿管运动受交感神经和副交感神经的影响，交感神经支配占有优势。

输尿管蠕动

肾盏肾盂连接部平滑肌细胞有周期性膜电位变化细胞（起搏细胞）(图9)，这种膜电位变化经肌肉传播，逐渐增强，最后引发肌肉收缩，各肾盏发生的收缩波传递到肾盂，在这里与肾盂蠕动相连续的是尿流出量较多的肾盏蠕动，流出量少的肾盏蠕动波则被遮断（图10)。输尿管蠕动是肾盂蠕

图5 输尿管的血供

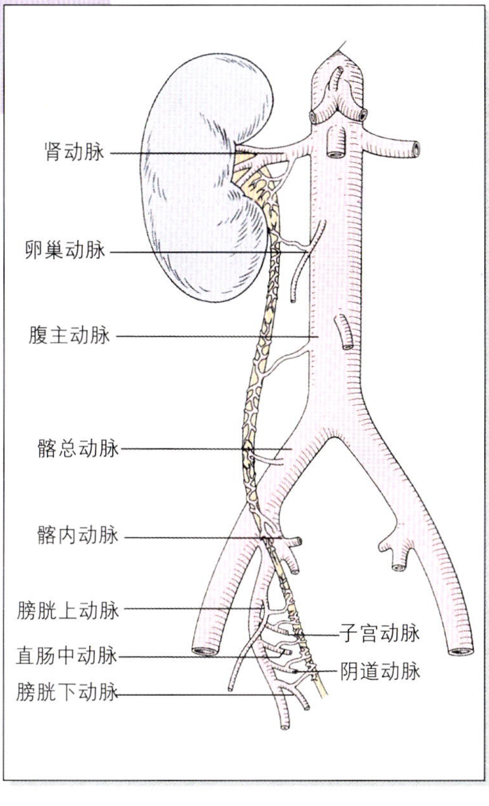

图6 上尿路的淋巴回流

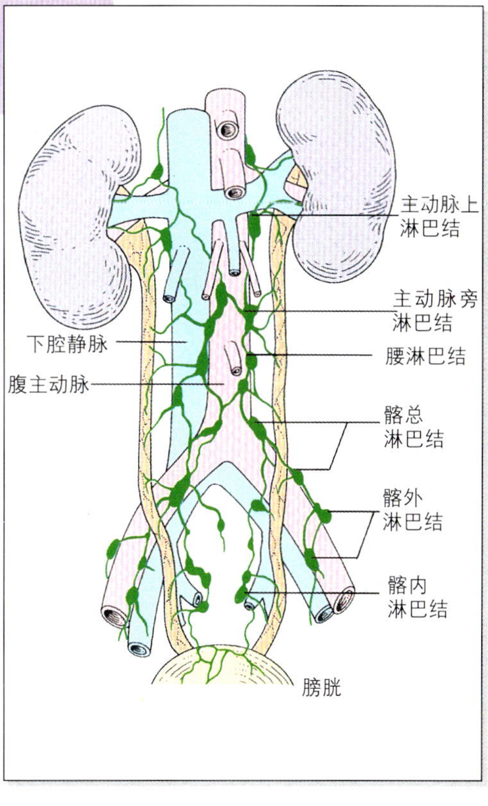

动的继续，在尿流出量较大的情况下基本上一对一继续下去，尿流量少时部分蠕动波在肾盂输尿管连接部有被阻断现象。输尿管输送的尿量取决于输尿管蠕动的频度和一次蠕动所输送的尿量(尿小球量)，输尿管蠕动频度增加或尿小球量增加或二者均增加都可以使尿输送量增加。但少尿期与多尿期比较，后者输尿管蠕动频度可增加数倍，尿小球量则可增加100倍，所以输尿管输送尿液主要靠尿小球量。

图7　上尿路的神经支配

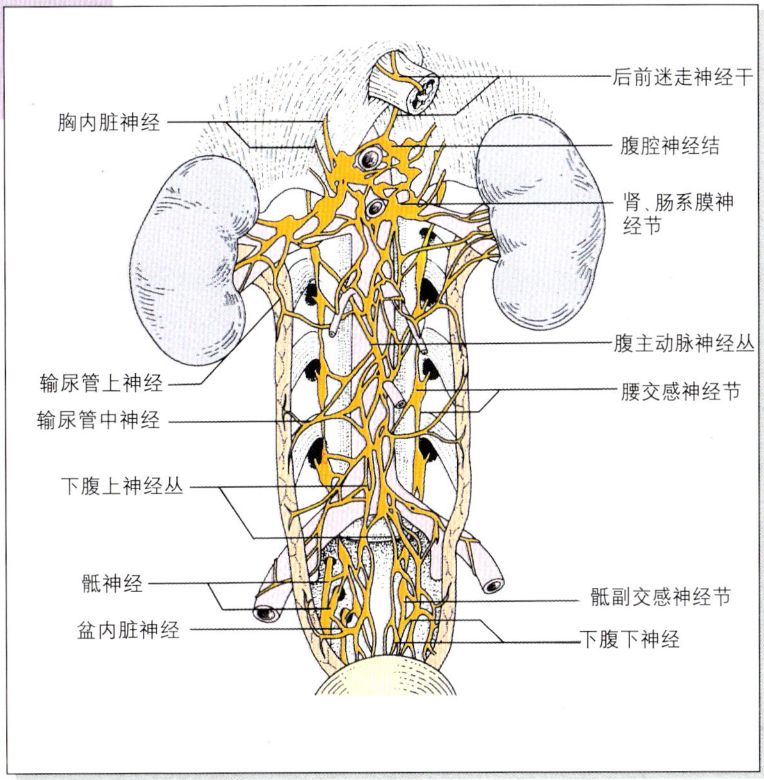

图8　肾、输尿管的牵涉痛区域

蓝色区为肾的牵涉痛区，红色区为输尿管的牵涉痛区

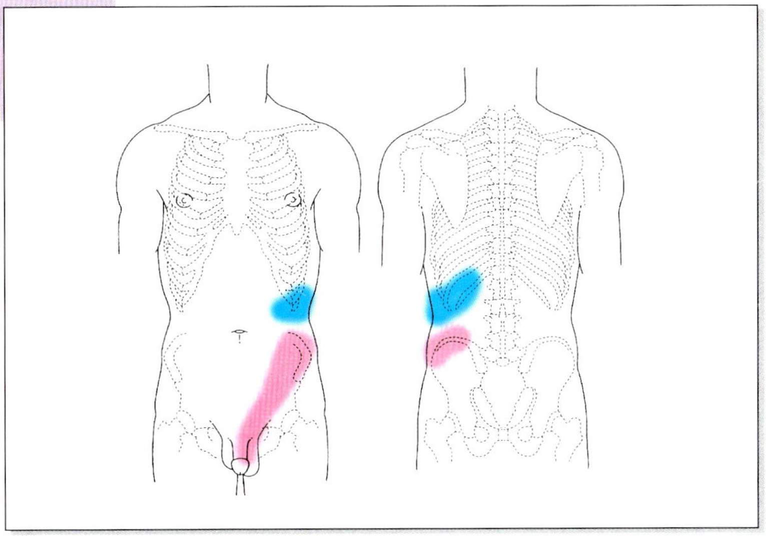

影响输尿管蠕动的因素

切断所有通向输尿管的神经后输尿管蠕动几乎没有变化；在离体状态下仍可诱发输尿管蠕动。将一段输尿管切下来反方向重新吻合后仍可有蠕动波顺向传导下去。这些现象说明输尿管蠕动即使在去神经支配下可能发生和传导，也就是说输尿管在功能上是一个综合体。但是输尿管蠕动受各种自主神经药物的影响，所以不能否定支配输尿管的神经调节输尿管蠕动的作用。下面介绍动物实验的结果。

● α激动剂的影响

α激动剂可使肾盏肾盂连接部的放电增加，使肾盂内压升高，提高肾盏蠕动向输尿管的传播率，增加输尿管蠕动的频率，使尿小球量减少，尿流出量减少。α阻断剂的作用则相反，α_1受体和α_2受体都有这种作用，但α_1受体占主导地位。

图9　肾盂肾盏交界处的起搏电位

记录从肾盂肾盏交界处细胞内发出的自发膜电位变化，是2相的缓慢波

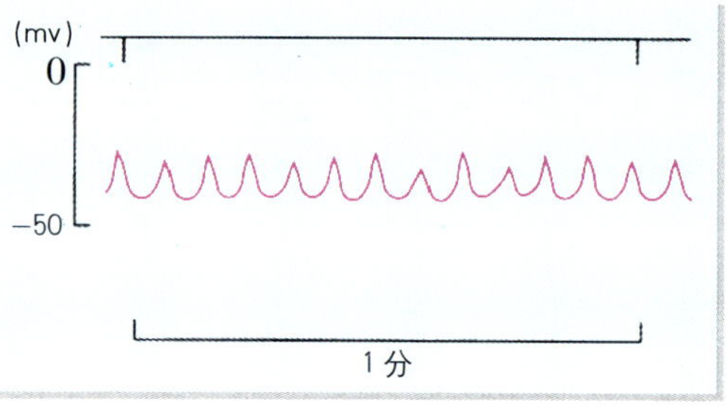

● β激动剂的影响

β激动剂使肾盂平滑肌的张力下降，妨碍肾盏蠕动向输尿管传播，结果使输尿管蠕动频率减少，尿小球量增加，尿流出量增加。β阻断剂的作用相反，β受体的作用主体是β_2受体。

● 胆碱能激动剂

胆碱能激动剂直接作用于输尿管，提高输尿管的张力，增加蠕动频率，结果使尿小球量减少，尿流出量减少。毒蕈硷阻断剂硫酸阿托品对输尿管活动电位和尿小球量没有影响，但实验动物常对阿托品有抵抗性，所以这一结果是否与临床相符尚是一个问题。

● 重力与腹压

即使倒立位尿液仍可顺利输送入膀胱。腹压增加时肾盏肾盂受腹压的影响将尿液压向输尿管，输尿管膀胱连接部受腹压的影响呈功能性闭塞状态，从而使输尿管充满。

● 膀胱内压

膀胱内压增加使输尿管蠕动频率有增加倾向，特别是当膀胱内压长期缓慢上升时输尿管蠕动增加。

膀胱输尿管抗返流结构

输尿管下段从膀胱侧后方精囊和输精管之间斜行进入膀胱，成为膀胱内输尿管。

图10 蠕动时动作电位的传导

向猫肾的下肾盏注入生理盐水时，肾盂中部的放电与下肾盏放电为1:1，停止向下肾盏注入，而向中肾盏注入盐水，肾盏的放电与中肾盏的比例为1:1

①：上肾大盏 ②：中肾大盏 ③：下肾大盏 ④：肾盂中央部

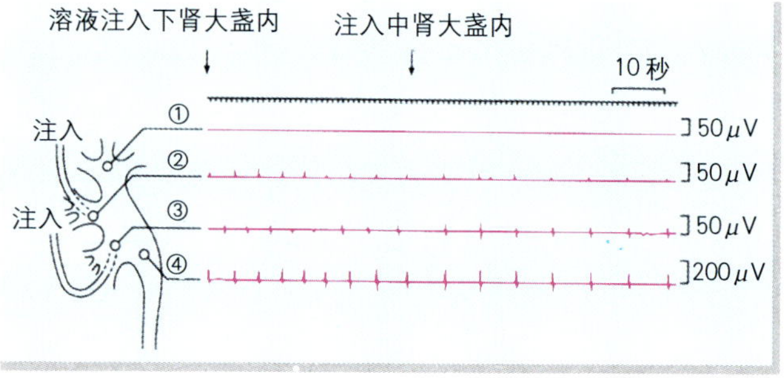

图 11　膀胱内输尿管的解剖

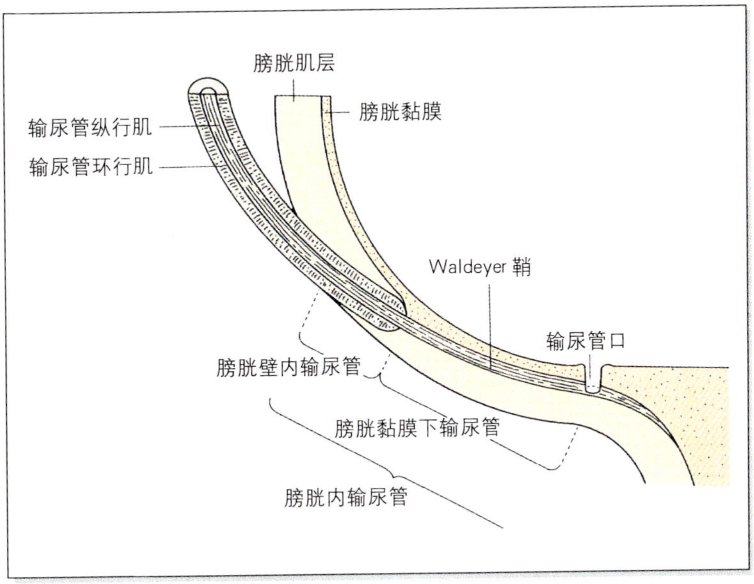

图 12　正常成人输尿管内压曲线

可见显示膀胱外输尿管（盆段输尿管）的蠕动收缩环的收缩相（↓），膀胱壁内段输尿管的收缩相快速变小消失，黏膜下输尿管中只能见到由于膀胱外输尿管的收缩输送尿小球而导致输尿管内压徐缓上升

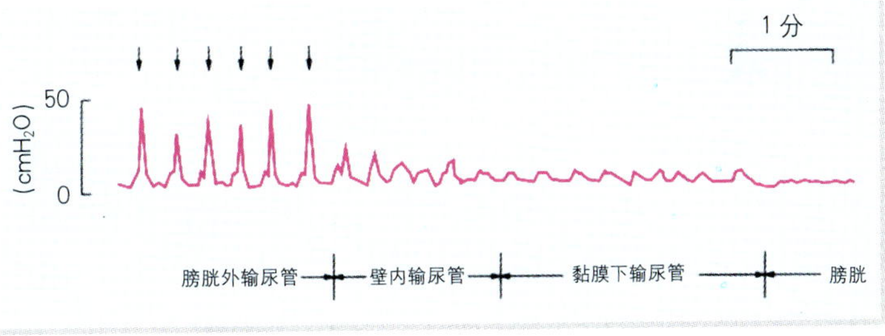

膀胱内输尿管又分为膀胱壁内段和黏膜下段（图 11）。膀胱内输尿管是输尿管膀胱移行部，在这里尿液从肾脏侧向膀胱侧单向通过。输尿管膀胱移行部正常情况下不管膀胱内压多高尿液都不会从膀胱向输尿管返流，而且保持上尿路内压在 20cmH_2O 以下。如果膀胱输尿管抗返流结构破坏尿液就会从膀胱向输尿管返流，这种现象称为膀胱输尿管返流（vescoureteral reflux，VUR）。

关于膀胱输尿管抗返流结构有很多说法。被动瓣阀说是指输尿管进入膀胱处和输尿管末端都相对固定，当膀胱充满时在膀胱壁内斜行走向的输尿管被伸展压迫，使输尿管关闭。神经支配说是指支配膀胱三角区的交感神经的作用延伸到膀胱内输尿管肌层，使其伸展并关闭输尿管腔。另外，没有观察到膀胱黏膜下输尿管段有收缩活动（图 12），也有人认为膀胱内输尿管段本身处于关闭状态，通过膀胱外输尿管的强烈蠕动收缩机械性地将尿小球送入膀胱，使尿液从输尿管口喷出。

（菅谷公男）

上尿路尿输送功能检查

上尿路尿液输送功能检查包括静脉性尿路造影、逆行或顺行性肾盂造影、排尿时膀胱尿道造影等影像学检查，核医学检查、肾盂压力－流率检查（Whitaker试验）、输尿管内压曲线、输尿管肌电图等尿流动力学检查。为判断上尿路扩张的程度、原因、梗阻性或非梗阻性等进行必要的组合检查。

尿输送的检查方法

静脉性尿路造影

静脉性尿路造影(intravenous urography：IVU，drip infusion urography：DIU）是怀疑尿路异常时进行的常规检查，一般称为静脉肾盂造影(intravenous pyelography：IVP，drip infusion pyelography：DIP)。但本检查并非单纯肾盂造影，在欧美多称为静脉尿路造影（IVU）。平卧拍摄包括肾、输尿管和膀胱范围的KUB平片后，从静脉推注或静滴造影剂，通常注射或静滴结束后5分钟、15分钟及30分钟摄片，排尿后站立位摄片后结束（图1）。5分钟时上尿路充分显影则认为肾功能基本正常。15分钟摄片可评价膀胱。排尿后站立摄片上、下尿路造影剂几乎排尽，上尿路较平卧时为细，并且显影淡为正常。若上尿路梗阻，梗阻上方可见造影剂贮留和扩张（肾盏积水、肾积水及输尿管积水）。上尿路扩张及显影较淡时，考虑为梗阻侧上尿路肾功能下降，此时追加1小时后及2小时后摄影，造影剂延迟排泄可明确上尿路梗阻的诊断。梗阻较轻时，平卧像无明显表现，而排尿后站立位像见造影剂停滞，梗阻部位更加清楚。输尿管扩张明显，30分钟后输尿管下段仍不显影时，进行加腹压摄片使肾内造影剂向输尿管排出，同时压迫输尿管膀胱移行部可使输尿管全长显影。

逆行肾盂造影

静脉性尿路造影梗阻部位或梗阻长度不明确时行逆行肾盂造影(retrograde pyelography；RP)。经膀胱镜从输尿管口向上尿路插入导管注入造影剂，透视下观察上尿路通过状态（图2）。

经皮顺行性肾盂造影

不能逆行插入输尿管导管时，予行肾造瘘可行经皮顺行性肾盂造影(percutaneous antegrade pyelography)。在超声引导下从背部经皮将长针穿刺入肾盂，注入造影剂在透视下观察上尿路（图3）。顺行性肾盂造影需经皮向肾盂内刺入穿刺针，当肾积水肾盂扩张不明显时则穿刺困难。

排尿时膀胱尿道造影

排尿时膀胱尿道造影(voiding cystourethrography；VCG)可用于判断有无膀胱输尿管返流。膀胱内插入导尿管，注入造影剂，出现明显尿意时拔除尿管，透视下观察储尿和排尿时有无VUR及有无膀胱颈部和尿道尿夜通过障碍（图4）。

图 1　静脉性尿路造影

神经源性膀胱病例的 DIU 30 分钟后（a）和排尿后站立位像（b）。排尿后站立位像可见输尿管显著扩张

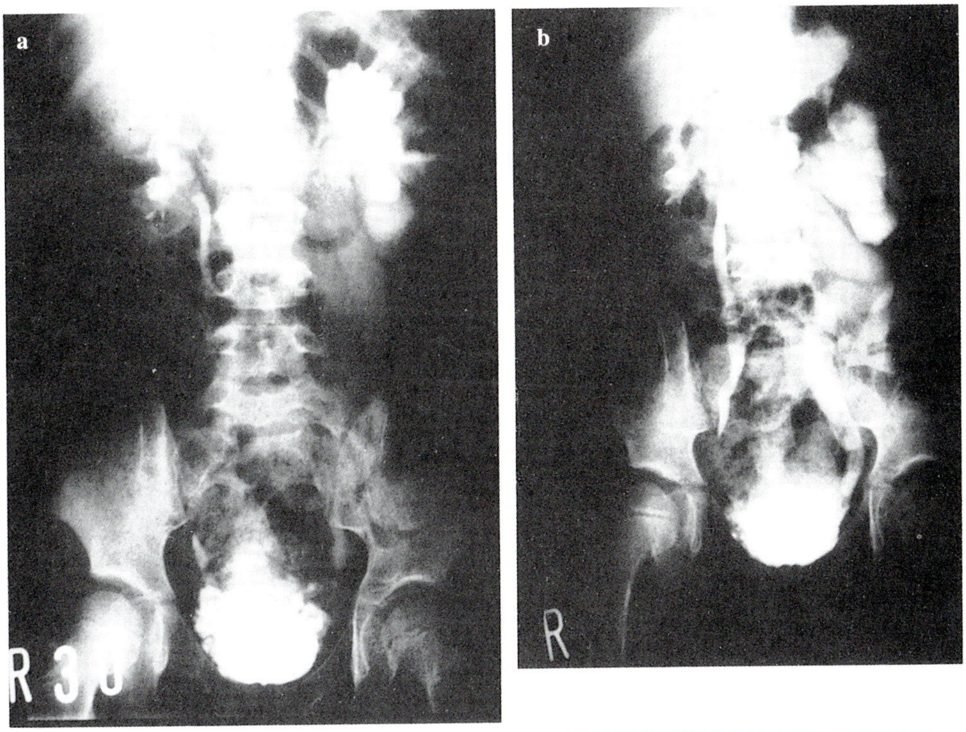

图 2　逆行肾盂造影

肾窦部脂肪瘤病例的RP，可见上肾盏扩张和肾盏颈部狭窄

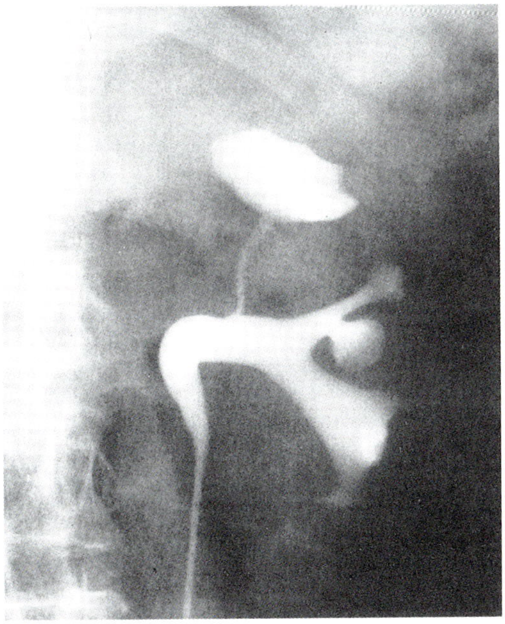

图 3　经皮顺行性肾盂造影

肾移植病例的经皮顺行性肾盂造影，可见输尿管下端狭窄。移植肾盂内插入猪尾导管

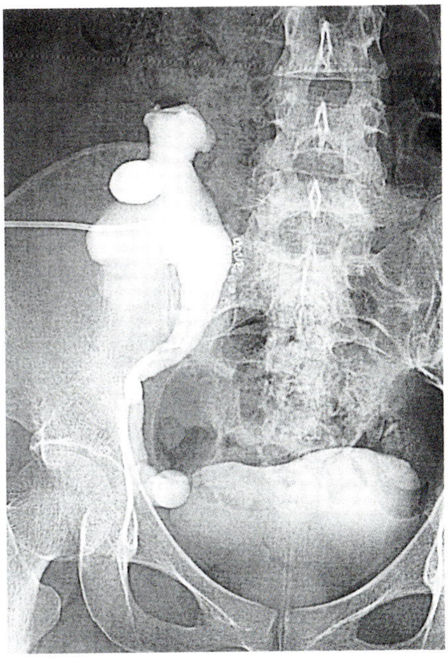

同位素肾图

肾图(radioisotope renography)是静注^{99m}Tc−DTPA后，从背部用闪烁照相机记录肾对核素示踪剂（RI）的摄取和排泄状况。可观察到最初RI向肾脏聚集迅速上升的血管相，然后是RI向肾盂分泌形成的较缓慢上升的分泌相，最后是肾盂向输尿管排泄的下降的排泄相。若RI在肾盂内停滞，与分泌相延续的排泄相出现延迟。RI停滞于肾盂的非梗阻的情况下静注利尿剂，新产生的尿液可将RI推向输尿管而迅速移向排泄相，存在梗阻时即使使用利尿剂，也见不到下降的排泄相（图5）。这种利尿肾图常用于鉴别梗阻性和非梗阻性上尿路扩张。

压力－流率检查

压力－流率检查(Whitaker 试验)是检查扩张的上尿路是否存在梗阻。经皮向肾盂内插入导管或肾造瘘管，按每分钟10ml的速度向肾盂内连续注入生理盐水，同时连续测定肾盂内压和膀胱内压（图6）。正常时肾盂内压在25cmH_2O以下，肾盂和膀胱内压差在15cmH_2O以下。但是，每分3ml以上注入时若肾盂内压不上升不能确认肾功能恶化及肾积水进展。也有报道检查时注入速度应从每分1ml开始逐渐上升。

输尿管内压测定

输尿管内压测定(urometry)是检查输尿管有无蠕动及蠕动程度。经膀胱镜插入输尿管导管，测定伴随输尿管蠕动和尿输送量的输尿管内压变化（图7）。此时，输尿管

图4　排尿时膀胱尿道造影

可见两侧VUR

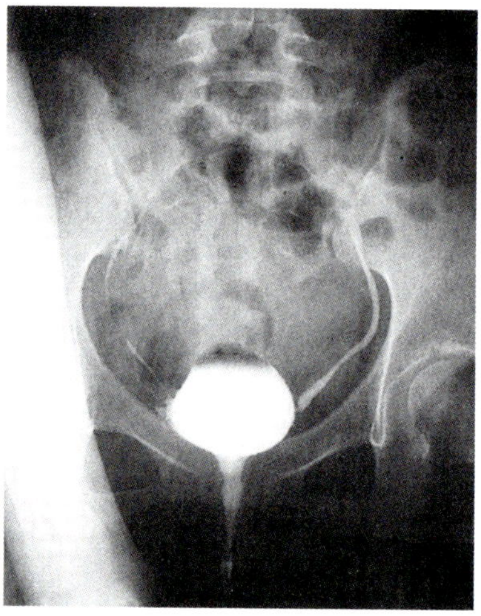

图5　利尿肾图

先天性肾积水小儿的肾图。静注利尿剂后，可见RI从右肾排出，而左肾在应用利尿剂后仍有RI贮留

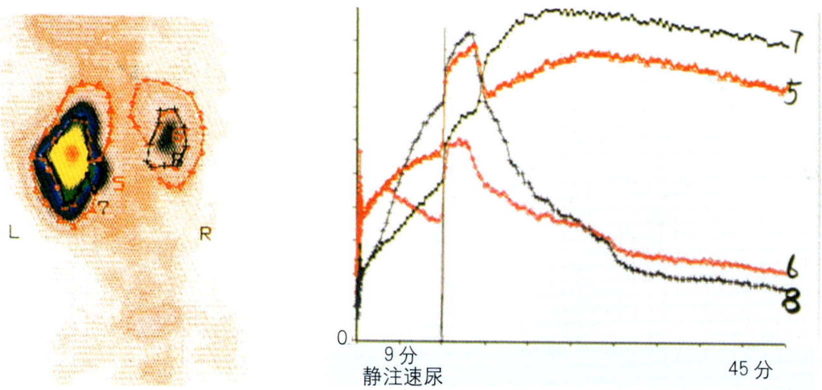

图6 Whitaker 试验

先天性肾积水病例。肾盂内按1ml/分注入生理盐水，肾盂内压仍保持在20cmH_2O;以5ml/分注入肾盂内压缓慢上升;10ml/分注入肾盂内压显著上升。其间膀胱内压维持低压状态

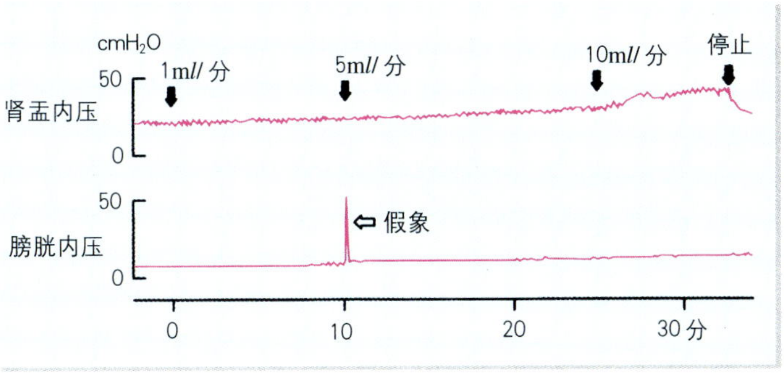

图7 正常成人输尿管的利尿负荷前后的输尿管肌电图、同步测定输尿管内压和尿小球量(bolus)

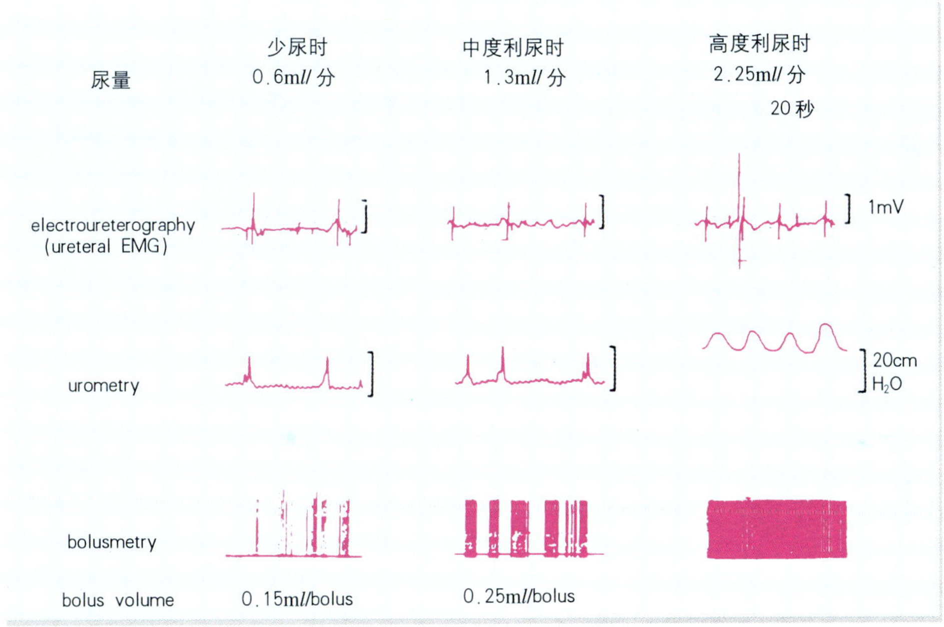

导管的口径是个问题，口径粗时可导致自体尿停滞，细时由于阻尼的效果不能正确反应输尿管内压。成人用F6以下的导管不会阻滞尿从外周流出。

输尿管肌电图

输尿管肌电图(ureteral electromyography)可观察输尿管蠕动和电活动。输尿管导管带有相距1cm的2个电极，经膀胱镜将其插入输尿管记录肌电图，也可在手术或动物实验时将电极植入输尿管外壁进行记录(图7)。这种检查比较特殊，临床上可用输尿管内压测定代替。

（菅谷公男）

上尿路尿输送障碍

正常上尿路功能

各肾盏肾盂交界部不受尿量的影响各自按一定频率蠕动，但肾盂的蠕动频率是继于尿量多的肾盏的蠕动频率。肾盂输尿管连接部对蠕动频率有一定阻挡作用。肾产生的尿向膀胱传送是通过输尿管蠕动频率的变化和1次蠕动输送的尿量即bolus量的变化来完成，即使在利尿状态下输尿管蠕动的频率也不会超过肾盂的频率。利尿状态下常通过增加输尿管蠕动频率与bolus量来输送更多的尿液，也可通过减少输尿管蠕动频率而增加bolus量，或增加输尿管蠕动频率和减少bolus量来完成。但是输尿管输送中起主要作用的是bolus量。肾盂的蠕动传送速度是每秒2mm，输尿管蠕动向膀胱传送的速度较快，达每秒20mm左右。通常肾盂静止压为0～19cmH_2O，平均8.5cmH_2O；肾盂收缩压在0～18cmH_2O，平均10cmH_2O。肾盂内压达50cmH_2O左右时出现疼痛。

尿输送障碍的病理

急性梗阻

临床上引起急性尿输送障碍，而出现绞痛、恶心、呕吐的疾病多为输尿管结石。输尿管梗阻时输尿管静止压上升。输尿管静止压达15cmH_2O时输尿管频率加快，出现绞痛发作的静止压在45cmH_2O以上而输尿管有效收缩压非常小，之后输尿管蠕动消失。输尿管最高静止压可达60cmH_2O以上。由于肾小球滤过压在30～40mmHg，绞痛发作时肾盂内压升高，静脉尿路造影患侧肾盂肾盏不显影，而肾皮质（肾轮廓）较健侧明显。

结石上下的输尿管常发生逆蠕动，正蠕动的放电间隔多延长（图1）。发生逆蠕动也常见于肾结石，认为逆蠕动的发生部位在输尿管下段。结石以下的输尿管正蠕动的放电间隔延长是由于输尿管结石部的部分蠕动受阻，只有部分上段输尿管的蠕动传播到结石以下的输尿管。但是，未发现输尿管结石症中蠕动放电异常与结石大小相关。有报道认为输尿管蠕动放电异常与肾积水程度相关，也有报道认为无关。

慢性梗阻

输尿管不完全梗阻，经过为慢性，以及由于膀胱输尿管返流（VUR），排尿时由于膀胱的压力使输尿管扩张，肾盂肾盏也发生扩张而引起肾实质损害。这种肾盂输尿管积水的肾功能障碍程度不能只通过形态改变来判断，但一般梗阻程度重时对肾的影响程度大。输尿管狭窄位于输尿管下部时，输尿管不仅会发生扩张，还发生延长屈曲呈肠管状变形，尿路原本的蠕动运动产生的尿输送消失。

肾盂输尿管移行部狭窄，肾外肾盂较大，肾外肾盂扩张对肾实质的压力较小，长期则肾内肾盂也扩张形成巨大肾积水。

长期输尿管不完全梗阻，肾乳头缺血

坏死、吸收，肾盏扁平化或球形化。肾盂肾盏内压上升产生的逆向压力影响肾小管，肾小管发生扩张，压迫肾髓质使缺血状态持续，肾小管发生萎缩。在这种状态下肾继续分泌尿液，肾盂静止压达到与肾小球滤过压相平衡，产生逆吸收（肾盂淋巴管返流），肾盂静脉返流，肾盂肾小管返流，肾盂内尿被吸收而减压。另一方面，肾小球继续分泌尿液。尿素氮从肾小管重吸收率低于肌酐的吸收率，而使肾盂内尿中的尿素氮/肌酐比低下，Na浓度升高。

单侧梗阻时，对侧健肾常代偿肾功能。肾盂静止压缓慢上升时肾血流减少，肾实质逐渐变薄，若合并感染而未被发现，可成为无功能积水性萎缩肾（图2）。诊断时已成为内部储留透明或脓性液体的菲薄囊状物。

双侧肾积水时GFR、RPF低下，尿浓缩障碍，Na等盐类排出增加，酸排泄障碍，而出现多尿、脱水及肾小管性酸中毒。肾积水萎缩进展可逐渐出现非少尿型肾衰竭。

尿输送障碍的症状及原因

临床症状

尿输送障碍的症状因肾积水的程度和原因不同而不同。特别是疼痛，在肾盂内压急剧上升时表现为绞痛，慢性经过时表现为钝痛或无症状。尿输送障碍引起的肾衰竭见于孤立肾或双侧发病。一侧肾功能和尿输送功能正常时，可无症状，偶然发现患侧肾积水萎缩。

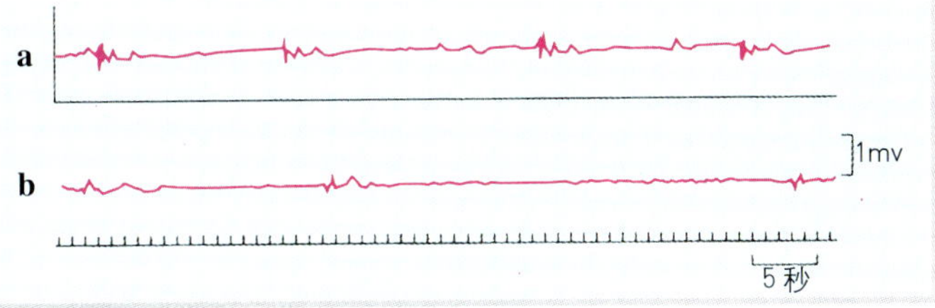

图1　输尿管结石的输尿管肌电图

a：健侧输尿管肌电图

b：患侧输尿管肌电图。可见患侧放电间隔延长

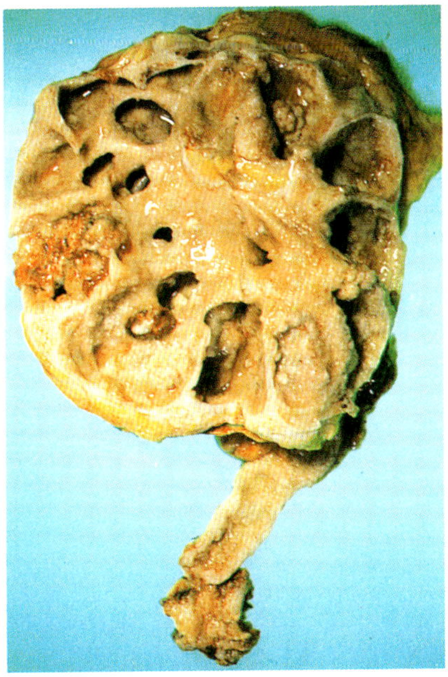

图2　输尿管肿瘤引起积水性萎缩肾

原因

大体分为继发于器质性病变和功能性病变者。继发于器质性病变者较多见，进而分为先天性和后天性疾病。

先天性疾病

先天性肾积水：先天性肾积水在欧美一般称为先天性肾输尿管连接部狭窄（UPJO）。最常见的是肾盂输尿管移行部狭窄，可见于任何年龄，最早围产期超声检查即可发现。发生原因为胚胎期中肾萎缩时输尿管闭塞，胚胎41天输尿管全长再通，认为可能是在这个时期再通不全而引起先天性肾积水。确诊多在婴幼儿期，多为双侧性，而需要手术者较少。到成人才确诊者无性别差异，与婴幼儿患者相比尿输送障碍者较少。

肾盂输尿管连接部狭窄从形态上表现为狭窄而多数病例容易插入导管。从形态上可表现为巨大的肾盂向纤细输尿管屈曲移行（肾盂输尿管移行部屈曲）（图3），或输尿管与肾盂高位连接，即呈猪尾状输尿管。组织病理学上可见狭窄部肌层减少，胶原纤维增加。有认为从功能上肾盂平滑肌的蠕动到狭窄部受阻而致肾积水，也有认为虽肾盂蠕动可传到输尿管，但由于肾盂增大不能完全收缩，向输尿管输送的尿小球量少而引起肾积水（图4）。这种情况，少尿时尿输送并无问题，利尿时蠕动频率增加而尿小球量少使肾产生的尿不能加速传送到输尿管。

图3　先天性肾积水的逆行肾盂造影

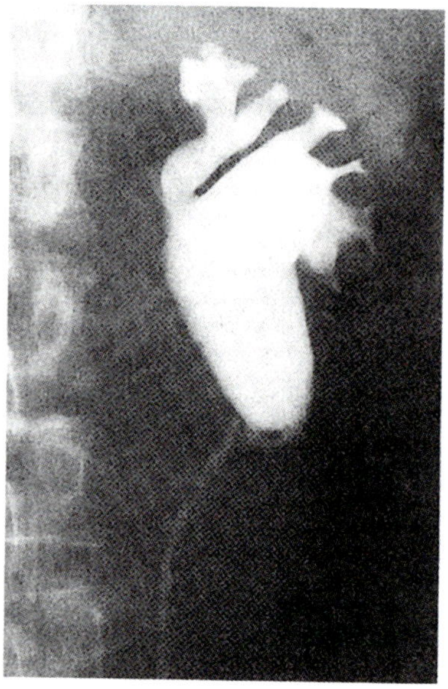

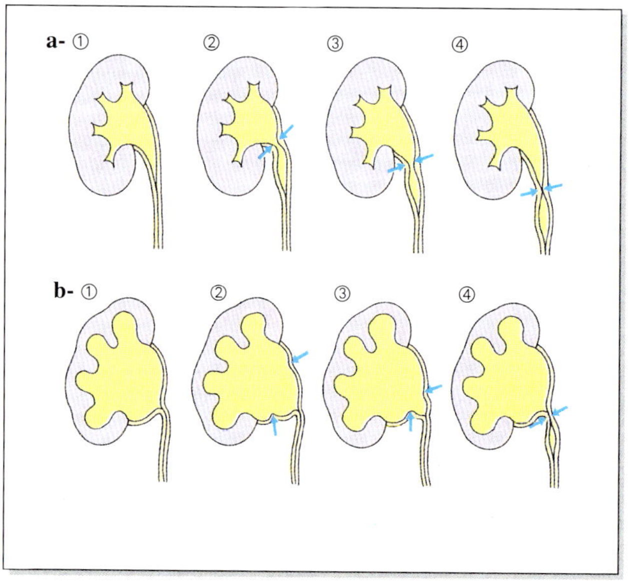

图4　正常肾盂（a①～④）与先天性肾积水（b①～④）的肾盂蠕动传播不同

箭头示蠕动收缩波存在的部位。先天性肾积水者不能形成大的尿小球

异常走行血管引起的输尿管上段屈曲：横过输尿管上部或肾盂输尿管移行部走行的血管或纤维性成分引起输尿管屈曲，绞扼肾盂输尿管移行部，或输尿管上部而引起尿输送障碍，肾盂扩张（图5）。

马蹄肾：左右两肾的下极于正中线融合的先天性异常。静脉性尿路造影示双肾的长轴延长从下方交叉而易于确诊。同时伴有旋转异常而使肾盂位于前方，从肾盂前方移行为输尿管。血行支配多为多元性，肾动脉可来自腹主动脉、髂总动脉、肠系膜下动脉等分支。有时肾盂输尿管高位连接，异常血管压迫肾盂输尿管，连接左右肾的峡部压迫下降输尿管等原因造成尿输送障碍。有时因肾积水并发结石形成、继发性感染而被诊出（图6）。

下腔静脉后输尿管(retrocaval ureter)：右输尿管从下腔静脉后走行，于其左侧呈弧形从腹主动脉和下腔静脉间向前方走出后，沿正常位置下降。发生率在尸解中为1 000例中0.9例左右。静脉尿路造影见输尿管上部扩张，输尿管呈倒J走行，在第3～4腰椎水平输尿管向内侧移行，容易诊断（图7）。上尿路进行性扩张时应手术。

输尿管膀胱移行部狭窄：表现为输尿管扩张延长屈曲，而肾积水程度多在中等以下（图8）。也可为双侧性，即使为单侧性对侧上段输尿管也多有异常，多在幼儿期诊断。静脉性尿路造影一般表现为巨大延长的输尿管，输尿管末端狭窄。

输尿管囊肿：输尿管末端向膀胱内瘤样突出，输尿管黏膜外直接为膀胱黏膜，无肌层。见于输尿管开口部的单纯性输尿管囊肿和完全重复肾盂输尿管的异位性输尿管囊肿，通过静脉尿路造影及膀胱镜检查均易诊断。异位性输尿管囊肿较原来的输尿管口更接近膀胱颈口，与输尿管囊肿相连的上半肾

图5 异常血管压迫引起肾积水的逆行肾盂造影

异常血管上提输尿管而使肾盂输尿管连接部折曲，使肾盂输尿管连接部与异常血管压迫输尿管部之间出现冒烟现象

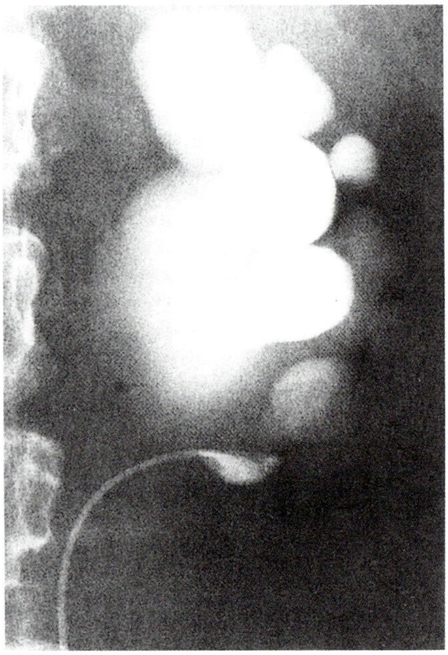

图6 马蹄肾的静脉尿路造影

双侧肾积水并多发肾结石，双肾长轴的延长线在下方交叉

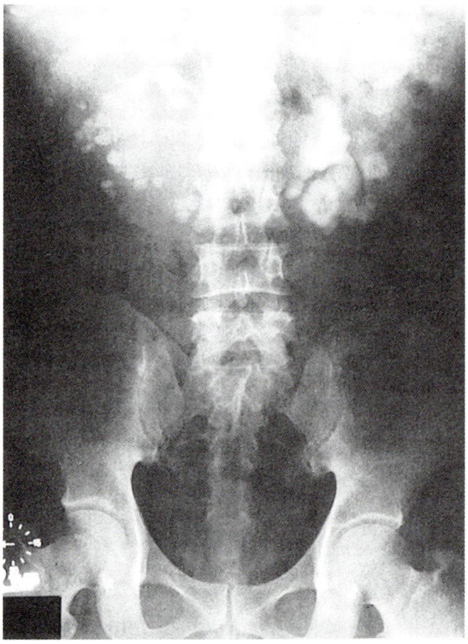

可见发育异常，多为显影不良和重度积水的无功能肾（图9，10）。

不完全性重复肾盂输尿管：是由同一侧输尿管芽分成2支产生的畸形，一个肾脏有2个肾盂及输尿管，但2条输尿管在下降途中汇合成1条。本病多无症状而被偶然发现，有时可伴有顽固性肾盂肾炎、肾绞痛、肾结石等症状。这些并发症是由于一侧输尿管的尿向对侧输尿管返流淤滞到肾盂中而引

图7　下腔静脉后输尿管的逆行肾盂造影

输尿管在第4腰椎水平向内方移动，在椎骨上走行

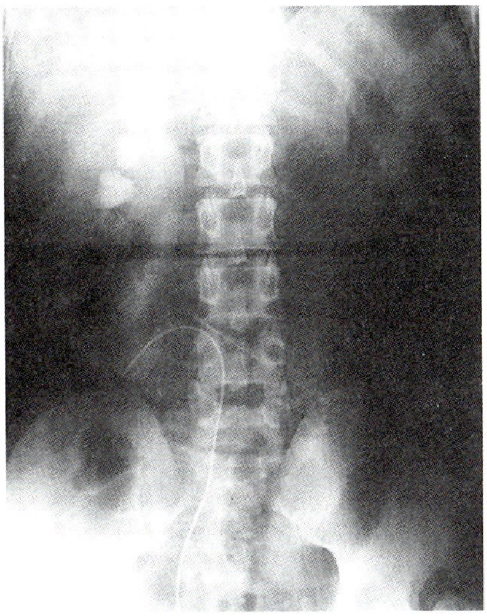

图8　输尿管膀胱移行部狭窄的静脉性尿路造影

右上尿路显示肾输尿管积水，而与下段输尿管的扩张程度相比肾积水较轻

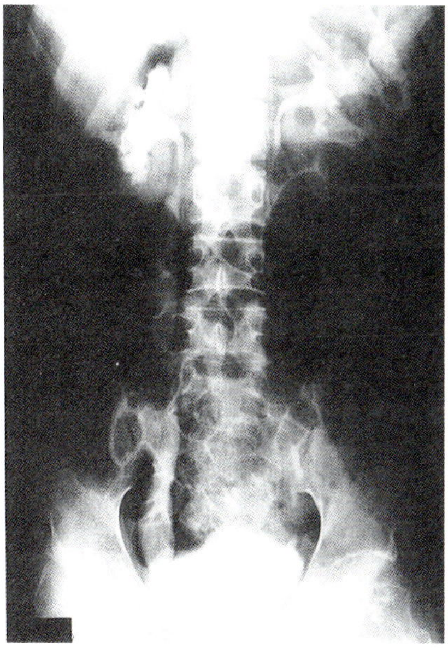

图9　输尿管囊肿的MRI

输尿管显著扩张，输尿管囊肿几乎占了膀胱的一半，其顶部为从下半肾来的扩张的黏膜下输尿管

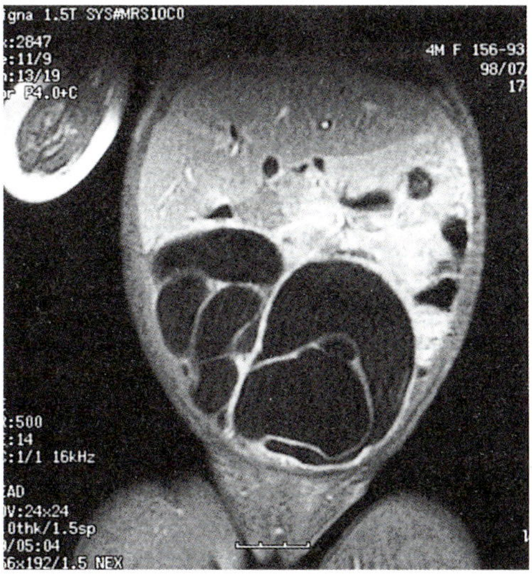

图10　输尿管囊肿病例的肾MRI

与图9为同一病例。与输尿管囊肿相连的上半肾的积水程度较下半肾积水程度明显

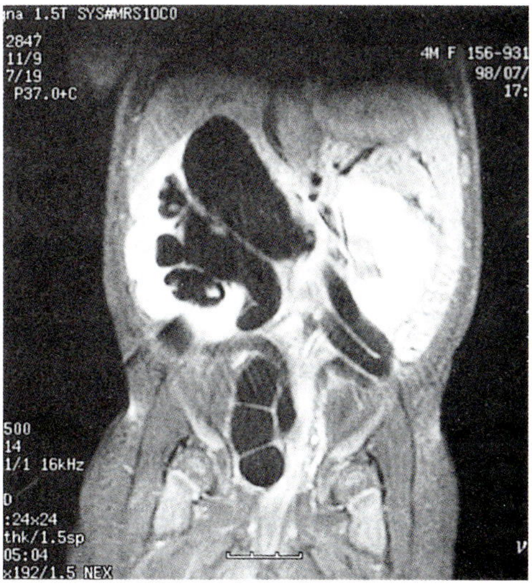

起，逆行肾盂造影可见输尿管输尿管返流(ureter to ureter reflux)及两分支输尿管相互反复返流的跷跷板现象（图 11）。

从上肾盂和下肾盂各自发出独立的蠕动，有上肾输尿管或下肾输尿管的正蠕动逆向传到下肾输尿管或上肾输尿管、向共同输尿管段（汇合部以下）传播正蠕动型，共同输尿管段的逆蠕动传到上肾输尿管和下肾输尿管型，及输尿管汇合部存在起搏细胞三种方向的蠕动传播形式（图 12）。

巨输尿管(megaureter):未见输尿管器质性梗阻而存在重度输尿管扩张，与由梗阻引起的输尿管扩张相区别。

细输尿管(microureter):输尿管全长外径较细为 2～3mm 的先天性疾病。

● 后天性原因

上尿路结石最多见。有血尿时怀疑上尿路肿瘤。特异性炎症也可引起上尿路狭窄。膀胱输尿管返流也可引起肾输尿管积水。腹膜后纤维化主诉腰背部疼痛，静脉尿路造影可见左右输尿管均从肾盂到膀胱呈直线状变细。

图11　不完全重复肾盂输尿管的逆行肾盂造影

左图为上肾输尿管，右图为下肾输尿管收缩，同时造影剂分别向另一分支的输尿管移行，即跷跷板现象

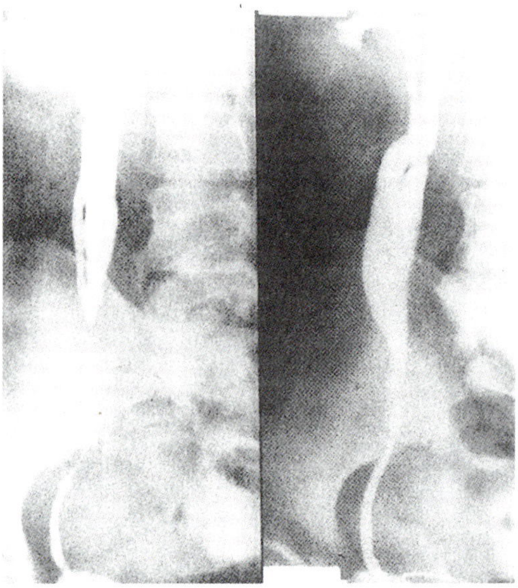

图12 不完全重复肾盂输尿管术中的输尿管肌电图分类

I型（22%）为下肾输尿管，II型（19%）为上肾输尿管来源的蠕动传播，III型（9%）为共同段输尿管的逆蠕动传播，IV型（20%）为输尿管汇合部发生的蠕动向 3 个方向传播，其他 30% 不能分类

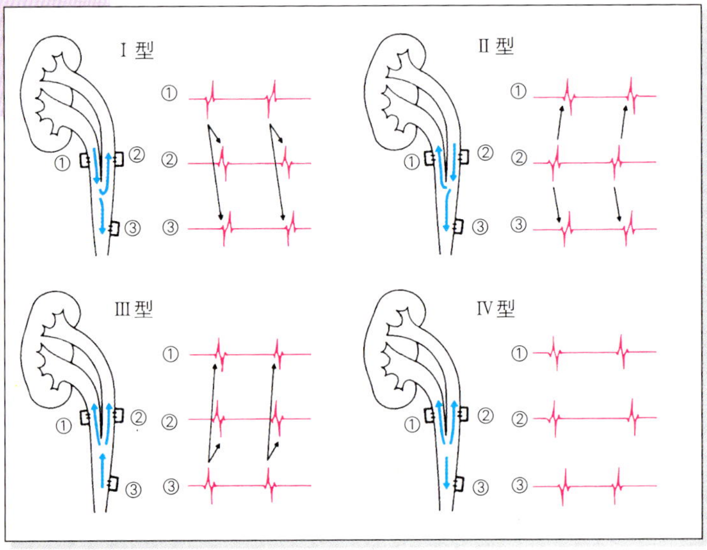

（菅谷公男）

下尿路解剖及神经生理

下尿路功能解剖

膀胱

膀胱是储尿器官，由平滑肌构成，大体分为体部和底部（图1）。体部的平滑肌有各种方向，呈立体网状结构，储尿时松弛使膀胱内压保持稳定，排尿时收缩。从三角部到尿道内口的膀胱底部缺乏伸展性，储尿期保持呈盆状以抗失禁，排尿时呈漏斗状使尿液排出。这部分的平滑肌呈比较清楚的三层构造（内纵、中环、外纵）。内纵行肌在女性到达尿道远端，男性终止于前列腺远端。中环肌形成膀胱底部主体呈环状走行。外纵行肌在女性达尿道全长，在男性连接前列腺外膜。输尿管口位于三角区近端的输尿管间嵴两侧，输尿管斜行贯通膀胱壁，具有膀胱储尿时抗返流的构造。就是底部的平滑肌呈鞘状包绕输尿管远侧段，形成膀胱底部的伸展使输尿管内腔关闭的构造（图2）。

图2 膀胱输尿管抗返流结构

膀胱底部逼尿肌伸展使输尿管内腔关闭 sps：表浅输尿管周鞘 dps：深输尿管周鞘 vm：膀胱肌层（三角区底逼尿肌）um：输尿管肌层

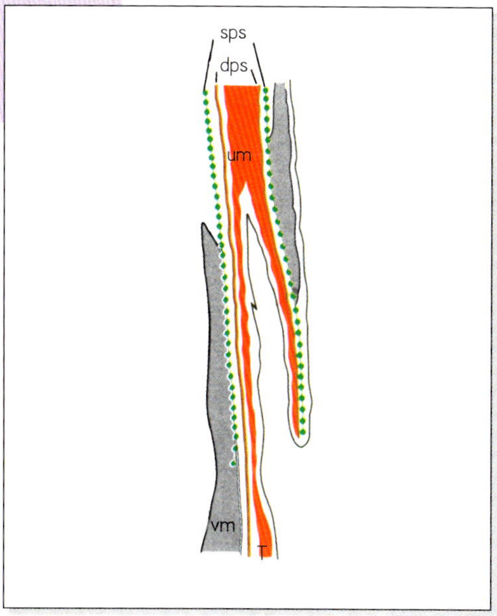

图1 膀胱的构造

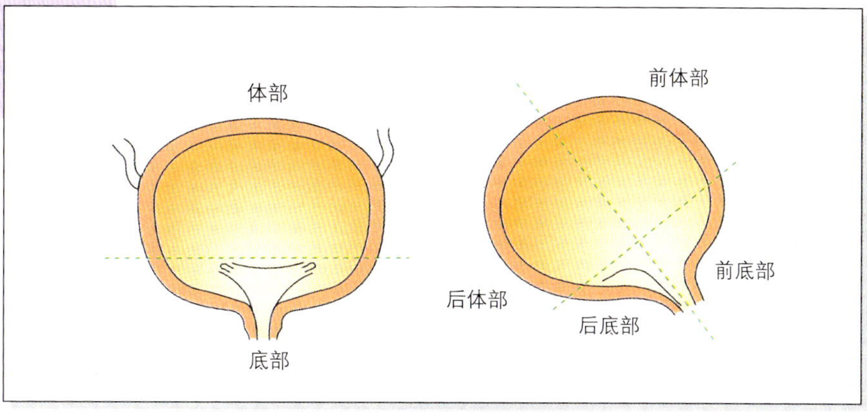

尿道

男性从尿道内口开始，经前列腺部尿道、膜部尿道、阴茎部尿道终止于龟头部尿道外口。从尿道内口到膜部尿道参与储尿与排尿功能。膀胱底部的内纵行肌从尿道内口开始移行为尿道平滑肌。中环肌从膀胱底部到前列腺部起到括约肌的作用。外纵肌层包绕膀胱底部，也参与控尿机制（图3）。前列腺由纤维肌性和腺性组织构成，前列腺增生可造成下尿路梗阻。膜部尿道由横纹肌构成的尿道外括约肌包绕，而在背侧菲薄甚至阙如。

女性尿道从尿道内口开始，终止于阴道前庭的尿道外口。与男性不同，几乎无中环肌层。

下尿路神经生理

支配下尿路的末梢神经

● 传入路

副交感神经系：传入神经细胞位于骶髓S_2～S_5的后根神经节。神经末梢分布于膀胱平滑肌、膀胱上皮细胞和尿道（图4），主要传递膀胱壁伸展和收缩的情报。神经纤维经由盆神经，通过后根进入脊髓内。动物实验显示传入神经由有髓鞘的Aδ纤维和无髓鞘的C纤维组成，正常的排尿反射主要由Aδ纤维传导，而在病理状态下C纤维被活化。

交感神经系：神经细胞位于T_{11}～L_2的

图3　膀胱底部到尿道括约肌的解剖

膀胱底部的平滑肌收缩保持控尿，松弛促进排尿

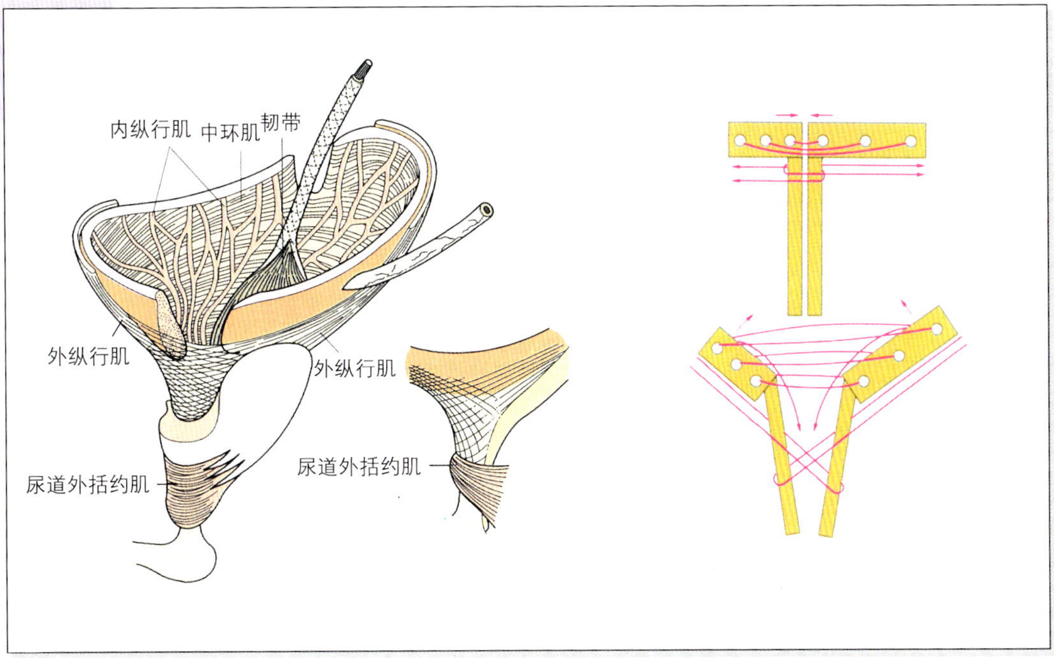

后根神经节，神经末梢密布于膀胱三角区和尿道内括约肌。经下腹神经主要传递痛觉，经胸腰髓（T_{11}～T_{12}）后根向中枢传导。

体神经系：分布于尿道外括约肌，经由阴部神经向骶髓（S_2～S_4）传导尿道内感觉和本体感觉。

● 传出路径

副交感神经系：传出纤维发自S_2～S_4的中间外侧核（图5），主要于盆神经丛的盆神经节转为节后纤维，为胆碱能纤维，分布于膀胱和尿道。盆神经丛位于直肠外侧，包含副交感和交感神经纤维，左右神经丛间存在交通支。一部分神经纤维在膀胱和尿道壁内转为节后纤维。

节前纤维释放乙酰胆碱，活化节后纤维的胆碱受体（N_2）。除此之外这种突触也受到P物质、VIP（血管活性肠肽）、蕈毒碱受体(M_1、M_2)以及交感神经源的肾上腺能受体（α_1，α_2）介导的修饰作用（图6，7）。

图5　副交感神经和体神经在脊髓的起始细胞和神经纤维的走行

在图的左右分别显示骶髓（S_2）中神经细胞和神经纤维的走行。副交感神经的传出纤维从中间外侧核（IML）起始，体神经的传出纤维从前角的Onuf核起始。

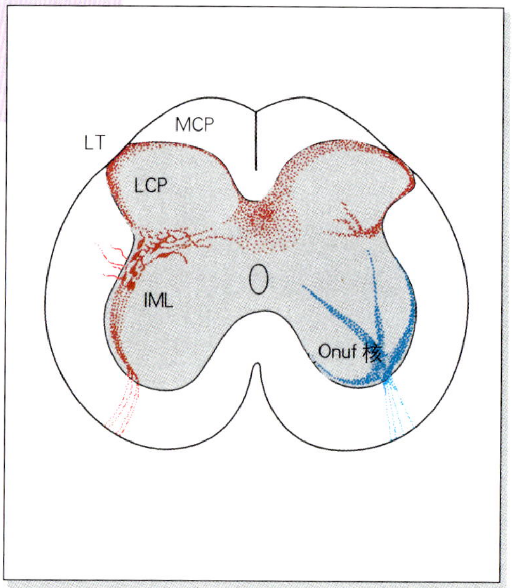

图4　下尿路的支配神经

B：尿道球腺
BL：膀胱
CP：腹腔丛
DNP：阴茎背神经
HGN：下腹神经
IMP：肠系膜下
IRN：直肠下神经
P：前列腺
PEL：盆神经
PN：阴部神经
PP：盆丛
PUD：阴部神经
SN：骶神经
SHP：下腹上神经丛
SV：精囊腺
U：输尿管
VAS：输精管

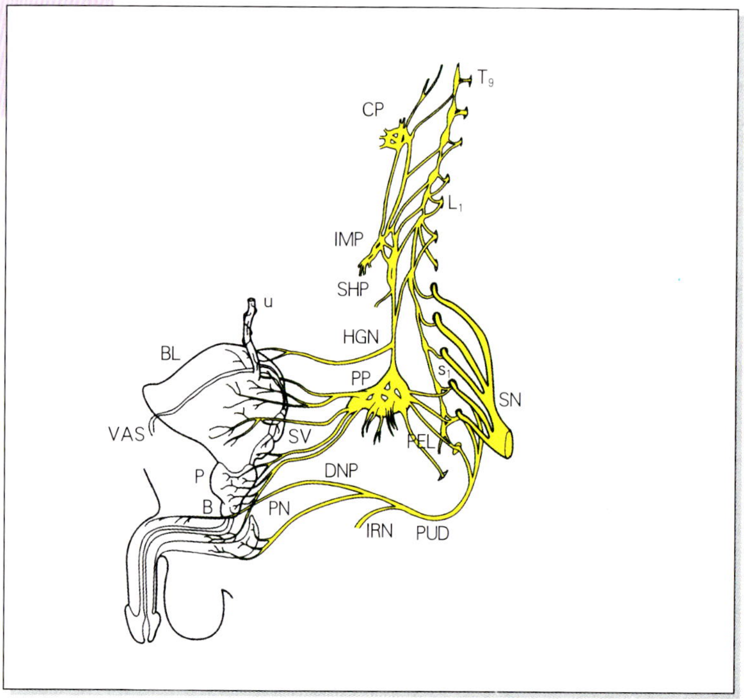

节后纤维将兴奋性刺激传导至膀胱平滑肌。节后纤维末梢释放乙酰胆碱，兴奋逼尿肌毒蕈碱受体（M_2，M_3）（图6）。认为M_3受体对膀胱收缩更为重要。存在于神经末梢的M_2受体可抑制乙酰胆碱的释放，另一方面，相同神经末梢的M_2受体促进乙酰胆碱的释放，增大副交感性膀胱刺激。ATP（三磷酸腺苷）由节后纤维的神经末梢释放，作用于P_{2x}受体引起膀胱收缩。与大鼠等其他动物相比，在人类ATP的影响较少，而在病理状态下ATP的影响增大。

副交感传入对尿道有抑制性作用。NO（一氧化氮）可直接松弛尿道平滑肌。认为NO作用引起尿道长时间松弛是由VIP引起。

交感神经系：传出路从T_{11}～L_2的中间外侧角发出，主要在肠系膜下动脉神经节转为节后纤维经下腹神经走行。一部分纤维继续保持为节前纤维经下腹神经走行，到盆神经丛转为节后纤维。节后纤维为肾上腺能神经分布于逼尿肌、尿道内括约肌。膀胱三角区及尿道内括约肌的α受体丰富，与尿道收缩相关，逼尿肌β受体丰富，与膀胱松弛有关。另外，交感神经通过α_2受体介导抑制在盆神经节副交感神经的突触传导。

节前纤维释放乙酰胆碱，作用于N_2受体（图7）。节后纤维释放去甲肾上腺素，通过α_1受体介导引起膀胱颈部和尿道平滑肌收缩，通过β_2受体介导松弛膀胱壁（图7）。有人提出α_2与β_1相关。尿道及前列腺平滑肌主要分布有α_1受体的亚型α_{1A}。另外，节后纤维通过α_1受体和β受体介导促进、通过

图6　副交感神经的神经传递

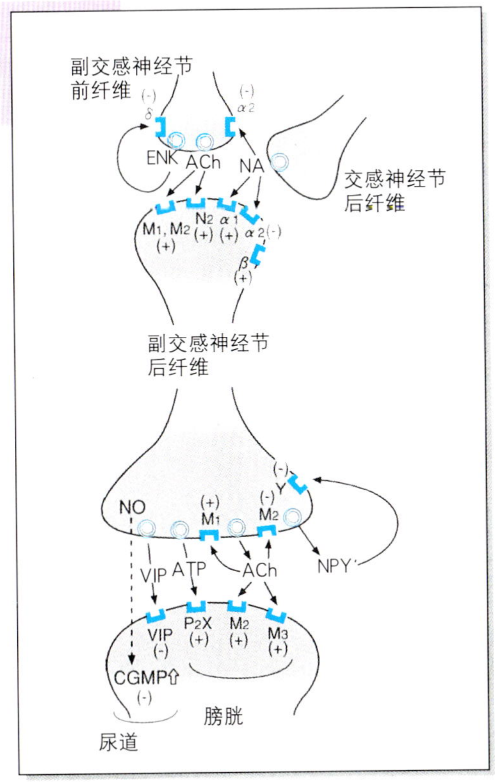

图7　交感神经的神经传递

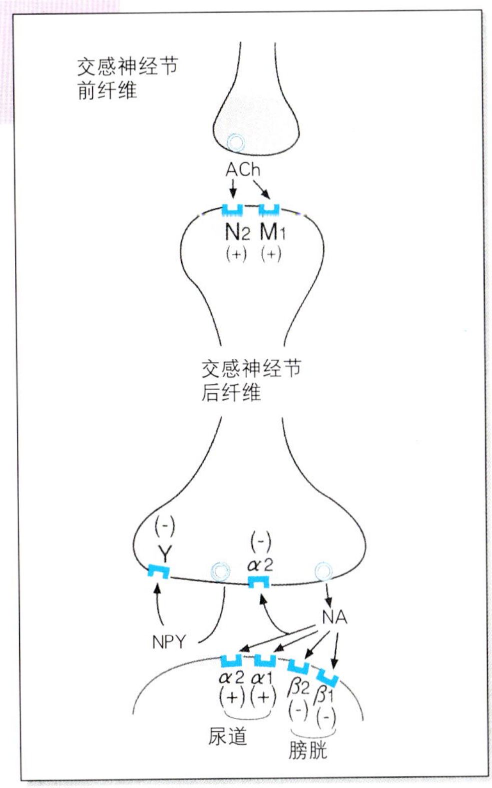

α_2受体介导抑制副交感神经。

体神经系：发自位于S_2～S_4前角的Onuf核（图5），经阴部神经，分布于尿道外括约肌和盆底肌群。体神经末梢释放乙酰胆碱，作用于N_1受体引起收缩。除此之外横纹肌也受交感神经分泌的去甲肾上腺素影响。

另外还存在数种非去甲肾上腺素非乙酰胆碱的神经递质。节前纤维释放的亮氨酸脑啡肽通过盆神经内δ鸦片受体介导抑制胆碱能神经传导。另一方面，VIP及P物质可促进盆神经内神经传导。NPY由胆碱能和肾上腺素能神经末梢释放，抑制突解前乙酰胆碱和去甲肾上腺素的释放。

中枢神经的排尿调节

引起膀胱逼尿肌收缩和松弛，尿道括约肌收缩和松弛的神经核位于脊髓内，这些神经核在上位中枢的控制下，控制储尿和排尿（表1）。关于脑内的排尿相关部位，经动物电刺激实验多报道排尿促进中枢和抑制中枢位于大脑皮质和延髓之间，多存在于皮质前叶、丘脑、下丘脑、中脑和桥脑（图8）。

桥脑存在排尿反射所必需的桥脑排尿中枢（PMC），这相当于狗和猫的青斑核α（图9），在大鼠为背外侧被盖核。另外，其附近的青斑下核及吻侧部网状体核可促进储尿。PMC上位的去脑动物由于PMC健存，可无残尿，能排空膀胱（图9）。

中枢神经的神经递质

已证明谷氨酸、去甲肾上腺素、乙酰胆碱、多巴胺、GABA、5羟色胺等中枢神经递质可促进或抑制排尿。动物实验用同一药物注入脑内不同部位作用效果不同，因此中枢神经系同一递质具有既可促进也可抑制排尿的作用。

储尿机制

膀胱在达到排尿阈值前保持低压状态，这是由于膀胱自体的弹性和副交感神经的抑制作用引起。

表1　排尿相关的神经反射

刺激	传入路	中枢	传出路	反应
膀胱伸展	盆神经	胸腰髓	下腹神经	抑制膀胱收缩
膀胱伸展	盆神经	胸腰髓	下腹神经	尿道内括约肌收缩
盆底肌紧张	阴部神经	骶髓	盆神经	抑制膀胱收缩
尿流入后尿道	阴部神经	骶髓	阴部神经	尿道外括约肌收缩
盆底肌松弛	阴部神经和后索	延髓	外侧网状体脊髓束和盆神经	膀胱收缩
膀胱伸展	盆神经和后索	脑桥	外侧网状体脊髓束和盆神经	膀胱收缩
膀胱伸展	盆神经	骶髓	盆神经	尿道内括约肌松弛
膀胱伸展	盆神经	骶髓	阴部神经	尿道外括约肌松弛
尿流入后尿道	阴部神经和后索	脑桥	外侧网状体脊髓束和盆神经	膀胱收缩
尿流入后尿道	盆神经	骶髓	盆神经	膀胱收缩
尿流入后尿道	阴部神经	骶髓	阴部神经	尿道外括约肌松弛
盆底肌收缩	阴部神经和后索	延髓	腹侧网状体脊髓束	抑制膀胱收缩

膀胱充满的信息经盆神经传入骶髓，在脊髓内上行传至大脑的同时，使胸腰髓交感神经核兴奋。从交感神经核的传出神经有以下3种作用：①通过β受体介导的直接松弛膀胱逼尿肌的作用，②通过α受体介导提高膀胱颈部和尿道内括约肌的张力，③在盆神经节抑制突触前副交感神经的兴奋传导，持续抑制膀胱收缩（图10a）。另外，传入骶髓的膀胱充盈信息，兴奋骶髓Onuf核，Onuf核的传出纤维经阴部神经使尿道外括约肌收缩。以上形成的储尿反射由脊髓以下的反射回路组成。

膀胱继续充盈，膀胱充盈的信息向大脑皮质感觉区传递形成尿意。接近最大膀胱容量时，该信息刺激桥脑排尿中枢产生强烈尿意，前叶感觉运动皮质的传出刺激使骶髓Onuf核兴奋，使尿道外括约肌有意识收缩而保持控尿。另外，桥脑水平存在参与储尿机制的青斑核和吻侧桥网状核，大脑皮质与此部位密切相关。

图8　与下尿路功能相关的神经核

排尿、储尿的主要相关部位用红色表示，对这类功能有调节作用的部位用蓝色表示

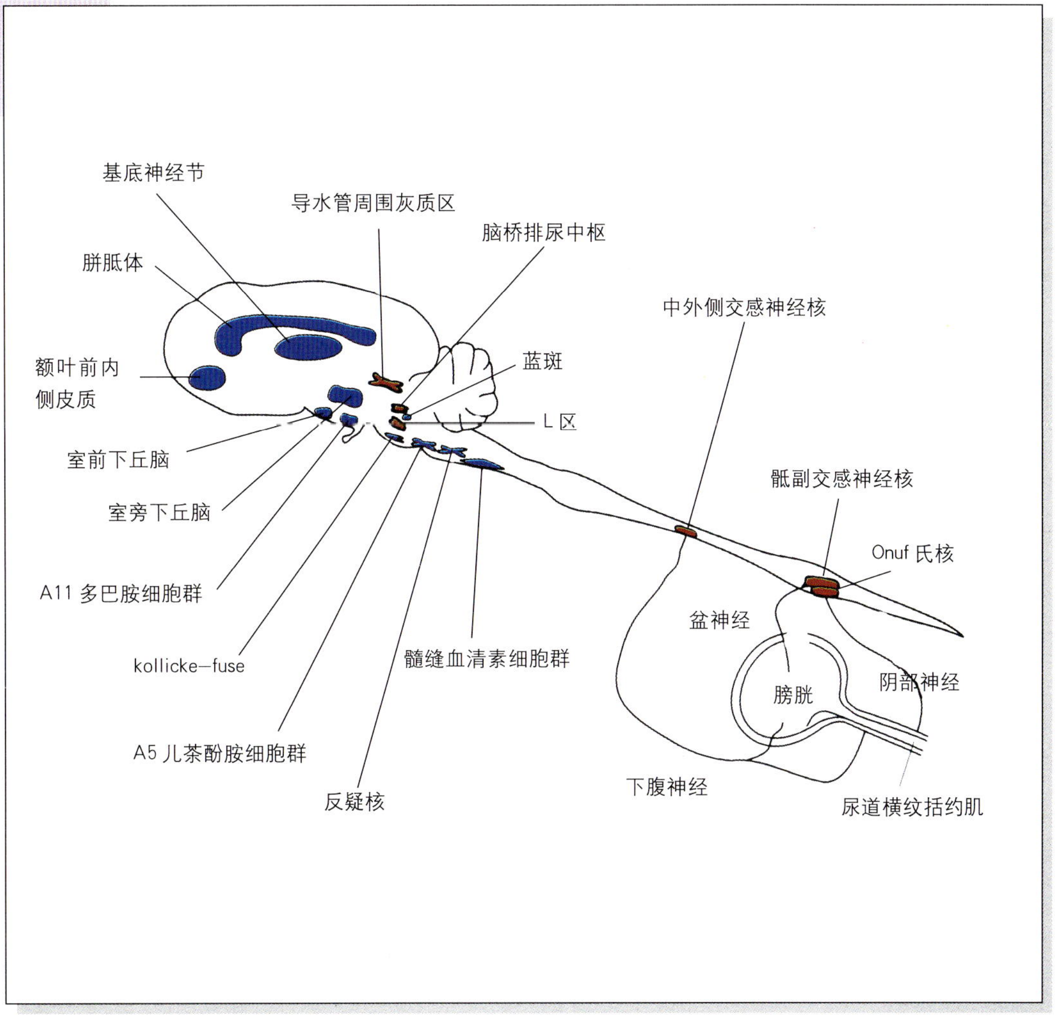

排尿机制

排尿反射由副交感神经的兴奋和交感神经、体神经的抑制组成。膀胱充盈时，脑干上位的脑对桥脑排尿中枢发生抑制信号，有意识地抑制排尿。这些上位脑的抑制信号解除后，桥脑中枢发出的信号有以下3种作用：①兴奋骶髓副交感神经核使膀胱收缩，②抑制骶髓Onuf核，松弛尿道外括约肌，③抑制胸腰髓交感神经核，解除膀胱颈部的紧张和膀胱体部的松弛作用，解除盆神经节的兴奋传递抑制作用（图10b）。除此之外，骶髓副交感神经的传出信号，通过NO及VIP介导直接松弛平滑肌性尿道括约肌。另外，尿道内尿流的刺激作用可进一步促进排尿反射。

排尿所必需的反射中枢也存在于脊髓，而桥脑排尿中枢对排尿相关反射的统一作用，使膀胱和尿道协同运动，达到无残尿排尿。胸髓水平的脊髓损伤时在慢性期也可产生排尿反射，但膀胱与尿道的协同性消失，多表现为膀胱收缩时尿道括约肌也收缩，即所谓逼尿肌括约肌协同失调（图11）和所谓不完全排尿反射。迄今认为桥脑排尿中枢的青斑核α，为排尿反射的控制开关，而对这个部位的化学刺激引起的排尿阈值变化不仅有膀胱容量，还可见膀胱收缩压的变化，由此提示与排尿开始和膀胱收缩压两方面相

图9　桥脑排尿中枢的电刺激

a：膀胱充盈刺激引起排尿反射，上段为膀胱内压曲线，下段为尿道外括约肌的肌电图

b：电刺激桥脑排尿中枢(0.2msec,50Hz,50uV)诱发排尿

c：电刺激桥吻侧部诱发排尿的电破坏灶(▲)，与青斑核α的位置一致。P2.0,P3.0,P4.0表示从内耳到尾侧的距离（mm）

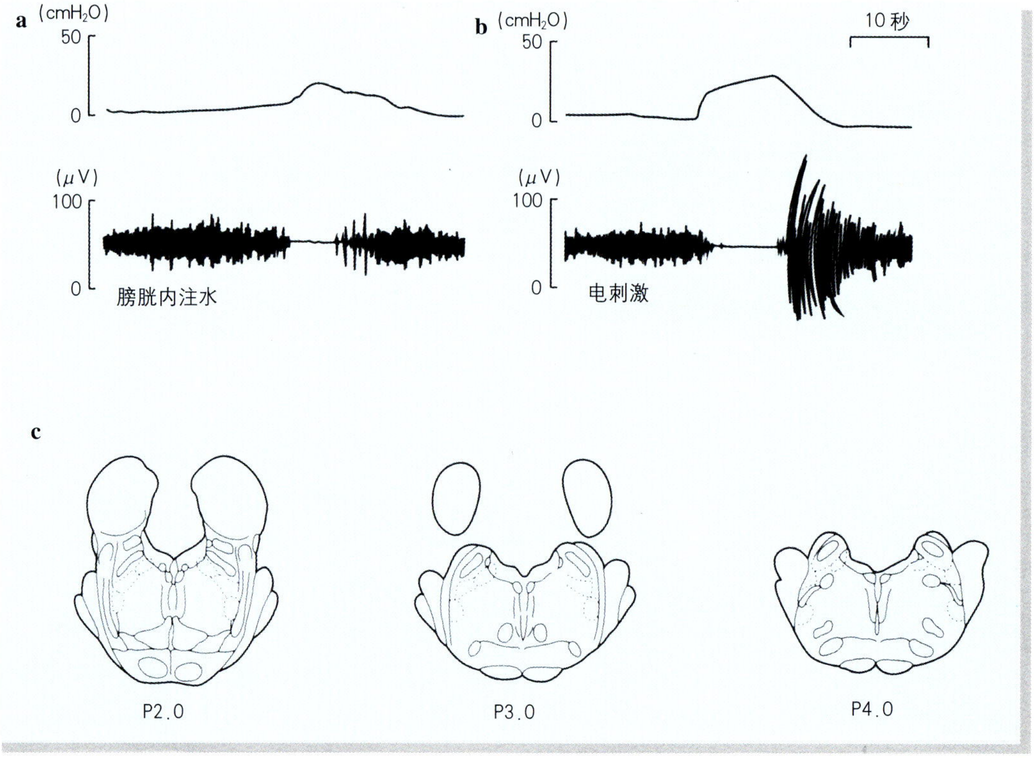

关。膀胱容量未达到排尿阈值时仍可有意识排尿的理由为大脑皮质运动区传出指令到达脊髓，兴奋支配腹肌和膈肌的体运动神经，使腹压升高，其结果使膀胱内压迅速升高，再引起桥脑排尿中枢兴奋。另外有报道传入纤维到达桥脑排尿中枢前，经过桥脑排尿中枢上位的水管周灰质（图8），这一点十分引人注目。但是桥脑排尿中枢与水管周灰质间即使行去脑处理仍能产生排尿反射，因此水管周灰质的功能尚待进一步探讨。

图10　储尿与排尿的神经反射路径

实线为正在活动的路径，虚线为活动性弱或受到抑制的路径

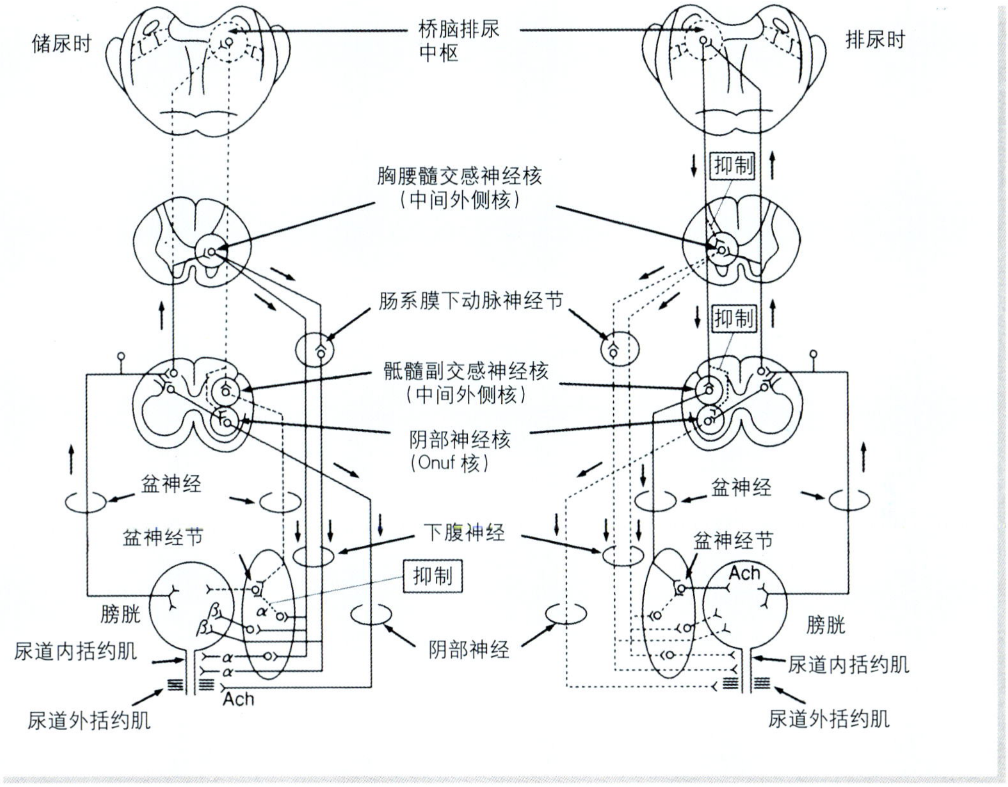

图 11　正常成人与脊髓损伤患者的膀胱内压及尿道外括约肌的肌电图

a：正常成人的膀胱内压曲线（上段）和尿道外括约肌肌电图活动（下段）。排尿时膀胱内压上升，同时尿道外括约肌肌电图活动低下。排尿途中可有意识地中断排尿

b：脊髓损伤患者虽可见反射性排尿，但膀胱收缩时伴尿道内压上升，产生逼尿肌括约肌协同失调（DSD）

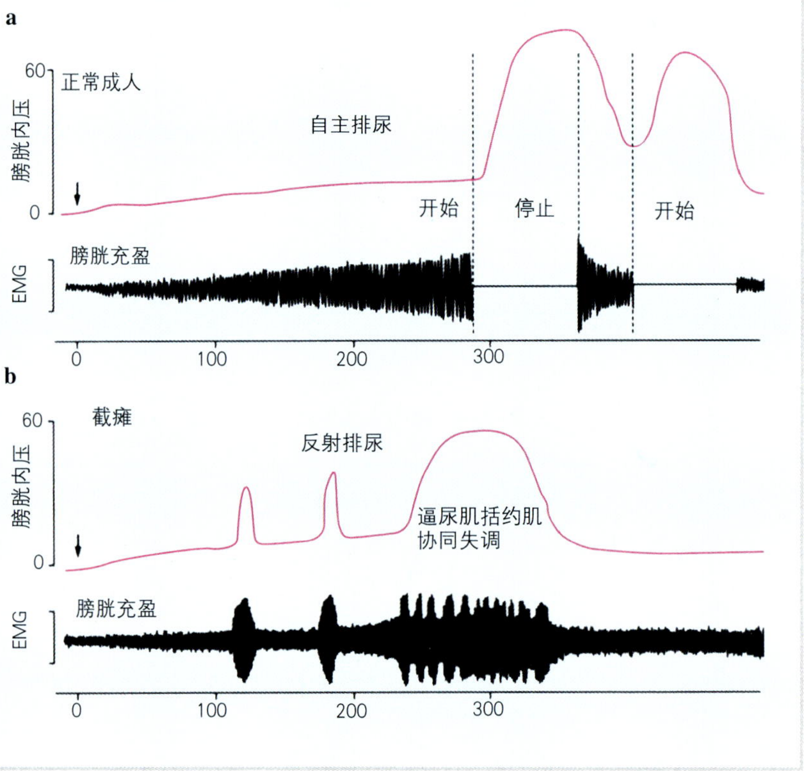

（佐藤智哉　西泽　理）

神经源性膀胱的诊疗要点

要了解导致神经源性膀胱的基础疾病及病理情况，①是否影响到与排尿相关的神经径路，进而影响到排尿。②是否有并发症(尿路)。

神经源性膀胱的主要原发病如表1所示。对于有无这些疾病以及程度，通过问病史大体可以了解，另外通过观察患者的步态，诊查时的会话多数可了解。一般主要通过尿流动力学检查膀胱、尿道功能，在判断排尿是否正常的同时，评判这些疾病的实际状况，与排尿相关神经径路是否存在障碍。若无异常多做出对排尿无影响、神经径路也无障碍的结论。

膀胱、尿道功能检查的内容有膀胱容量和顺应性、有无尿意、逼尿肌收缩是否正常、尿道内、外括约肌的松弛和收缩的协调性、尿流率和残尿量等，检查方法见表2。但是，根据这些检查的结论，在一般的膀胱尿道功能检查最终未见异常时，不能断言一定没有神经径路障碍。相反，当这些检查发现异常时，还不能直接作出存在神经径路障碍而且影响到排尿的结论。例如发现的无抑制收缩，由尿道梗阻引起者不少，也有因增龄引起的无抑制收缩增加和残尿量增加。因此，有无排尿相关的神经径路障碍的判断十分困难。除了一般的尿流动力学检查，为鉴别无抑制收缩也可加用尿道麻醉的试验，为判别神经障碍，也可用冰水试验或阴茎-尿道外括约肌的神经传导速度测定等。体检所见如肛门括约肌张力、球海绵体肌反射等对诊断有参考价值。最终综合这些检查的结果和病史、症状进行判断。

表1 神经源性膀胱的主要原发病

1.大脑，大脑-脊髓疾病 脑血管障碍 变性性神经疾病：帕金森病，橄榄桥小脑萎缩，Shy-Drager综合征，进行性核上性麻痹
2.脊椎-脊髓疾病 脊髓外伤，脊髓损伤，脊髓炎，脊髓动静脉畸形，脊髓空洞症，多发性硬化症，后纵韧带骨化症，黄韧带骨化症，脊椎管狭窄症，脊椎发育异常，脊椎分裂，椎间盘突出，脊髓栓系综合征
3.末梢神经损害 盆腔内手术：子宫癌，直肠癌 自主神经病变：糖尿病 格林巴利综合征，带状疱疹

表2 膀胱、尿道功能检查

检查法	检查内容
膀胱内压测定	尿意，稳定性，容量，顺应性
压力-流率检查	逼尿肌收缩力，尿道阻力
VCG	逼尿肌收缩力，内、外尿道括约肌协同性
尿道外括约肌肌电图	尿道外括约肌协调性
尿流率测定，残尿测定	排尿总合平衡

神经源性膀胱诊察中，应考虑到是否已合并尿路并发症，或是否会发生这类并发症。多数情况下，残余尿为尿路感染的主要原因。另外，膀胱低顺应性及高压排尿可引起VUR，进而发生肾盂肾炎、肾结石、肾积水，最终引起肾衰竭（图1）。在诊察中应有上述考虑。为检查并发症所必要的检查如表3所示。

图1　神经源性膀胱的并发症

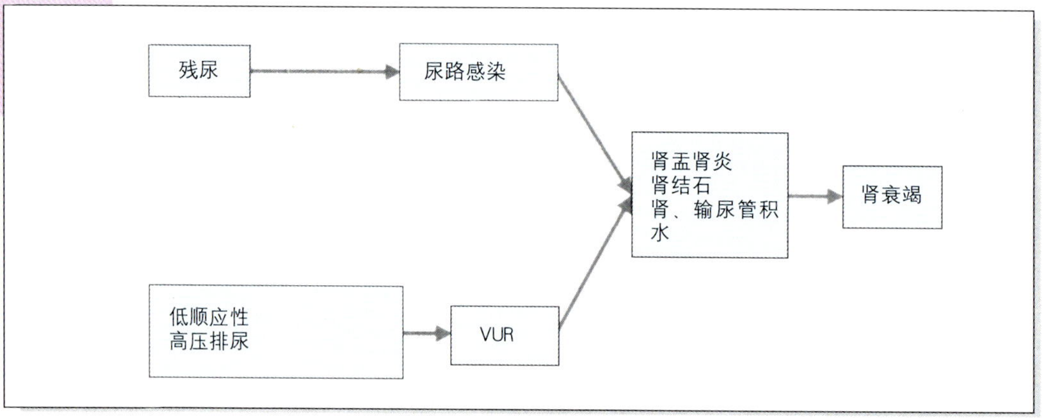

表3　并发症的检查

尿检查（一般，沉渣，细菌，NAG等）
超声检查
BUN
Cr
KUB
IVP
VCG

（宫川征男）

尿流动力学术语

尿流动力学在评价下尿路功能中起很大作用。国际尿控学会（ICS）虽在1973年就设计了下尿路功能的标准用语，现在还需国际专用语统一化。这个学会的报告发表了许多论文，直到1988年发表的“下尿路功能的标准用语”一文进行了总合，现今术语也基本源于该文章。从那以后，随尿流动力学的进步，有报告对于下尿路康复技术、女性盆腔内脏下垂及盆底障碍、肠管储尿器的功能评价、排尿时P-F检查需进行更细化的描述。本章基本上是根据ICS的报告，对尿流动力学检查的常规术语进行解说。这里所述的各项目的定义并不绝对，应注意随今后尿流动力学的进步还需改良。

储尿机能的评价

膀胱内压测定（cystometry）

将水、二氧化碳气、造影剂等持续注入膀胱内，同时测定膀胱内压与容量的关系。获得的曲线为膀胱内压曲线（CMG）。膀胱内压测定结果的影响因素如表1所示，所以进行检查应记录设计方式。

● 膀胱内压测定的术语（表2）

最大膀胱容量（MCC）是在膀胱测压时继续灌注患者，将不能自我控制排尿时的膀胱容量规定为最大膀胱容量。功能性膀胱容量是指排尿记录中最大的单次排尿量，但这个概念不用于膀胱测压。一般MCC较功能性膀胱容量稍大。

● 对逼尿肌活动的描述

这里所述的是储尿期的逼尿肌活动，一般可显示正常或过度活动。逼尿肌低活动，仅能在排尿相中评价。

逼尿肌活动正常：正常膀胱在储尿相膀胱容量增大，逼尿肌压随容量增大，并无明显地上升。另外在诱发作用下也不产生无抑制收缩。这是“逼尿肌稳定”的表现。

逼尿肌过度活动：储尿相中，患者不能自主控制，出现非自主性收缩。非自主性收缩也可在快速注入、体位变换、咳嗽等各种诱发试验时出现。因此，这种收缩即可自行出现，也可诱发出现。逼尿肌过度活动有以下分类。

①逼尿肌不稳定（DI）

表1　膀胱内压测定的影响因素

1. 将耻骨上缘的大气压设定为导管的零点
2. 原则上在清醒状态（保持储尿反射，排尿反射的状态）施行
3. 插入导管路径（经尿道，还是耻骨上穿刺）
4. 所用测压介质是液体还是气体？并记录其温度
5. 注入速度：缓慢注入膀胱测压：≤10ml/分
中等速度注入膀胱测压：10～100ml/分
快速注入膀胱测压：>100ml/分
6. 导管的种类，粗细

在CMG上出现逼尿肌过度活动，但临床上不能找到神经学异常原因诊断为DI。ICS提倡的不稳定逼尿肌与DI几乎相同。对CMG的逼尿肌压(Pdet)波形的解释易引起关于DI的混淆。当Pdet波形中出现周期性急剧上升后下降可诊断为DI，Pdet波形徐徐上升而不下降应解释为“顺应性低下”（图1）。逼尿肌周期性收缩，Pdet达15cmH_2O以上时，定义为无抑制收缩。有许多研究者将无抑制收缩作为DI研究，ICS术语委员会不使用无抑制收缩的用法，也没有规定诊断DI时逼尿肌压力的大小。

②逼尿肌反射亢进（DH）

临床诊断伴神经学异常的逼尿肌过度活动称为DH。

图1　逼尿肌不稳定与低顺应膀胱的区别

a：可见典型的周期性收缩波的逼尿肌不稳定

b：伴随注入液体逼尿肌压徐徐上升，并无下降，诊断为低顺应性膀胱

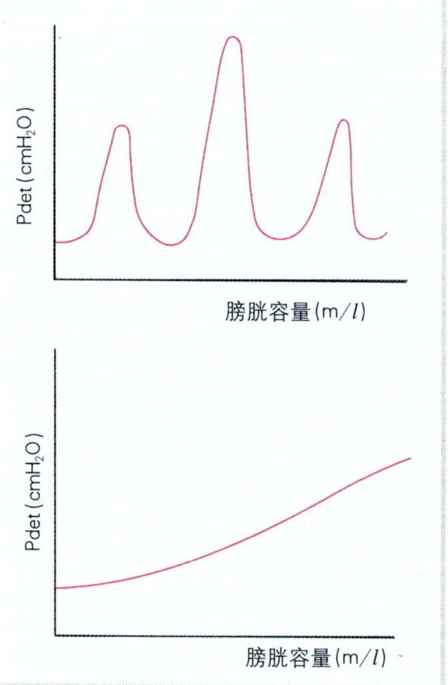

表2　膀胱内压测定术语

压力(cmH_2O)	膀胱内压(Pves) 腹压(Pabd) 逼尿肌压(Pdet= Pves− Pabd)
膀胱感觉 正常感觉 异常感觉 　升高(过度敏感) 　降低 　阙如	初次尿意(FDV) 正常尿意(NDV) 强烈尿意(SDV) 尿急 疼痛
膀胱容量(ml)	最大膀胱容量(MCC) 功能性膀胱容量(FBC)
膀胱顺应性 (ml/cmH_2O)	顺应性(C)= 容量改变 /Pdet

尿道内压测定

通过有侧孔导管一边注水，或使用装有微换能器的导管，一边按一定速度拔出导管，以记录尿道内压的方法。所得曲线称为尿道内压曲线（urethral pressure profile；UPP）（图2）。另外，同时测定膀胱内压，从UPP减去膀胱内压即为尿道闭合压力曲线（urethral closure pressure profile UCPP）。UPP有在静止状态下测定的静态UPP和咳嗽及增加腹压状态下测定的应力性UPP。

排尿功能的评价

尿流率测定(uroflowmetry; UFM)

尿流由尿流率和尿流曲线表现。尿流率受排尿量影响，尿流测定时不要忘记记录排尿量。尿流曲线有连续型（图3a）、间断型（图3b）。UFM所得的曲线如图3所示，比较容易混淆的是尿流时间和排尿时间。前者为可测定的尿流实际时间，后者是包括排尿中断时间的排尿全程时间。若排尿中途无停顿，排尿时间＝尿流时间。

压力－流率检查（P-F分析）

目前，评价下尿路梗阻和逼尿肌收缩强度时以P－F分析为最优。本法同时测定腹压、膀胱内压、逼尿肌压及尿流率。具体方法参见其他章节。ICS提倡的P－F分析术语如图4所示。

图3 尿流曲线

a：连续曲线 b：间断曲线
flow rate (Q)：尿流率
maximum flow rate （Qmax）：最大尿流率
voided volume (v.v.)：排尿量
flow time：尿流时间，voiding time：排尿时间
average flow rate (Qave)：平均尿流率（排尿量/尿流时间）

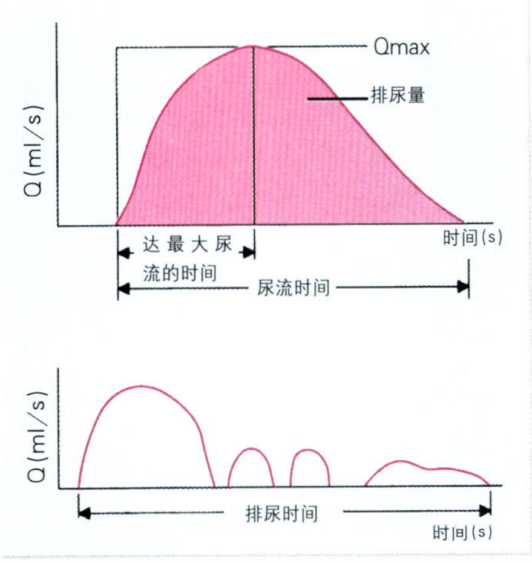

图2 尿道内压曲线

maximum urethral pressure (UPmax)：最大尿道压力
maximum urethral closure pressure (UCPmax)：最大尿道闭合压力
functional profile length(FPL)：功能尿道长度
total profile length(TPL)：尿道全长

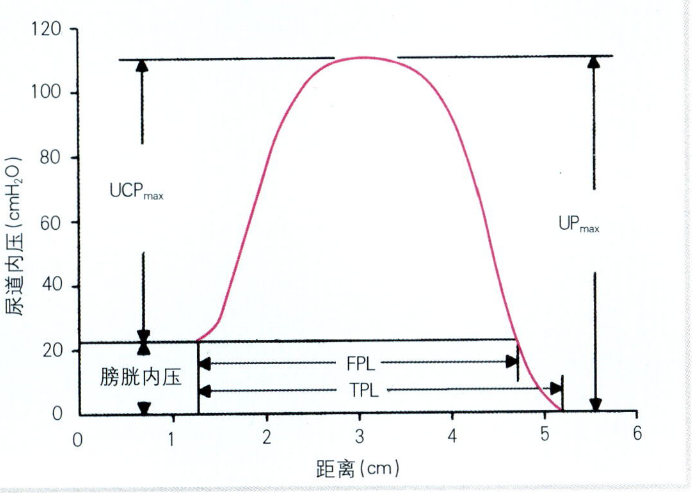

图4　压力－流率检查

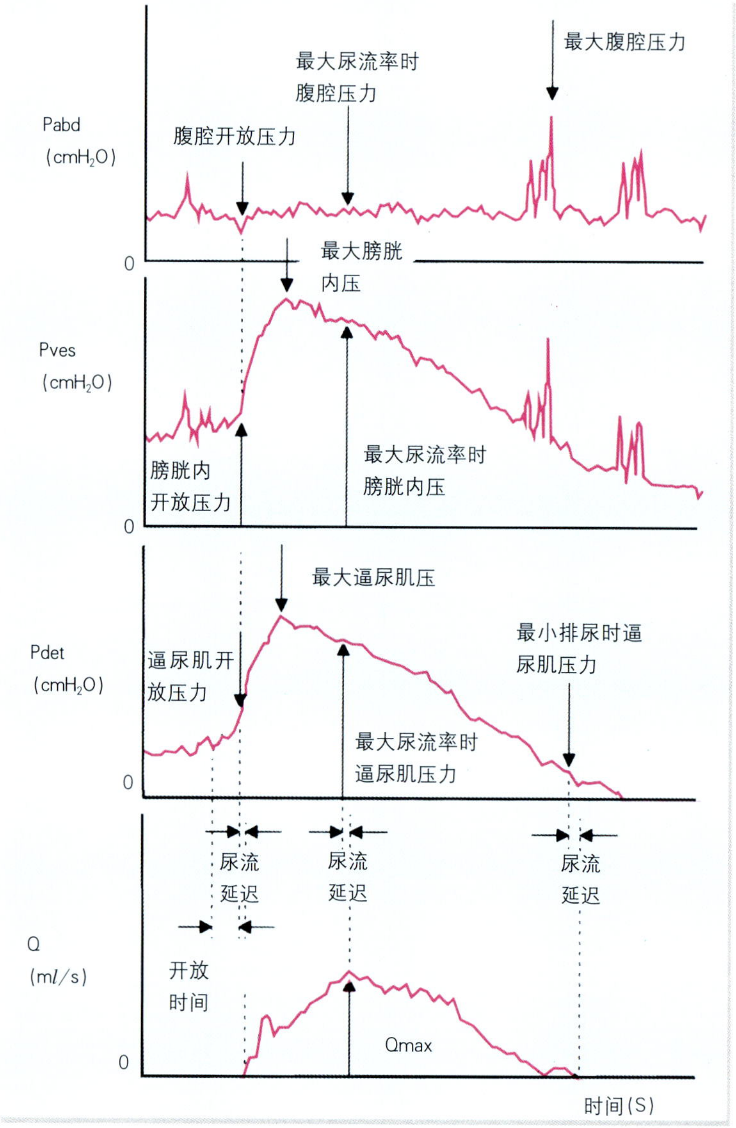

同步记录尿道括约肌肌电图和逼尿肌压力

肌电图(EMG)是测定肌细胞去分极时产生的动作电位的方法。测定尿道外括约肌肌电图时，可用针形电极或体表电极，通过示波器、扩音器或图表记录器记录运动单位动作电位（MUAP）。通常，在尿流动力学检查中与逼尿肌压同时测定。正常人的括约肌肌电图，储尿时逐渐增强(储尿反射)，排尿开始时同时消失（排尿反射）。在病理情况下，逼尿肌收缩时外括约肌肌电图不消失，反而增强，这称为逼尿肌－括约肌协同失调（detrusor-sphincter dyssynergia；DSD）。

（嘉村康邦　山口　修）

尿流动力学检查

有排尿障碍的疾病因有无神经病变及病变部位不同而呈各种各样的病理改变。尿流动力学检查是动态检查排尿功能的检查方法，有助于了解排尿障碍的病理，及选择适合的治疗方法。

尿流率

尿流率测定是排尿困难的客观筛检方法。简单且为非侵袭性，可直接观察排尿状态的好坏。患者向集尿器排尿，描绘出随时间变化的尿流量。可计算最大尿流率、平均尿流率、单次排尿量等。

测定时的注意事项

尿流率测定结果受排尿量的影响，检查时膀胱内必须有足够的尿量。另外常有因紧张而无法正常排尿的情况，应尽量使检查环境能保护隐私。尽量多做几次以了解患者的平均排尿状态。正常尿流曲线如图1所示。

异常尿流曲线

排尿困难患者，一般最大尿流率低下，排尿时间延长。但是，尿流率的指标不能反应的异常曲线也很多，观察整体波形很重要(图2)。另外，也有尿流曲线正常而残尿量很多的情况，应根据具体病例在尿流率测定后行B超等检查测残余尿。

膀胱内压测定

是有一定侵袭性的检查方法。原因为神经性排尿障碍患者、不能明确尿失禁原因的患者、以前曾行盆腔内手术的患者适宜进行这类检查。

膀胱的功能

膀胱是平滑肌构成的袋状物，结构简单，与尿道括约肌协调进行储尿和排尿两种相反的功能。储尿时内压不上升，有利地储存更多的尿，一般正常膀胱达到最大容量(300～500ml)前伴随储尿膀胱的压力上升很少。达到最大容量后，随排尿开始逼尿肌强力收缩经尿道将尿液全部排出(图3)。

图1　正常尿流曲线及参数

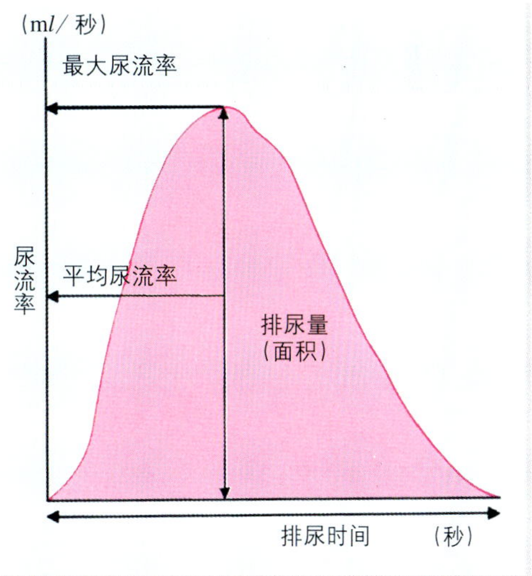

测定方法

经尿道插入膀胱测压专用2腔导管，一管腔按一定速度内注入二氧化碳或生理盐水及造影剂等液体，从另一管腔连续记录压力变化。测定体位宜采用接近日常生活状态的坐位。注入介质，有气体介质二氧化碳，操作简单但为非生理性，可重复性差。造影剂及生理盐水等液体介质近生理状态且重复性好，但操作略复杂。

直肠内插入导管同时记录腹腔内压，从膀胱内压减去，即得到逼尿肌固有收缩力即逼尿肌压。这种操作是准确检测逼尿肌功能不可缺少的。

储尿期(储尿相)中，记测患者感到最初尿意时(初发尿意)和感到无法自控时(最大尿意)的膀胱容量。达到最大尿意后中止注入，变换体位，加腹压，咳嗽等观察能否诱发逼尿肌无抑制收缩(诱发试验)。

然后，让患者排尿(排尿相)，检查能否随意排尿，逼尿肌收缩力是否足够，有无腹压排尿。有时即使无神经方面异常也可因紧张等因素无法排尿，因此排尿时应将光线调暗，让患者听水管流水的声音，或播放能使患者放松的音乐。

图3　正常的逼尿肌压力曲线和参数

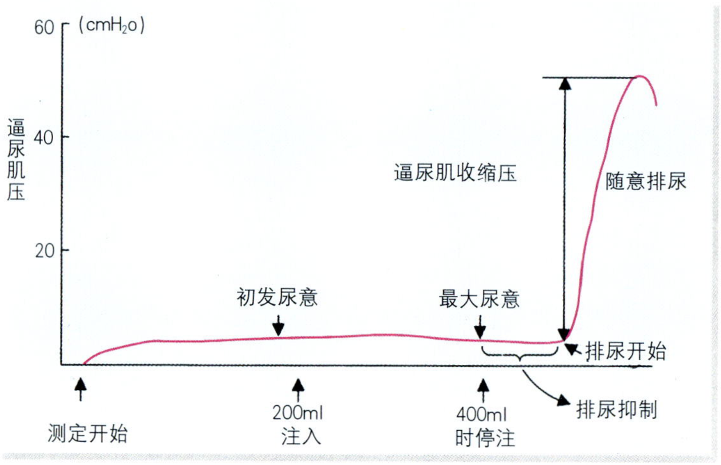

膀胱功能的异常

● 无抑制收缩

是指到达最大膀胱容量前出现的逼尿肌不随意的节律性收缩，可被咳嗽及体位改变、冷水刺激等诱发。发生于不稳定膀胱和核上型神经损伤。以前将15cmH_2O以上的压力变动定义为有意义的无抑制收缩，但最近认为压力上升较少也多有临床意义。这种无抑制收缩可引起急迫性尿失禁（图4）。

图2　HTLV－Ⅰ相关脊髓病（33岁，女性）的尿流曲线

排尿分成数次。每个波形均呈锯齿状，为断续的腹压排尿

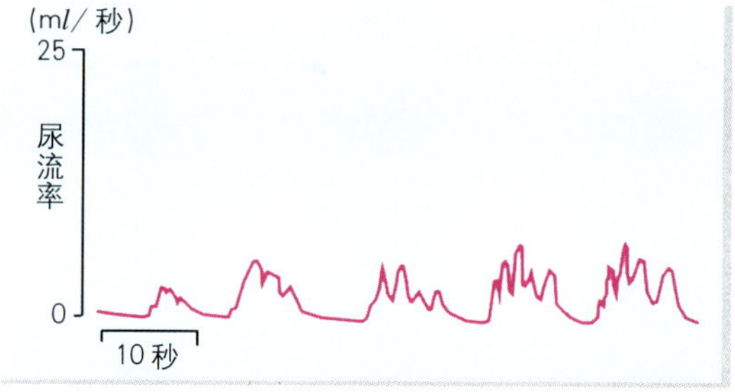

● 低顺应性膀胱

顺应性是指膀胱的柔软性，即评估是否适用于贮液器时所用的数值。是指与无抑制收缩无关的容量依赖性的缓慢内压上升，一般是最大膀胱容量除以该时点的逼尿肌压力（最大静止压）（ml/H_2O）。此值较小时认为膀胱功能差。

神经源性膀胱排尿管理差，反复发作尿路感染时膀胱顺应性低下，可引起尿失禁和上尿路功能损害（图5）。

● 逼尿肌收缩力低下

糖尿病等末梢神经障碍及脊柱裂等骶髓排尿中枢障碍，多无正常排尿反射，经腹压排尿。另外高龄者也有原因不明的逼尿肌收缩力低下。

在女性尿道括约肌功能生理性的较弱，即使无神经异常也习惯性地逼尿肌无收缩仅腹压排尿。特别是压力性尿失禁患者这种倾向较强。

● 伴收缩不全的逼尿肌过度反射

无明确的神经障碍，膀胱内压测定时可见无抑制收缩，可能为尿频和急迫性尿失禁的原因时，称为不稳定膀胱。这种病例排尿时逼尿肌收缩力多正常或亢进（图4）。但是，部分排尿时逼尿肌收缩力不够，其结果是残余尿量大，特别是在高龄患者。Resnick命名为逼尿肌反射亢进伴收缩障碍（detrusor hyper-reflexia with impaired contractility，DHIC），为高龄者尿失禁的一种（图6）。

尿道功能检查

尿道外括约肌肌电图

尿道外括约肌是主要由阴部神经支配

图4 不稳定膀胱患者膀胱压力测定

在100ml的低容量时发生无抑制收缩，有尿失禁

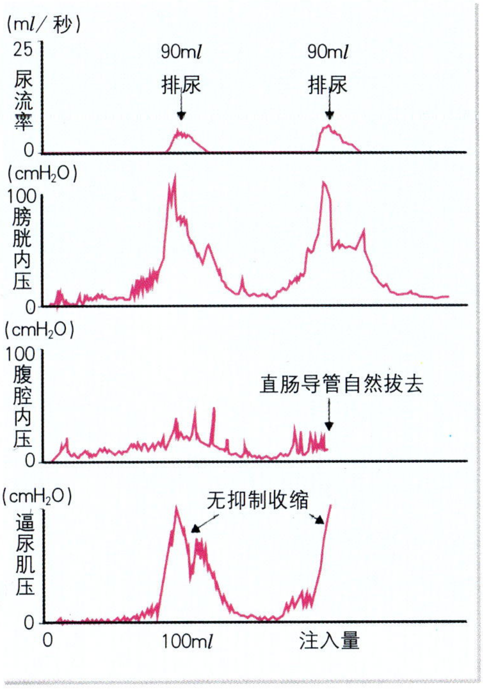

图5 低顺应膀胱

脊椎分裂的女孩膀胱内压曲线。膀胱内压容量依赖性上升，100ml时可见双侧膀胱输尿管返流

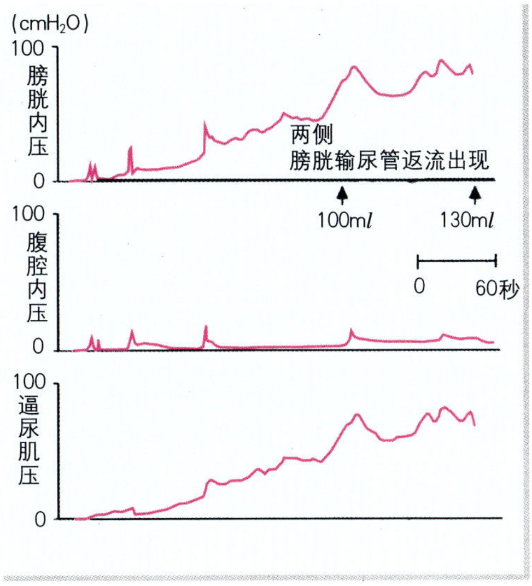

的横纹肌，储尿时持续收缩排尿时随意松弛。排尿结束的同时再收缩。正常尿道外括约肌的肌电图，可反映尿道外括约肌的活动，储尿时持续放电，膀胱容量增大时放电增强，排尿开始同时放电消失。排尿结束的同时再开始放电（图7）。

● 测定方法

尿道外括约肌肌电图在膀胱内压测定的同时进行，以检查与膀胱功能的协调性。另外详细地记录与分析可了解肌活动的变化，对诊断有无神经源性变化等有帮助。

电极有针式电极和体表电极。针式电极可选择性地记录尿道外括约肌的活动，可更准确地分析尿道外括约肌的肌活动，但对于会阴部感觉正常的患者是有痛苦的侵袭性检查。另一方面，体表电极虽简便而无痛苦，但人为因素较多诊断力较低。

● 逼尿肌尿道外括约肌协同失调（DSD）

逼尿肌尿道外括约肌协同失调(detrusor-sphincter dyssynergia)是引起排尿困难病理改变的一种（图8）。在排尿时尽管逼尿肌压力上升，但尿道外括约肌不松弛而引起排尿困难，见于神经损伤，主要是上位脊髓损伤。

尿道内压测定

有利用前端有2～4个侧孔的导管，按一定速度注水，测定反射压的方法和使用前端带微换能器的方法。测定尿道全长的闭合压以计算尿道最大闭合压，功能性尿道长度等（图9）。另外，使用微换能器可测定尿道特定部位储尿期、排尿期的动态压力变化。

应力性 UPP

膀胱内注入100 m *l* 水记录膀胱和尿道的压力，让患者定期（10秒左右）咳嗽，并徐徐拔出导管，测定从膀胱到尿道的压力传导率。压力性尿失禁患者压力传导率低（图10）。

图6 DHIC：伴不完全收缩的逼尿肌反射亢进

a：DHIC b：不稳定膀胱

伴无抑制收缩排尿的顶点牵引气囊停止排尿，观察其后的压力上升（逼尿肌的储备收缩力）的停止试验，可见DHIC较普通的不稳定膀胱逼尿肌压力上升低

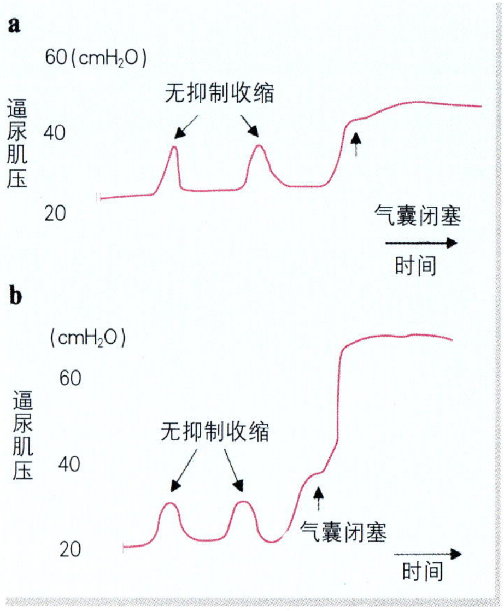

图7 正常尿道外括约肌的肌电图

储尿时持续放电，容量依赖性逐渐放电量增大。排尿开始的同时放电消失，排尿完成的同时又出现

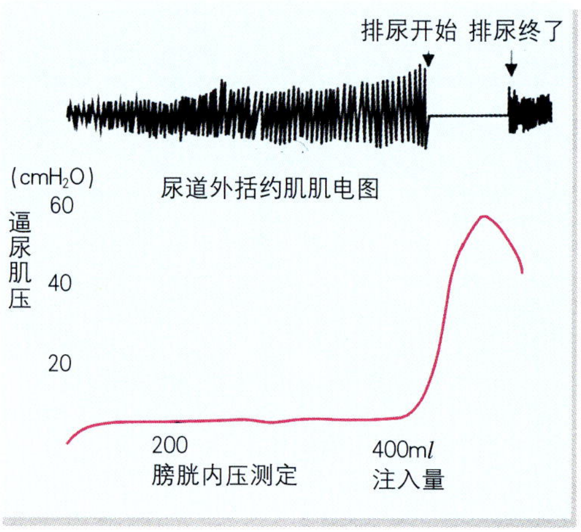

不稳定尿道

是引起女性压力性尿失禁的病理之一。在普通尿道闭合压测定时显示最大值的位置固定导管前端连续测压时，闭合压出现非自主性异常变动（图11）。

漏尿点压力（LPP）

是动态反映尿道功能的指标，其值与压力性尿失禁的严重程度相关，最近颇受注目。测定方法为经尿道导管注入造影剂，患者站立或卧位监测腹压，让患者咳嗽或持续加腹压。此时在X线透视下观察造影剂向尿道漏出情况。造成漏尿时所需的最低腹压为LPP。存在检测时让患者自身持续加腹压比较困难，难以正确检出从尿道的少量漏尿等问题。

图8 逼尿肌括约肌协同失调(DSD)的病例

HTLV－Ⅰ相关的脊髓病。女性（与图2同一病例）。逼尿肌收缩的同时肌电图放电增强

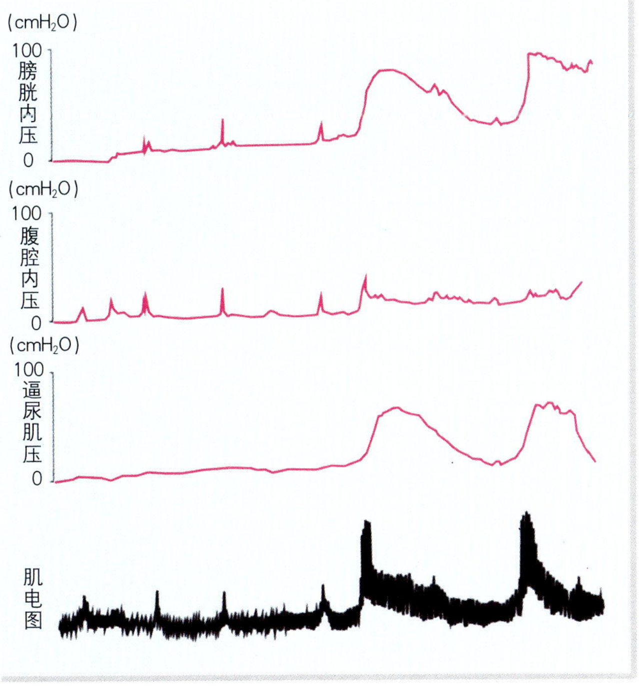

影像尿流动力学

使用造影剂膀胱内测压时，在X线透视下综合判定膀胱的形态、尿道内口的状态等。前述的LPP原则上用此法检测。可获得

图9 正常女性的尿道内压曲线和参数

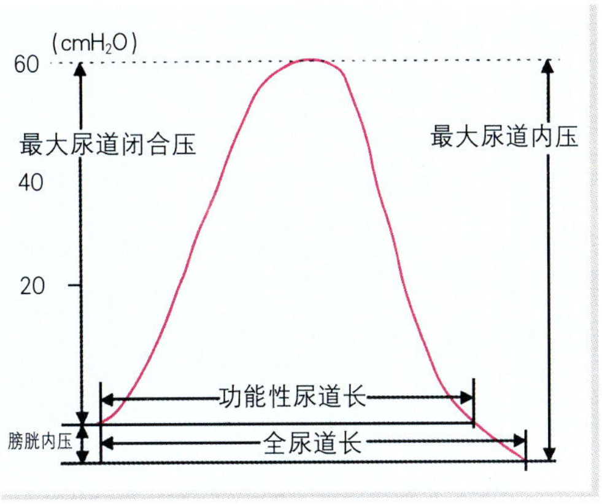

很多下尿路相关情报，诊断力高。同时进行尿流率测定、尿道内压测定、尿道括约肌肌电图等，可进行综合诊断。

移动式尿动力学检查

移动式尿动力学检查(ambulatory monitoring of urodynamic study)是利用导管顶端换能器在与日常生活相同环境下检查膀胱尿道功能。在患者的主诉和检查所见与一般的膀胱内压测定所见不相附时应用。

与一般的方法相比较，更接近生理状态，对于不稳定膀胱等功能异常检出率高。但检查器械昂贵，现在尚未普及。

图10　压力性尿失禁患者的应力性尿道内压曲线

a：正常对照　b：压力性尿失禁患者

加腹压时压力性尿失禁患者尿道部分压力低下（b下图的箭头）

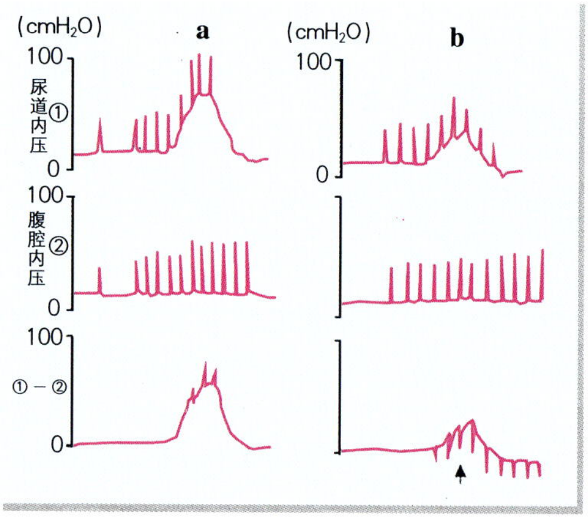

图11　不稳定尿道的病例

通常的UPP后，在示最大尿道闭合压的部位连续记录压力，可见 $15cmH_2O$ 以上的压力变化

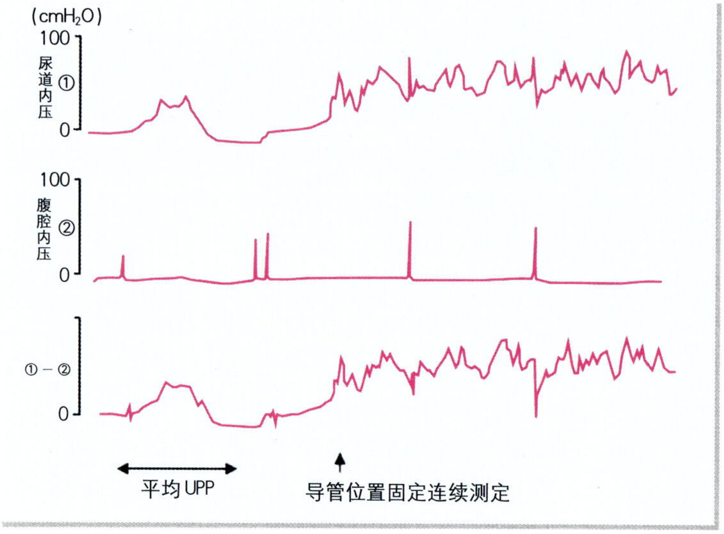

（齐藤政彦）

影响下尿路功能的药物

下尿路功能，即储尿和排尿主要受自主神经的调节，因此多种自主神经系药物可影响下尿路功能。下尿路功能障碍的药物治疗，一直是以自主神经活性药物为中心。药物治疗的进步与尿流动力学检查的发展有很大关系，另外清洁间歇导尿的普及也起到重要作用。另一方面，这类药物几乎均非作用于下尿路的特异性药物，而具有全身作用，因而由于副作用严重而降低了临床应用价值的并不少。

增强膀胱逼尿肌收缩的药物（表 1）

膀胱逼尿肌的收缩，是由于盆神经介导的副交感神经刺激，使膀胱逼尿肌（平滑肌）的毒蕈碱受体兴奋而引起（图 1）。因此，胆碱激动剂（刺激毒蕈碱受体）可增强膀胱逼尿肌收缩，可用于改善核、核下型神经源性膀胱障碍引起的低活动性膀胱（underactive detrusor）的排尿效率。但是，存在器质性下尿路梗阻及膀胱逼尿肌尿道括约肌协同失调（DSD）时，应用这类药物可引起上尿路机能障碍，需用手术或药物解除梗阻。

● 拟副交感神经节药物

乙酰胆碱可被胆碱酯酶分解而作用时间很短，无脏器特异性而不应用于临床，可用乌拉胆碱、卡巴胆碱，等合成胆碱酯类药物。这些药物通过毒蕈碱样作用，直接刺激细胞受体，增强膀胱收缩，但也可因烟碱样作用使尿道阻力增加。对胆碱酯酶的分解有一定抵抗性，作用时间比较长，对膀胱有一定特异性。

● 新斯的明、溴地斯的明

新斯的明为胆碱酯酶阻滞剂，作用时间短，临床上一般不使用，类似药物有溴地斯的明。作用时间长，1 天 5～30mg 分 1～4 次应用。

但是，这类胆碱激动药物的临床有效性并不一定高，与清洁间歇导尿的适应证相同，因此应用指征较少。

抑制膀胱收缩的药物（表 2）

具有抗胆碱（抗毒蕈碱）能作用，而直接松弛平滑肌的药物，可降低膀胱逼尿肌收缩力或紧张性，用于核上型神经疾病（脊髓疾病，脑疾病）伴发无抑制收缩的膀胱过度活动。可增大膀胱容量，抑制无抑制收缩，有助于改善尿频、尿急、急迫性尿失禁。

表 1　增强膀胱逼尿肌收缩力的药物

药名	用法、用量
乙酰胆碱 乌拉胆碱 卡巴胆碱	30～60mg，分 2～4 次，口服
新斯的明	
溴地斯的明	5～30mg，分 1～4 次，口服
吡啶斯的明	60～180mg，分 1～3 次，口服

图 1　作用于下尿路自主神经受体的药物

膀胱逼尿肌富含副交感神经毒蕈碱受体，刺激这些受体可引起逼尿肌收缩。交感神经 α 受体广泛存在于膀胱底部、尿道、前列腺、前列腺被膜，刺激这类受体可引起平滑肌收缩增大尿道阻力。α 受体的亚型以 α_{1A} 受体为主。在膀胱体部富含交感神经 β 受体，刺激这类受体可松弛逼尿肌。尿道外括约肌为横纹肌，除体神经外也受交感、副交感神经的支配

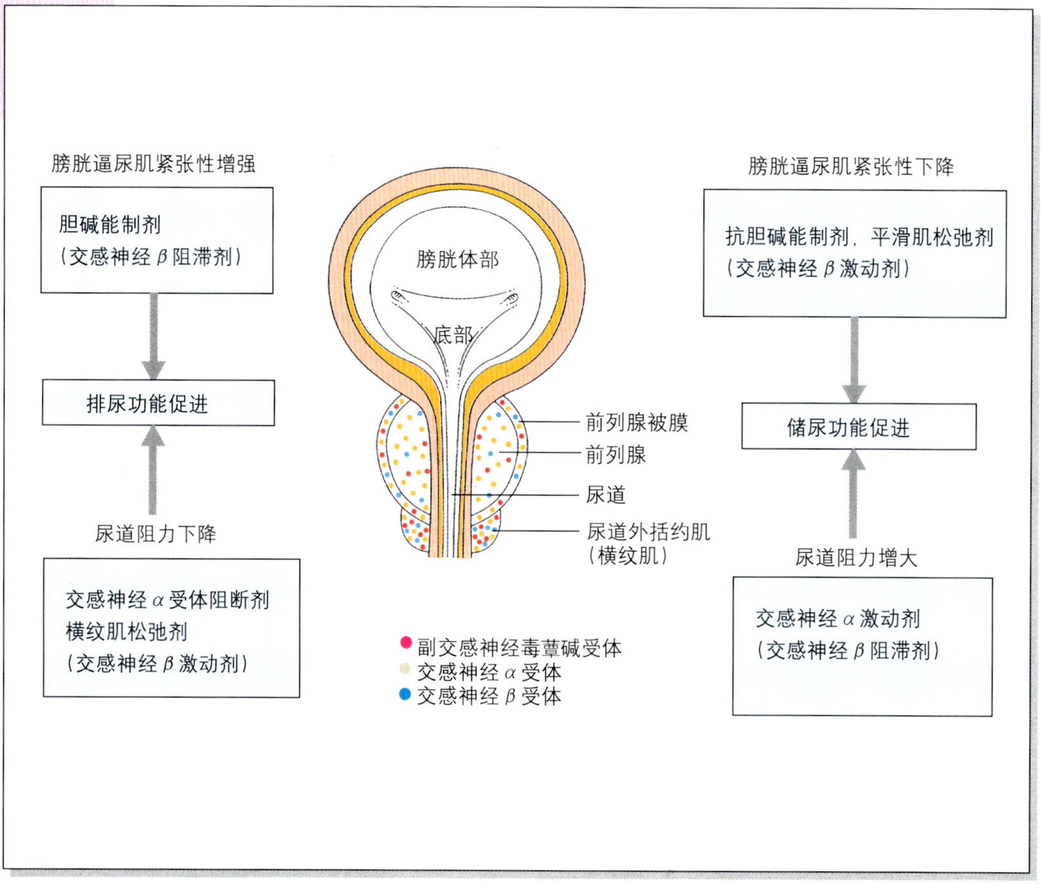

表 2　减弱膀胱逼尿肌收缩的药物

药名	用法、用量
阿托品	
普鲁本辛	15～60mg，分 1～4 次，口服
奥昔布宁	6～18mg，分 2～3 次，口服
黄酮哌酯	600～1200mg，分 3 次，口服
丙咪嗪	10～75mg，分 1～3 次，口服

阿托品，普鲁本辛

阿托品、普鲁本辛具有抗胆碱作用，抑制副交感神经节后纤维末端的乙酰胆碱的作用，临床上常用普鲁本辛。

普鲁本辛还具有抗毒蕈碱作用以外的神经节阻滞作用，与阿托品不同，对膀胱平滑肌比较特异。口服30分钟后显效，持续约4小时。每日15～60mg(根据症状可90～120mg)，分1～4次服用。可很大程度改善伴无抑制收缩的神经源性膀胱的自觉症状，也可改善膀胱内压测定的客观指标。因全身性抗胆碱作用而产生的副作用有口渴、便秘、面色潮红、视力异常等。另外，存在下尿路梗阻疾病和DSD时，应注意可发生排尿困难和尿潴留。

奥昔布宁

奥昔布宁具有抗胆碱作用、直接松弛平滑肌作用和局麻作用。对于膀胱过度活动，在自觉症状和客观指标上同等有效。每天6～9mg(根据症状15～18mg)，分2～3次服用。副作用与普鲁本辛相同。

黄酮哌酯

黄酮哌酯具有直接松弛平滑肌的作用，副作用发生率比较低，临床效果不如普鲁本辛和奥昔布宁。

丙咪嗪

丙咪嗪为抗抑郁药，对中枢神经具有抗胆碱作用，对交感神经有α刺激作用，可抑制膀胱收缩和增大尿道阻力而增加储尿功能。对小儿遗尿症有效，对重度的神经源性膀胱可有显著效果。

增加尿道阻力的药物(表3)

膀胱颈部、前列腺、前列腺被膜、尿道存在丰富的交感神经α肾上腺素能受体，具有交感神经α刺激作用的药物可增加这些部位的平滑肌张力，增加尿道阻力(图1)。这些药物可用于神经源性或非神经源性压力性尿失禁，通过增加尿道阻力而改善症状。

盐酸麻黄素，盐酸去甲麻黄

盐酸麻黄素、盐酸去甲麻黄可刺激交感神经α、β受体，使交感神经释放去甲肾上腺素，主要是通过刺激α受体增加尿道平滑肌的紧张性。对于轻度尿失禁有效，重度尿失禁多无效。副作用有高血压、心动过速、失眠等。

普萘洛尔，丙咪嗪

普萘洛尔是选择性β阻断药，相对提高α活性而增加尿道阻力。前述的丙咪嗪因刺激交感神经α受体而增加尿道阻力。

克仑特罗

克仑特罗为刺激交感神经β受体药物，临床上对膀胱无明显效应，可使骨骼肌紧张而增加尿道括约肌和盆底肌群的张力，可治疗压力性尿失禁。

表3 增加尿道阻力的药物

药名	用法、用量
盐酸麻黄素	30～90mg，分3次，口服
盐酸甲基麻黄	75～150mg，分3次，口服
普萘洛尔	30～60mg，分3次，口服
丙咪嗪	10～75mg，分1～3次，口服
克仑特罗	20～40ug，分2次，口服

降低尿道阻力的药物(表4)

具有阻滞交感神经α受体作用的药物，可减低尿道阻力；另外由于尿道外括约肌为骨骼肌，有松弛骨骼肌作用的药物也可在尿道外括约肌水平降低尿道阻力(图1)。

● 酚苄明

酚苄明可阻滞平滑肌交感神经α肾上腺素能受体，而松弛膀胱颈部。有报道治疗膀胱逼尿肌－膀胱颈部收缩协同失调效果好。

● 其他α阻滞剂

近年随受体亚型的研究进展，已开发出器官特异性更好的药物。哌唑嗪、布纳唑嗪、特拉唑嗪、乌拉地尔等为α_1阻滞剂，对排尿障碍有效。萘吡啶等可阻滞膀胱颈部和前列腺富含的α_{1A}或α_{1D}受体，适用于前列腺增生的治疗。这些药物松弛膀胱颈部、尿道和前列腺，而降低尿道阻力，可用于前列腺增生等引起的下尿路梗阻及DSD。副作用可有体位性低血压。

● 骨骼肌松弛药

地西泮、丹曲洛林为骨骼肌松弛药。地西泮对中枢神经有抑制作用，丹曲洛林直接作用于骨骼肌。可用于DSD，降低尿道外括约肌张力及改善症状。

其　他

膀胱逼尿肌，特别是膀胱体部广泛存在交感神经β肾上腺素能受体，具有交感神经β刺激作用药物，可引起膀胱逼尿肌张力低下。近年随受体亚型研究的进展，对下尿路受体亚型的认识也取得进展。

前述膀胱颈部及前列腺特异存在的交感神经α_{1A}受体，药理学上毒蕈碱受体也发现了M1～M4共4种亚型，有报道M3亚型与膀胱收缩相关。现正在研制亚型特异性，选择性作用于下尿路的毒蕈碱受体药物。

另外膀胱收缩除自主神经递质外，还与各种前列腺素、VIP、P物质、enkephalin等其他种类的神经肽相关，但目前这类药物尚未用于临床治疗。

膀胱过度活动的脊髓损伤病例，膀胱内注入可阻滞传入C纤维(无髓感觉神经)的辣椒辣素，有临床效果，有希望在今后成为有效治疗方法。

表4　降低尿道阻力的药物

药名	用法、用量
酚苄明	
哌唑嗪	1～3mg，分2～3次，口服
布纳唑嗪	1～3mg，分2～3次，口服
特拉唑嗪	1～2mg，分1～2次，口服
乌拉地尔	30～60mg，分2～3次，口服
萘吡啶	25～50mg，分1～2次，口服
地西泮	4～20mg，分2～4次，口服
丹曲洛林	50～150mg，分2～3次，口服

(后藤百万)

神经源性膀胱的分类

影响排尿功能的神经系统包括大脑、脑干、脊髓及分布于膀胱和尿道的末梢神经，这些神经组织发生障碍时，则无法进行正常的排尿活动。图1显示与排尿相关的中枢与外周神经系统。最近的研究认为神经源性膀胱并非是单纯的膀胱问题，尿道（括约肌）的功能异常占很大比重。而且神经源性膀胱不仅是排尿障碍，还表现出继发的尿路感染、性功能障碍和肾功能障碍等各种病理改变，称其为综合征更合理。

图1 下尿路运动支配和障碍部位

盆神经$S_{2\sim4}$和阴部神经$S_{2\sim4}$以上的脊髓损伤引起者称为核上性神经源性膀胱。腹下神经由$T_{11}\sim L_2$发出

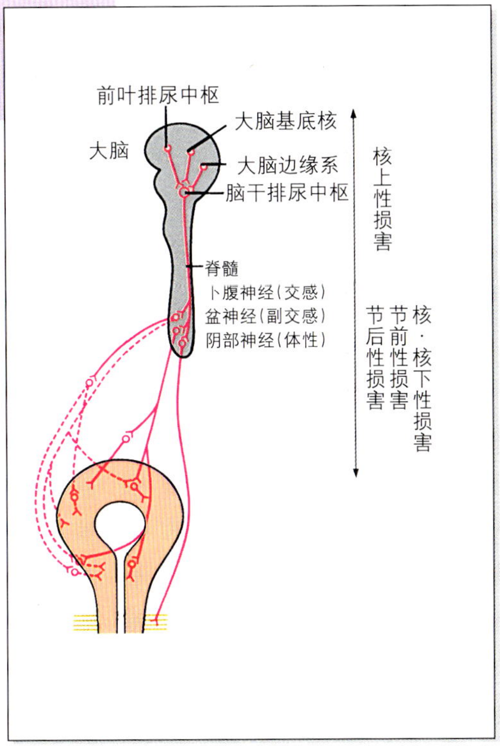

神经源性膀胱的分类如表1～5所示。最初Lapides和Bors－Comarr只根据膀胱功能或神经障碍位置进行分类。1979年左右Raz－Bradley等主张分类时增加括约肌功能，已成为主流。作者等在Raz－Bradley分类基础上再将排尿障碍分为储尿障碍和排出障碍。这里对神经源性膀胱的分类详细说明。

Lapides分类

Lapides分类（表1），是单凭膀胱内压测定进行分类，在神经源性膀胱的病因主要为外伤性脊髓损伤的时代很常用。由于这种分类法使用如无抑制性神经源性膀胱这样的词语，常易与国际尿控学会（ICS）描述尿流动力学所见的病理改变的词语发生混淆，不推荐使用这种分类法。

表1　Lapides分类

从名称易于理解病变，但容易产生误解，最好不使用

无抑制性神经源性膀胱
反射性神经源性膀胱
自主性神经源性膀胱
知觉麻痹性膀胱
运动麻痹性膀胱

Bors – Comarr 分类

Bors – Comarr分类如表2所示，是根据神经障碍的位置进行分类。神经障碍部位的确定是神经源性膀胱诊断的最重要的要点之一，不过这种分类不包括尿流动力学所见等重要因素。

Raz – Bradley 分类，ICS 分类

Raz – Bradley 分类如表3所示，不仅包括膀胱功能，还包括括约肌的功能。最大排尿障碍研究组ICS分类（表4），可以认为是在此基础上增加了知觉项。

表2　Bors – Comarr 分类

以与Lapides分类相对应的神经障碍进行分类

不完全上运动神经元病变	
完全上运动神经元病变	
完全下运动神经元病变	
下运动神经元病变	(sensory)
下运动神经元病变	(motor)

表3　Raz – Bradley 分类

左上为将尿流动力学所见分为膀胱和括约肌功能。通过EMG检查括约肌功能。各种功能组合成12种排尿状态。

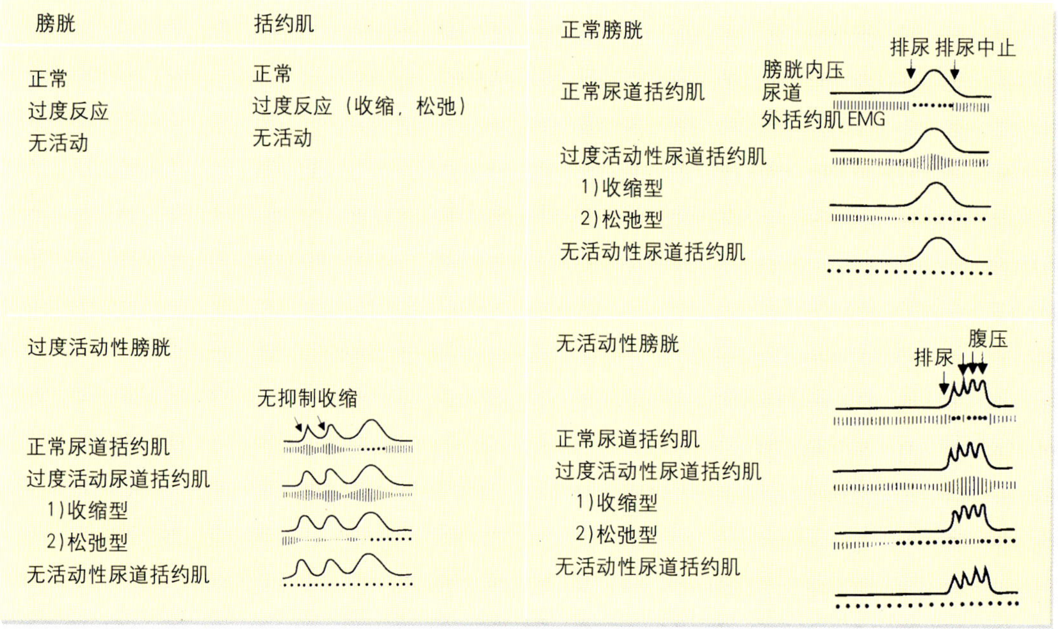

服部 – 安田分类

服部、安田分类如表5所示，将排尿障碍分为储尿障碍和排出障碍。

上述神经源性膀胱的分类中最重要的因素，为神经障碍的类型和尿流动力学所见。神经损伤的类型如表6所示，有损伤形式（横断性，纵断性等）、神经损伤程度（完全性、不完全性）、损伤的时期（休克期、恢复期、慢性期）等。尿流动力学所见即使在同类患者也不一定相同，有必要进行随诊检查（表7）。

虽然症状和并发症也是神经源性膀胱的重要问题，目前尚无包括这些因素的分类法。分类不够详细，过于简单常引起混淆。应尽量使用ICS分类。

表 4 国际尿控学会（ICS）的分类（1988）

ICS 分类增加了感觉项。ICS 分类中若检查了尿道功能可更详细地了解排尿障碍。通常逼尿肌括约肌协同失调除由外括约肌引起外，内括约肌也可引起

	储尿功能	排出功能
膀胱功能	A.逼尿肌的活动性 1.正常 2.过度 a.逼尿肌反射亢进 b.不稳定膀胱 B.膀胱感觉 1.正常 2.亢进 3.减弱 4.阙如 C.膀胱容量 1.正常 2.高容量 3.低容量 D.顺应性 1.正常 2.高 3.低	逼尿肌的活动性 1.正常 2.低活动性 3.无收缩 （逼尿肌无反射） （脱离中枢）
尿道功能	1.正常 2.衰竭	1.正常 2.梗阻 a.尿道括约肌活动 （逼尿肌括约肌协同失调） b.物理性梗阻

表 5 服部－安田分类

储尿障碍	排出障碍
1.逼尿肌松弛不全 1)无抑制收缩 2)自主性收缩 3)感觉性尿意急迫 2.尿道括约肌收缩不全 1)尿道内压低值 2)无抑制括约肌松弛	1.逼尿肌收缩不全 1)中枢性麻痹 2)节前性麻痹 3)节后性麻痹 2.尿道括约肌松弛不全 1)尿道内括约肌部 2)尿道外括约肌部 a.逼尿肌外括约肌协同失调 b.尿道内压升高

表 6 神经损伤类型

神经损伤类型在脊髓损伤中详细探讨。了解脑障碍是处于休克期还是恢复期，需行尿流动力学检查。

1. 损伤形式
   横断性、纵断性、变性脱髓性
2. 损伤部位
   核上性、核及核下性
3. 损伤程度
   完全、不完全
4. 损伤时期
   休克期、恢复期、慢性期

表7 不同时期的排尿障碍

脊髓损伤的尿流动力学所见与损伤时期有关

逼尿肌	1.逼尿肌无反射 休克期：脊髓损伤初期 过度扩张膀胱：全期 2.逼尿肌反射亢进 恢复期以后
膀胱颈部	1.尿道内压高值 休克期 2.逼尿肌内括约肌协同失调 恢复期以后 慢性期（2 年以后）
尿道外括约肌	1.尿道内压高值 休克期 2.逼尿肌外括约肌协同失调 恢复期以后

（安田耕作　山西友典）

神经源性膀胱的保守治疗

支配膀胱尿道的神经病变引起的排尿障碍，根据病变水平呈现特征性类型，但即使同一水平的病变由于病变广度和程度不同排尿障碍也有微妙且多样的变化，因此不能使用同一的治疗方法。正确分析病情，来选择有效的治疗方法（表1）。

药物治疗

尿排出障碍的药物治疗

糖尿病性神经障碍引起膀胱收缩功能低下，尿道阻力不强的情况下，单独应用加强膀胱收缩的药物也可改善排尿。可选择胆碱类药物、胆碱脂酶阻滞剂，出现消化道反应时可减量，有白内障等禁忌情况时，可联用生药与中药八味地黄丸（7.5g，分3次）以补充药效。药效弱时，指导患者加腹压或用手压排尿（后述）。

盆腔手术及腰部脊椎管狭窄引起的神经障碍，膀胱收缩能力低下，膀胱颈部和括约肌部尿道不能松弛，可联用胆碱药和α受体阻滞剂，排尿改善不明显时加用肌松弛药。α阻滞剂从低剂量开始，效果弱时可每周加量1次。要注意体位性低血压、乏力感、眩晕等。也可联用肌松弛药与α阻滞剂，核上型脊髓损伤时无法达到完全性肌松弛，可选择间歇导尿。对希望插导管的男性患者，建议行膀胱颈部切开术或根治性前列腺切除术。

胆碱药物可使膀胱内压上升并顺应性低下应注意，有发生膀胱输尿管返流及肾功能损害的危险时应终止用药，改间歇导尿。

储尿障碍的药物治疗

脑卒中后发生尿频及急迫性尿失禁，机能障碍类型为伴无抑制收缩的过度活动膀胱而内外括约肌正常，单纯应用抗胆碱药或平滑肌松弛药可控制，但临床评价或患者满意度只达到70%。因排尿障碍与多种因素有关的情况不少。

尿道括约肌功能弱的女性合并膀胱过度活动时，应用兼有尿道α受体作用和膀胱抑制作用的多氟拉尼鲁和抗胆碱药物，效果不理想时开始用经皮电刺激治疗（后述）。

过度活动膀胱合并前列腺增生及括约肌松弛不全的下尿路梗阻时，抗胆碱药物有引起尿闭的危险。有这些情况时事先应用α阻滞剂可预防，而脑卒中后典型的无抑制膀胱和重度梗阻患者中，药物治疗效果不佳的

表1　神经源性膀胱的治疗方针

1. 尿排出障碍的治疗 　1）升高膀胱内压 　　外力压迫膀胱 　　辅助膀胱收缩 　2）降低尿道阻力 　　膀胱颈部水平 　　外括约肌水平 　3）其他
2. 储尿障碍的治疗 　1）增加膀胱容量 　　抑制过度活动膀胱 　　增加膀胱顺应性 　　抑制膀胱感觉过敏 　2）提高尿道阻力 　　膀胱颈部水平 　　外括约肌水平 　3）其他

患者不少。积极采用内窥镜手术去除梗阻，使过度活动减轻，用少量药物即可控制。

部分脑障碍和核上型脊髓损伤表现为逼尿肌过度反射与括约肌协同失调的病态，不能单用药物治疗。特别是无尿意的反射性尿失禁难以控制。首先应早期行间歇导尿，导尿间期内服抗胆碱药防止漏尿。为解决内服药效果有限及全身应用的副作用问题，也可行奥昔布宁溶液膀胱内灌注疗法。这种方法对低顺应性膀胱也可有效，但无市售溶液，需用片剂自行配制（图1）。已开发了注入1次效果持久的膀胱内灌注番辣椒素或resiniferatoxin的疗法。正等待治疗试验结果。

排尿训练和清洁导尿

神经损伤急性期的排尿管理过后，开始恢复自行排尿的训练，应根据排尿障碍的病理情况选择相应的方法。

叩击排尿

核上型脊髓损伤引起膀胱反射性收缩时，可试行叩击排尿。叩击或摩擦下腹部、大腿内侧、外生殖器、骶骨等部位，找到可诱发排尿的刺激点，刺激尿液流出。尿流出持续时间短时，可反复刺激2～3次。即使

图1　奥昔布宁的调整法

a：盐酸奥昔布宁溶液(5mg/10ml)的调整法

b：1%HPC－盐酸奥昔布宁溶液调整法

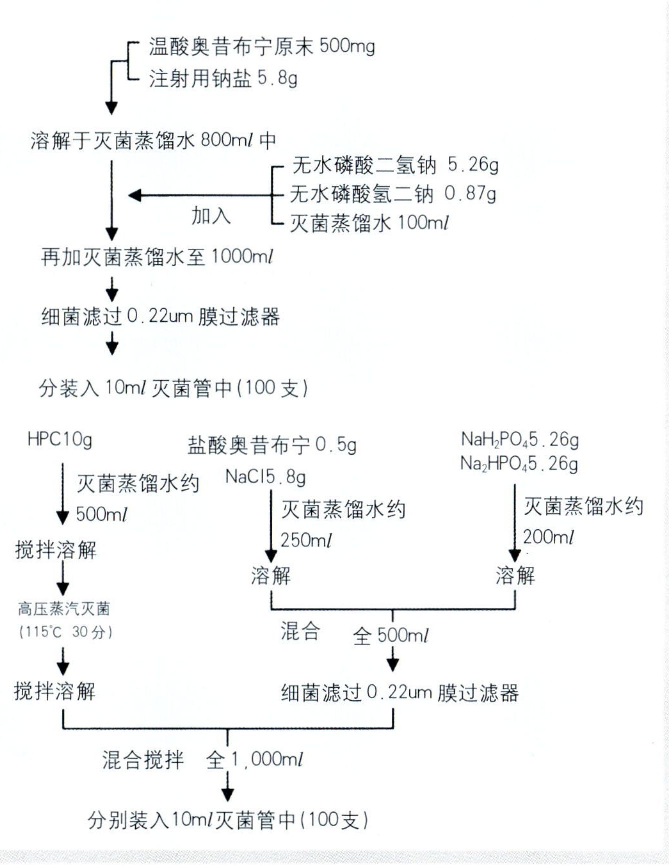

尿道外括约肌协同失调的Blaivas 1型（图2）也可排尿，也有联用α受体阻滞剂和肌松剂成功者。

若叩击排尿不成功，或为高压排尿及合并自主神经过度反射时，应选择间歇导尿、膀胱颈口切开或根治术前列腺切除术。高位颈部损伤时，考虑借助ADL能力，特别是上肢功能，可选择膀胱造瘘。

手压、腹压排尿

核、核下型脊髓损伤引起膀胱收缩功能低下或消失时可行间歇导尿，也可试行手压或腹压（图3）排尿。不能排尿时联用前述药物，尿流仍排出不全，或高压排尿及低顺应性膀胱（图4）时，直接行间歇导尿。

清洁间歇导尿

清洁间歇导尿是使膀胱低压尿完全排出的较好方法，适用于所有的排尿障碍。自行导尿时需要：①有一定量的储尿容量和顺应性。②能够使用手。③坐位。④女性需要将下肢分开。

自行导尿的方法

洗净手指，坐位，男性用一只手向腹壁方向提起阴茎，女性分开大阴唇，另一只手用消毒棉球擦拭尿道外口，将导尿管插入尿道（图5）。用过的导尿管用水充分清洗放于容器内（图6）。如果外出时进行这种操作，建议使用一次性导管。

1天导尿5～6次（白天每3～4小时一次）。为防止导尿间漏尿可联用抗胆碱药（前述），尿混浊时多饮水，增加导尿次数。原则上不需用抗生素，而在最初开始自行导尿时可预防性应用抗生素。

神经阻滞

神经阻滞可用于治疗①药物和电刺激等保守治疗无效的脑卒中和高位颈髓损伤所伴

图2　逼尿肌尿道外括约肌协同失调的分类

上段显示为膀胱内压、下段为外括约肌EMG

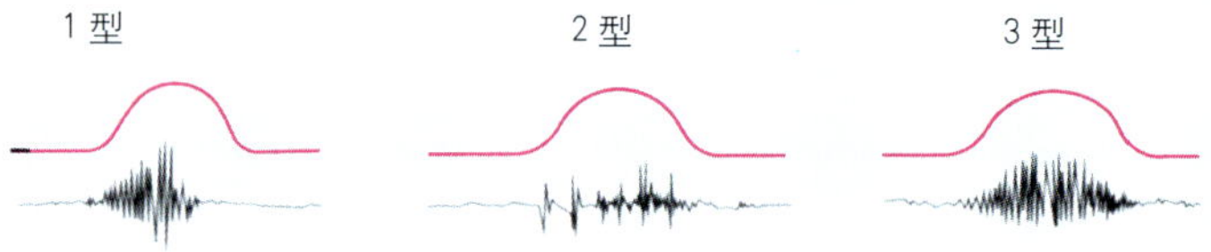

图3　手压和腹压排尿

双手一起压迫膀胱部。腹壁松弛时，用劲压为好。最后上半身前倾，憋气加腹压使尿液排出。憋气可使盆底肌紧张

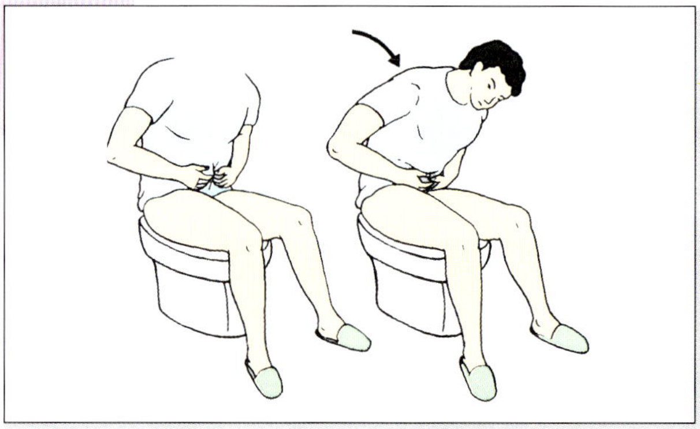

发的过度活动性膀胱。②脊髓和马尾损伤伴发的膀胱痛。③妨碍自行排尿的尿道外括约肌协同失调。但如今针对各种病情的治疗不断进步，其已较少使用。根据目的选择阻滞技术，应充分了解其并发症。

选择性骶神经阻滞

为抑制过度活动膀胱阻滞两侧S_3骶神经根。支配膀胱的主要是S_3和S_4神经根纤维，阴部神经来自S_2，因此选择阻滞S_3可避免勃起障碍及尿道和肛门括约肌松弛。膀胱知觉保留。经皮从第3骶骨孔进针刺入（图7），注入6%的石碳酸甘油剂0.5ml，最好先试验性注入1～2ml局麻药，测定膀胱内压确定效果后再进行。效果不佳时追加阻滞S_4。

骶骨（硬膜外）阻滞

从骶骨裂孔进针3～4cm，短时间麻醉时注入1%的xylocaine或0.5%的Marcain6～10ml。半永久阻滞时注入6%的石碳酸甘油剂6～10ml（图7）。简单操作可抑制过度活动膀胱，同时膀胱、尿道、会阴部、直肠痛觉消失，但有下肢运动、感觉神经部分麻痹的危险。感觉性急迫性尿失禁及膀胱会阴痛时可连续注入数次局麻剂和类固醇混合液，可长期缓解症状。

膀胱三角部注入石碳酸

在内窥镜下向膀胱三角部黏膜下层和肌层，分次注入有轻度组织腐蚀性的2.5%石碳酸液10～15ml，在女性经阴道向三角区肌层外分次注入10ml破坏受体和阻滞膀胱神经末梢（图8），可抑制有异常亢进的尿意或痛觉的过度活动性膀胱数月～2年。症状复发时可反复注入。

图4　低活动膀胱与尿道括约肌协同失调

外力增加膀胱内压（手压或腹压）时，膀胱虽不收缩，尿道括约肌紧张使尿道闭合

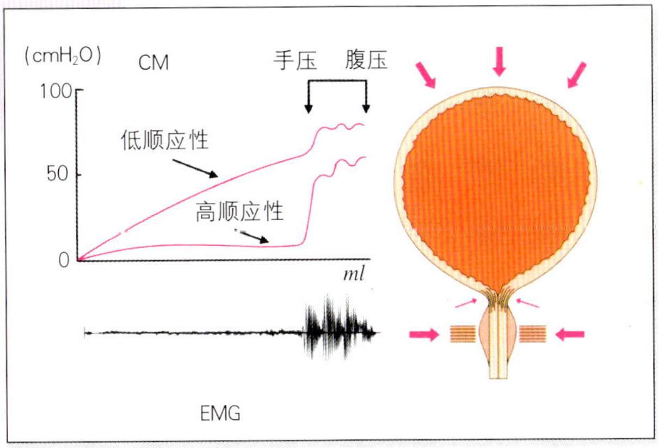

图5　自行间歇清洁导尿

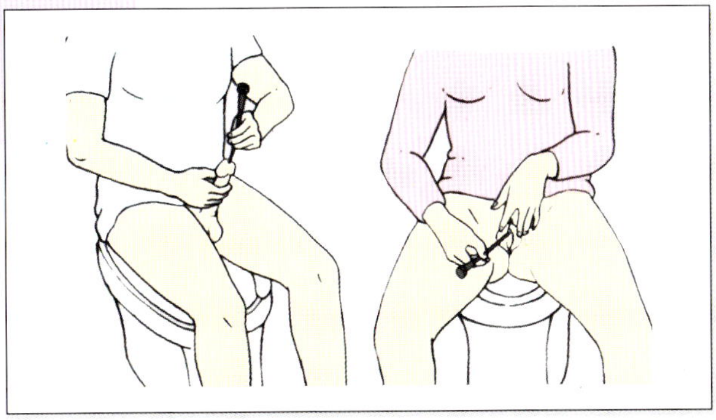

图 6　自行导尿器具

b 为便携式

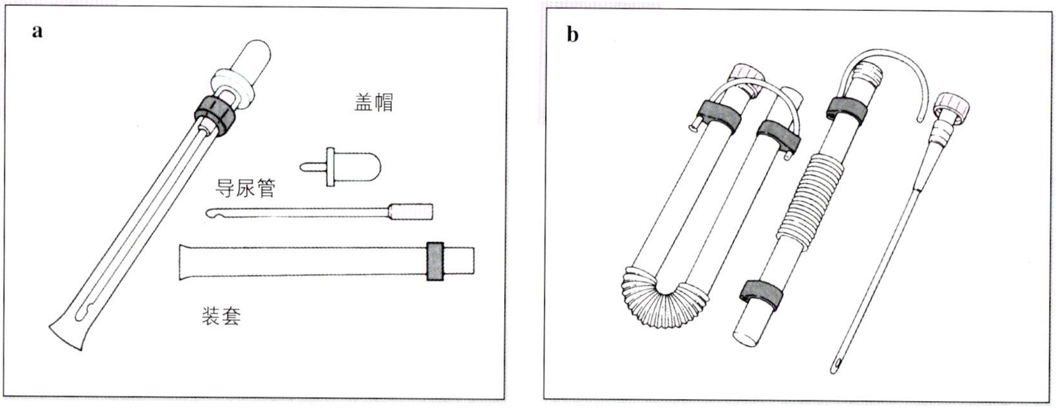

图 7　选择性骶神经阻滞和骶骨部硬膜外阻滞

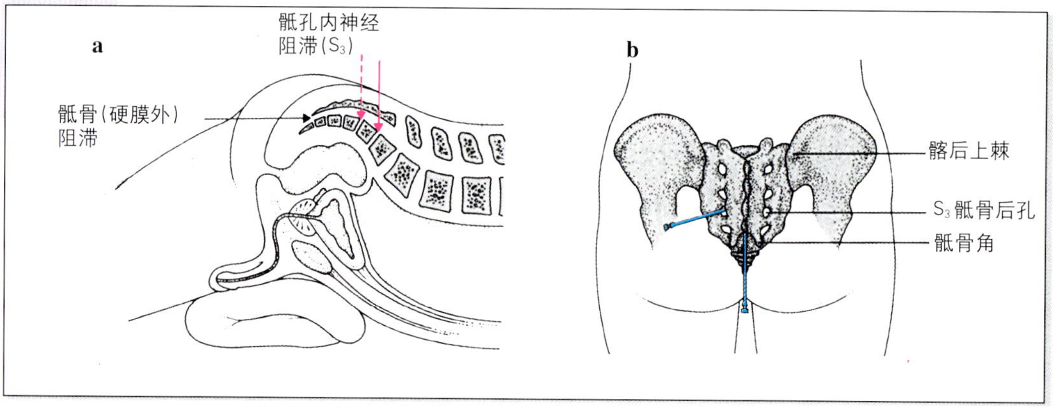

图 8　膀胱三角部注入石碳酸

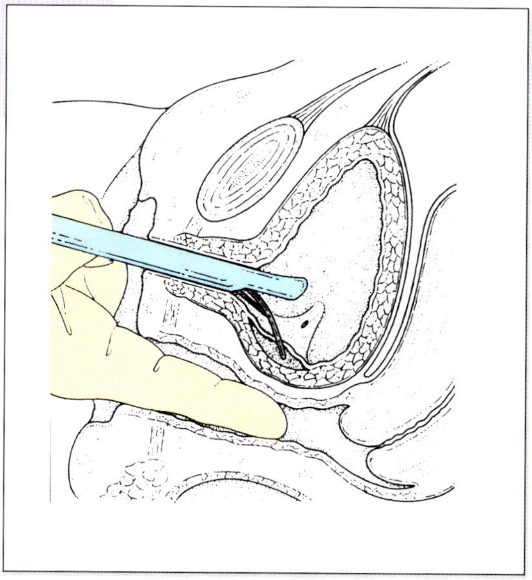

阴部神经阻滞

为降低尿道外括约肌水平的尿道阻力，使手压或腹压排尿容易进行，注射6%石碳酸0.5～1ml进行阻滞一侧阴部神经（图9）。

术前应注入局麻剂以确定效果。阻滞双侧阴部神经可引起男性勃起障碍、两性大便失禁、女性压力性尿失禁等风险，禁忌施行。

电刺激

通过电刺激调节神经机能的治疗方法，目前主要为达到以下目的：

①引起膀胱收缩（pacemaker）
②增强尿道闭合功能
③抑制膀胱过度活动
④抑制膀胱痛、前列腺痛、尿急迫感
⑤恢复／获得排尿反射和尿意
⑥恢复／获得排便反射和便意
⑦诱导射精

这里主要对神经源性膀胱的保守治疗进行说明。

图9 阴部神经阻滞

向阴部神经插入电极针，当电刺激球海绵体肌或肛门也无收缩时，注入6%石碳酸(0.5～1.0ml)

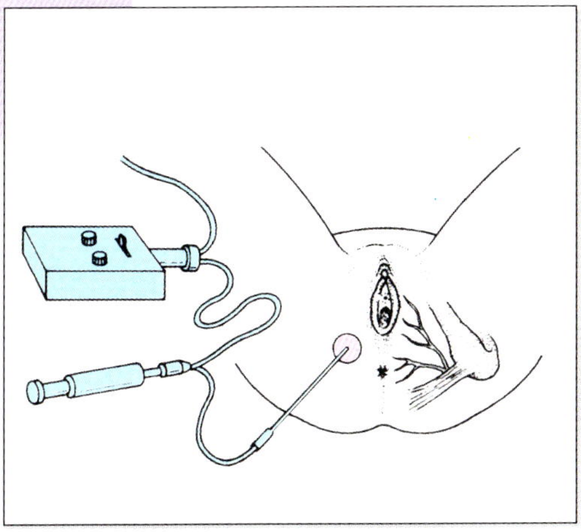

膀胱过度活动的电刺激治疗

药物治疗困难的过度活动膀胱可进行电刺激治疗。从体表面用赫兹波电刺激进入腰骶髓的体神经，可抑制膀胱的反射活动，还可减弱尿意急迫感和膀胱痛等感觉异常。这种抑制效果为暂时性，若定期反复进行刺激，停止电刺激后效果可持续。灵活运用carry−over effect为本疗法的要领。有多个刺激点（图10），可选择各自相应的电极，而以固定式阴道内塞型电极或肛门内塞型电极常用。对于脊髓损伤患者需持续抑制逼尿肌过度反射，可用易于固定的骶孔内植式电极（参照神经源性膀胱的外科治疗）。也有试用治疗脊髓损伤患者痉挛性下肢强直的大腿部骨骼肌的经皮电刺激来抑制膀胱。

图10 针对过度活动膀胱及尿急迫感、膀胱痛的经皮电刺激点

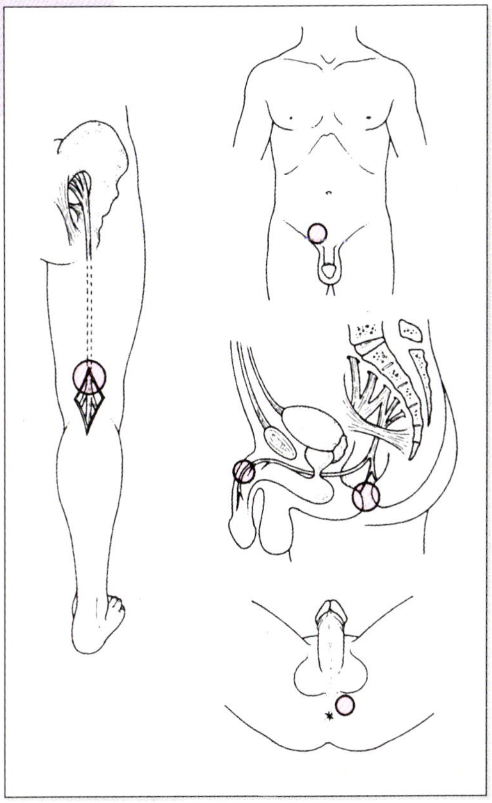

有可选择刺激参数（脉冲幅0.5～1.0msec，频率5～20Hz，刺激时间0.5～1.0秒，间歇时间1.0～1.5秒，刺激强度5～50伏）的便携式发生器。治疗方案一般为可耐受程度内的电刺激，每天15～30分钟，共10～30次。

强化尿道闭合功能

电刺激治疗为压力性尿失禁及前列腺术后尿失禁等尿道闭合功能减弱状态的强化治疗的有效手段。作为盆底肌强化训练的辅助手段时，在阴道托或塞型电极表面涂润滑剂，插入阴道。一般每天数小时，3个月长期连续刺激。为防止肌肉疲劳，使用低频、刺激与休止之比为1：2的脉冲波。对于压力性尿失禁使用低电压，压力性与急迫性混合型尿失禁用接近耐受极限的电压进行刺激。慢性电刺激可增加盆底肌和外括约肌的紧张性，且不易疲劳。

前列腺手术后尿失禁时，笔者将体表电极用胶布固定在阴部神经会阴走行部，但在骶孔内植入电极的固定效果更好。

图11 肛门塞型电极（a）和阴道塞型电极（b）的安置

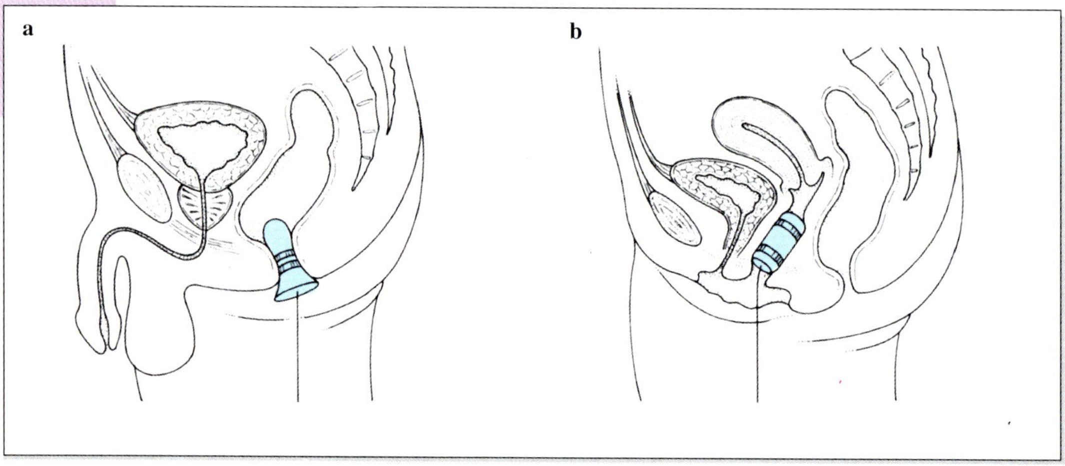

（樱井 助）

神经源性膀胱的外科治疗

外科治疗适用于清洁间歇导尿（CIC）和药物治疗无效时。应考虑患者的病态、QOL、ADL等，选择治疗方法。

经尿道外括约肌切开术

经尿道外括约肌切开术(sphincterotomy)用于治疗神经源性膀胱引起的排尿困难，切开尿道外括约肌使尿道阻力降为零。术后为完全尿失禁状态，实施时应考虑这一点。

● 手术适应证

①男性神经源性膀胱患者有排尿困难，自行CIC困难。主要是指颈椎损伤的患者。

②逼尿肌尿道外括约肌协同失调患者。即排尿时膀胱内压异常增高，尿道括约肌内压也呈高值，排尿效率差的患者。

③排泄性尿路造影示上尿路重度扩张，保守治疗无效的患者。

④并发国际分类II度以上的膀胱输尿管返流，反复发作肾盂肾炎的患者。

⑤严重自主神经过度反射，药物治疗困难的患者。

● 手术方法

为预防术后自主神经过度反射及下肢痉挛，即使无痛觉的患者也要行腰椎麻醉。因脊椎变形或脊椎手术不能行腰麻患者需加全麻。

在电切镜上安置刀型电极（图1a），用切开电流切开（图1b）。切2～3次切开膀胱颈部到膜部尿道远侧端（深达6mm左右）（图1c）。切开完成后，电凝止血，留置22～24Fr三腔导尿管。　用前列腺电切术(TURP)同样方法预防术后出血。术后5～7天拔除导尿管。图2为术前术后的膀胱尿道造影，膜部明显扩张。

● 手术并发症

出血: 有手术后早期和晚期出血（10～14天后）。前者为切开达膜部远侧，导至阴茎海绵体出血。后者多为排大便时用力使结痂脱落而引起的出血。术后应用通便剂，控制排便。

自主神经过度反射: 导尿管阻塞时膀胱伸展，引起出汗、头痛、高血压等。

根治性经尿道前列腺切除术

根治性经尿道前列腺切除术(radical transuretheral resection of the prostate)，去除了前列腺尖部外腺组织中富含的α交感神经支及α受体(surgical sympathectomy)，使尿道仅存尿道外括约肌。与经尿道外括约肌切开术相比，不引起尿失禁为其优点（图3）。

● 手术适应证

与经尿道外括约肌切开术几乎相同，而对于日常活动不良的病例(颈椎损伤及脑血管障碍的重度麻痹病例等)手术效果较经尿道外括约肌切开术为差。另外，由于术后发生逆向射精，不适用于未婚青年男性。

● 手术方法

麻醉方法有腰麻或硬膜外麻醉。手术器械与经尿道尿道外括约肌切开术相同，不过本术式用电切环。

图1　经尿道外括约肌切开术

a:经尿道外括约肌切开术所用的电切镜

b:通过电切镜对尿道各部的观察和切开范围

c:切开膜部尿道。3点和9点处切2～3刀，深达6mm充分切开。左侧为切开示意图，右侧为刀型电极正在切开3点处

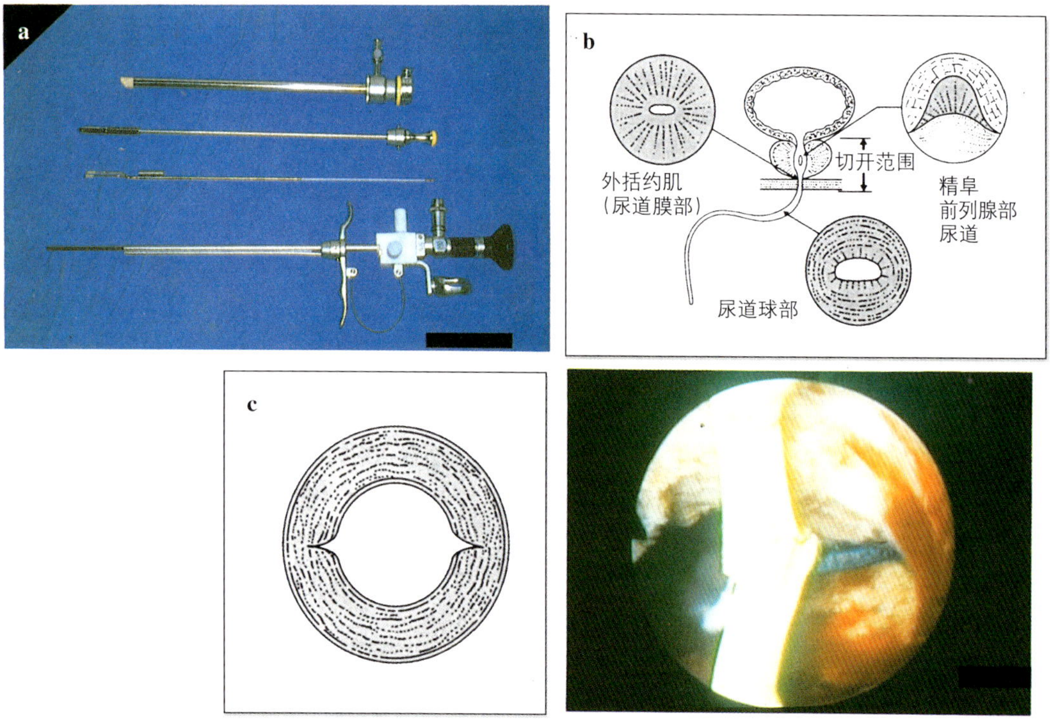

图2　经尿道外括约肌切开术前后的膀胱尿道造影

25岁,男性。C_6完全损伤（22岁时）。尿道外括约肌高度痉挛，低压排尿困难。受伤3年后接受经尿道外括约肌切开术

a: 术前膀胱造影（尿道外括约肌部狭窄）

b: 术后膀胱尿道造影（尿道外括约肌开大）

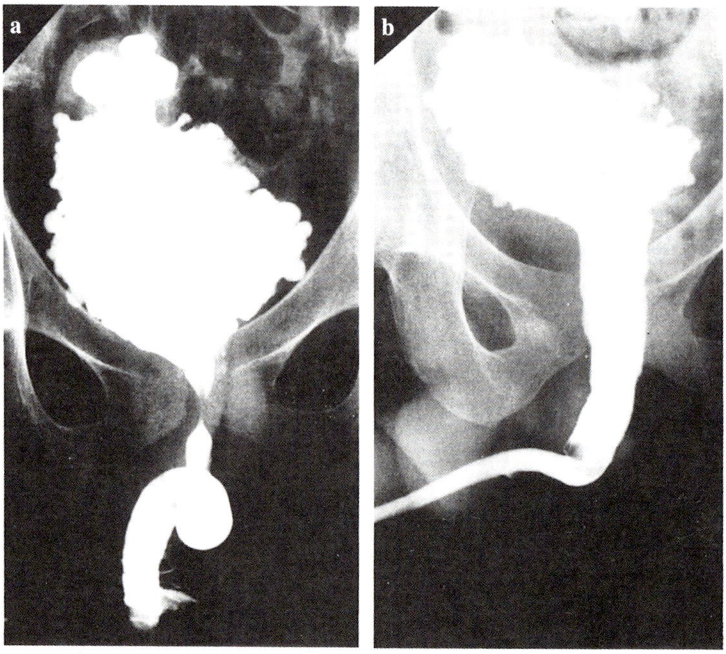

首先施行通常的TURP切一周，切除前列腺内腺后，在前列腺尖部从3～5点、7～9点切除前列腺外腺深达解剖学被膜水平。此时，同时行肛诊指导电切使操作容易并可防止穿孔。切除远侧端尽可能接近尿道外括约肌，但不要损伤尿道外括约肌。

到达解剖学被膜的标志为透过菲薄的解剖学被膜可看到血管，用电切环轻触被膜并加凝固电流可见被膜皱襞收缩。术后行膀胱尿道造影，切除后的前列腺床呈倒钟型显影（图4）。术后处理与经尿道外括约肌切开术相同。

图3　根治性TURP的切除范围

不仅切除前列腺内腺，还切除前列腺外腺（特别是前列腺尖部），仅保留尿道外括约肌。红色部分为切除范围

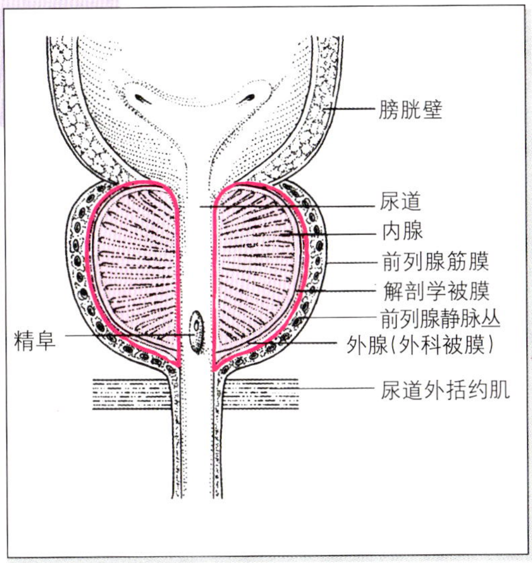

● **手术并发症**

①出血，②静脉窦穿孔，③直肠穿孔，④术后尿失禁等。

膀胱电刺激(electrostimulation of the bladder)

膀胱起搏器

20世纪七、八十年代广泛应用的膀胱起搏器，是指对于膀胱麻痹患者，用电流刺激逼尿肌或骶神经，使逼尿肌收缩而达到高效排尿的方法。但由于长期预后效果不佳，目前已不使用。

不稳定膀胱的电刺激

在西欧，对于不稳定膀胱的电刺激治

图4 根治术TURP：术前、术后的膀胱造影

55岁，男性。C_6完全损伤（53岁时）。受伤2年后行根治性TURP。术后经过良好

a、b：术后的膀胱尿道造影 c、d：术后的膀胱尿道造影

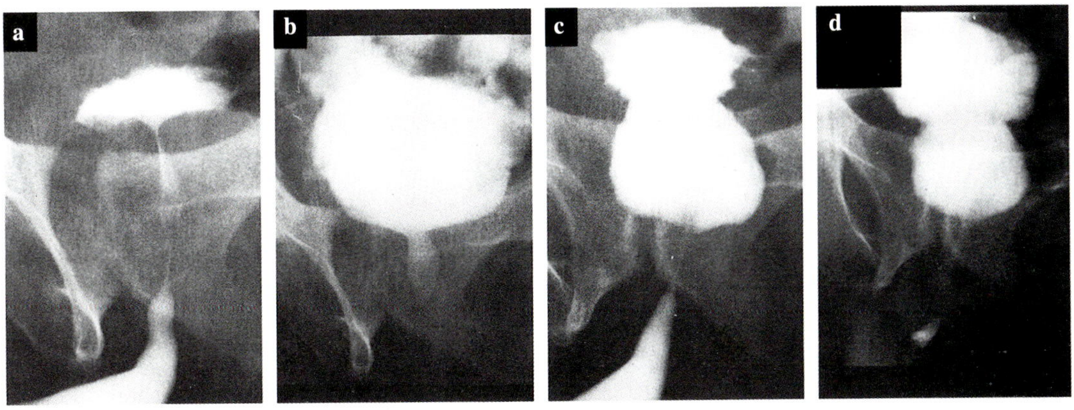

疗(neuromodulation)只在特定医院试行。他们选择有不随意膀胱收缩引起的尿频、急迫性尿失禁、膀胱疼痛等的患者(detrusor instability, detrusor hyperreflexia)。骶神经周围安置电极，皮下埋设接受器。从体外发生器产生高频电流能量传入体内，抑制不随意收缩。据报道，手术成功率为70%～75%。在日本，药物治疗效果不佳的重度不稳定膀胱患者比较少（与间质性膀胱炎相同，可能为人种差异），使用这种电刺激疗法的情况比较少。

人工尿道括约肌植入术

将尿道袖带卷于尿道（球部尿道或膀胱颈部），通过泵的作用使储水囊内的水流入或流出这个袖带，而压迫或松弛尿道，以防止尿失禁。在日本有AMS括约肌800(American Medical System, Inc.)(图5a)。

手术适应证

神经源性膀胱引起的重度尿失禁，TURP及前列腺全切术后的压力性尿失禁、无膀胱无抑制收缩且膀胱容量足够，排尿时逼尿肌压足够，残余尿量少为必要条件。若发现膀胱无抑制收缩时，用蛛网膜下阻滞及骶神经阻滞、切断等转变为核下型神经源性膀胱，或行膀胱扩大术，以增大膀胱容量。另外，排尿困难的病例，先行经尿道外括约肌切开术减少残余尿量。

本法泵的开关要由患者本人控制，所有患者要有一定的智力和手指的活动能力。

手术方法

由于是异物植入术，手术操作要无菌进行。麻醉用腰麻、硬膜外麻醉、全身麻醉均可。向球部尿道植入时经会阴部切开；膀胱颈部时从下腹部纵行或横行切开。游离球部尿道或膀胱颈，根据尿道周径决定袖带（图5a）大小，将袖带安置于尿道。之后将

图5　人工尿道括约肌

a：AMS括约肌800。尿道袖带①和储水囊②与泵③相连。下方为测定尿道周径的尺子

b：埋设人工尿道括约肌后的病例的膀胱造影。28岁，男性（Y.F.）。人工尿道括约肌植入球部尿道。1987年6月以后，开始正常工作

左：膀胱空虚时　右：膀胱充盈时　①:尿道袖带　②:储水囊　③:泵　④:膀胱

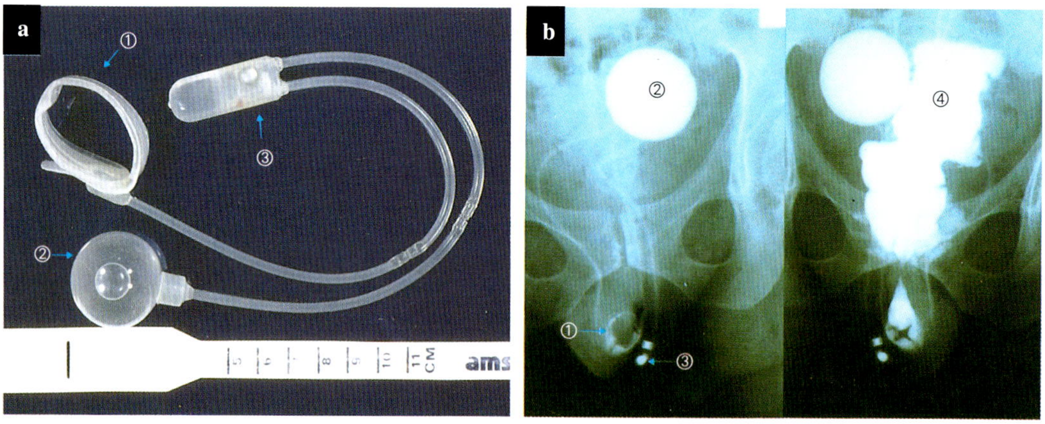

充有少量造影剂灭菌蒸馏水的储水囊移入膀胱侧腔，再将泵植入阴囊内（女性在大阴唇内）。然后将袖带、储水囊、泵连接在一起（此时要避免混入气泡）。行膀胱造瘘，尿道内不留导尿管。

术后，将袖带处于不工作状态，4～6周以后开始工作。术后应用高效抗生素，预防感染。另外，将袖带安置于球部尿道较为容易。病例实例见图5b。

● 并发症

①机械故障：连接部漏水等，②尿道浸蚀，尿道损伤，③感染。

● 远期效果

作者给6例神经源性膀胱患者（其中5例为脊椎裂患者）植入AMS-800。但远期效果不佳，可能这些病例应采用悬吊术。TURP术后压力性尿失禁患者几乎都是高龄，适宜安置AMS-800。作者也给3例TURP患者安置AMS-800，术后5年均保持控尿功能。根据Mayo Clinic的报告，323例植入人工括约肌病例中有227例为前列腺手术后患者，26例为脊柱裂患者。323名中89名（28%）需再次手术，271名术后5年成功率为90.4%。

用股薄肌做尿道括约肌

Janknegt等报道大腿内侧走行的股薄肌（gracilis muscle）卷于尿道周围，通过电刺激该肌肉以保持控尿。股薄肌起于耻骨下支止于胫骨粗隆内侧面，由闭孔神经支配其运动。术后恢复期短，效果良好。Chancellor等报道术后valsalva漏尿点压（VLPP）从26cmH_2O上升到83cmH_2O。

悬吊术

● 适应证

神经源性膀胱患者大多数伴尿道括约肌功能障碍，他们的压力性尿失禁多由内括约肌衰竭引起（intrinsic sphincter deficiency；ISD）。ISD的临床特征为，最大尿道闭合压（MUCP）<20cmH_2O，VLPP <60cmH_2O，站立尿道膀胱造影膀胱颈部开大，若轻加腹压膀胱颈部即开大，尿垫试验一般为大量（>30g/小时）。

根据近年的多因素分析，悬吊术后有效性已被广泛接受。悬吊术通过轻张力以支持膀胱颈部，促进尿道内腔的闭合。对于术后要达到尿闭，实施CIC的患者，可在膀胱颈部加中等上举张力。

Stamey手术、Gittes手术、Burch手术、Raz手术的侵袭性低，手术操作容易，但对于ISD患者不能采用。

● 悬吊手术的材料

可利用腹直肌筋膜、阔筋膜、尼龙丝、Gore-tex等。人类的干燥硬膜（lyophilized dura）有可能感染Creutzfeldt-Jakob病，在日本不能使用。图6为经阴道用Stamey针，用尼龙丝支持膀胱颈的操作。图7为使用腹直肌筋膜的耻阴悬吊法。成功率高达80%～90%，效果稳定。

● 防止尿道损伤的要旨

与肠管膀胱扩大术同期实施时，需经腹向膀胱颈部的背侧贯通腹直肌筋膜。这种操作易损伤尿道，要特别小心。预防方法为切开膀胱侧方向后尿道填塞纱布，在有张力的情况下制作分离平面为宜。

尿道延长术

Young-Dees-Leadbetter 法

经腹到达膀胱颈部，将双侧输尿管口向头侧移位，然后延长膀胱颈部的术式。仅适用于特定的病例。

Tanagho 法

将尿道与膀胱颈完全离断，从膀胱侧延长尿道，与从前的尿道吻合，以提高尿道阻力而达到控尿的术式。该法只适用于特定的病例。

Kropp-Angwafo 法

将膀胱从尿道离断，将延长的尿道埋入膀胱黏膜下以达到控尿的术式（图 8）。

尿道延长术较前述的悬吊术手术侵袭性大，手术适应证应慎重选择。

尿道膨胀剂

用牛皮精制的胶原水溶液称为尿道膨胀剂(bulking agent)，注入患者的后尿道或膜部尿道，提高尿道阻力以防止/改善尿失禁。McGuire 和 Appell 用胶原水溶液治疗

图 6　经阴道用尼龙丝支持膀胱颈的方法

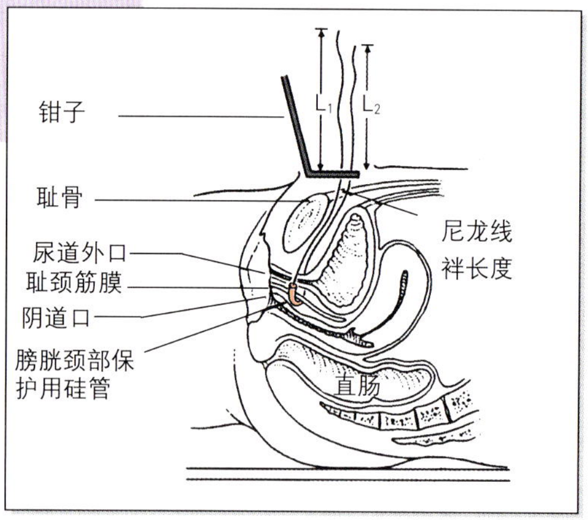

图 7　耻骨阴道悬吊术
从腹直肌筋膜悬吊膀胱颈部

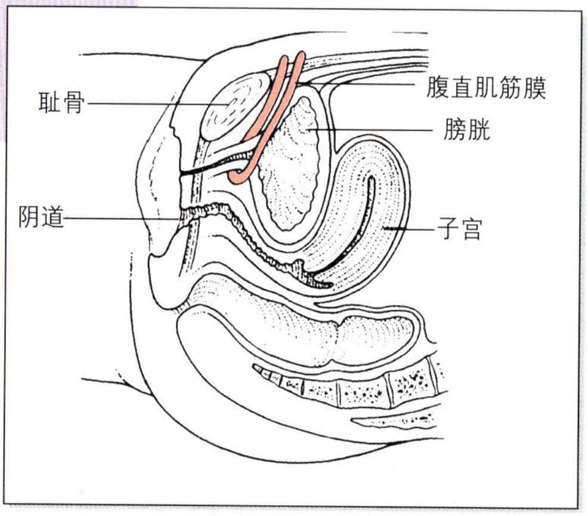

图 8　Kropp-Angwafo 模式图
将膀胱壁缝成圆筒状以延长尿道，并将其埋入黏膜下

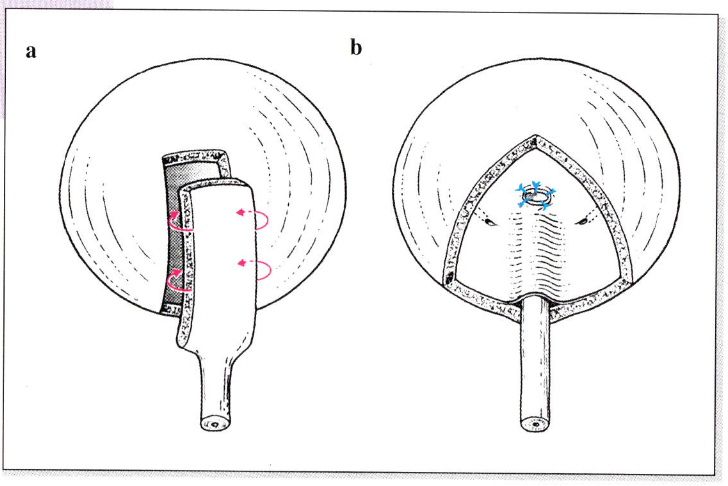

多种原因的尿失禁患者305名，总结效果（1年以上的病例）。男性的成功率（dry rate）在20%以下，女性效果较好达47%，为男性的3倍。注入胶原的适应证仅限于日常生活能力减少的高龄妇女时，疗效上升。对于日常生活能力正常的成年女性，应选择悬吊术及Burch术等。

除此之外，还有从患者腹壁采集自体脂肪，注入尿道的方法，但效果不佳。秦氟隆为Politano在美国临床应用的材料，但其微粒有可能扩散到肺及脑。

肠管膀胱扩大术

● 适应患者

肠管膀胱扩大术(enterocystoplasty)适用于膀胱容量小、顺应性差、尿失禁严重的神经源性膀胱患者。由于需开腹手术，宜同期进行所有必要的手术。例如，返流根治术、尿失禁根治术、膀胱扩大术3种手术同期进行，称为3套。最近也包括了以控制大便为目标的顺行控制灌肠法(antegrade continence enema；ACE)。

● 手术方法

用cup-patch(帽－片)法，将肠管象帽子一起盖到膀胱顶部（图9）。为防止术后肠管蠕动，应切断肠管环状肌（称为去管腔化）。可用肠管有回肠、盲肠、结肠、乙状结肠等。由于放射性肠炎无法使用这些肠管时，也可用胃壁。

需同期行返流根治术的患者，应先行抗返流手术。否则由于黏膜水肿，输尿管口难以找到。方法以斗笠法为最佳。

尿失禁根治术，一般用腹直肌筋膜悬吊膀胱颈部。男性治疗效果不及女性，根据病例也可选择Tanagho法、Kropp-Angwafo法。

● 病例示例（图10）

脊柱裂患者，7岁女性。行回肠膀胱扩大术、耻骨阴道悬吊术、双侧返流根治术、阑尾切除术。膀胱顺应性从3ml/cmH_2O升至正常的27ml/cmH_2O，尿失禁从780g/天改善为0g/天，返流消失。

● 并发症

急性期：肠梗阻及腹膜炎。

图9 膀胱扩大术(cup-patch cystoplasty)

a：切开游离肠管段的对系膜缘。将肠管从中央U型折叠，并缝合相接部分

b：将缝合的肠片折叠

c：两侧连续缝合成合适口径，然后与膀胱吻合

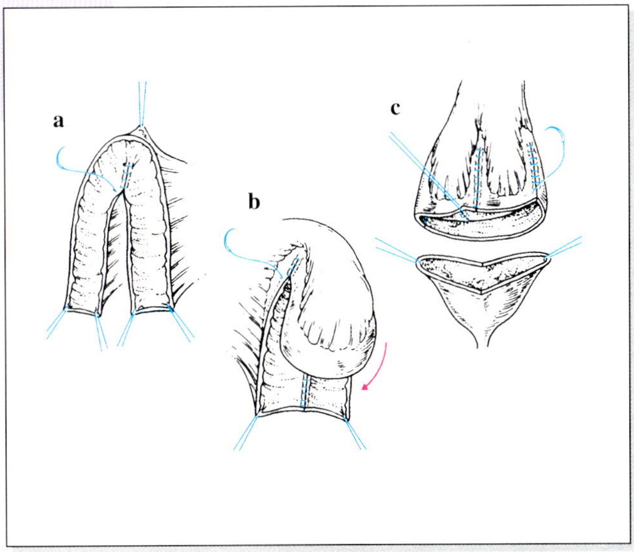

中期：若不定期冲洗膀胱可发生膀胱结石。肾功能低下患者可发生高氯酸中毒，必须口服重碳酸。这类患者应行动脉血气分析。对于有VP－通路（脑室腹腔分流）的脊柱裂患者，手术时，并无必要先将分流管前端装于绦纶袋中。手术后应充分洗净腹腔。

晚期：发生腺癌。发生于肠管与膀胱吻合处。据报道平均在术后18年（5–29年）发生。手术后行内窥镜检查并取黏膜活检十分重要。

其他膀胱扩大术(alternatives for enterocystoplasty)

用肠管行扩大术，术后可引起肠梗阻和电解质异常等严重问题。

Cartwright和Snow在1989年报道了仅切除逼尿肌层的自体膀胱扩大术(autoaugmentation)。这种称谓欠准确，实际上应称为膀胱肌层切除术(vesicomyomectomy)。所谓自体扩大术的优点是手术时间短，术后无肠梗阻，也不影响电解质平衡，住院时间短。缺点是不能保证增大所有病例的膀胱容量。其适应证限于术前膀胱容量大而顺应性低的病例为宜。

Bellinger将极度扩大的废用输尿管与膀胱吻合，以增大膀胱容量(n=3)(图11)。欲行膀胱扩大术时，若输尿管可用，应尽量灵活使用。本术式的优点与自体扩大术相同。

Mitrofanoff术式

1980年Mitrofanoff利用阑尾将脐与膀胱相连，由此通路行CIC。不能用阑尾的病例，可用部分膀胱壁或引流肠管（回肠，结肠）等。由于肥胖难以到达尿道外口的女性患者，从脐部导尿较有利。我们用这种术式治疗2例女性小儿，将回肠代膀胱与阑尾相连，未引起梗阻，从脐部易于行CIC(图12)。

图10　脊柱裂

7岁，女性。

a：术后影像尿流动力学检查示有双侧重度返流，低顺应性，ISD

b：手术1年后的影像流动力学检查

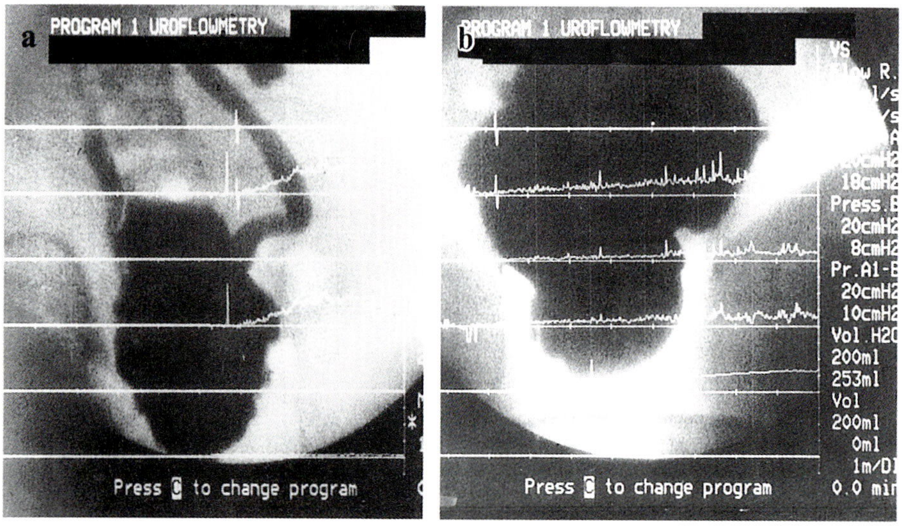

顺行性控制灌肠法

尿失禁同时伴大便失禁，严重影响日常生活。为控制大便失禁，Malone等设计了顺行性控制灌肠法（ACE）。这种术式也是利用Mitrofanoff 原则。将盲肠固定于腹壁，将阑尾开口于右下方腹壁，阑尾断端单纯翻转与皮肤缝合。我们至今已对5例脊柱裂患者施行，效果均好。并发症有瘘口狭窄、梗阻。因此应每天1次用尼龙管扩张瘘口15分钟（图13）。

图11 输尿管膀胱扩大术(ureterocystoplasty)

优点为不引起肠梗阻和电解质异常。只适用于特定患者

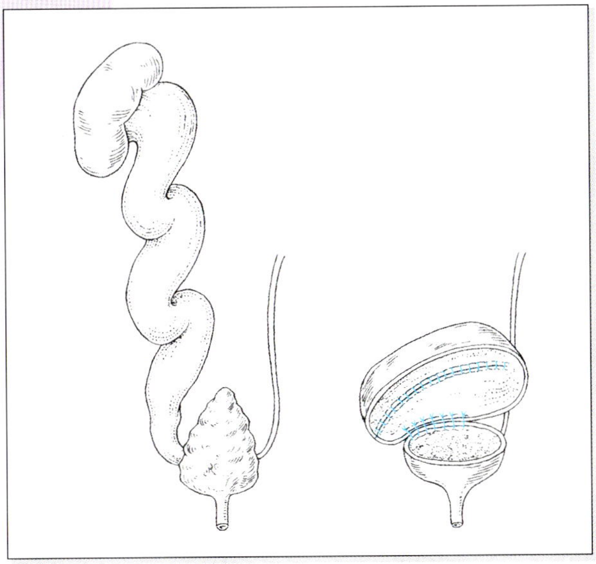

图12 Mitrofanoff 原则

9岁，女性。由于横纹肌肉瘤行尿道膀胱切除术（2岁时），因输尿管皮肤瘘来诊。用回肠制成贮尿器，通过阑尾与脐相连。易于导尿

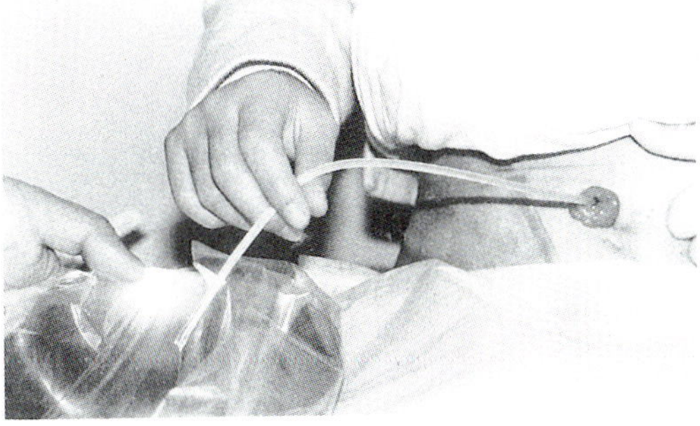

图13 ACE病例

11岁，男性，脊柱裂患者。膀胱自体扩大术，悬吊术，制作ACE。每天1次扩张阑尾端。脐位于右上方

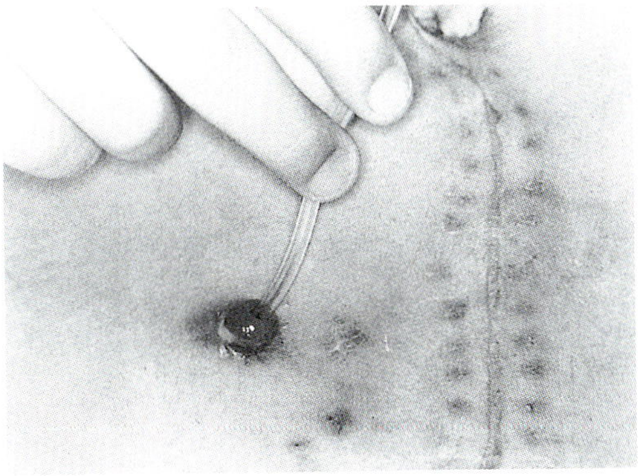

（近藤厚生　小谷俊一）

神经源性膀胱的并发症

尿路感染

尿路感染是神经源性膀胱并发症中发生率最高的。多表现为难治性膀胱炎，除了残余尿和去神经引起的血流分布、局部营养恶化外，存在基础疾病如糖尿病及留置尿管也为其原因（图1，2）。若存在肾积水或膀胱输尿管返流（VUR）则上尿路感染的机会增大。下尿路管理不当时上尿路炎症可慢性化呈慢性肾盂肾炎表现，并反复急性发作和肾功能恶化。

神经源性膀胱并发尿路感染的特征之一是自觉症状不明显，或完全没有。下尿路感觉障碍的任何类型神经源性膀胱，无膀胱炎的自觉症状。即使上尿路感染时，在颈、胸髓损伤等患者，有时也仅表现为发热并不诉肾区痛。这种情况下，对于经常表现为脓尿的患者，有时很难判断发热是否由尿路感染引起。

致病菌多数为革兰阴性杆菌，其中以变形菌属为多（表1）。长期应用抗生素，并留置导尿管的情况下，也可发生绿脓杆菌、

图1　神经源性膀胱的泌尿生殖系并发症

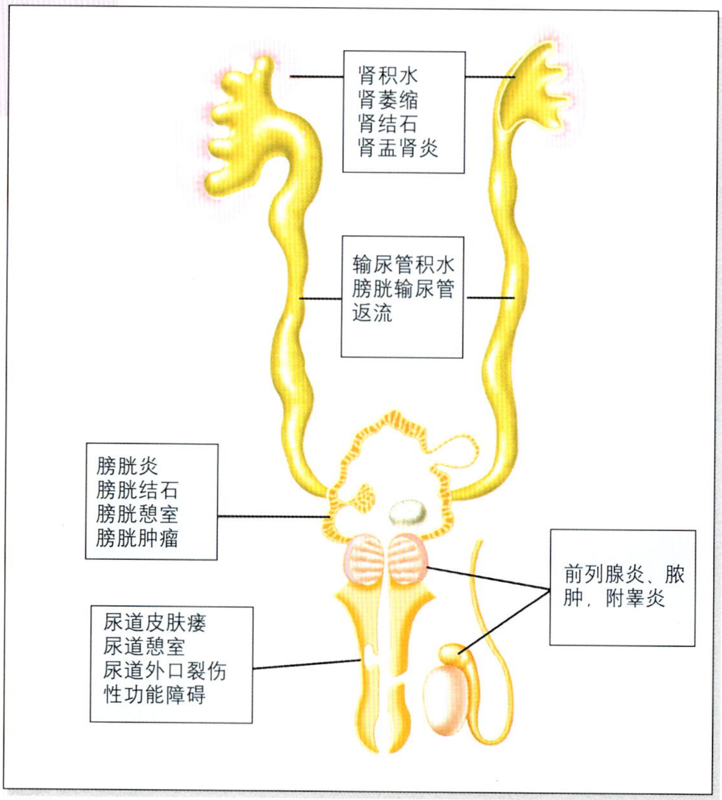

真菌或MRSA感染。

治疗原则为尽可能排除病因。排除残余尿的同时预防膀胱过度扩张。存在结石时要注意排除有无尿路异物。留置的导管应尽量拔除，尽可能地改为间歇导尿。在采取这些措施的同时根据抗生素敏感试验调整抗生素。

尿路结石

神经源性膀胱的尿路结石形成大体有两个主要因素。一是结石促形成环境因素，有残余尿及尿停滞，长期卧床引起尿中钙排泄增加，尿路内异物和治疗神经源性膀胱原发的神经性疾病时应用肾上腺皮质激素等。

另一个为结石形成的直接原因是尿路感染。变形菌属的代表菌尿素酶产生菌可将尿素分解成氨和二氧化碳，使尿液碱化并形成易附着于尿路黏膜的磷酸镁胺结石（图2）。这种感染性结石可在短期内成长形成满月状结石或巨大膀胱结石（图3）。由于结石内部存在细菌，若不处理不能改善尿路感染。

结石治疗的第一步为早期发现。与尿路感染一样，也无自觉症状，根据尿检查、X线或超声检查诊断。存在前述结石风险因素的患者，需定期行X线和超声检查。治疗方法同普通的尿路结石，但由于感染结石较多，多为高风险患者，身体活动受限。应注意有时单纯体外震波碎石后排石困难。

最主要的治疗是预防。发现尿路感染时应注意排除前述结石形成的危险因素。气

表1 复杂性尿路感染尿中分离出的主要菌种

蓝色字体菌的大部分和*标识的菌的一部分为尿素酶产生菌

1.革兰阳性菌
肠球菌
葡萄球菌
2.革兰阴性菌
变形菌
大肠菌
肠杆菌
绿脓杆菌
克雷白菌*
柠檬酸杆菌
沙雷菌*

图2 神经源性膀胱的尿路结石形成和尿路感染的影响因素

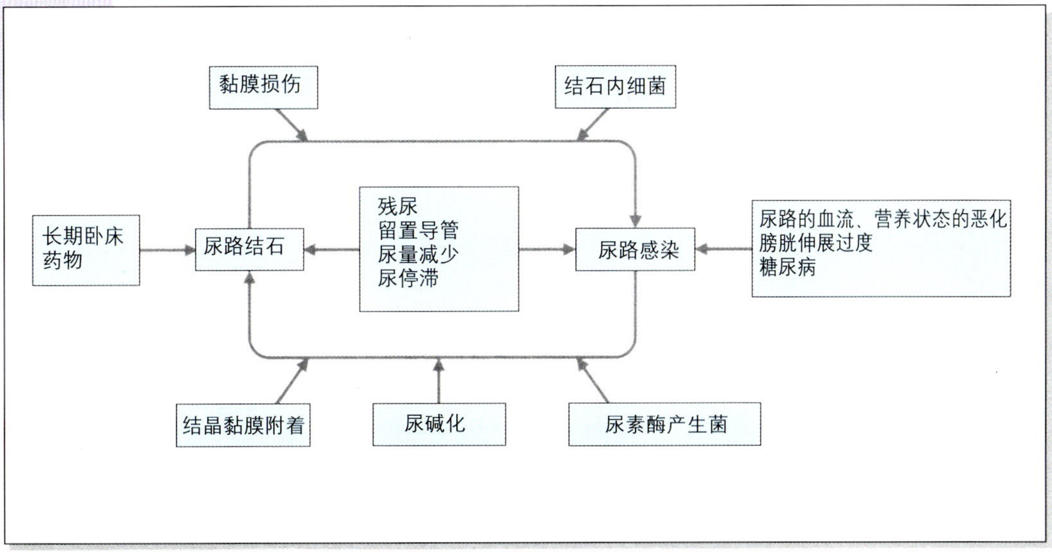

囊尿管的气囊碎片和更换膀胱造瘘管时带入膀胱的体毛可能成为结石的核心。行间歇导尿的患者，不可能排出比导管内径大的膀胱结石，即使在女性也应注意。

膀胱输尿管返流（VUR）

脊髓损伤或脊柱裂引起的神经源性膀胱应注意膀胱输尿管返流的发生。并发逼尿肌-括约肌协同失调的逼尿肌反射亢进，膀胱器质性重度变形的高张膀胱，或低顺应性膀胱，发生率特别高。这样对于神经源性膀胱必须行膀胱造影及排尿时膀胱尿道造影检查。通常为双侧性，即使影像学上仅发现单侧返流也按潜在性双侧返流考虑为宜。

膀胱输尿管返流是与肾功能预后直接相关的并发症，若不处理存在危险；但若不处理其原因仅行抗返流手术会引起复发。首先用抗胆碱药尽可能控制逼尿肌反射亢进，尿道阻力大时禁用腹压或手压排尿，可用间歇导尿以低压排尿（图4）。顺应性低的膀胱不能过度储尿。即使有这些措施，膀胱输尿管返流仍持续，肾功能进行性恶化时，应考虑手术治疗。有各种手术方法，推荐适用于肥厚膀胱壁和小膀胱的Cohen法。最近试行内窥镜下的抗返流手术。

肾积水、输尿管积水

肾输尿管积水可并发于各种类型的神经源性膀胱，为双侧性（图5）。除神经源性膀胱外，慢性下尿路梗阻也可引起肾积水，这类肾积水经下尿路引流可消失。神经源性膀胱若膀胱器质性改变及变形不显著时，暂时性留置尿管也有可能改善肾积水，若不改善则为不可逆肾积水。另外，肾积水改善拔除尿管后肾积水再发的情况也不少见。肾积水不仅直接影响肾功能，由于尿停滞并发难治性尿路感染和尿路结石，进一步恶化肾功能。

暂时留导尿管若肾积水改善，说明膀胱过展伸展或高压状态相关，为保持低压膀胱贮尿，指导患者定时排尿或定时导尿。对于逼尿肌过度反射可用抗胆碱药。对于不可

图3　神经源性膀胱患者的膀胱结石

马尾神经损伤引起女性神经源性膀胱患者的巨大膀胱结石。膀胱无知觉，患者自行导尿

a：KUB、b：取出结石

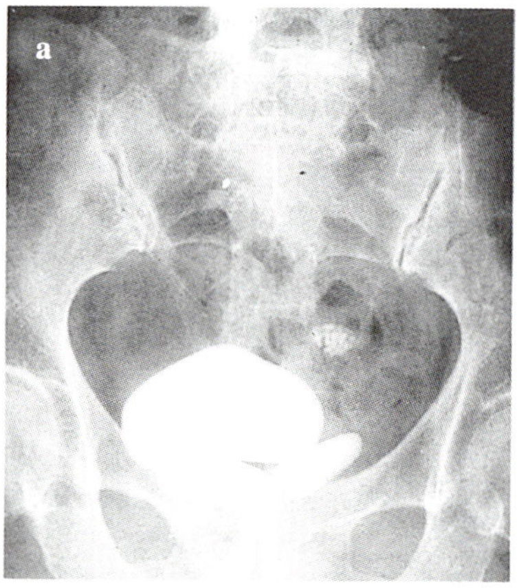

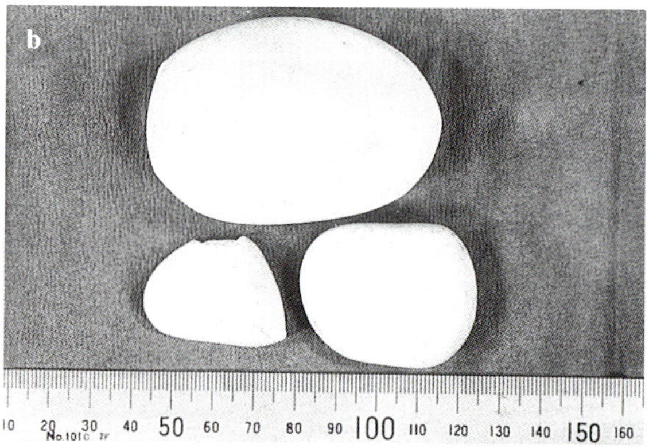

逆肾输尿管积水，应注意其有无加重倾向及肾功能进行性恶化。除检查总肾功能外，行肾动态核素扫描及CT或超声检查以观察肾实质状态。对于极度低顺应性膀胱，现以不再进行尿流改道术，而采用各种膀胱扩大术，也可考虑不用肠管的方法（膀胱自体扩大术），但病例选择要慎重。无膀胱输尿管返流，已达到下尿路低压化，而肾积水仍出现或恶化时，应鉴别有无其他上尿路梗阻原因。

其他并发症

神经源性膀胱患者中骶髓支配领域营养状态不良的情况很多。因此，尿道留置导管时不留意，男性患者可引起尿道皮肤瘘及尿道憩室或尿道外口裂伤等（图6，7）。男性应将尿管固定于腹壁以不对尿道产生压力。另外，前列腺炎、脓肿及附睾炎引起的发热，多由插尿管等经尿道操作引起。因此

图5　神经源性膀胱引起的肾、输尿管积水

可见双侧肾、输尿管积水和膀胱严重变形

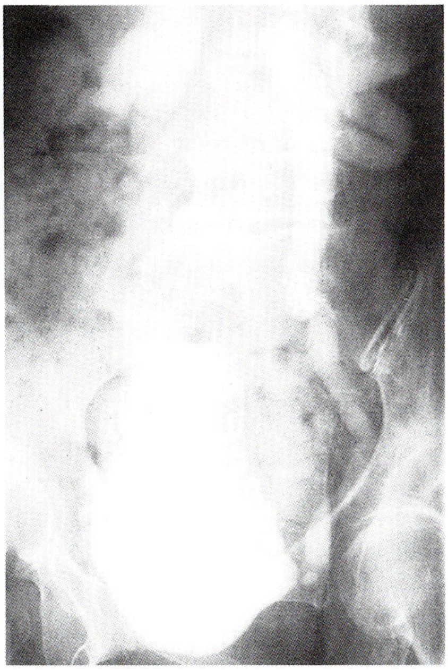

图4　颈髓损伤引起神经源性膀胱的VUR

躯体、下肢痉挛并逼尿肌反射亢进，施行蛛网膜下腔石碳酸阻滞

a：治疗前膀胱造影　b：治疗后膀胱造影，可见膀胱容量增加和返流改善

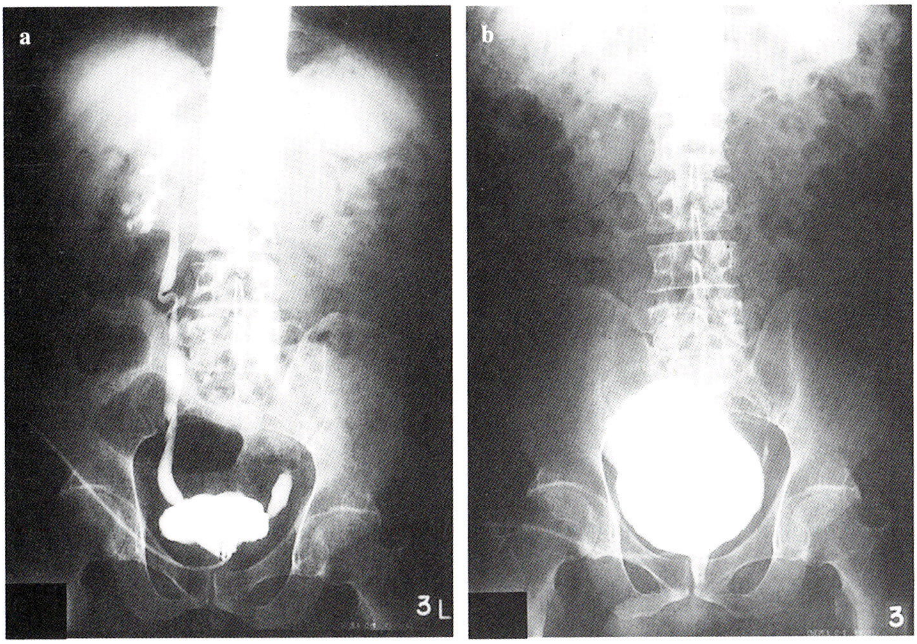

对于男性患者需长期留置导尿管时宜行膀胱造瘘。

脊髓损伤患者膀胱鳞状上皮癌发生率特别高。可能与慢性尿路感染症及膀胱结石或长期留置导尿管有关。应注意尿检查改变并行尿细胞学检查和影像学检查，必要时行膀胱镜检查。

神经源性膀胱还并发排便障碍及性功能障碍。应考虑患者的QOL，采取对策。

图6　留置尿管引起的尿道皮肤瘘患者的尿道造影

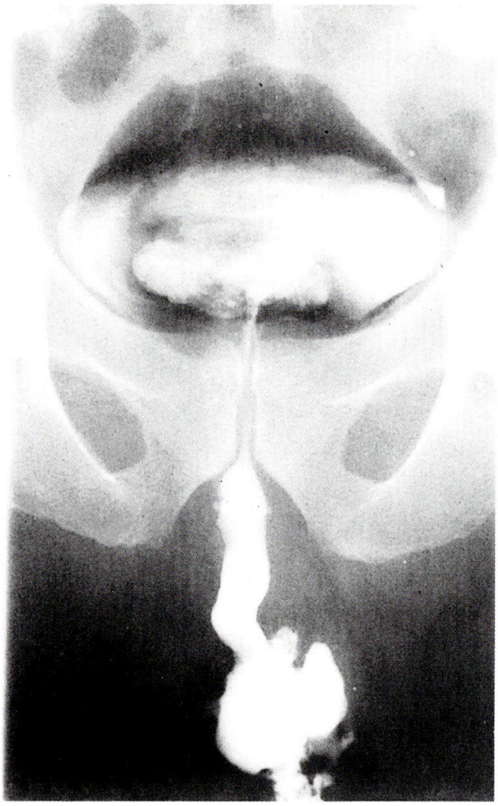

图7　留置尿管引起的尿道外口裂伤

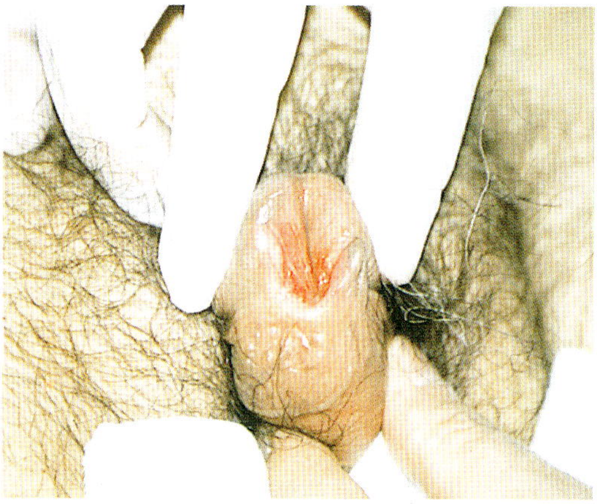

（宫田昌伸，八竹　直）

大脑疾病，大脑、脊髓疾病

脑血管疾病

● 一般的事项

脑循环系疾病可因脑血管的梗阻及出血而出现神经症状。代表性疾病有脑梗塞、颅内出血（脑出血、蛛网膜下腔出血）、脑缺血（表1）。

● 病理生理

粥样硬化引起的脑动脉狭窄血栓形成，心瓣膜病及心房纤颤等产生的血栓脱落流入脑动脉而梗阻血管形成梗塞灶。占脑出血大部分的高血压性脑出血由于血管坏死小动脉破裂而引起。蛛网膜下腔出血大部分由囊状动脉瘤破裂引起。好发于大脑中动脉分布区（图1）。

● 一般临床表现

多数急性发病。并发神经学上单侧麻痹，语言障碍，知觉障碍，椎体路障碍，排尿、排便障碍等。排尿功能障碍可由脑前叶、脑干部、小脑受损引起。

● 与排尿障碍相关的临床表现

一般发病初期表现为尿闭，1～3周后恢复，出现尿频，尿急，急迫性尿失禁。慢性期的排尿障碍有：①残余尿少，而以尿频、尿急为主的储尿障碍型，②有残余尿，排尿困难为主的排出障碍型，③两者的混合型。一般脑前叶、侧叶区障碍引起储尿障碍型，小脑、桥脑障碍引起排出障碍型较多。另外，步行障碍，麻痹或智能障碍（痴呆）可伴重度尿失禁。

● 排尿动态所见

膀胱内压力曲线在发病初期约半数病例表现为过度活动型，而约半数病例表现为低活动型（图2）；恢复过程中，后者中约30%～40%转变为过度活动型。显示过度活动型的病例中伴逼尿肌括约肌协同失调(detrusor-sphincter dyssynergia；DSD)较少，多数表现为括约肌无抑制反射性松弛（图3），因此表现为尿频和急迫性尿失禁。尿流曲线多呈正常型。

● 治疗

急性期：留置导尿管。以无菌间歇导尿为理想。

恢复期：如可自行排尿，每天间歇导尿数次，可联用溴地斯的明胆碱能药物，哌唑嗪、乌拉地尔交感神经α阻滞剂及定期排尿。

表1　脑血管疾病的分类

Ⅰ.有明确的血管性器质性脑病变
- 1.缺血型＝脑梗塞
  - 1)脑血栓
  - 2)脑栓塞
  - 3)其他脑梗塞
- 2.出血型＝颅内出血
  - 1)脑出血
  - 2)蛛网膜下腔出血
  - 3)其他
- 3.其他

Ⅱ.其他
- 1)一过性脑缺血发作(TIA)
- 2)慢性脑循环不全
- 3)高血压脑病
- 4)其他

图 1　大脑中动脉的脑血流分布

左大脑半球表面观，大脑中动脉分布于前叶、顶叶、侧叶、基底核、内囊等。M：大脑中动脉 P：大脑后动脉

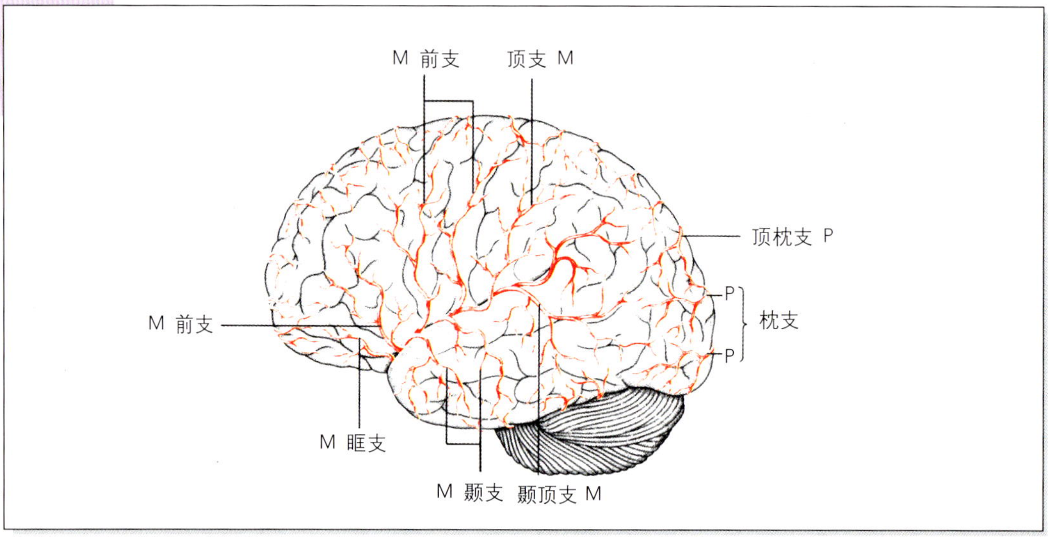

图 2　膀胱内压曲线（脑血管障碍急性期：低活动型）

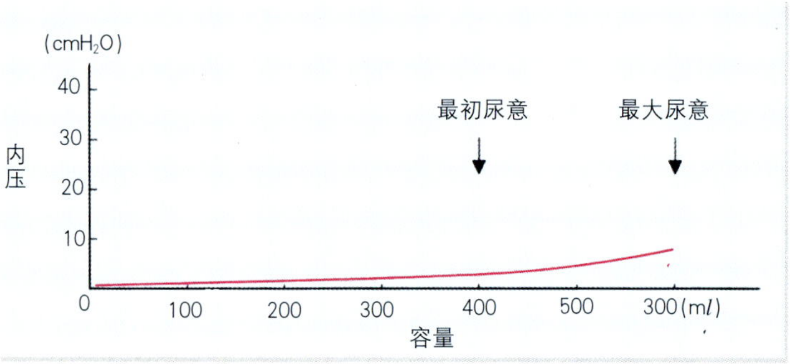

图3　括约肌无抑制反射性松弛

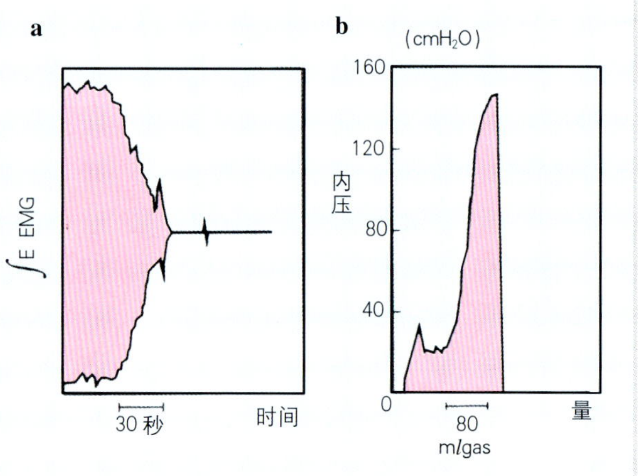

定时排尿在起床时、饭后30分钟～1小时、进食间、睡前等，叩击耻骨上区，同时促进患者排尿。

慢性期－储尿障碍：可自行排尿，残尿量少，尿频、急迫性尿失禁为主的病例，联用抗胆碱药物，并定时排尿。

慢性期－排出障碍：合并前列腺增生等下尿路机械性梗阻的病例，如有可能手术治疗。清洁间歇导尿（CIC）或胆碱能药物有效。

尿路管理与智能障碍或麻痹程度等高度相关。卧床患者不得不依赖尿布、集尿袋、尿管等。

● 病例呈示

71岁，男性。多发性脑梗塞及轻度前列腺增生症。主诉尿频、尿失禁。残尿70ml。经尿道前列腺切除术（TURP）后，定时排尿和抗胆碱药物治疗，控制良好(图4，5)。

痴　呆

● 一般事项

后天性脑障碍引起智能低下的情况称为痴呆。痴呆的病因如表2分类有多种，血管性痴呆和阿耳茨海默型痴呆占大半。其中阿耳茨海默型痴呆随人口高龄化增加，成为社会性问题。

● 病理生理

特别与脑前叶和侧叶障碍关系密切。脑梗塞引起的痴呆时，并非仅是梗塞引起的组织破坏，认为血循环量低下也为重要原因。

● 一般临床表现

除遗忘外，伴行动障碍，情感障碍，日常生活显著障碍。

图4　多发性脑梗塞

头部MRI（T_2加权像）。71岁，男性。
可见脑广泛性萎缩及脑干、双侧基底核、视床多发性梗塞

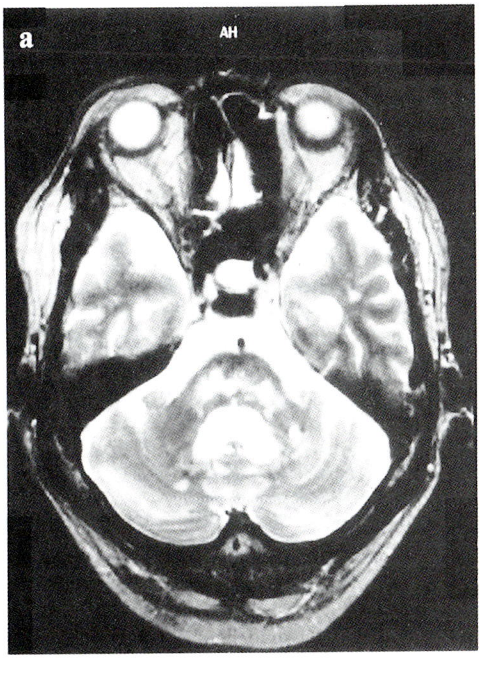

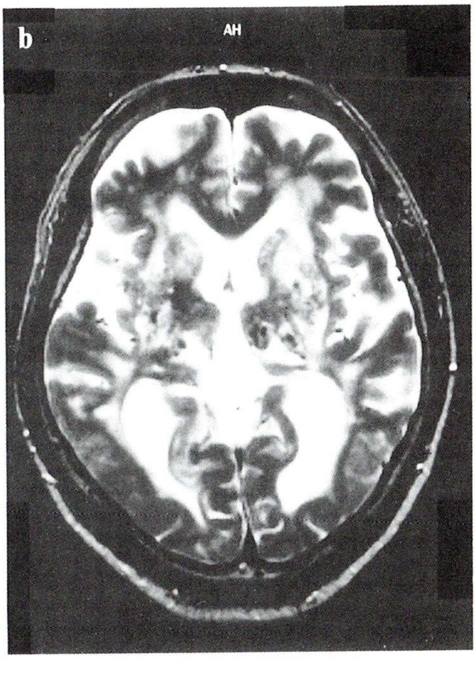

表 2 痴呆的病因分类

1. 变性症
   1)大脑皮质为主
      阿耳茨海默型老年痴呆
      阿耳茨海默病
      Pick 病
   2)皮质下为主
      帕金森病
      进行性核上性麻痹
      多系统萎缩症
      Huntington 舞蹈症
      Wilson 病
      白质变性
      伴运动神经元疾病的早老期痴呆
2. 脑血管障碍
   1)大病灶 少数
   2)小病灶 多数
   3)Binswanger 型
   4)重要部位：视床，海马等
3. 可治性痴呆（脑外科手术）
   慢性硬膜下血肿
   正常压脑积水
   前叶肿瘤
4. 感染症
   单纯疱疹脑炎后遗症
   髓膜炎后遗症
   进行性麻痹
   AIDS 脑症
   Creutzfeldt−Jakon 病
5. 内科疾病
   肝性脑病
   肾衰竭，透析脑病
   呼吸衰竭
   心力衰竭
   胶原病
      Behcet 病
      SLE
   维生素缺乏
      Wernicke−korsakoff 综合征（B_1）
      糙皮病脑症（烟碱酸）
      亚急性连合性脊髓变性症（B_{12}）
   内分泌疾病
      甲状腺功能低下症
      甲状旁腺功能亢进症
      垂体衰竭（Simmonds 病）
   电解质异常
6. 中毒
   一氧化碳
   金属：水银，铅，锰
   有机溶剂
   酒精
7. 药物性
   抗精神病药
   抗焦虑药，催眠药
   抗胆碱药
   抗恶性肿瘤药
   H_2 阻滞剂

图 5 多发性脑梗塞病例的尿道造影和压力－流率研究

与图 4 为同一病例。a：尿道造影。轻度前列腺增生及颈部开大所见。b：压力－流率曲线：过度活动型

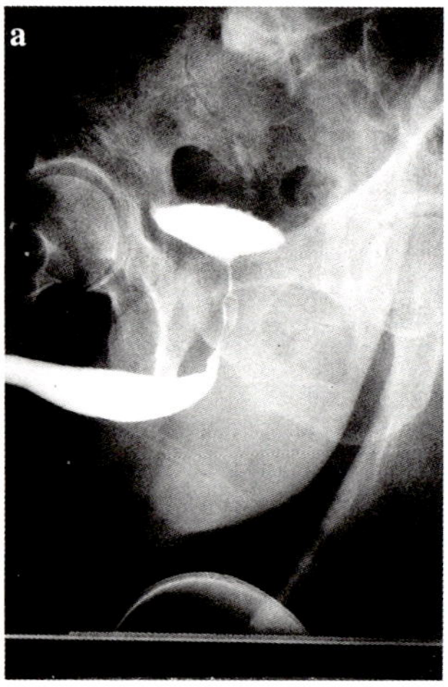

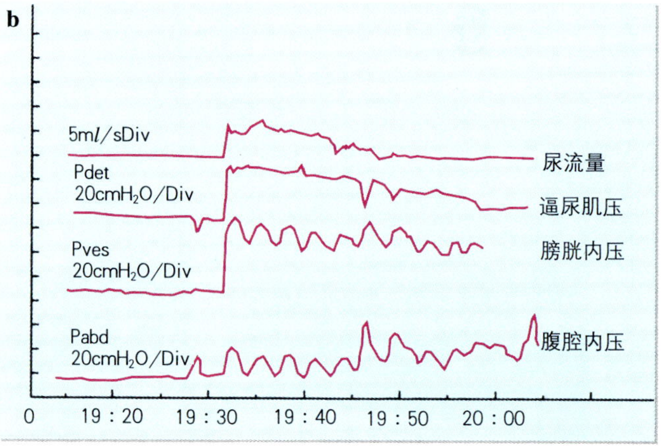

● 与排尿障碍相关的临床表现

主要症状多为尿频、尿失禁，显示排尿困难的较少。智能障碍越严重尿失禁越严重。

● 排尿动态学所见

膀胱内压曲线有各种表现，呈示过度活动型较多。尿流曲线一般正常。

● 治疗

治疗不仅是医学方面，还有社会方面，还要考虑看护费用增加的问题。留置尿管使QOL低下，应尽可能拔除，应用定时排尿，药物治疗或尿布。对于下尿路梗阻病例如有可能手术处理。

压力正常的脑积水及Binswanger病有痴呆，步行障碍和尿失禁3个主征。行脑室腹腔引流（V-P）对尿失禁也有效。

● 病例示例

61岁，男性。脑血管障碍伴发痴呆。主诉：尿频、尿失禁。尿路感染（-）。残余尿（-）。膀胱内压曲线呈过度活动型（图6）。用定时排尿及抗胆碱剂控制。

图6 膀胱内压曲线：过度活动型

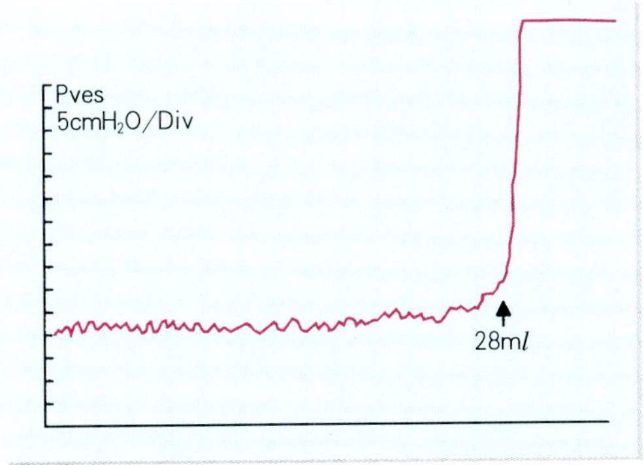

脑肿瘤

● 一般事项及病理生理

患病率为每10万人中30～50例。病理学中以神经胶质瘤（33%），髓膜瘤（22%），垂体腺瘤，神经鞘瘤发病率为高。在20～50岁好发。

● 一般临床表现

初发症状为排尿障碍的脑肿瘤罕见，一般表现为淡漠，记忆力低下，判断力低下等精神症状，颅内压增高（头痛，呕吐，视乳头水肿），癫痫发作等。

● 排尿障碍的相关事项

有无排尿障碍与肿瘤类型无关，而与部位有关。根据植木报道有以下情况。

①排尿困难较尿失禁发生率高（表3）。

②排尿困难在以桥脑为中心的肿瘤发生率高，其次是影响到该部位的肿瘤发生率高（表4）。

③尿失禁几乎均见于大脑幕上肿瘤，排尿困难几乎均见于幕下肿瘤。

④尿失禁多见于大脑半球的肿瘤。

● 排尿动态所见

基本与脑血管疾病相同，目前可信资料较少。

● 治疗

首先治疗原发病。切除肿瘤或放疗等可改善全身情况者，一般排尿障碍也可改善。

其他治疗方法与脑血管疾病相同。

表3 脑肿瘤病例（462例）排尿障碍的发生率

	病例数	发生率（%）
排尿困难	58	12.6
尿失禁	25	5.4
总计	83	18.0

帕金森病

● 一般情况

帕金森病好发于40～60岁，为逐渐进展的变性疾病。日本发病率为10万人50～80人。

● 病理生理

本症由中脑黑质中的多巴胺神经细胞变性，使纹状体中多巴胺低下而发病。原因尚不明确，但与MPTP的关系受到关注。

● 一般临床表现

神经学上有震颤、肌强直、无运动、姿势反应障碍4个主要症状。进而可合并排尿、排便障碍等自主神经障碍。

● 与排尿障碍相关的临床表现

报道本症患者中膀胱功能障碍发生率为40%～70%，进展期患者估计在90%以上。

60%～70%的病例以尿频，尿失禁为主要症状；30%～40%以排尿困难为主要症状。一般有尿意。

● 尿流动力学所见

膀胱内压测定，60%～70%的病例示过度活动型，30%～40%示低活动型。前者多为储尿障碍型，有时合并DSD，也合并排出障碍型。低活动型一般为排出障碍型。壳核和苍白球功能丧失可能会出现逼尿肌过度活动。

● 治疗

治疗帕金森症可用左旋多巴和盐酸安坦、盐酸吡哌立登等抗胆碱剂，但有时可增加残余尿量。对于残尿量大的病例可用抗胆碱药和哌唑嗪、乌拉地尔等α受体阻滞剂。但是，应注意前者可加重原发病和DSD，后者可引起体位性低血压，加重尿失禁。

尿路感染可加重膀胱功能障碍（有时为刺激性，有时为麻痹性），应尽可能地控制。合并前列腺增生者如有可能手术处理为宜。对有些病例可行CIC。

原发病进展，患者卧床，只能采用尿布，集尿袋或留置导尿管。

多发性硬化

● 一般事项

中枢神经各部散在性浸润性疾病，是

表4　脑肿瘤位置与排尿困难发生率

	病例总数	排尿困难病例数	发生率
桥脑	22	17	77.3%
第4脑室	9	6	66.7
小脑正中	22	9	40.9
小脑半球	33	8	24.2
小脑桥角部	66	6	9.1
松果体	27	2	7.4
视交叉	80	2	2.5
上部脑干,第3脑室或侧脑室	34	2	5.9
大脑半球	167	6	3.6
多发	2	0	
总计	462	58	12.6

脱髓鞘疾病中最多见的。临床上主要是20～40岁年轻人急性发病，各种中枢神经症状反复交替发作为特征。病因不明。日本的发病率为每年每10万人中0.3例。

● 病理生理

病理学上表现为白质中存在多发性不规则灰色斑状脱髓鞘病灶。这种变化广泛存在于大脑皮质、小脑、脑干、脊髓、视神经。

● 一般临床表现

临床表现多样，其过程为缓解与急性恶化交替。主要症状有运动麻痹（片麻痹，对侧麻痹，单侧麻痹），知觉障碍，球后视神经炎，精神症状，排尿、排便障碍，性功能障碍等。

● 排尿障碍相关临床表现

病变侵及大脑前叶，小脑，脑干或脊髓侧索时可引起膀胱功能障碍（图7）。有关排尿障碍发生率的报道有很大差异，不过进展期发生率在90%以上。与神经障碍呈缓解与恶化反复交替相比，排尿障碍为不可逆者较多。

图7 多发性硬化症的脱髓灶

示与排尿障碍相关的脱髓灶（大脑皮质，小脑及脑干）

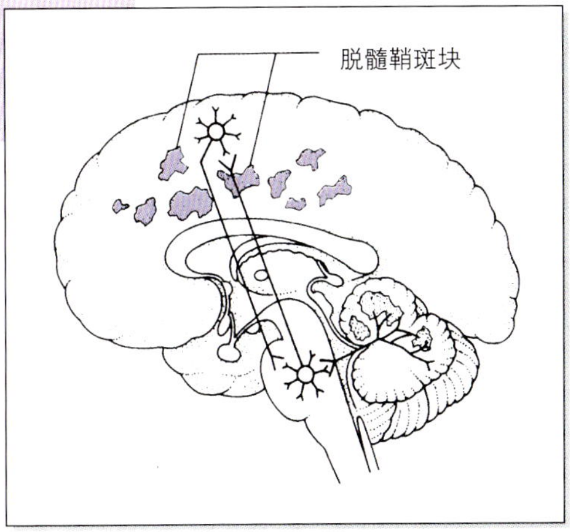

● 排尿动态所见

膀胱内压表现为多种类型，而实际上60%～70%为过度活动型，30%～40%为低活动型。另外，合并DSD者较多，有尿频，尿失禁患者残余尿量也较多，尿流率测定多显示为排尿困难型。

● 治疗

排尿障碍的状态和经过呈多样表现，必须根据症状具体分析。另外合并DSD时合并尿路感染和上尿路障碍者较多，对这些情况应予以控制。注意应用抗胆碱药时可增加残余尿量。行CIC治疗很有效。但对于进展期患者只能采用尿垫或留导尿管。

● 病例示例

53岁，女性。主诉尿频，尿失禁，排尿困难，有时有尿路感染。右膀胱输尿管返流（I度）。膀胱内压曲线呈过度活动型。残余尿100～200ml。用CIC取得良好控制。

表5 SCD分类（高柳，1997）

I.非遗传性
1.橄榄桥小脑萎缩症（OPCA）
2.非遗传性迟发性小脑皮质萎缩症
3.非遗传性痉挛性对侧麻痹
4.其他
II.遗传性
1.遗传性迟发性小脑皮质萎缩
2.Friedreich病及其相关疾病
3.遗传性痉挛性对侧麻痹及其相关疾病
4.Machado-Joseph病（3型）
5.脊髓小脑性共济失调 6型
6.齿状核红核苍白球萎缩症
7.脊髓小脑性共济失调 2型
8.脊髓小脑性共济失调 1型
9.脊髓小脑性共济失调 4型
10.脊髓小脑性共济失调 5型
11.脊髓小脑性共济失调 7型
12.其他遗传性小脑性失调

脊髓小脑变性

● 一般事项

脊髓小脑变性(spinocerebellar degeneration；SCD),是以小脑性或脊髓性运动失调为主的原因不明的变性疾病的总称。其症状有多种，随研究的进展对其症状可进行分类。最新的分类如表5所示。在日本橄榄脑桥小脑萎缩（OPCA）占35%，发病率最高；还有纹状体黑质变性，Shy－Drager综合征及多系统萎缩症，均合并排尿障碍。

● 病理生理

可见脑桥小脑系，纹状体黑质系，脊髓中间外侧核等的神经细胞变性脱失及胶质化，这是发生包括排尿障碍的自主神经障碍的原因。

● 一般临床表现

可见小脑性或脊髓性运动失调，自主神经障碍（排尿、排便障碍，体位性低血压，性功能障碍，发汗障碍等），帕金森症状，发育、吞咽障碍，睡眠、呼吸障碍等。

● 排尿障碍相关的临床表现

常自觉排尿困难、尿频及尿失禁。进展期患者多合并DSD，若不处理发生上尿路障碍。

● 排尿动态所见

膀胱内压曲线上，在发病初期显示小振幅的无抑制收缩或过度活动型，随病程延长，多呈二者的混合型，终末期呈无反射低顺应型膀胱（图8）。

● 治疗

发病初期上尿路正常，多合并排尿障碍（尿频，尿失禁，排尿困难）和残余尿。

图8　脊髓小脑变性进展伴发的膀胱内压曲线的变化

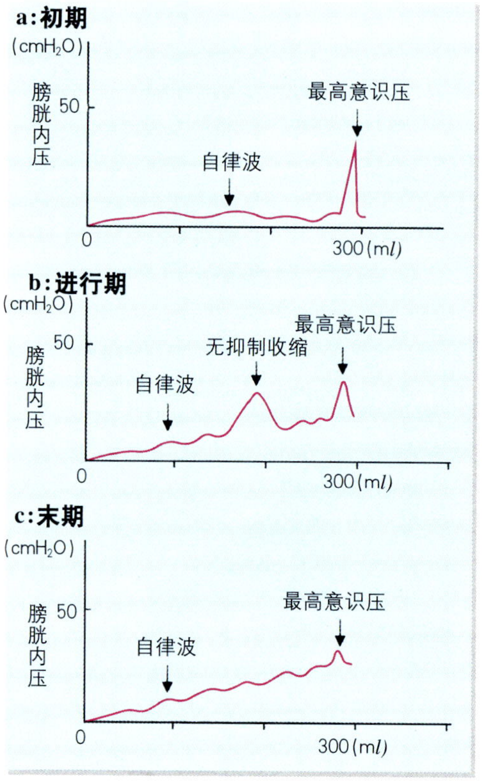

这个时期常诊断为前列腺增生等而行手术治疗，但术后QOL低下，所以应慎重。改善排尿困难的药物有α阻滞剂，但可加重尿失禁，诱发体位性低血压。残余尿多时应用CIC。进展期患者多只能留置导尿管。

● 病例示例

60岁，男性。橄榄脑桥小脑萎缩。主诉排尿困难。1991年发病，行CIC良好控制，但原发病进展发生肾积水，只能留置导尿管（图9）。

图9　橄榄脑桥小脑萎缩

60岁，男性。a：头部MRI。可见脑桥小脑萎缩

b：IVP像。可见双肾轻度肾积水

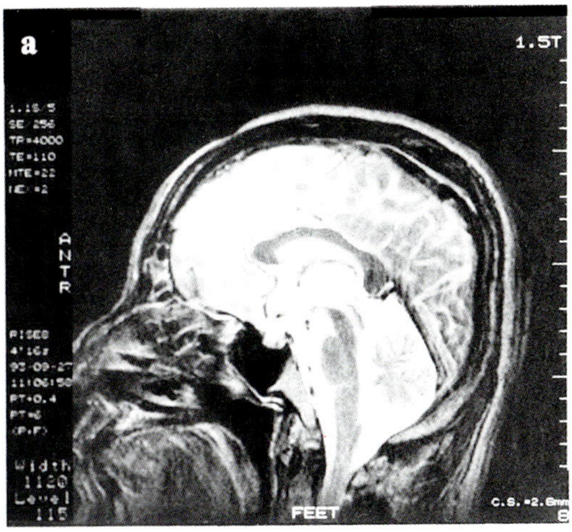

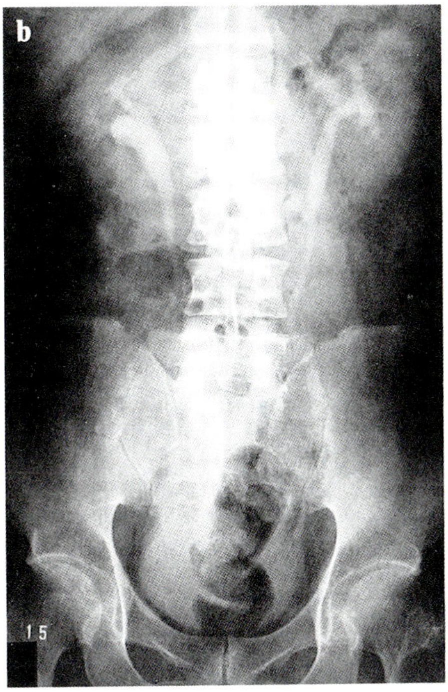

（高木隆治）

脊髓损伤的尿路改变

脊髓是联系骶髓排尿反射弧和脑干（排尿反射中枢）及大脑（排尿运动中枢）的刺激传导通路（图1）。脊髓损伤可引起尿意消失、排尿困难、尿漏等症状。细菌感染和高压排尿可进一步并发膀胱废用、肾功能低下、肾衰竭。逼尿肌受骶髓（第2～4髓节）发出的构成反射弧的盆神经支配，该神经末梢分泌乙酰胆碱引起逼尿肌收缩（脊髓反射）。尿道括约肌也受到相同骶髓水平发出的阴部神经的支配发生脊髓反射。

损伤部位的影响

脊髓损伤患者的排尿情况因盆腔自主神经介导的排尿反射和阴部神经介导的括约肌反射的损害情况不同而不同。一般来说，脊髓损伤（逼尿肌反射中枢所在的骶髓以上的传导路损伤；核上障碍）时膀胱及括约肌均痉挛性麻痹。对于膀胱可行膀胱内压测定，对于括约肌行球海绵体肌反射、肛门反射来诊断运动麻痹的情况。脊髓完全坏死，骶髓及马尾神经水平发生障碍时，称为核、核下障碍，此时反射消失（图2）。脊髓完全损伤时膀胱麻痹严重，而不完全损伤时排尿障碍很轻。

不同病期排尿管理的基本原则

急性期

脊髓损伤急性期，在损伤水平以下脊髓神经功能一过性消失。膀胱发生弛缓性麻痹（脊髓休克期），由于膀胱颈部关闭发生尿闭。由于括约肌的脊髓反射较自主神经支配的逼尿肌在外伤后恢复较早，多有球海绵体肌反射和肛门反射亢进。若这类反射消失将来膀胱将保持弛缓性麻痹。若不处理尿闭，膀胱壁过度伸展和细菌性膀胱炎可至逼尿肌萎缩、纤维化，在急性期应用无菌间歇导尿控制膀胱容量不超过生理容量（400ml）。

图1　排尿的神经支配与脊髓

脊髓是联系逼尿肌反射中枢（骶髓）和排尿反射中枢（脑干）的传导通路

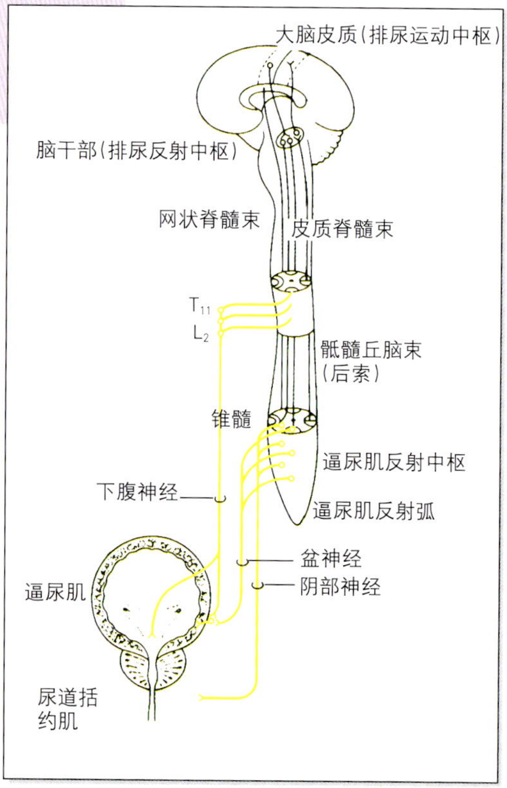

● 无菌间歇导尿

Guttmann等提倡的管理方法，控制水分摄入量，使每日尿量在1 200ml以内，导尿4～5次（图3，4），防止尿道膀胱黏膜产生不可逆病灶（褥疮）。可避免留置导尿管必发的难治性尿路感染。

● 留置导尿管（图5）

留置导尿管由于不需要特殊操作被广泛应用，但即使无菌封闭式管理1周后无法避免尿路感染。导管的压迫和异物反应可破坏对排尿功能有重要作用的膀胱颈部的神经丛，影响其恢复。由于麻痹的组织无再生修复能力，这种感染病灶很难治愈，脊髓损伤时逼尿肌反射出现平均需9周。为避免膀胱并发症，在必需留导尿管时，在1周以内按以下原则管理。

①用异物反应轻的硅材料尿管，12～14Fr的管径，用胶带将尿管固定于下腹部。

②用闭合式尿袋时，在装满尿前就要放出存尿。

③为抑制细菌增殖，保持每日尿量在2 000ml以上。

④不要冲洗膀胱。

⑤不要用所谓膀胱训练的夹闭尿管。

⑥注意不要屈曲、阻塞尿管，1～2周更

图2　骶髓区的神经学

可预测脊髓损伤的膀胱恢复。若肛门括约肌反射正常时有可能正常排尿。若球海绵体肌反射亢进时可反射排尿，若消失则需手压或腹压排尿

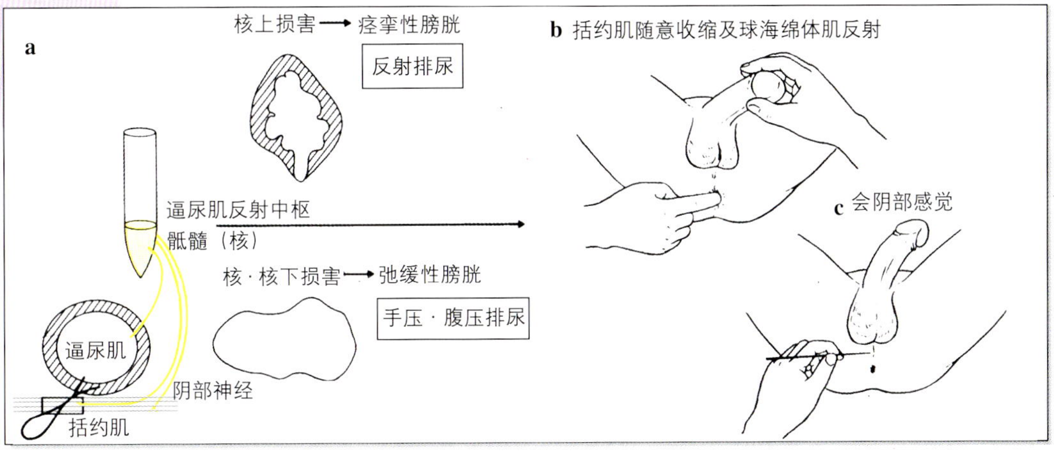

图3　无菌间歇导尿包

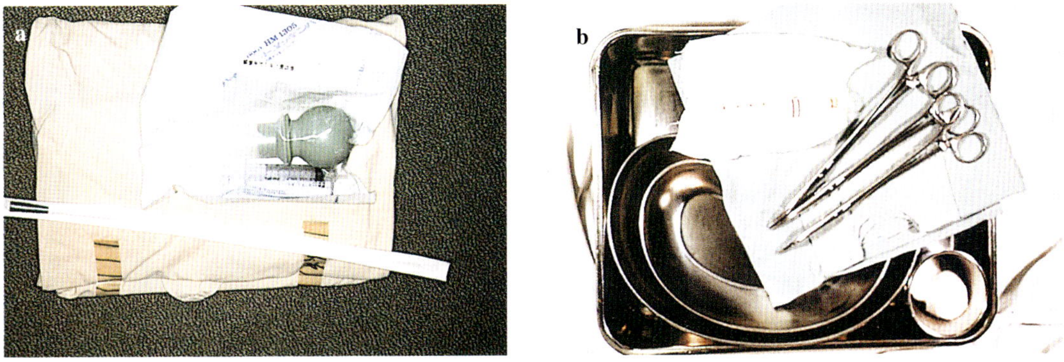

图 4　无菌间歇导尿法（非接触法）

a：会阴部消毒。b：辅无菌单。c：阴茎龟头再次消毒。
d：洗净尿道。e：插入尿管。f：导尿

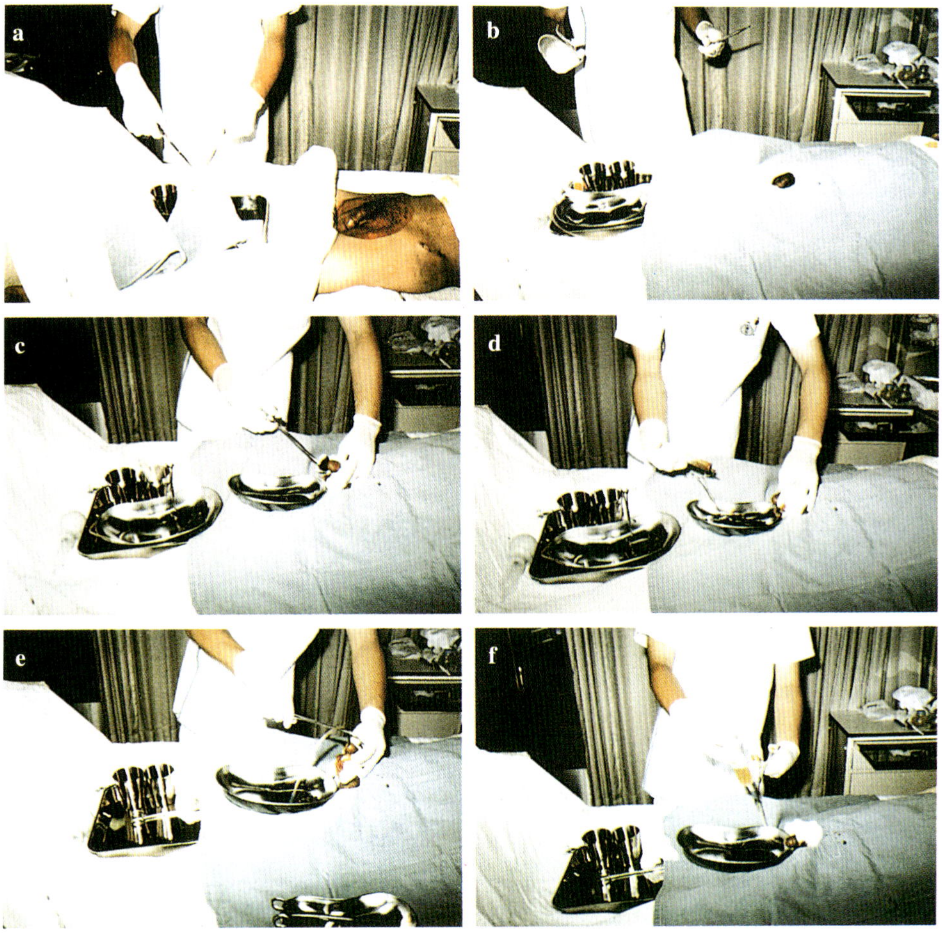

图 5　留置导管法

封闭式留置尿管。用于急性尿闭时的封闭式无菌导尿，不必膀胱冲洗。长期留置可发生难治性尿道黏膜溃疡、褥疮

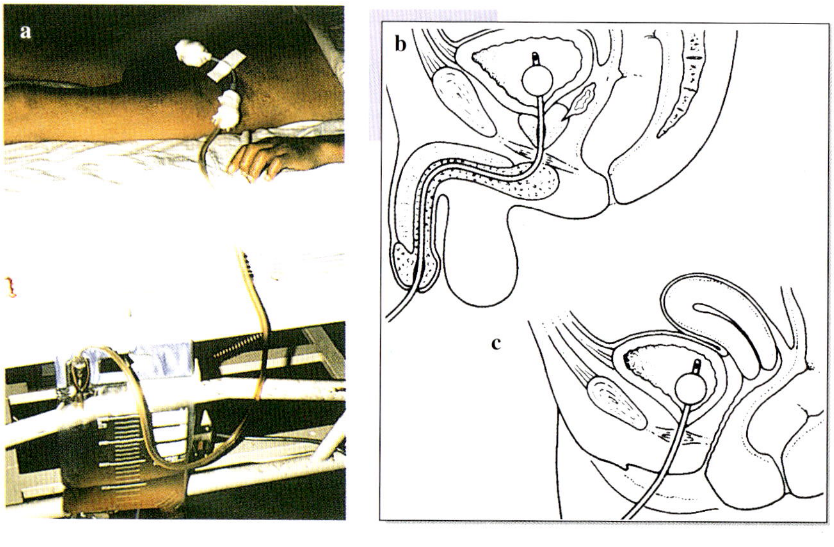

换一次尿管。

⑦尿明显混浊时洗净膀胱。

⑧即使有尿路感染，除有症状外，不要使用抗生素。

⑨为防止院内感染，不要漏出尿袋中的尿。

若尿闭持续时间较长，应采用临时膀胱造瘘法（图6）。

恢复期

脊髓休克恢复后出现脊髓反射，各肌群出现痉挛反应。最早出现球海绵体肌反射，肛门反射，也可观察到勃起现象。但平滑肌反射出现较晚，受伤后平均需要2～3个月。若早期球海绵体肌反射（男性捏龟头，女性捏阴蒂，出现会阴肌收缩反射）或肛门反射(肛门内插入手指感到肛门括约肌反射性收紧）亢进，则可能出现反射性排尿，若消失，则出现反射排尿的可能性小。是否能出现逼尿肌反射和排尿可用简单的冷水试验推测，但一般情况，多数可见膀胱充尿未满（300ml以下）在间歇导尿期间出现尿失禁。这时表明盆腔自主神经恢复，特别是四肢麻痹的患者感到尿充满者较多。

● 排尿训练

排尿训练的要点是，通过掌握感知尿充满的有效排尿方法，达到残尿在50ml以下无感染排尿（平衡膀胱）。尿意是感知尿充满的有效排尿和认知膀胱炎和尿闭危险的必要感觉。健康人尿量达150ml以上时产生尿意，尿意迟钝或消失时排尿机能恶化。颈髓损伤者，可通过出现全身发紧，起鸡皮疙瘩，出汗等交感神经系介导的自主神经反射，即“尿充盈通告”感知尿充满。对麻痹者可触及下腹胀满感和膀胱膨隆感来判断尿充满。

排尿训练方法，在球海绵体肌反射亢进的核上膀胱，叩击下腹部，抚摸会阴部诱发排尿反射（反射排尿），反射消失后加腹压和手压以排空膀胱（图7）。

● 排尿的自立程度

脊髓损伤患者的排尿自立程度取决于膀胱功能和ADL（日常生活动作）的能力。前者取决于骶髓领域神经支配残存多少等完全麻痹、不完全麻痹的程度，后者取决于四肢麻痹或对侧麻痹损伤的位置。有尿意时排尿功能恢复较好。手指活动自如者，相关动作也可完成。

完全麻痹者几乎为失禁性排尿，由于排尿功能完整常需加行括约肌切开术。不完全麻痹者70%可达到非失禁的自立排尿，平均在受伤后10周达到这种状态，完全性麻痹者仅约22%可达自立排尿，但需在受伤33

图6　膀胱造瘘

膀胱造瘘不会造成膀胱颈部和尿道的不可逆病变

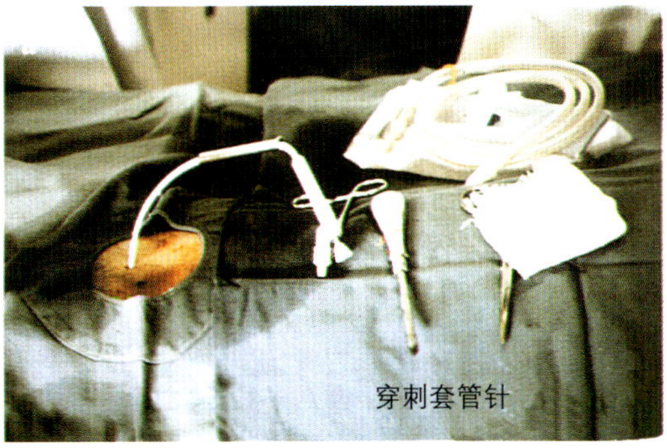

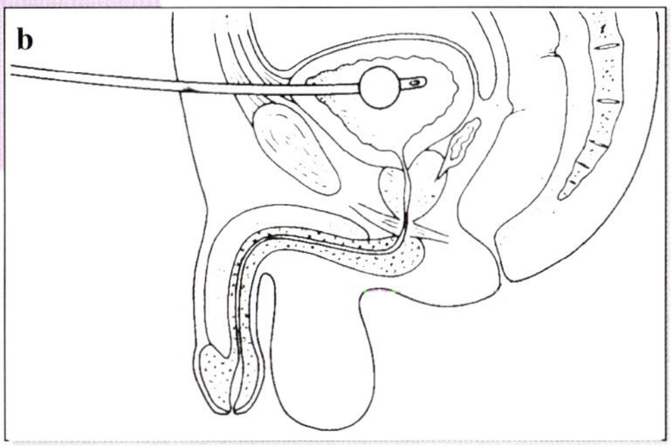

周后。

脊髓损伤的类型也影响预后（图8）。中心性麻痹在骶髓区的传导通路易保存，膀胱功能可恢复近正常。Brown−Sequard麻痹仍残留一半的排尿支配神经，膀胱功能可代偿，排尿相关动作也较好。脊髓动脉血流障碍引起的前脊髓麻痹，虽有尿意，但排尿反射易伴发急迫性尿失禁。完全性麻痹由于无明显尿意的排尿反射，不能避免尿失禁。

● 排尿训练的界限和对策

完全麻痹时仅排尿训练很少达到平衡膀胱。Pearman（1976年）提出在恢复期、稳定期中约40%的患者必需手术。总之，约40%的患者因各种原因，仅行排尿训练不能解决排尿障碍。根据尿流动力学分析原因有①膀胱收缩压低，或收缩持续时间短，②膀胱颈部不开放，③排尿时括约肌痉挛（逼尿肌括约肌协同失调）等（图9，10）。

● 自行导尿

长期留置导尿管由于异物作用，使无感染防御能力和创伤愈合能力的神经源性膀胱在膀胱尿道部发生不可逆褥疮，难治性尿

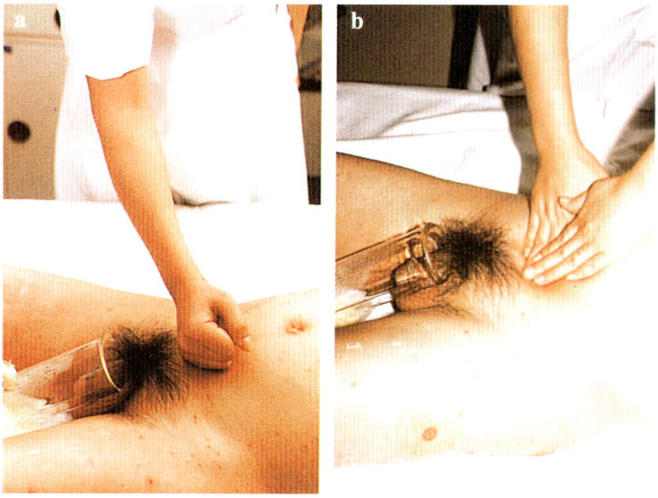

图7　反射排尿、挤压排尿训练
叩击膀胱部（a：核上膀胱），压迫膀胱部，（b：核下膀胱）

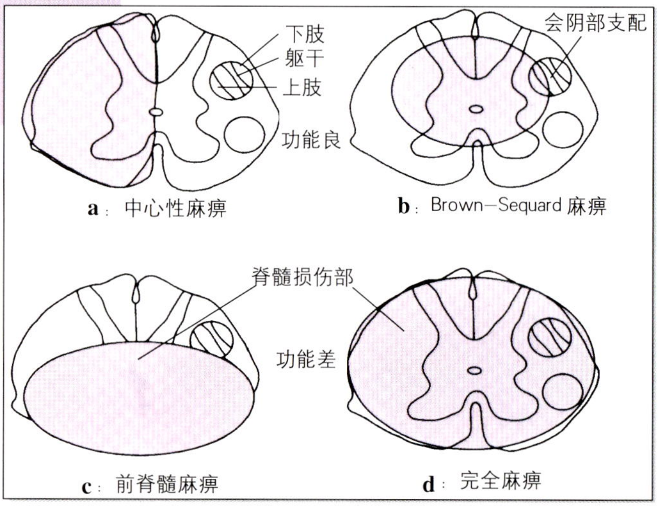

图8　脊髓损伤的不同类型和膀胱功能
脊髓传导路障碍的特征和程度不同排尿功能不同

路感染是与高压排尿相关的一并发症。因此，神经源性膀胱引起的尿闭不应留置导尿管而用间歇导尿治疗。1972年J.Lapides报道清洁间歇导尿和非无菌性间歇导尿有效以来，自行导尿成为神经源性膀胱障碍管理的重要方法。在欧美一般使用一次性灭菌导尿管，经济负担较大，在日本使用可重复使用的导尿包（图11）。

自行导尿的优点和适应证：治疗因残余尿过多引起的充溢性尿失禁和预防高压排尿引起的输尿管返流和肾积水。自行导尿可作为暂时或永久性治疗措施。前者用于排尿训练中的残余尿测定，当残余尿控制到容许范围内时停止。自行导尿适用于：①充溢性

图9 尿流动力学检查的排尿功能诊断

同时记录逼尿肌和括约肌的活动及尿流的方法

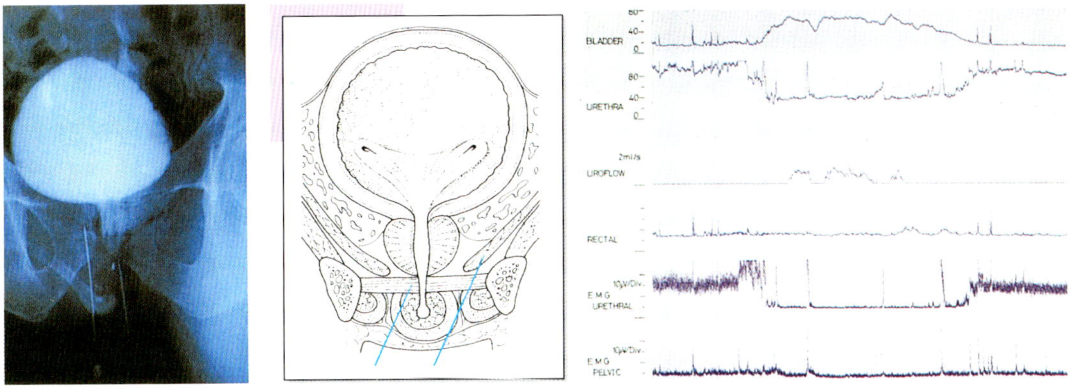

图10 尿流动力学检查

a：准备进行检查

b：逼尿肌括约肌协调。膀胱内压上升的同时尿道内压下降，记录到尿流

c：逼尿肌括约肌不协调。逼尿肌收缩的同时括约肌部尿道内压上升。虽持续收缩但无尿流

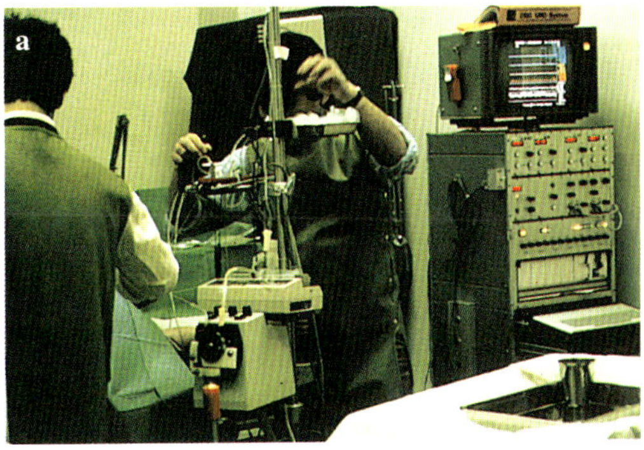

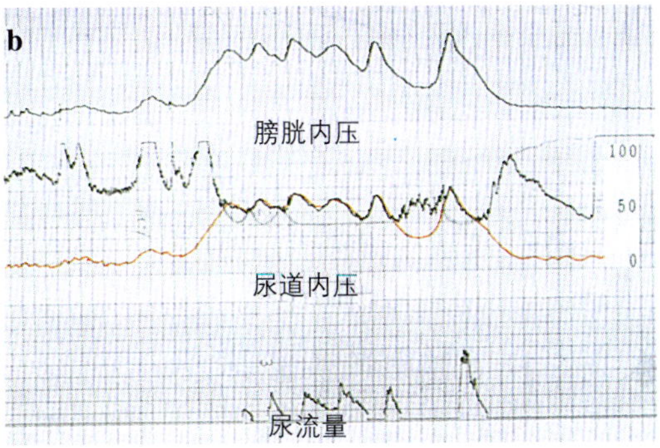

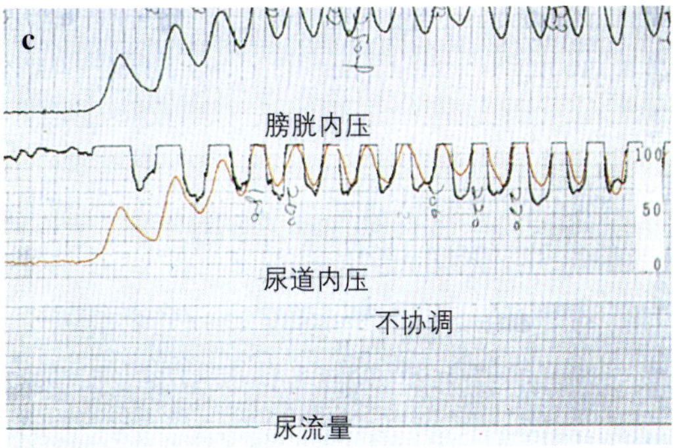

尿失禁（残余尿过多时夜间漏尿），②排尿困难和尿频症状严重，③感染性残尿不减少，④担心高压排尿引起膀胱变形和输尿管返流、肾积水，⑤不能留置导尿管及用尿布等。

不能自行导尿的理由：①患者不愿自行导尿，②膀胱内不能存尿，原因为无抑制收缩时，服用抗胆碱剂，③手指活动差，④下肢痉挛严重双腿不能分开，⑤视力差，⑥智力低下，⑦尿道狭窄或括约肌严重痉挛等，应分别解决这些问题。

尿路感染在急性期无菌间歇导尿的患者中为12.6%（n=60），在恢复社会生活的自行导尿脊髓损伤者，尿路感染率较高，在男性为37.3%(n=13)，女性为50%(n=7)。自行导尿者未发现尿路并发症的原因为低压排尿的效率高于感染的问题。为防止将来发生反射性尿失禁，对于脊髓损伤完全麻痹的患者在尿闭期间行1日2次无菌间歇导尿的急性期膀胱过度伸展疗法时，自行导尿的无尿失禁者占55%，需要一定程度帮助者为25%，必须带阴茎套集尿器生活者占20%。自行导尿的并发症有尿路败血症（肾盂肾炎、前列腺炎）发作13%，导管插入困难者10%，尿道出血4%等，尿道穿孔，导尿管滑入尿道，阴毛进入尿道引起异物结石各1例。这些并发症较叩击或手压排尿时发生频率少。

慢性期（稳定期）

脊髓损伤的后遗症即麻痹即使稳定，也可引起膀胱炎等反复发作、恶化。总之，即使“症状稳定”，也很难治愈。必须定期行尿路造影检查有无尿路并发症（图12）。

● 尿路并发症的诊断

脊髓损伤的尿路并发症有：①膀胱功能障碍（尿意消失，排尿困难，尿失禁），细菌感染，高压排尿，②膀胱器质性不可逆障碍（始于膀胱炎的逼尿肌萎缩、纤维化、膀胱变形）和输尿管返流、扩张，③肾盂肾炎、肾积水，④肾功能低下、肾衰竭、尿毒症，必须早期治疗。随意留置导尿管引起的难治性尿路感染是所有情况的元凶（图13）。

诊断膀胱并发症可用膀胱造影，检查肾并发症需行肾盂造影。未发现膀胱变形时不必治疗。肾盂造影可早期诊断哪一侧肾脏，怎样的病态，因此尿路造影对于评价脊髓损伤尿路病期的判定十分重要（图14）。

● 慢性尿路感染的对策

无尿意时，难以发现存在尿闭和膀胱炎。一般尿路感染致病菌是以大肠杆菌为主的革兰阴性杆菌；而脊髓损伤者肺炎杆菌，绿脓菌，变形菌，肠球菌等低毒性菌较多，内服抗生素可发生耐药而根治困难。无血脓尿和发热等临床症状时不要应用抗生素，多摄入水分增加尿量为宜。有感染性残尿时，可自行导尿或他人帮助导尿可缓解。只有尿混浊的膀胱炎不伴发热。若以畏寒开始的发作性高热多为尿路败血症，存在急性肾盂肾炎，前列腺炎，睾丸附睾炎等。但发热原因还有褥疮、静脉炎、上呼吸道感染、肺炎等需注意鉴别。

图11　各种自行导尿包

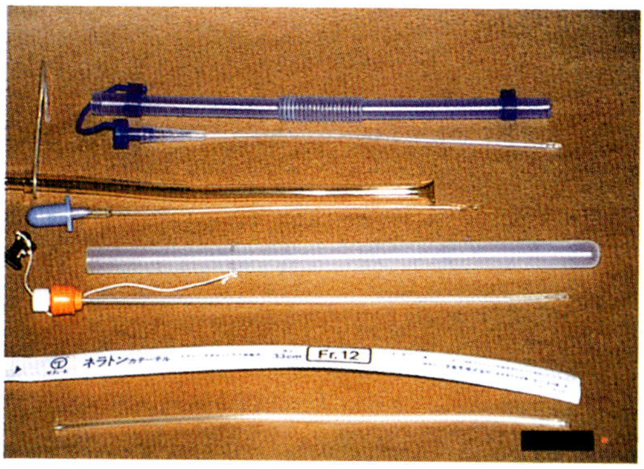

图 12　膀胱并发症

膀胱变形为不可逆器质性变化的结果。膀胱壁平滑部分并无问题

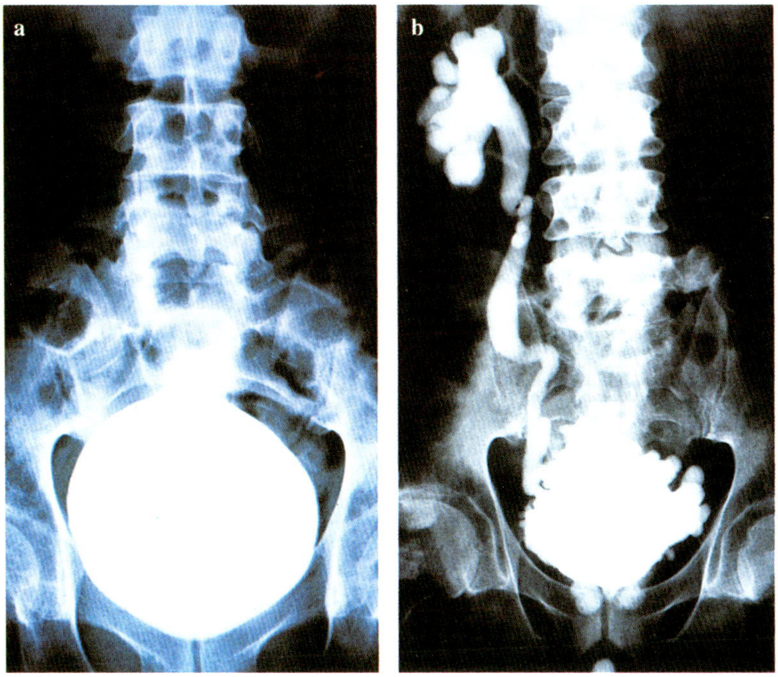

图 13　神经源性膀胱的并发症

尿路感染、高压排尿、膀胱变形，肾障碍的元凶均为留置导尿管

（岩坪暎二）

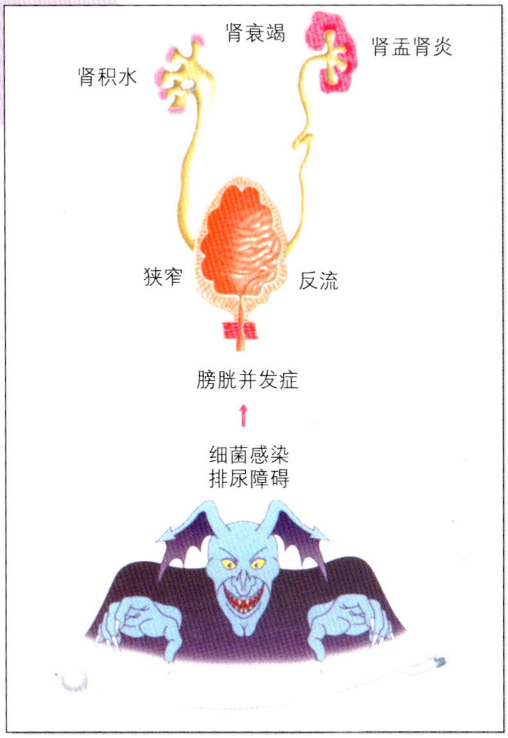

图 14　脊髓损伤的尿路管理和定期检查

监测尿路感染和应用抗生素，以及尿路造影监测并发症十分重要

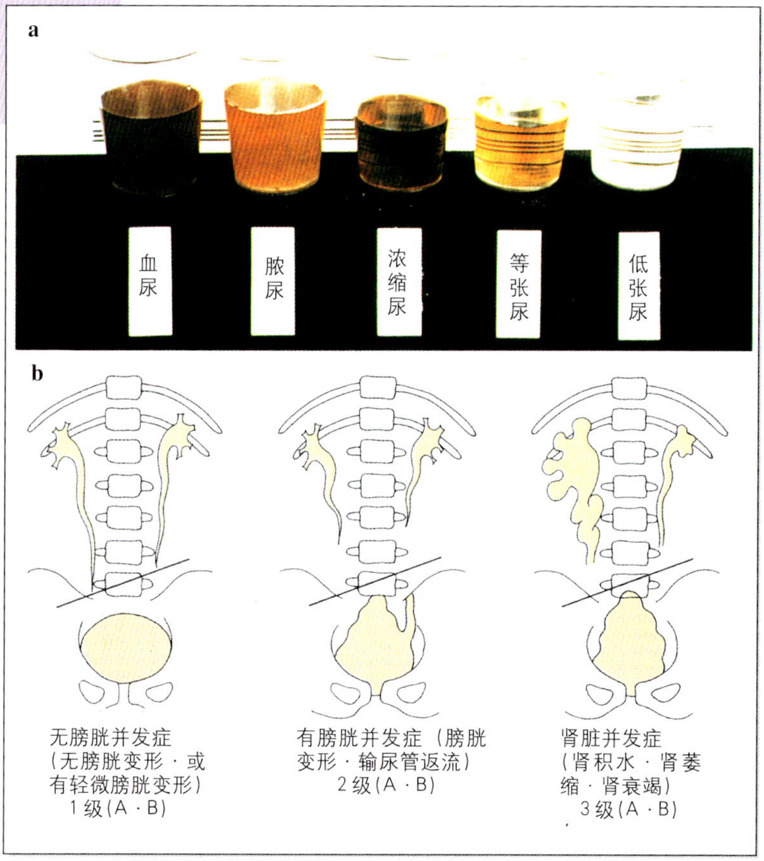

脊柱裂

先天性椎骨根不融合的状态称为脊柱裂。最多见于腰骶部。多合并神经管闭合不全，膀胱直肠障碍发生率高。由于膀胱内压高可引起继发性上尿路障碍，约30%的病例合并膀胱输尿管返流（VUR），可进一步引起肾盂肾炎、肾输尿管积水。对这类患者若不进行适当的排尿管理可引起肾衰竭。

分　类

脊柱裂症分为伴有皮肤缺损的脊膜或脊髓囊状膨出的显性脊柱裂，及不伴皮肤缺损及脊膜或脊髓囊状膨出的隐匿性脊柱裂。

显性脊柱裂有脊髓脊膜膨出、脊膜膨出等，这些情况一般表现为高度的脊髓障碍。隐匿性脊柱裂，外观上虽正常但伴有椎管内异常，及因伴发脂肪瘤等而表现为皮下肿瘤。这类病例由于隐匿性异常如终丝压迫及与脂肪瘤相连续的索状组织可产生脊髓栓系综合征，出生一定时期后，神经症状可出现并恶化（图1）。

下尿路功能异常引起的临床症状

有不同程度的排尿障碍可自行排尿时多为腹压排尿，残余尿较多。排出障碍基础上又有储尿障碍时，有压力性尿失禁和充盈性尿失禁的表现。正常尿意缺乏，膀胱充盈时可有下腹部充胀感和异样感。

诊断（表1）

显性脊柱裂根据出生时的病历可明确诊断。而对于原因不明的小儿下尿路功能障碍病例，有必要进行检查排除隐性脊柱裂。视触诊发现臀部软组织肿块、凹陷、毛发生长时可帮助诊断。

图1　脊髓脊膜膨出

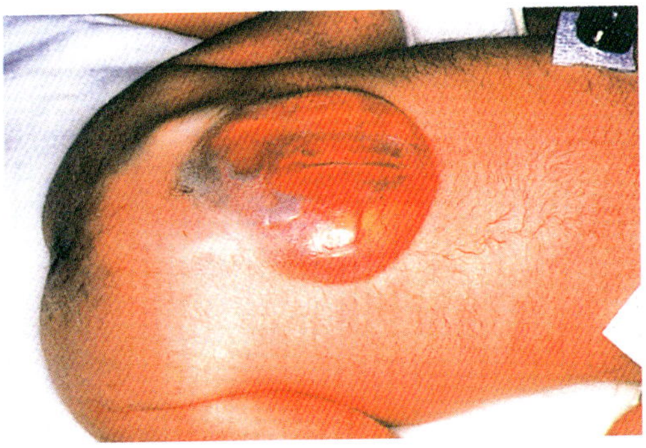

表1　脊柱裂的诊断

●：必须项目，○：必要时施行

尿流动力学检查
●膀胱内压测定（膀胱容量，膀胱顺应性，逼尿肌过度反射，漏尿点压力）
○尿道内压（最大尿道内压）
尿路影像学诊断
●静脉尿路造影（上尿路扩张，杵状变形等）
●排尿时造影或膀胱造影（膀胱输尿管返流，膀胱变形，膀胱颈部开大）
○肾扫描（瘢痕形成，分侧肾功能）
○肾超声检查

下尿路尿流动力学

隐性脊柱裂中也有功能障碍轻微的病例，本症的大半在膀胱内压测定时表现为低顺应性膀胱（图2）。许多病例表现为随容量增加压力增加并出现不同程度的收缩波。这些为引起高压储尿的膀胱原因，但实际上是否出现高压储尿由尿道阻力决定。膀胱内压检查中的漏尿点压力（LPP），可反映出口阻力和储尿时最大膀胱内压，LPP 达 40cmH_2O 以上时为引起上尿路障碍的危险因素之一。典型的腰骶部脊柱裂储尿时膀胱出口阻力比正常者低下，常引起压力性尿失禁。膀胱颈部及尿道外括约肌同时在储尿期活动性低下者很多，前者膀胱造影时表现为膀胱颈部开大，后者尿道内压测定时最大尿道内压和尿道外括约肌肌电图上活动性低下而可诊断。本症中，尿道内压测定时最大尿道内压值与 LPP 同样与尿路障碍相关。

排尿能力有不同程度的障碍，大半病例有随意逼尿肌收缩障碍，表现为低活动性膀胱。同样膀胱颈部及尿道外括约肌也不能随意松弛。可排尿的情况下，通过储尿时上升的逼尿肌压加上腹压构成的膀胱内压，不能获得低流量尿流，多有残余尿。另外脊柱裂的尿流动力学检查表现随患儿生长而变化，因此幼儿期应定期检查。

尿路影像学检查

IVP 检查最常检出的改变为膀胱变形。IVP 的上尿路变化除了输尿管下段梗阻像外，伴 VUR 的病例可呈现肾盂输尿管扩张像，肾盂输尿管线状阴影、肾盏杵状变形、瘢痕形成等。膀胱造影可判断膀胱变形的程度，膀胱颈部有无开大及有无VUR及程度。肾超声检查为低侵袭简便的检查方法，可用于婴幼儿定期检查。肾核素扫描可评估肾瘢痕形成的程度（DMSA，MAG_3）和分侧肾功能（DTPA，MAG_3）。

治疗（表2）

治疗目的是预防上尿路障碍和减轻尿失禁。上尿路障碍由长期膀胱高压环境（高压储尿，高压排尿）引起。①肾障碍一般为不可逆，②产生中等度以上肾障碍，即使去除原因到青春期也可能成为进行性，直至肾衰竭，③长期膀胱高压环境引起器质性膀胱变化而致治疗困难，因此应尽可能早期治疗。

保守治疗

● 排尿法

适当的排尿管理是脊柱裂的基本治疗。

图2　膀胱内压测定

7岁，脊髓脊膜膨出女孩（生后立即行闭合手术）的低顺应性膀胱。140ml时显示60cmH_2O的储尿时高逼尿肌压，但此时未见到尿道漏尿，估计漏尿点压在60cmH_2O以上。属于上尿路损害的高危人群

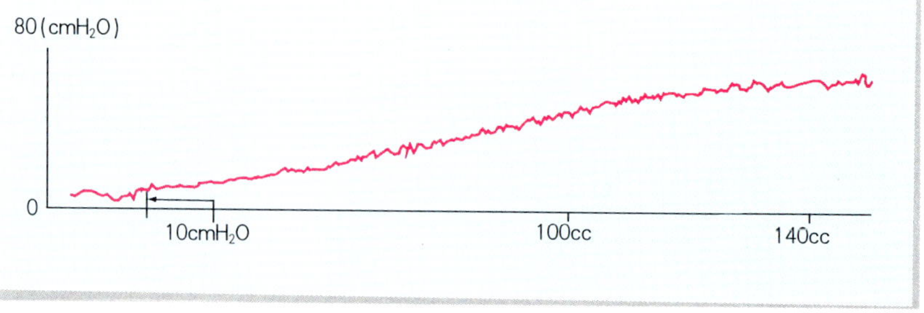

间歇自行导尿法(CIC)： 是可达到低压无残尿排尿的优良排尿法，不仅可保护上尿路还有效减轻尿失禁提高QOL。伴VUR和输尿管积水的病例，残余尿量大的低顺应膀胱病例是CIC的绝对适应证（LPP多呈高值）。LPP低的病例一般尿失禁程度重而不易引起上尿路障碍，对于这类病例行CIC多可减轻尿失禁。需要CIC的病例从婴儿期由看护者进行，到学龄期可指导自行导尿（图3）。

腹压及手压排尿： VUR病例为禁忌，对于非VUR病例过度加腹压也会影响上尿路。另外本法残尿较多，对低顺应性膀胱因储尿时平均压亢进，上尿路功能保护不佳。

● 药物疗法

本症的药物疗法应作为指导排尿的辅助疗法。用抗胆碱剂可降低储尿时膀胱内压，但对于低顺应性膀胱一般效果不明显。抗胆碱药可加重本症排便困难，使用时应注意效果和副作用的平衡。

外科治疗

● 膀胱扩大术

以间歇导尿为中心的保守治疗，几乎所有病例均可抑制上尿路障碍，减轻尿失禁，但对于这类治疗无效的低顺应性膀胱的病例，有时需行膀胱扩大术。其中上尿路损害进行性者(尽管服用抗胆碱药物并间歇导尿，反复发作肾盂肾炎的病例）为绝对适应证，难治性尿失禁为相对适应证。

膀胱扩大术一般为游离回肠、结肠、胃等消化管，并去管腔化制成膀胱袋囊的方法(图4)，也有报道仅切开膀胱浆膜肌层的自体扩大术(autoaugmentation)。

● 其他外科治疗

对于本症中的尿道括约肌功能不全若单行悬吊术及人工括约肌等防止尿失禁的手术，可导至上尿路障碍恶化。对于低顺应性膀胱在行抗尿失禁手术时，应联用或先行膀胱扩大术。另外对于VUR单纯行膀胱输尿管再吻合术，也可导致膀胱顺应性恶化及VUR复发，因此不应进行。施行输尿管膀胱再吻合术时应联用膀胱扩大术，而中等度以下的VUR单行膀胱扩大术即可消失。另外，适当的保守治疗可预防上尿路感染及肾功能低下时，则不用VUR外科治疗。

对于婴幼儿应用细径优质导管也可进行间歇导尿，目前膀胱造瘘几乎不用。回肠导管等尿流改道手术由于长期并发症及QOL的问题，目前已很少采用。但对于保持

表2 脊柱裂的治疗

治疗目标：预防上尿路障碍，减轻尿失禁
保守治疗
排尿管理
间歇（自行）导尿
腹压及手术排尿
药物疗法
抗胆碱药物
外科治疗
膀胱扩大术（±抗返流手术±抗尿失禁手术）
Mitrofanoff 手术

图3 小儿自行间歇导尿

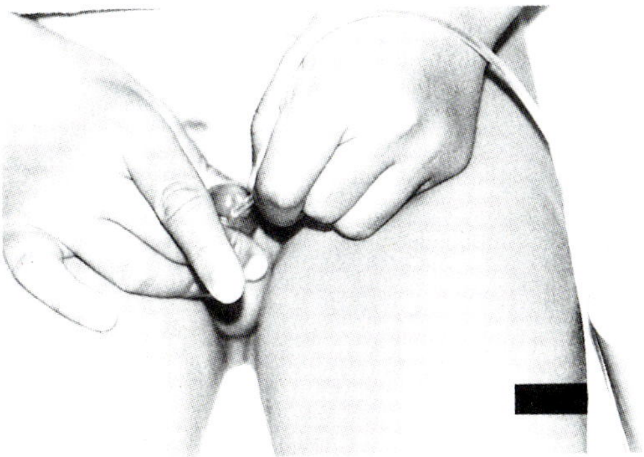

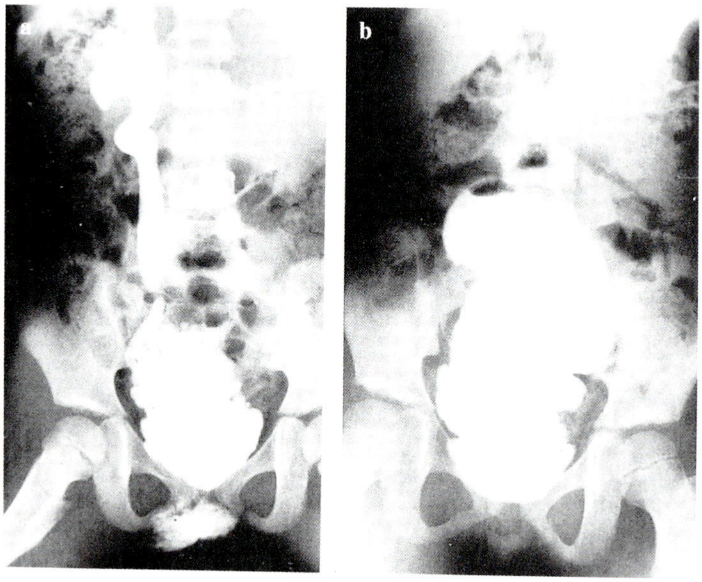

图 4　施行小儿膀胱扩大术的病例：扩大术前后的膀胱造影

a：术前。可见重度膀胱输尿管返流和尿失禁

b：术后。回肠膀胱成形术扩大膀胱，膀胱顺应性显著改善

虽未施行抗返流手术，随膀胱顺应性增大，膀胱输尿管返流消失。术前经常发生肾盂肾炎，术后消失，尿失禁亦消失

坐位困难及自行导尿困难的病例，可行基于 Mitrofanoff 术式的造瘘术，同期考虑行膀胱扩大术。

（小林真也）

骶骨缺损

发生率

先天性骶骨缺损的发生率为每1 000个新生儿中有0.4～1.0例。骶骨完全型缺损脊椎骨严重畸形，出生时即可发现异常。但骶骨部分缺损的外观异常和神经障碍比较轻，确诊较晚，有时因膀胱机能障碍引起尿频和尿失禁而被发现。

发病原因尚未明确，有报道母亲患糖尿病时，发生频率显著增高。另外，并发囊肿性脊柱裂者较多。

体检所见，骶骨X线检查所见

骶骨完全缺损的病例可见骨盆高度变形。骶骨部分缺损，有时可见外阴部变形和骶骨处皮肤异常(图 1)。

多数骶骨缺损X线摄片可见第3骶椎以下双侧(图 2,3)或单侧缺损，单侧缺损时骶骨向健侧外侧偏位(图 4)。

神经障碍

骶骨完全缺损等高度椎骨畸形的病例，下肢运动障碍，感觉障碍显著。但是，骶骨部分缺损若不合并脊柱裂，多只有骶骨神经支配区域的障碍，有时只有膀胱功能障碍而无其他神经障碍。

一般来说，椎体缺损程度高时骶骨缺损程度与神经障碍水平的相关性比较明显，而骨缺损程度轻时，这种相关性比较低。

图1　单侧骶骨部分缺损的骶骨部皮肤瘢痕和异常毛发

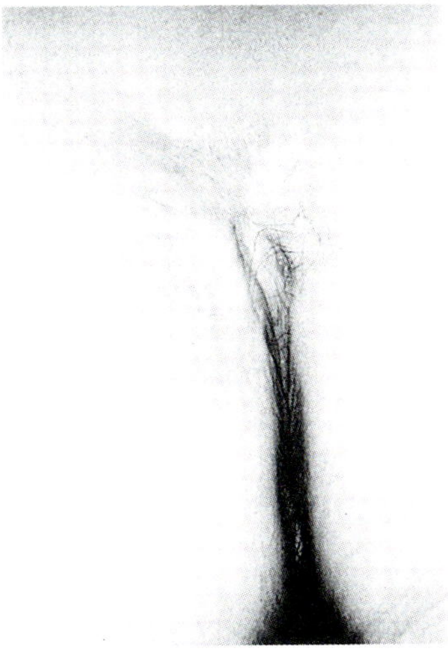

图 2　双侧性骶骨部分缺损的骶骨 X 线正位片

可见第 3 骶骨以下的缺损

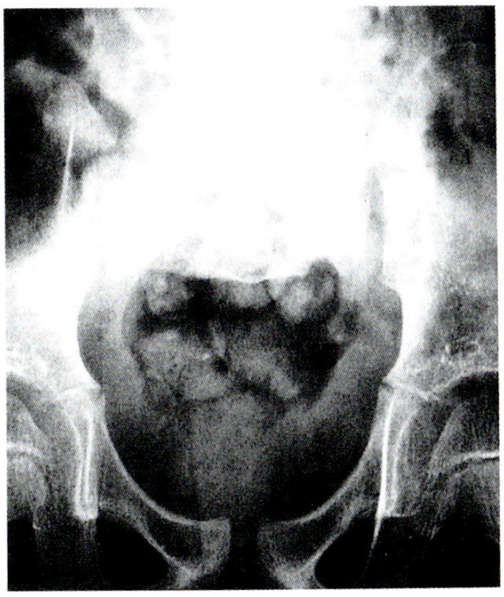

图3 双侧骶骨部分缺损的骶骨X线侧位片

与图2为同一病例。比正位更能正确判断骶骨缺损

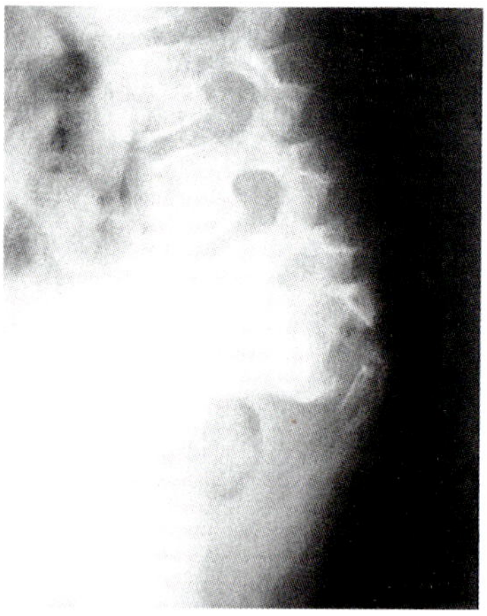

图4 右侧骶骨部分缺损

骶骨向左侧健侧方面偏移

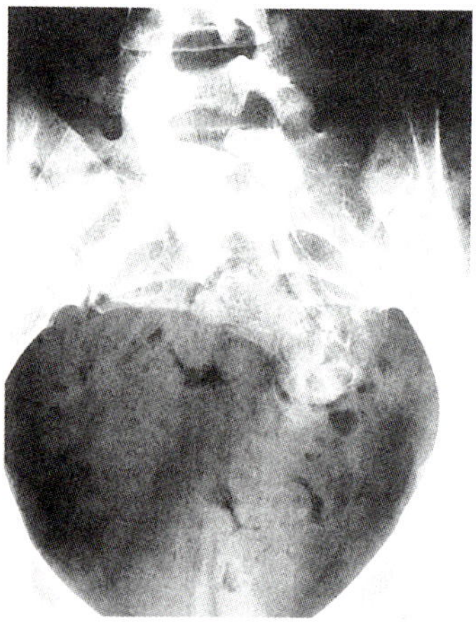

下尿路功能

呈现储尿期无抑制收缩的核上型，无逼尿肌收缩的核、核下型，及两者的混合型等不同类型的神经源性膀胱。但是，罕见情况下有些病例的膀胱功能几乎接近正常。

尿道功能也无一定规律，既有最大尿道闭合压低下的病例，也有相反亢进的病例等多种类型。

还有被当作原因不明的排尿困难未做处置，因膀胱输尿管返流至肾盂肾炎，在初诊时已经肾功能低下的病例。

尿路处理方法

尿流动力学仅有轻度无抑制收缩的病例，单用抗胆碱剂可缓解尿频及夜尿等症状。另一方面，膀胱功能重度障碍的病例必须相应治疗尿失禁、尿路感染、膀胱输尿管返流等。残余尿多，逼尿肌反射阙如的病例，行间歇导尿以改善尿失禁和尿路感染。特别是初诊时发现膀胱输尿管返流的病例，是间歇导尿的绝对适应证。根据不同病例联用间歇导尿和抗胆碱剂也有效。

尿道功能低下引起的尿失禁(压力性尿失禁)，应行尿道黏膜下注入胶原疗法或悬吊术等更加积极的治疗方法。

返流严重的病例及基于膀胱功能异常的尿失禁保守治疗无效者，应探讨行经腹膀胱扩大术、返流根治术、悬吊术等的必要性。

（齐藤政彦）

其他脊髓疾病

下述的脊髓疾病，除了HAM(HTLV-1 相关的脊髓病变)以外几乎均由整形外科介绍而来，但其中也有以排尿障碍为初发症状来泌尿外科就诊者，应作为神经源性膀胱的原因疾病进行鉴别。

另外，即使无自觉症状的病例膀胱内压测定也可发现异常，应进行积极的泌尿外科检查。但是，这些疾病由于脊髓障碍不完全，排尿障碍也因病变程度而呈多种形式，仅通过排尿症状和膀胱内压曲线难以推测病变部位的情况也不少，需与其他检查综合慎重判断。

治疗应以原发疾病的治疗为主，介绍到相应科室。为理解病变解剖部位，参照图1～5。

脊髓肿瘤

脊髓肿瘤为椎管内发生的肿瘤，也包括从椎管经椎孔长到外部的肿瘤。发生部位按照频率从高到低为硬膜内髓外、硬膜外、髓内，硬膜内髓外肿瘤占半数以上。肿瘤位于胸椎部占70%，其次是颈椎部、腰骶部。

症状

初发症状多为疼痛，感觉异常(paraesthesia)，之后根据肿瘤部位发生相应的感觉障碍。膀胱直肠障碍多发现的比较晚，发病一般为隐匿性。

膀胱内压测定

较脊髓圆锥部更高的中枢性肿瘤可见逼尿肌过度反射，脊髓圆锥部和马尾神经肿

图1 脊髓和脊神经

脊髓在L_1~L_2水平成为圆锥并以终丝相继。脊神经末梢向外下方走行，腰神经以下成为马尾神经。

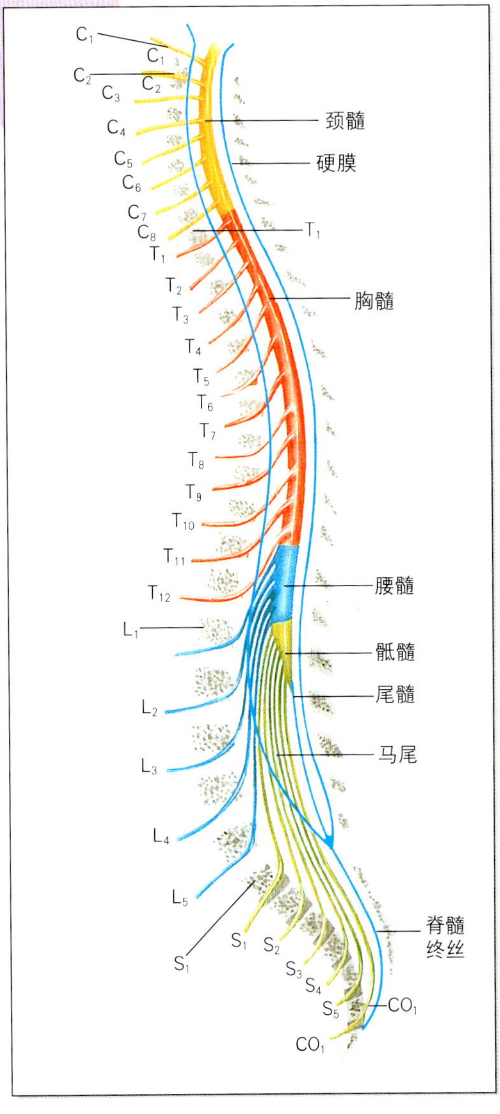

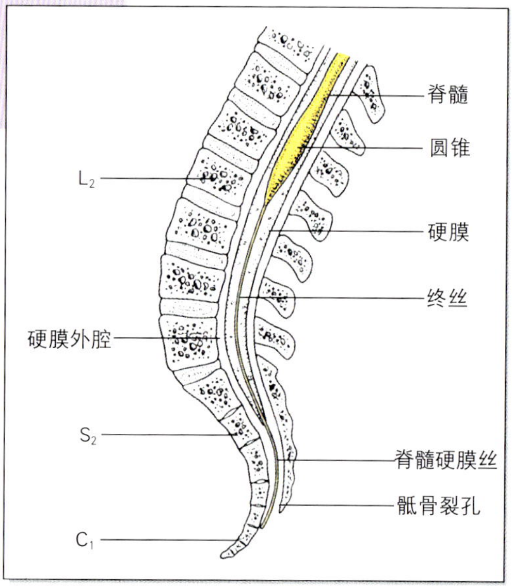

图 2　脊髓尾侧端的解剖

脊髓在L_1~L_2水平成为圆锥并以终丝相继。硬膜终止于S_2，终丝周围覆以脊髓硬膜丝附于C_1背侧的骨膜。硬膜构成的长形袋称为硬膜管

瘤可见逼尿肌无反射。

治疗

整形外科治疗优先。髓外肿瘤大半可摘除，90%以上的病例手术治疗，约70%可切尽肿瘤(髓内肿瘤约占1/5)(图6)。泌尿外科处置基于脊髓损伤时的治疗。

椎间盘突出(图 7)

椎间软骨纤维环因变性及外伤等引起后方开裂，髓核从破裂处脱出，在椎间腔或椎间孔压迫刺激神经引起疼痛和麻痹。多见于20～45岁男性的下部腰椎L_4～L_5，L_5～S_1。

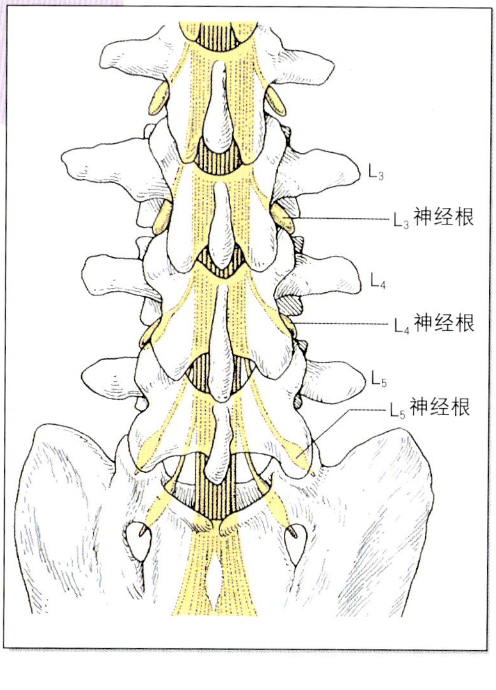

图 3　腰椎和神经根

在腰椎部脊神经从硬膜分出的部位为第1椎体头侧的椎间盘高度

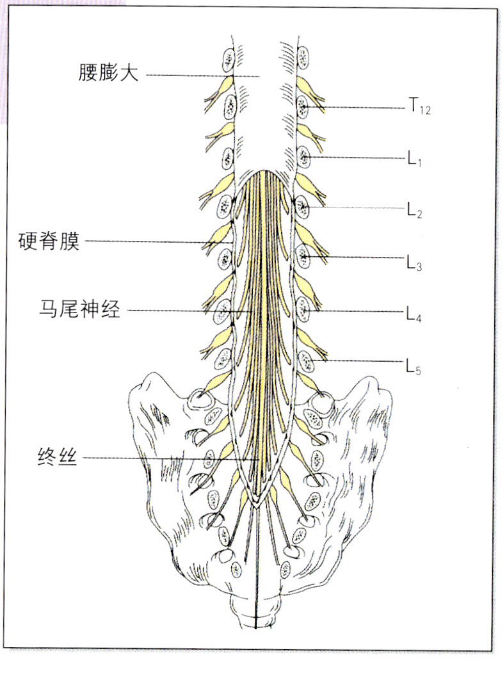

图 4　腰膨大发出的马尾神经的解剖

腰骶部的脊神经由5对腰神经，骶神经和1对尾骨神经构成。各椎间从硬膜发出成为神经根，分别从各椎间孔向椎管外发出

症状

腰椎间盘突出几乎必引起腰痛，认为是刺激脊髓窦神经引起的牵涉痛。另外，突出间盘压迫神经根引起下肢痛(根性痛)，下肢肌力低下及感觉钝麻，腱反射减弱等。

发生大的中心性突出引起马尾麻痹，出现排尿困难、尿闭等排尿障碍，频率约2%。出现马尾神经症状的病例除排尿障碍外，伴有主要是肛周、会阴部的感觉障碍，直肠障碍，应尽可能早地进行减压手术。侧方突出也可引起排尿障碍。

膀胱内压测定

一般表现马尾神经症状的病例可见逼尿肌无反射，而部分病例也可有逼尿肌过度反射，认为是刺激神经根的结果。

治疗

主要以保守治疗为主。呈现排尿障碍的病例，是尽早进行减压手术的适应证。手术延迟则功能恢复差。手术后膀胱功能不改善时，根据症状行间歇导尿和应用胆碱制剂。

图6　硬膜内髓外肿瘤摘除术

肿瘤一般为局限性，大半被覆被膜，多可手术切除

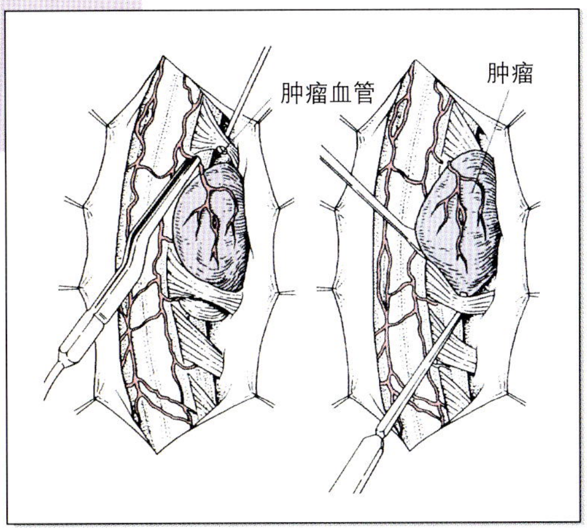

图5　神经根与颈椎的支配神经

神经根在椎间孔内由脊神经构成，从椎间孔发出后，立即有窦神经，后支及腰交感神经节的交通支等分支。窦神经再次返回椎管内，在椎体后面上下分支，主要为后纵韧带及椎间盘后部纤维环的最外层部的感觉纤维。后枝为椎间关节和椎弓骨膜感觉的终支，向背肌及其上皮肤分支

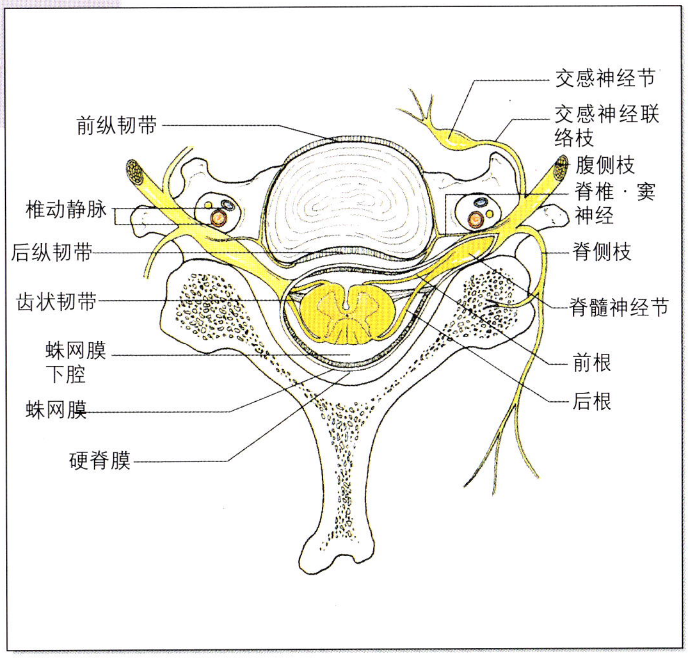

脊髓栓系综合征

是指脊髓尾侧因各种原因受到牵引、固定而张力增加的状态，严重时损害脊髓圆锥，一般在成长期出现神经症状。分为终丝紧张(tight filum terminale，TFT)和低位脊髓圆锥(low placed conus medullaris，LPCM)两大类(图 8)。

症状

一般呈运动感觉障碍、足部变形、下肢痛、排尿障碍等多种症状，而半数以上以排尿障碍和尿失禁为初发症状。

80%的病例可见排尿障碍，因脊髓损害水平不同呈现各种症状。TFT较LPCM排尿障碍较轻，LPCM表现为普通的核、核下型膀胱功能障碍。虽然排尿障碍为主要症状，也可有骶髓水平的感觉低下等神经症状。

膀胱内压测定

典型表现为逼尿肌无反射或为自主型。

图 8　终丝紧张与低位脊髓圆锥

脊髓栓系综合征 (tethered cord syndrome) 大体分为终丝紧张(TFT)(a)和低位脊髓圆锥(LPCM)(b)两大类

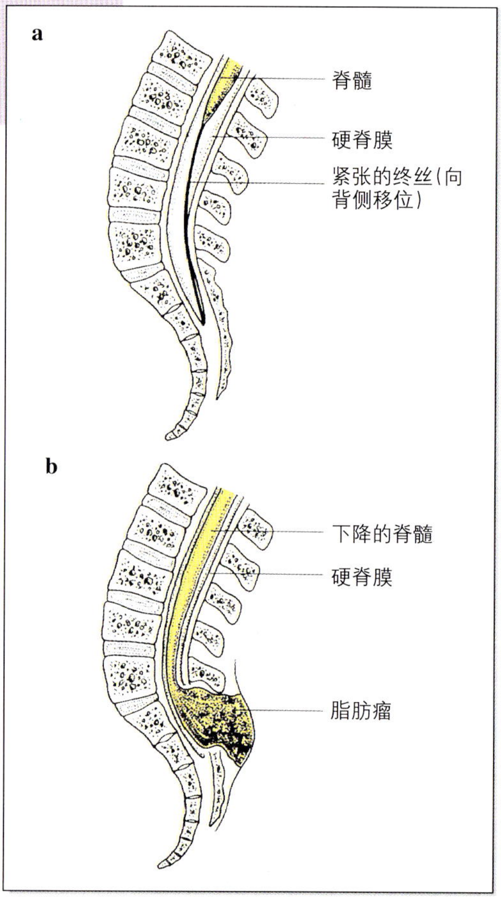

图 7　典型的椎间盘突出(a)和髓核向后方移动膨隆(b)

a：典型的椎间盘突出为变性的少量髓核从纤维环小裂孔突出。多见于较年青者

b：严重变性的椎间盘内容物全体向后方移动，压迫弹性已低下的纤维环，呈广泛膨隆。多见于较年长者

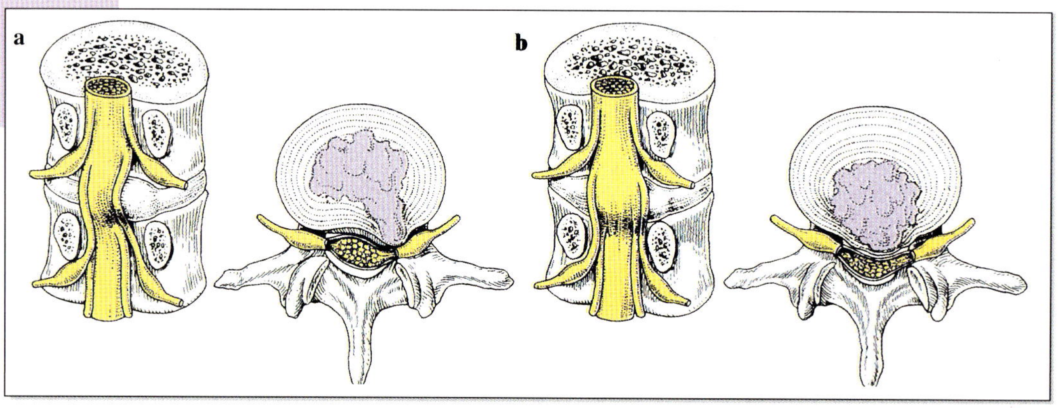

治疗

根本的治疗为手术去除病因。早期诊断、早期手术也可提高膀胱功能障碍的治疗效果。对于逼尿肌无反射可用自行导尿和应用胆碱剂，对于自主型可应用抗胆碱剂等治疗。

腰部椎管狭窄症

是椎管周围软组织肥厚引起椎管狭小，表现为马尾神经压迫症状的病变总称。有先天性者和随年龄增长发生变性而引起者。

症状

硬膜管内的马尾神经，或通过椎间孔的神经根损害而引起包括排尿障碍的神经障碍。

多数报告腰部椎管狭窄症伴发排尿障碍的频率为10%～20%。排尿症状多为尿频，尿失禁等排尿刺激症状，和尿闭、排尿困难等梗阻症状。另外排尿症状先于其他神经症状出现者并不少，应予注意。

特征性的马尾神经压迫症状有双下肢根性痛、感觉障碍、肌力低下、间歇性跛行，休息时可改善。

膀胱内压测定

多表现为低活动或逼尿肌无反射，而部分病例也表现为逼尿肌过度反射。

治疗

有膀胱功能障碍的病例，保守治疗无效，应行椎弓切除和前方固定术。对于泌尿外科症状可用药物疗法，残余尿多时可自行导尿。

HAM

HAM为1986年提出的新概念，有表1所示的特征。

症状

排尿障碍主要为逼尿肌括约肌协同失调引起的排尿困难，其他如尿频，尿急，尿失禁等发生率也很高。

排尿障碍先于锥体束症状出现和仅表现排尿障碍症状的病例很多，神经症状主要是步行障碍为主的对称性锥体束症状。

膀胱内压测定

多表现为储尿时无抑制收缩，排尿时逼尿肌外括约肌协同失调。

治疗

针对原发病无明确治疗方法，应用类固醇剂后，包括排尿障碍的神经症状均有改善。残余尿多时应自行导尿。

其　他

颈椎病

由于颈椎的椎间盘和椎体退行性变，引起椎间盘变形和骨刺增生，压迫神经根和脊髓，引起血供障碍而出现神经症状的病变。好发于中年以上的男性。压迫网状体脊髓束时产生排尿障碍，症状有尿频、尿急、急迫性尿失禁、排尿困难、尿闭等。

膀胱内压测定一般表现为逼尿肌无反射。

表1 HAM的诊断

主要指标
(a)成人发病缓慢进展的脊髓病
(b)对称性锥体束障碍，下颚反射正常
(c)脑脊液及血清抗HTLV-1抗体阳性
(d)血液及脑脊液可见ATL样细胞，而无肿瘤样增殖，并非成人T细胞白血病淋巴瘤
(e)排除脊髓肿瘤、脊髓压迫病变及其他脊髓病
参考指标
(a)肾上腺皮质激素疗法可改善症状
(b)常伴排尿障碍
(c)虽多伴有相应水平的感觉障碍，障碍程度比较轻，也有几乎无感觉障碍者

脊髓梅毒

由梅毒引起的慢性进行性变性病变，侵犯脊髓后索、后根、后根神经节。发生于骶髓时，膀胱感觉消失，残余尿量增加。膀胱内压测定典型表现为逼尿肌过度反射。但Hattori等报道对有明显排尿障碍的梅毒患者检查，发现有低顺应性膀胱和逼尿肌过度反射。

脊髓前动脉综合征

因支配脊髓腹侧2/3的脊髓前动脉发生血流障碍或梗阻引起，迅速出现对侧麻痹或四肢麻痹，以及病变部位以下的温痛觉低下，而触觉、本位感觉等深感觉正常(感觉分离障碍)。Yasuda等研究10例脊髓前动脉综合征的排尿障碍，急性期均表现为尿闭，慢性期8例表现为逼尿肌过度反射。治疗按照脊髓损伤治疗原则处理尿路障碍。

脊髓动脉畸形

脊髓发生动静脉短路，占脊髓内占位性病变的16%。因窃血现象，静脉回流障碍，压迫以及出血及梗塞等引起脊髓损害。根据病变的程度和部位引起包括排尿障碍在内的各种症状，在鉴别诊断上很重要。

(武井实根雄)

末梢神经障碍

骶髓排尿反射中枢(S_2)发出到膀胱的末梢神经障碍(核、核下型神经障碍)引起的神经源性膀胱，为膀胱逼尿肌收缩障碍(低活动性膀胱；underactive detrusor)，膀胱感觉(尿意)减弱或消失。

原发疾病

末梢神经障碍引起的神经源性膀胱的原发病因有多种(表1)。

● 外伤性脊髓损伤

由S_2以下脊髓圆锥或马尾损伤引起。

● 椎间盘突出

L_4～L_5或L_5～S_1的椎间盘突出多压迫脊神经根，压迫马尾时引起症状较多。

● 腰部椎管狭窄症

多随年龄增长引起改变，椎管狭窄压迫脊髓或马尾。排尿障碍也可为初发症状。

● 格林—巴利综合征

伴髓鞘变性的脊神经根，末梢神经的急性炎症，较多侵犯支配下尿路末梢神经。

● 脊髓栓系(tethered cord)综合征

由于终丝肥厚，脊髓的生理性上升受阻，终丝紧张，脊髓停留止于低位。由于脊髓圆锥张力增加产生各种神经障碍，也可引起膀胱功能障碍。

● 骶骨发育不全

骶骨发育不全，有时伴腰椎发育不全，可伴发相应部位的神经障碍。

● 带状疱疹

病毒侵犯骶髓神经，引起低活动性神经源性膀胱，在1～2月内可自愈。

● 脊髓发育不全

骶部脊髓脊膜膨出引起的神经源性膀胱，膀胱与尿道均为低活动性。

● 马尾肿瘤

罕见，以终丝上皮瘤为多。

● 脊髓蛛网膜炎

继发于腰部外伤、脊髓造影、椎间盘切除术、脊髓麻醉等，由脊髓与蛛网膜粘连引起。

● 脊髓梅毒

骶髓后根及侧索梅毒引起的病变，可出现低活动性神经源性膀胱，现已罕见。

● 自主神经病变

多由糖尿病引起，也可由酒精中毒、尿毒症、甲状腺功能低下等引起。

表1　低活动性神经源性膀胱的原发疾病

1.外伤性脊髓损伤
2.椎间盘突出
3.腰部椎管狭窄症
4.格林—巴利综合征
5.脊髓栓系(tethered cord)综合征
6.骶骨发育不全
7.带状疱疹
8.脊髓发育不全(脊柱裂)
9.马尾肿瘤
10.脊髓蛛网膜炎
11.脊髓梅毒
12.自主神经元病变
13.盆腔内手术

盆腔内手术

主要是治疗子宫癌的广泛性子宫全切术，治疗直肠癌的腹会阴式直肠切除术。单纯子宫切除术一般不引起神经源性膀胱，切除盆内结缔组织，清扫淋巴结，可引起盆神经障碍。直肠手术也同样，清扫范围与神经障碍成比例。

病理与症状

1）膀胱逼尿肌收缩障碍，引起不同程度的排尿障碍，排尿时多需腹压（腹压排尿）。排尿障碍的程度因神经障碍的程度、部位而异，但由于一般男性尿道阻力较高，高龄者还常合并前列腺增生等梗阻性病变，排尿障碍较严重。女性由于尿道阻力低，多可由腹压排尿代偿。

2）尿意减弱或消失，大量的尿潴留引起下腹部胀满和钝痛感。

3）有不同程度的残余尿，可引起尿路感染和膀胱结石。大量残余时，膀胱有效容量减少，出现尿频和充盈性尿失禁。

4）残余尿增加引起膀胱过度伸展，感染，腹压排尿引起长时间膀胱内压上升，而发生膀胱器质性改变，即膀胱壁纤维化而引起膀胱顺应性降低，膀胱变形，膀胱憩室(图1b)。膀胱的器质性改变导致继发性膀胱输尿管返流(图2)，膀胱输尿管连接部梗阻致肾积水(图1a)、肾盂肾炎，引起肾功能损害(图1c)。

5）尿道及尿道括约肌功能因神经障碍部位、程度而异。尿道外括约肌主要是由阴部神经(体神经)支配的骨骼肌，自主神经病变时保持张力。另一方面，脊柱裂脊髓发育不全时，膀胱和尿道外括约肌两者均为低活

图1　低活动性神经源性膀胱引起的膀胱、上尿路变化(1)

膀胱输尿管连接部梗阻引起的双侧肾积水(a)(DVP)，膀胱变形和憩室(b)(膀胱造影)，进而引起肾功能低下(c)(肾核素扫描，DMSA)

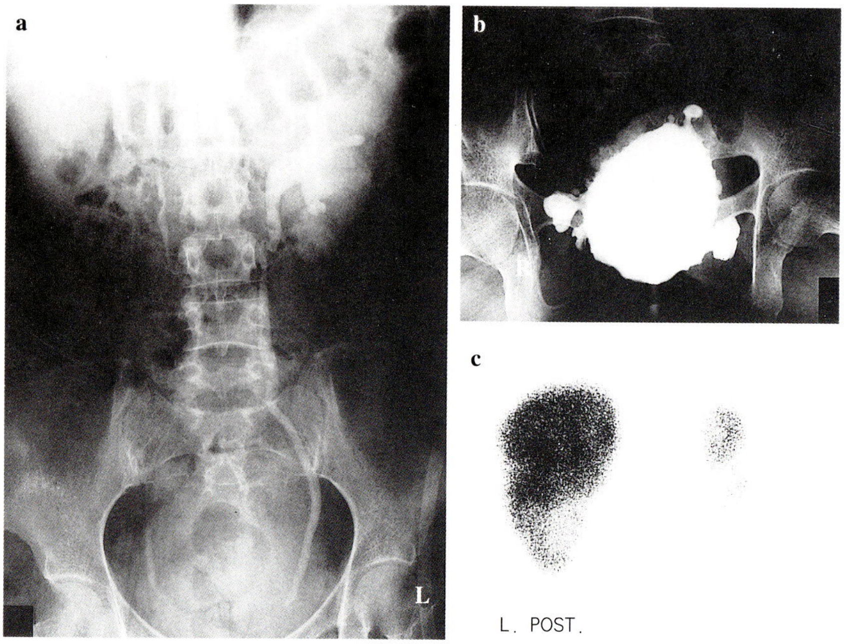

动性，常出现压力性尿失禁。

诊　断

● 病史，神经系统体检

通过问诊和神经系统体检，可确认有无核、核下型神经源性膀胱等的神经异常。

● 了解排尿状态

了解有无尿意低下、排尿困难，排尿的状态，有无腹压排尿，排尿次数，每次排尿量，有无尿失禁及状态等。

● 尿流率及残余尿测定

尿流率测定波型不良，呈示为最大尿流率，平均尿流率低下的平坦波型(图 3a)，腹压排尿时出现间歇波形(图 3b)。

● 储尿时膀胱内压测定及排尿时压力—流率检查(图 4)

由于感觉低下，最初尿意，最大尿意容量增大，有时尿意不明，膀胱充盈可引起下腹胀满感。排尿时膀胱逼尿肌收缩不良，腹压引起膀胱内压上升，而逼尿肌压低下。随膀胱壁纤维化等器质性改变进展，可见膀胱充盈时膀胱内压上升，膀胱顺应性降低。

● 膀胱去神经过敏(denervation hypersensitivity)

膀胱充满100ml溶液记录内压后，皮下注射0.25mg卡巴胆碱或乌拉胆碱2.5mg，之后20 分钟记录内压上升。压力上升20cmH_2O以上时为阳性(图5)，15cmH_2O以下时为阴性。由于膀胱去神经引起膀胱平滑肌对乙酰胆碱过度敏感，在核、核下型副交感神经障碍时为阳性。

● 尿道去神经过敏

测定尿道闭合压时，注入去甲肾上腺素0.1ug/kg/ 分钟，比未注入药物时最大尿道阻力压上升15cmH_2O为阳性(图6)。由于去神经的尿道平滑肌对肾上腺素过度敏感，在核、核下型神经障碍时为阳性。

图2　低活动性神经源性膀胱引起的膀胱、上尿路变化(2)

膀胱造影示膀胱变形和右侧膀胱输尿管返流

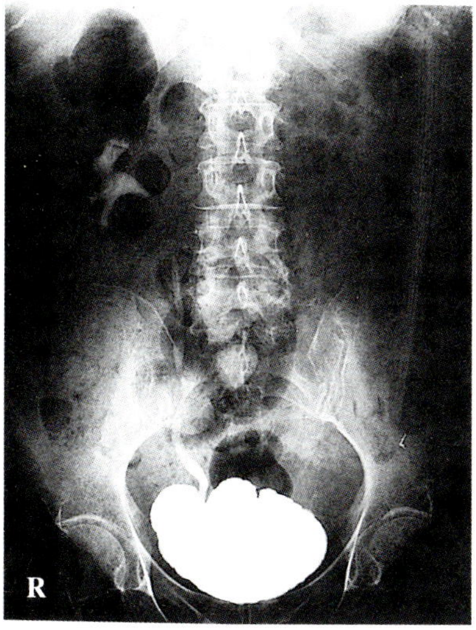

图 3　低活动性神经源性膀胱的尿流测定

由于膀胱逼尿肌收缩力低下，最大尿流率、平均尿流率低下呈平坦波形(a)，腹压排尿引起间歇型波型(b)。

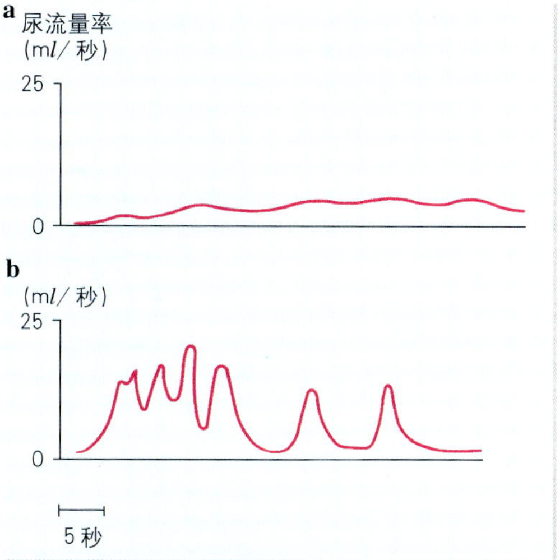

图4　低活动性神经源性膀胱的膀胱内压测定和压力—流率检查

最初尿意，最大尿意容量增大，或尿意消失。最大静止压时膀胱内压(逼尿肌压)上升，即膀胱顺应性低下。排尿时，腹压引起膀胱内压上升，但膀胱逼尿肌收缩不良，尿流曲线也不良

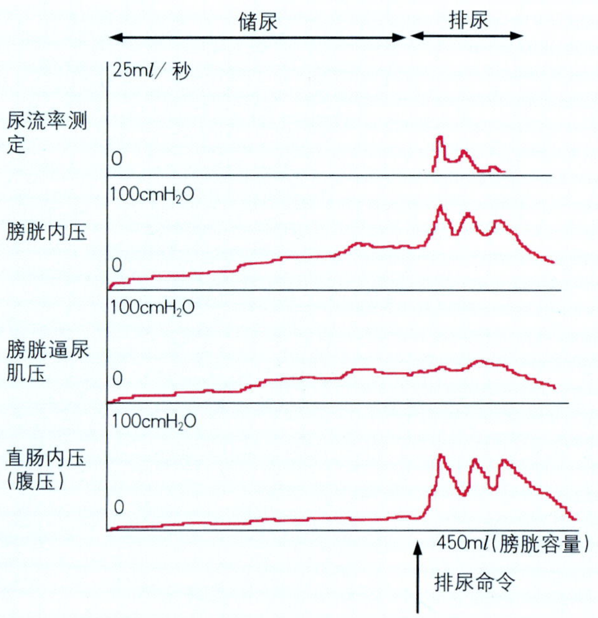

图5　膀胱去神经过敏

皮下注射卡巴胆碱0.25mg或乌拉胆碱2.5mg后20分钟内，膀胱内压上升20cmH_2O以上时为阳性。核、核下型副交感神经障碍时为阳性。

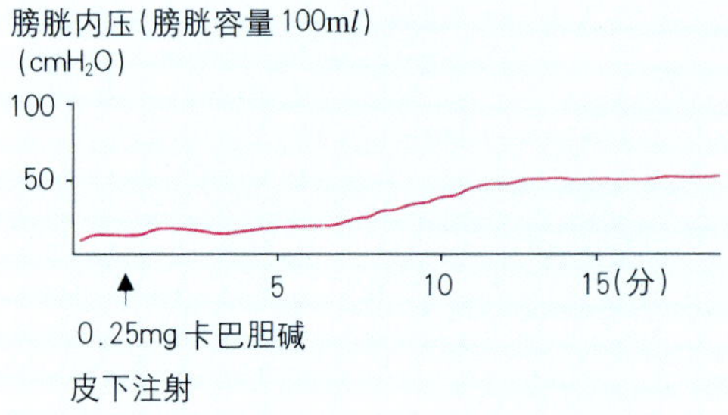

图6　尿道去神经过敏

测定尿道闭合压(urethral pressure profile)时，应用去甲肾上腺素，较非应用时最大尿道闭合压上升15cmH_2O以上为阳性。核、核下型神经障碍时为阳性。

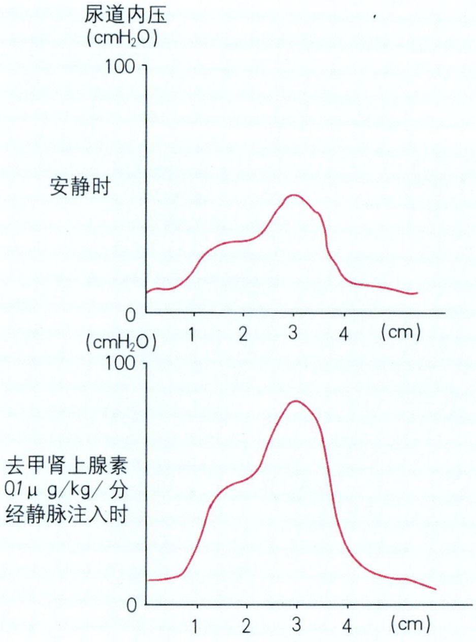

● 冰水试验

经尿道插入8Fr导尿管，向膀胱内注入80～100ml的0℃生理盐水。注入液在1分钟内因膀胱收缩而排出体外为阳性。另一种方法为，经尿道插入双腔尿管，由一个腔行膀胱测压，另一个腔注入0℃生理盐水。膀胱内压上升25～30cmH_2O为阳性(图7)。上运动神经元障碍引起的神经源性膀胱为阳性，下运动神经元障碍患者和正常人为阴性，可用于鉴别上运动神经元障碍(核上型神经源性膀胱)和下运动神经元障碍(核，核下型神经源性膀胱)。

●影像学检查

排泄性尿路造影、膀胱造影、超声检查、RI检查等可观察尿路形态和功能的变化。

治疗(表2)

药物治疗

可应用下述药物，但对于膀胱收缩力严重低下的病例，难有显著疗效。

● 胆碱能药物

可增强膀胱的收缩力。使用溴地斯的明但临床效果不佳，还提高尿道阻力，结果使膀胱内压上升，还可引起排尿障碍。

图7 冰水试验

上神经元障碍引起的神经源性膀胱，膀胱内注入0℃生理盐水(80ml)，引起膀胱逼尿肌收缩。下神经元障碍引起的神经源性膀胱和正常人为阴性。

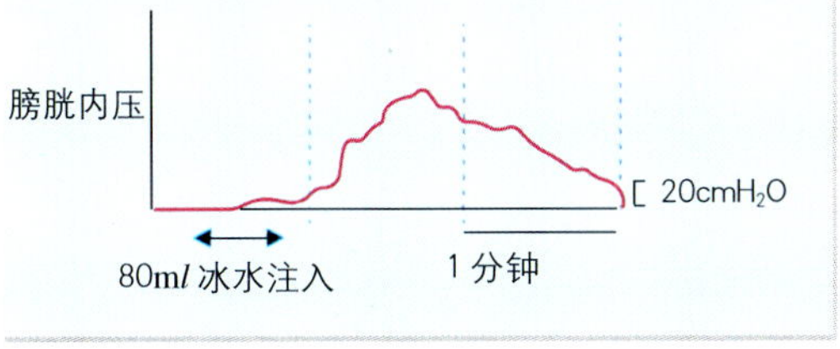

● 交感神经α阻滞剂

可减低尿道阻力。有哌唑嗪、布那唑嗪、特拉唑嗪、乌拉地尔、萘吡啶等。

手压排尿、腹压排尿

在女性也可用这种方法完全排空膀胱。但在男性由于尿道阻力高，完全排空尿液多很困难。另外，还可引起膀胱内压过度上升，而至膀胱变形，上尿路功能障碍，这一点除了尿道括约肌功能不全及行尿道外括约肌切开等使尿道阻力降低的病例以外，应予注意。

间歇清洁(自行)导尿

对于低活动性神经源性膀胱引起排尿障碍患者，是排空膀胱(去除残余尿)、预防尿路感染、预防膀胱器质变化、治疗充盈性尿失禁、保护上尿路功能的有效疗法。不能自行导尿的患者，也可由家属或护理人员进行。

表2 低活动性神经源性膀胱的治疗

1.药物治疗
  1）胆碱能药物
    溴地斯的明、乌拉胆碱
  2）交感神经α阻滞剂
    哌唑嗪、布那唑嗪、特拉唑嗪、乌拉地尔、萘吡啶
2.手压排尿，腹压排尿
3.清洁间歇导尿
4.留置气囊尿管
5.手术治疗
  1）经尿道前列腺切除术
  2）经尿道膀胱颈部切开术
  3）经尿道尿道外括约肌切开术
  4）针对括约肌功能不全引起尿失禁的手术
    膀胱颈部悬吊术
    尿道周围注入胶原
    人工括约肌植入术

持续导尿

由于不可避免尿路感染，还易发生膀胱结石，尿道皮肤瘘等并发症，应尽量避免使用。

手术治疗

可分为针对膀胱逼尿肌收缩无力引起的排尿困难，减少尿道阻力以改善排尿效率的手术，以及针对尿道括约肌功能不全引起的压力性尿禁的手术。

● 经尿道前列腺切除术

切除前列腺以降低尿道阻力。

● 经尿道膀胱颈部切开术

降低膀胱颈部阻力。

● 经尿道尿道外括约肌切开术

由于尿道外括约肌张力消失，必会引起压力性或重力性尿失禁，应慎重选择病例。

● 尿失禁手术

针对尿道括约肌功能不全引起的尿失禁手术治疗有膀胱颈部悬吊术、尿道周围胶原注入术、人工尿道括约肌植入术等。但所有引起尿道阻力显著上升而治疗尿失禁的手术，均可能引起排尿障碍，应考虑联用间歇导尿等治疗。

（后藤百万）

膀胱逼尿肌尿道括约肌协同失调

概　念

功能性下尿路梗阻是与逼尿肌无力同样重要的导致神经源性膀胱排尿障碍的原因。也就是逼尿肌收缩的同时尿道括约肌也收缩使尿道阻力增大的现象，称为逼尿肌尿道括约肌协同失调。包括逼尿肌内括约肌协同失调和逼尿肌外括约肌协同失调，多数情况下后者更为重要。

这种逼尿肌尿道外括约肌协同失调(detrusor sphincter dyssynergia；DSD)的概念，是指1967年Scott等最初报道的脊髓损伤患者中主要是核上型神经源性膀胱的逼尿肌反射性收缩时尿道外括约肌收缩，与国际尿控协会的定义相同。但是，低活动性逼尿肌也可因外括约肌松弛不全引起排尿障碍，包含这方面内容者称为广义的DSD。

发生机制

认为DSD的发生机制有，膀胱收缩时从大脑皮层发向阴部神经核的抑制不全，尿道－尿道收缩反射亢进，逼尿肌过度反射与缺乏上位中枢发出的抑制储尿反射亢进等多种机制，但尚未取得一致意见。另外有尿道外括约肌存在α交感神经支配的报道，也有认为与去中枢尿道括约肌中的α交感神经相关。

临床症状

逼尿肌收缩时尿道括约肌收缩主要引起尿道阻力增大、尿线细小、间歇排尿，严重时发生尿闭等梗阻症状。另一方面，由于残余尿存在和合并逼尿肌过度反射，不少患者还有尿频、尿失禁等膀胱刺激症状。若高压储尿和高压排尿持续，可引起膀胱输尿管返流和肾积水等上尿路损害(图1,2)。

诊　断

诊断可通过同期测定膀胱内压－尿道外括约肌肌电图，正常时命令排尿时首先括约肌肌电图消失，然后逼尿肌收缩。而DSD病例，逼尿肌收缩的同时尿道外括约肌活动性不消失反而增强(图3)。X线检查可见排尿时膀胱尿道造影尿道外括约肌开大不全(图4a)，压力—流率检查示高压排尿－低尿流率为重要辅助诊断方法(图4b)。

分　类

Blaivas等将DSD分成3型，仅逼尿肌收缩前半期存在括约肌活动性为Ⅰ型，散在性出现括约肌活动性为Ⅱ型，逼尿肌收缩全程可见括约肌活动性为Ⅲ型。从Ⅰ型到Ⅲ型排尿障碍逐渐加重。

治　疗

保守治疗

广泛应用的间歇自行导尿，可预防上尿

路损害。对于高位颈髓损伤上肢功能不全的病例，无法间歇自行导尿，可行膀胱造瘘术。

药物可用脊髓的主要抑制性递质GABA(r—氨基丁酸)活性物，有直接松弛作用的丹曲洛林，α受体阻滞剂等，但对于高度DSD效果不佳。

也可行骶神经阻滞、阴部神经阻滞、蛛网膜下腔阻滞等神经阻滞，但对尿道括约肌效果不理想，还可能引起逼尿肌无力和勃起障碍。最近有试用括约肌切开术的替代操作，即将尿道支架留置于膜部尿道。

外科治疗

手术方法有尿道外括约肌切开术，以达到低压排尿和改善排尿效率。最近用激光括约肌切开术，减少了手术侵袭，并提高疗效。

然而括约肌切开后尿失禁成为新的问题，小柳等报告的根治性经尿道前列腺切除术保存尿道外括约肌，在通常经尿道前列腺切除术基础上加前列腺尖部外周带切除术(图5)，不加重尿失禁，使DSD减轻，取得了良好效果(图6)。本术式可导致术后射精障碍，不适用于青年男子。

对于保留性功能和近年增加的女性脊髓损伤病例，可联合应用切除骶神经后根和电刺激前根部，以达到无尿失禁自行排尿的目的，效果有待观察。

图1　上尿路障碍病例的排泄性肾盂造影

DSD的神经源性膀胱病例发现肾输尿管积水

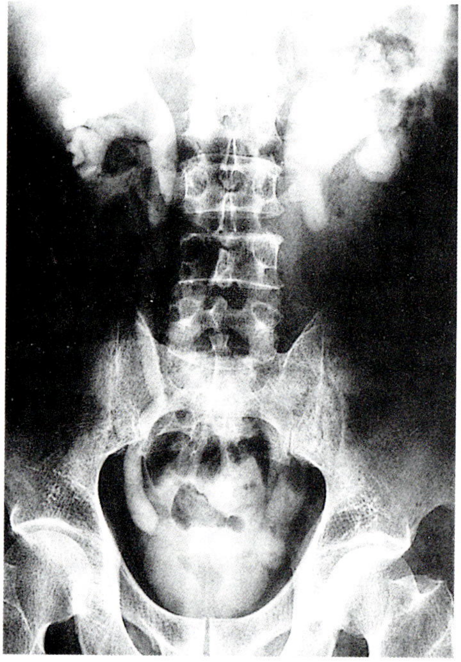

图2　上尿路障碍排尿时膀胱尿道造影像

DSD的神经源性膀胱病例发现膀胱输尿管返流

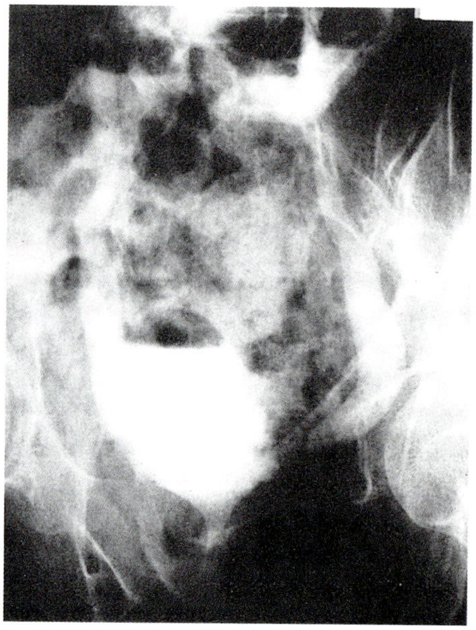

图3　同步测定膀胱内压－尿道外括约肌肌电图

上段为正常人，命其排尿，括约肌肌电图活动性消失，逼尿肌收缩。下段为DSD病例，排尿时括约肌肌电图活动性增强。

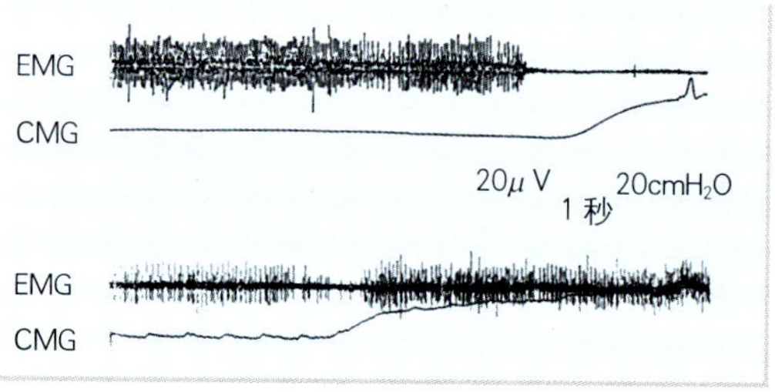

图 4　DSD 病例排尿时膀胱尿道造影像与压力—流率检查

a：排尿时膀胱尿道造影括约肌部尿线中断

b：压力—流率检查呈示为高逼尿肌压 - 低尿流率

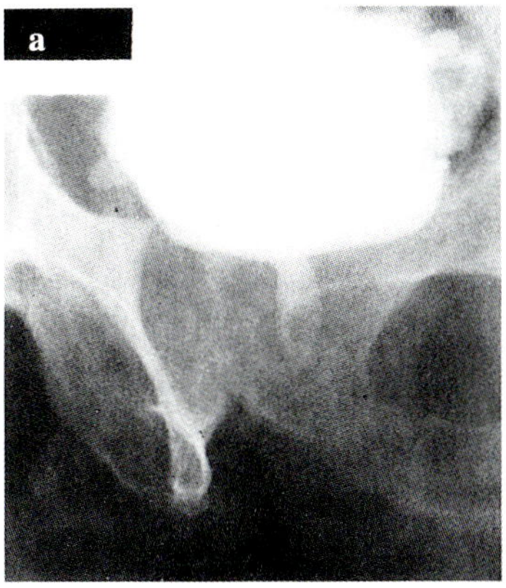

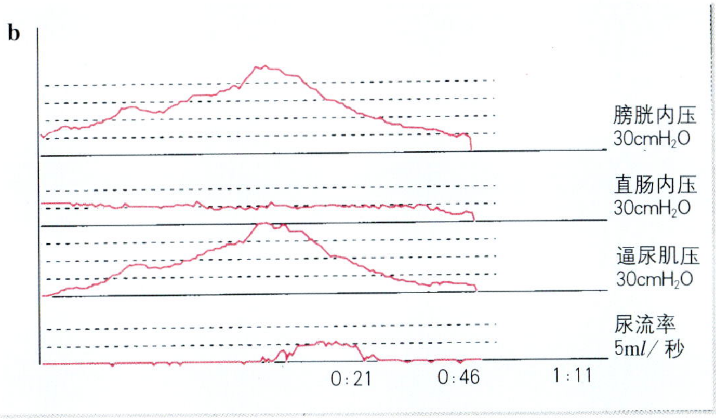

图 5　根治性经尿道前列腺切除术的内窥镜像

a：切除最外层的标志为可见解剖学被膜的小血管

b：术后尿道外括约肌部的内窥镜像

c：术后 3 个月从尿道外括约肌部观察前列腺窝的内窥镜像

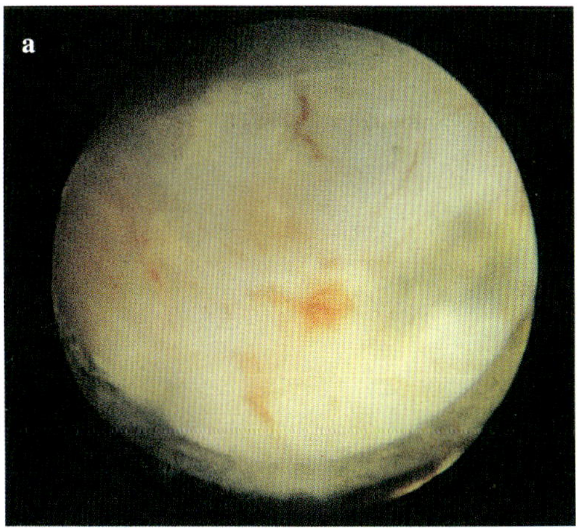

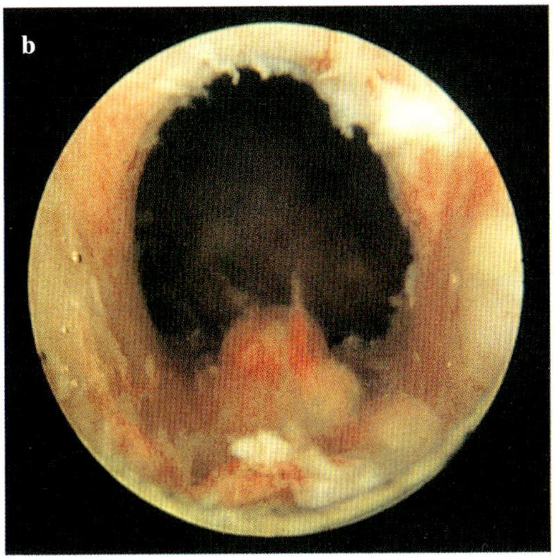

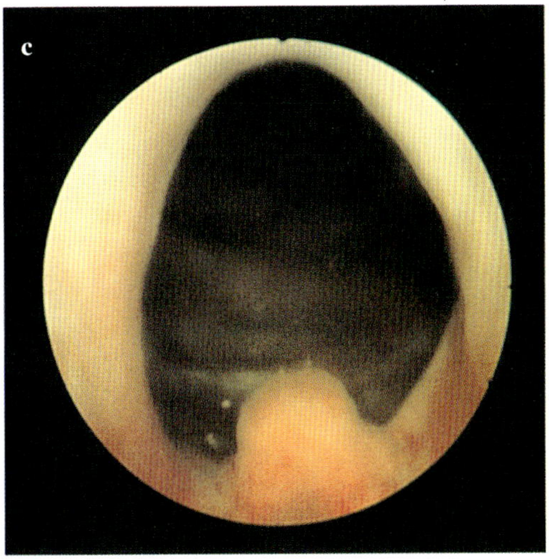

图 6　根治性经尿道前列腺切除术后的排尿时膀胱尿道造影像

括约肌部尿道充分开大

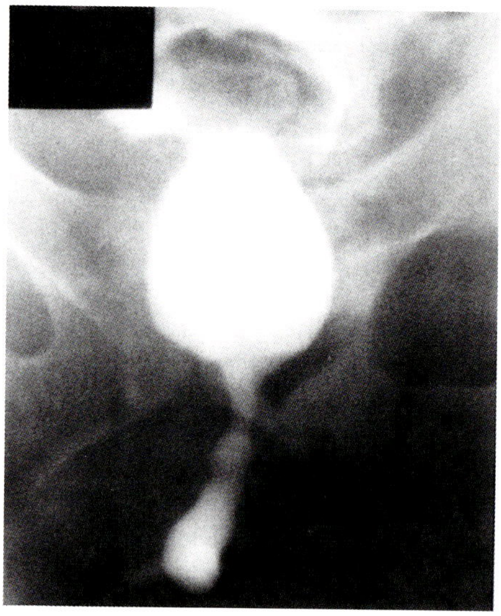

（信野祐一郎）

不稳定膀胱

定 义

膀胱内压测定时出现无抑制收缩称为过度活动膀胱，其中的原发神经性疾病不明确时称为不稳定膀胱(unstable bladder)。与逼尿肌不稳定含义相同，代表性症状有急迫性尿失禁，尿急和尿频。

不稳定膀胱与先天性因素、高龄、膀胱出口部梗阻、不稳定尿道等相关。无症状的10～50岁男女有10%～15%可见有不稳定膀胱，10岁之前和60岁以上者发生率高。在小儿是由于上位中枢的抑制通路发育不成熟引起的生理现象，昼间+夜间遗尿者较单纯夜间遗尿者发生率高。高龄者中，由隐性脑血管障碍、前列腺增生引起者较多。

诊 断

根据不稳定膀胱的定义，①无明显的神经疾病。②膀胱内压测定时可见无抑制收缩。确诊必须有这两点。临床的问诊和排尿记录有助于分型诊断。

病史、体检、尿沉渣检查

主诉急迫性尿失禁、尿意急迫感、尿频时，行尿沉渣检查，必要时行尿培养、尿细胞学、膀胱镜检查，以排除尿路感染、结石、膀胱肿瘤(特别是CIS)。为排除神经源性膀胱，详细询问既往史，神经症状(特别是下肢感觉、运动障碍、腰痛、排便障碍)。

神经学检查，观察会阴部、下肢感觉、直腿抬高试验，肛门括约肌收缩等。高龄男性有可能是继发于前列腺增生的不稳定膀胱，应行肛诊、超声检查。

排尿记录

排尿记录是指最少24小时内，如有可能数日～1周记录每次排尿的时间、量、有无尿失禁。不能诊断无抑制收缩，可从最大单次排尿量推测膀胱内压测定的最大膀胱容量(这两者相关)。临床上，可通过问诊和排尿记录将尿频分类(表1)，以“不稳定膀胱”进行治疗，若无效果，应进一步检查。

尿流动力学检查

膀胱内压测定的储尿相中出现15cmH_2O以上的逼尿肌无抑制收缩为不稳定膀胱的条件，但多数认为不必拘泥于15cmH_2O，出现伴尿意急迫感的收缩即可。

表1　根据排尿记录进行尿频分类

1.不稳定膀胱型 觉醒、就寝时均单次排尿量减少，尿急，伴急迫性尿失禁
2.心理性尿频型 仅觉醒单次排尿量减少，就寝时或起床后第一次排尿量正常
3.多饮多尿型 原则上，每日尿量女性在1 800ml，男性在2 200ml以上
4.就寝时多尿 原则上，每日尿量35%以上在就寝时排尿
5.正常排尿型 每日尿量，单次排尿量，排尿次数均在正常范围内
6.其他

图1 仰卧位到坐位体位转变膀胱内压测定示不稳定膀胱的病例

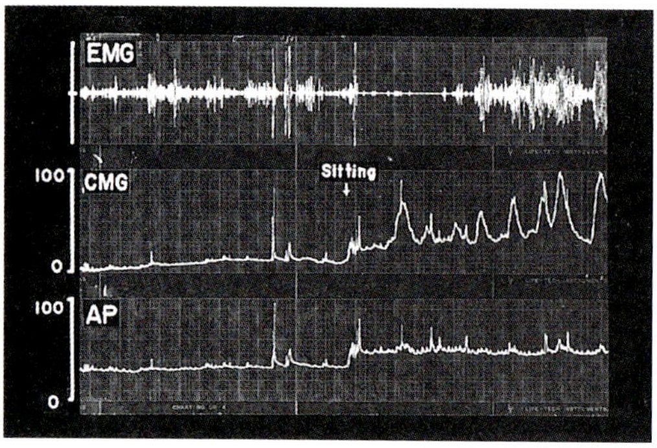

最大膀胱容量通常较小。

检查时即使未见无抑制收缩，在日常生活中也可能出现。咳嗽、变换体位、冷水刺激、快速注入等诱发试验可提高不稳定膀胱的检出率(图1)。也可用在日常生活中长时间监测膀胱内压的便携式尿流动力学检查(ambulatory urodynamics)。

尿流测定+残余尿测定也可作为包括前列腺增生的筛选检查。

治　疗

药物疗法

可以用从抗胆碱作用为主的直接平滑肌松弛作用及兼有钙拮抗作用的尿失禁治疗药(保拉克斯)，治疗不稳定膀胱引起的储尿障碍，有效率为70%左右。副作用除了口渴、便秘，还有排尿困难加重。前列腺增生等储尿障碍+排出障碍的病例，可少量使用，定期测残量，联用α_1阻滞剂，先行经尿道前列腺电切术(TURP)等。

解除梗阻

膀胱出口梗阻发生不稳定膀胱，可能与对抗增大的尿道阻力的膀胱代偿性收缩亢进有关。药物疗法效果有限，应考虑对前列腺增生行TURP，对压力性尿失禁术后行尿道剥离术(urethrolysis)，以解除梗阻。有报道50%～80%前列腺增生症合并不稳定膀胱，梗阻解除后60%的不稳定膀胱消失。

其他

行为疗法有膀胱训练法，即记录排尿日志，每次排尿间隔稍长一些时间，逐渐扩张膀胱容量的方法。也可行电刺激疗法和针灸治疗。

(加藤久美子)

不稳定尿道

定 义

是指尿道内压不随意下降的现象。这种现象是McGuire在1978年发表的“反射性不稳定尿道”(reflex urethral instability)首次报道。McGuire报道了13名患者，均患尿闭或神经源性膀胱，同时存在不随意尿失禁。在此之前只针对逼尿肌的不随意收缩进行研究，未对尿道内压的变化进行单独研究。

McGuire根据储尿期尿流动态检查，发现有以下特征：

①膀胱内压并无变化，而尿道内压反射性且不随意低下，尿道括约肌肌电图静止化，膀胱颈部开大，其结果是发生尿失禁(图1)。

②发生机制尚不十分清楚，可能与β交感神经受体异常兴奋关系密切。

应认为反射性不稳定尿道属于神经源性膀胱的一亚型。另一方面，不稳定尿道(unstable urethra)是指未发现支配膀胱尿道神经异常的病例。

临床特征

用特制的双腔导管，连续记录尿道内压(UP)的变化(图2)。对象为无尿失禁的60岁正常女性。仰卧位膀胱内充入100ml灭菌水。膀胱内压(BP)和腹腔内压(AP)几乎无变化，尿道内压(UP)下降和上升交替出现。最大变动幅度为24cmH_2O。1981年，国际尿控学会(ICS)将不稳定尿道定义为“逼尿肌无活动，而尿道内压不随意地下降”。

这个定义并未涉及排尿反射弧是否正常，也包括了McGuire报道的反射性不稳定尿道。

根据Weil等的报道，表现15cmH_2O以上压力变化的患者，可引起尿频、夜尿、尿急等临床症状。

Sorensen等分析14名正常女性(平均年龄31岁)的尿道内压力变动。压力变化幅度平均达18cmH_2O(3～50cmH_2O)，储尿期也出现这种压力变化。尿道内压变化为生理现象，有助于尿控制及预防尿路感染。

Low 等比较54例尿道内压下降了20cmH_2O以上的不稳定尿道患者和171例正常女性。前者①年龄显著年轻(38岁比58岁)。②多有高度尿意急迫感。③患压力性尿失禁者少。④UPP的最大闭合压为高值。因

图1 不稳定尿道引起的尿失禁

McGuire报道的病例，膀胱内压不变，尿道内压低下且尿道括约肌肌电图静止化，其结果是发生尿失禁

UP：尿道内压 BP：膀胱内压 EMG：尿道括约肌肌电图

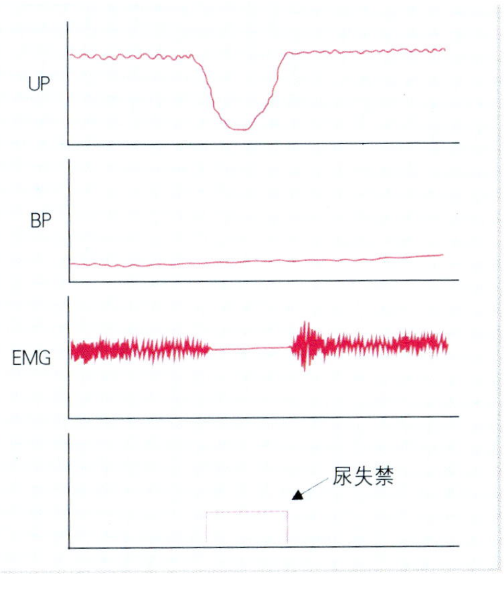

此不稳定尿道与压力性尿失禁较不稳定膀胱更具相关性。

尿道松弛性尿失禁

压力性尿失禁大半是在咳嗽、跳跃时腹压上升，这种压力瞬间超过尿道内压而漏出尿液。但患者中，主诉“不清楚何时漏尿”的情况不少。尿道内压突然下降，膀胱内压相对于尿道内压为高，而发生尿失禁。这种病态称为尿道松弛性尿失禁(图 3)。患者坐位，容量固定于360ml，连续记录压力。咳嗽可见大量尿失禁，然后数分钟后尿道内压突然开始下降，并在压力下降的同期出现尿失禁。图 4 为图 3 中 * 标记相当的时期的 X 线透视像，膀胱颈部开大，恰似排尿时膀胱尿道像(影像尿动力学)。用 Stamey 法对这一患者进行手术治疗，完全治愈尿失禁。

不稳定尿道是尿道内压不随意下降的现象。这种现象可见于尿道膀胱功能正常的女性，也可见于神经源性膀胱患者。一般尿道压力下降 20～25cmH_2O以上时称为不稳定尿道，其基础和临床意义还有很多不明之处。

图 2　尿道内压随时间变化

60 岁的正常女性。

膀胱内压(BP)，腹腔内压(AP)不变，尿道内压(UP)连续变化。最大压力变动为 24cmH_2O

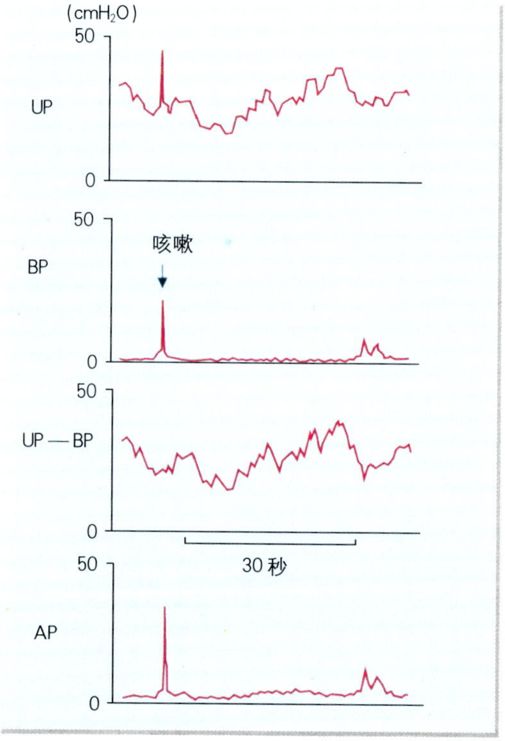

图3　不稳定尿道病例的压力—流率检查

67 岁，女性。主诉：不明情况下漏尿。咳嗽时诱发大量尿失禁(SUI，咳嗽)。其后尿道内压突然下降(膀胱内压不变)，诉“尿流出，尿漏出”，开始漏尿

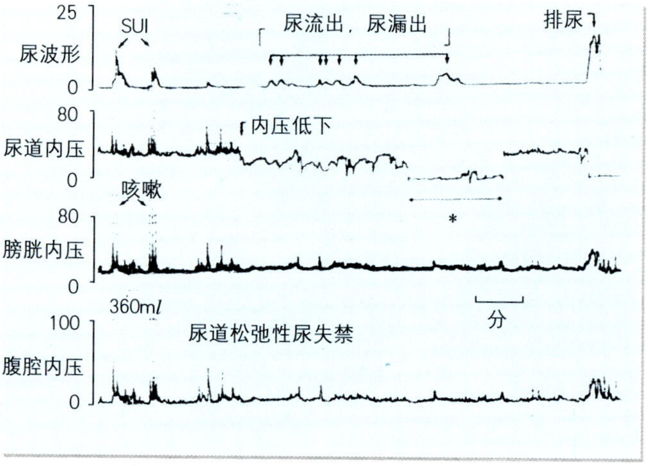

图4　患者坐位的影像尿流动力学

图像记录的时间与图3中*标记一致，膀胱颈部开大，恰如排尿开始的表现。60分钟尿垫试验，漏尿34.8g/小时，为重症

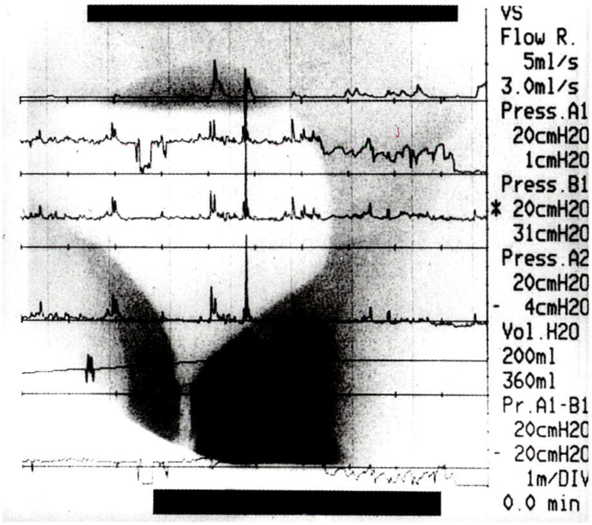

（近藤厚生）

下尿路梗阻的尿流动力学评价

压力—流率检查的概念

诊断前列腺增生和膀胱颈口硬化症引起的下尿路梗阻时，行一般的尿流率测定。虽然尿流率测定较其他排尿困难指标为优，但是尿流减弱并不一定是下尿路梗阻。鉴别尿流减弱是逼尿肌收缩力低下引起或下尿路梗阻引起，最有价值的方法即为压力—流率检查。

概念上，排尿时逼尿肌压高、尿流率低时（高压/低排）为梗阻，逼尿肌压低、尿流率低时（低压/低排）为逼尿肌收缩力低下，逼尿肌压低、尿流良好时（低压/高排）为非梗阻（图1）。

检查方法

膀胱内压测定通常经尿道进行，同时评价储尿时和排尿时所见。插入注入路和测压路分离的二腔导管或2根细径导管（4F r 或6F r），从注入路注入生理盐水（50ml/分以下），经测定路监测内压。此时为区分膀胱收缩压和腹压的变化，测定直肠内压以代表腹腔内压（Pabd）。

近畿大学附属医院测定的具体方法如下：

● 换能器零点的设定

内压为以耻骨上缘水平为基准的相对压，将测定膀胱内压和直肠内压的换能器置于耻骨上缘高度，将换能器的三相接头保持在气压为0cmH_2O（图2a）。测压前用生理盐水充满测压管（图2b）。

● 测残余尿及连接、固定导管

首先进行通常的尿流率测定后，插入尿管排出膀胱内残余尿。然后将尿管固定于龟头或包皮以防止排尿时脱落（图3）。分别连接压力测定管和注入导管。

将直肠导管（图4）插入肛门约5～

图1　梗阻、非梗阻与逼尿肌收缩力低下的关系

高压/低排为梗阻、低压/低排为收缩力低下、低压/高排为非梗阻、收缩力正常

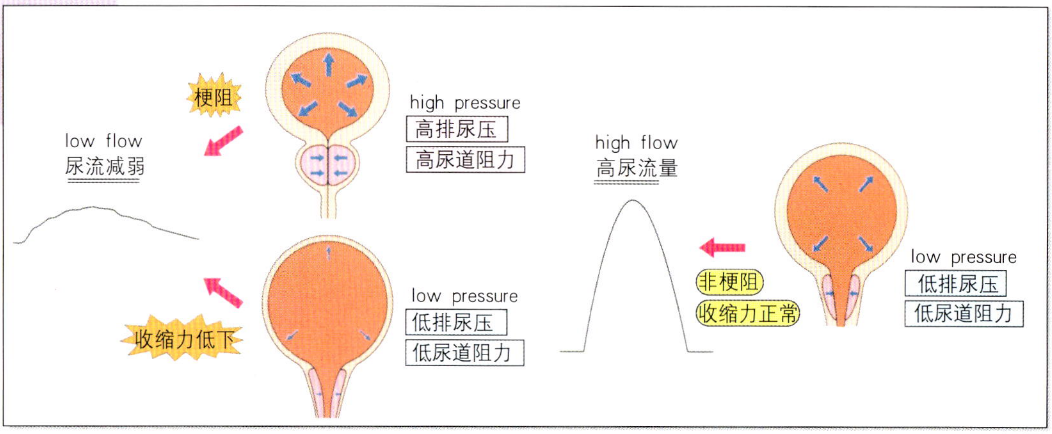

10cm，将导管固定于距肛门约5cm的大腿内侧。

● 排出测压管内空气

首先，关闭三相接头的阀门，然后交替用注射器向3相接头中注入生理盐水（4~5ml），将膀胱压、直肠压测定管内的空气分别排入膀胱内和直肠内（图2b）。

● 确认测压装置就绪

确信三相接头的阀门已关闭分别处于压力测定状态（图2c）。确认三相接头位置在耻骨上缘高度，让患者咳嗽或加腹压，确认能否灵敏记录逼尿肌压变化*。

*正常情况下，注水前逼尿肌压为0~5cmH_2O，咳嗽时逼尿肌压几乎不变。

● 变换体位

将尿流计安置于检查台侧方，男性站立位，女性坐位，再度确认三相接头高度平耻骨上缘。

● 充盈期膀胱测压

注入开始后，立即嘱患者咳嗽，确认测定装置工作正常，这是之后检查结果可信的证明，在检查结束时还要确认。

患者最初感到有尿意的时点为FD（初尿意）。观察逼尿肌压（Pdet）的波形，确认随着波形的上升患者有无尿意，出现无抑制收缩和失禁时记录容量。另外，压力上升，若不处理可能出现排尿时，暂时终止水泵，待无抑制收缩消失后，再注入。

图2　压力—流率检查的测压计设定

a：调定0点 b：管腔充液 c：测压时 d：实际设定时

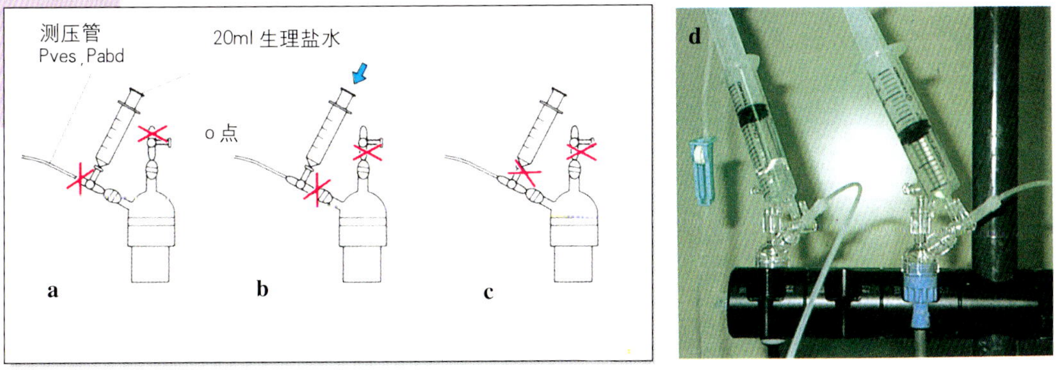

图3　膀胱内压测定管固定于龟头部

a：胶布固定于龟头。女性需用较长的胶布

b：压力—流率检查时的尿道导管。注入时(左)和排尿时(右)

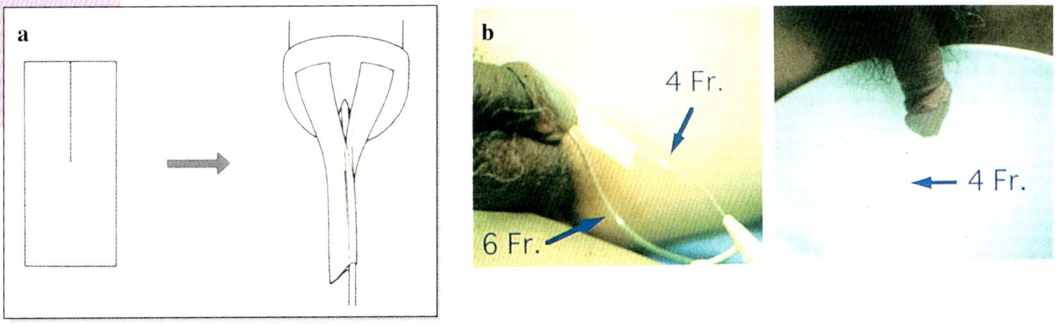

然后将想排尿的时点记为ND(通常尿意)。此时停止注入也可，继续注入止于最大尿意(MDV)时也可。这时的膀胱容量称为最大膀胱容量(MCC)。

● 排尿时膀胱测压

插入2根导管时，拔去注入导管，若使用双腔导管则维持原状，指示患者向尿流计排尿(图5)。

分析排尿时的膀胱内压与尿流率称为压力—流率检查。

测定残余尿后拔除尿管，检查结束。

检查结果的评价

以排尿时的逼尿肌压和尿流率分别为纵轴和横轴制成曲线，评估逼尿肌收缩力与尿路梗阻的程度。可用计算机处理也可人工用铅笔描绘，均容易判断。

临床上应用指标有，最大尿流时逼尿肌压(Pdet.Qmax)和排尿终止5~10秒前的最小逼尿肌压(Pdet.Qmin)。但是，排除了到达尿流计前延迟的时间，最大尿流时前0.7秒的逼尿肌压为Pdet.Qmax(图6)。

单纯评价有无梗阻可用Abrams-Griffiths列线图及A-G值。A-G值=Pdet.Qmax-2Qmax，其值在40以上时判定为梗阻。

但是，若要了解各种疗法的效果差异，与逼尿肌收缩障碍的关系，可用Schafer列线图阶段性评价梗阻程度与逼尿肌收缩力的关系，最为实用。作者等使用Schafer列线图的变法(图7)。

Schafer的linPURR列线图的纵轴为尿流率，横轴为逼尿肌压力，与A-G图相同。根据Qmax与Pdet.Qmax交点的位置来评价梗阻程度与逼尿肌收缩力，Pdet.Qmax在N(正常逼尿肌收缩力)区域时判断为正常。但位于W(weak)，VW(very weak)区域时，可判断尿流减弱的起因为逼尿肌收缩力减低，但不能评价为中等度以上的梗阻，梗阻程度的评价不正确。

评价时的注意事项

近年对尿流动力学的关注提高，利用压力—流率检查决定是否行前列腺摘除术的情况很多，但不能将梗阻程度的评价与逼尿肌收缩力评价区分开。有认为这种检查中等度以上的梗阻(多数收缩力正常)时适于行前列腺切除术，有梗阻而手术效果不

图4 制作直肠导管

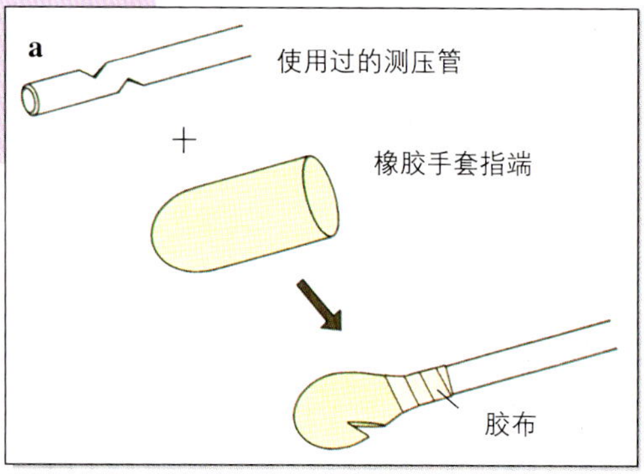

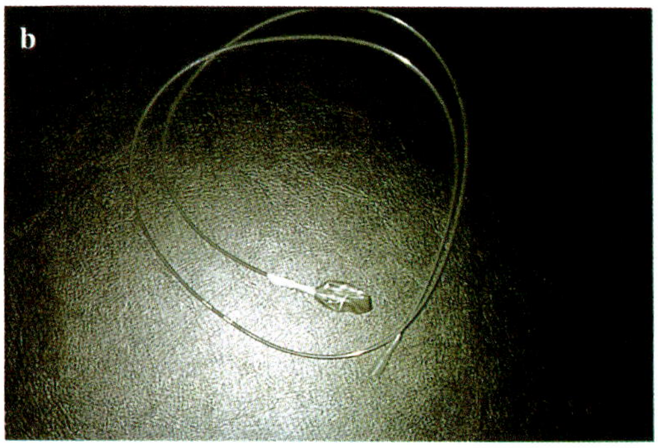

图5　压力—流率检查(前列腺增生症)

由于出现逼尿肌不随意收缩(DI)，注入226ml时终止，DI消失后嘱排尿。

从上段显示，尿流率(Q)，逼尿肌压(Pdet)，膀胱内压(Pves)，腹压(Pabd)。DI：逼尿肌不稳定。Co：排尿指示 Qmax=11.1ml/秒，Pdet.Qmax=90cmH_2O，Pdet.Qmin=40cmH_2O

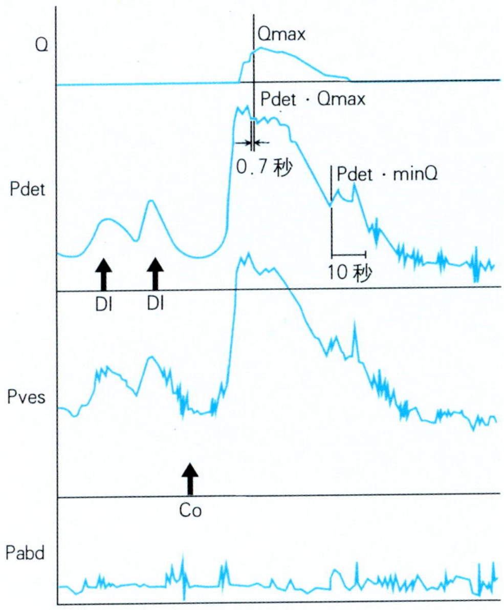

好时，认为是手术方法和技术的问题。相反即使诊断非梗阻或轻度梗阻(多数收缩力低下)，减弱的尿流是由逼尿肌问题引起，也并非能排除手术适应。这种情况下手术也可能改善膀胱收缩力。

长期前列腺增生症伴发的下尿路梗阻可引起膀胱和上尿路不可逆的改变，本检查也可发现这种情况的风险，为提示早期处理的指标；相反仅有QOL问题的前列腺增生症，患者自身对病情的理解与治疗同样重要，可选择非侵袭性治疗。

本检查的要旨是基于对检查的理解和有效灵活应用。这里主要是叙述下尿路梗阻的诊断，最后强调压力—流率分析只是尿流动力学检查的一部分，应结合储尿期无抑制收缩和膀胱顺应性等进行综合评价。

图6　压力—流率检查的参数

排尿开始时(Pdet.open)，最大尿流时(Pdet.Qmax)，排尿终止时(Pdet.Qmin)的逼尿肌压与最大尿流率(Qmax)为主要指标

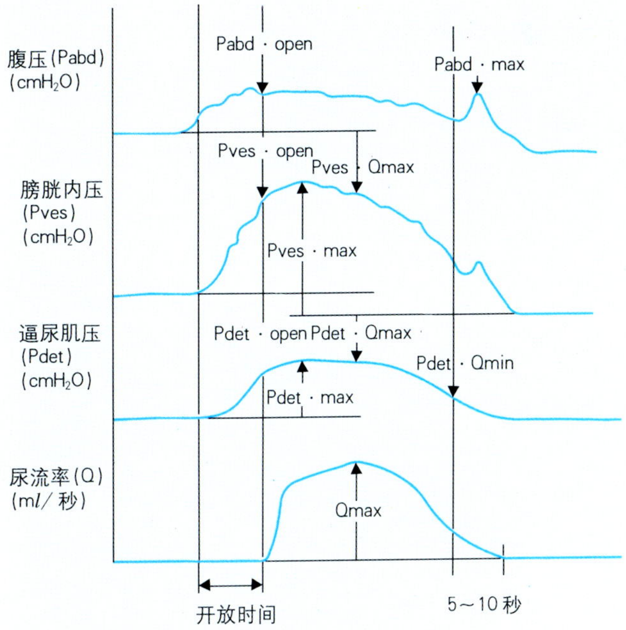

图7　近畿大学使用的压力—流率分析图(schafer 图改良)

梗阻度：0为无梗阻，由I开始梗阻逐渐加重

逼尿肌收缩力：VW(very weak)，W(weak)，N(normal)，ST(strong)

对图5病例制图，为Qmax=11.1ml/秒，Pdet.Qmax=90cmH$_2$O,梗阻度为IV，逼尿肌收缩力判定为N。另外排尿结束时内压Pdet.Qmin=40cmH$_2$O，较显示梗阻程度的平行线倾斜，因此认为有梗阻。

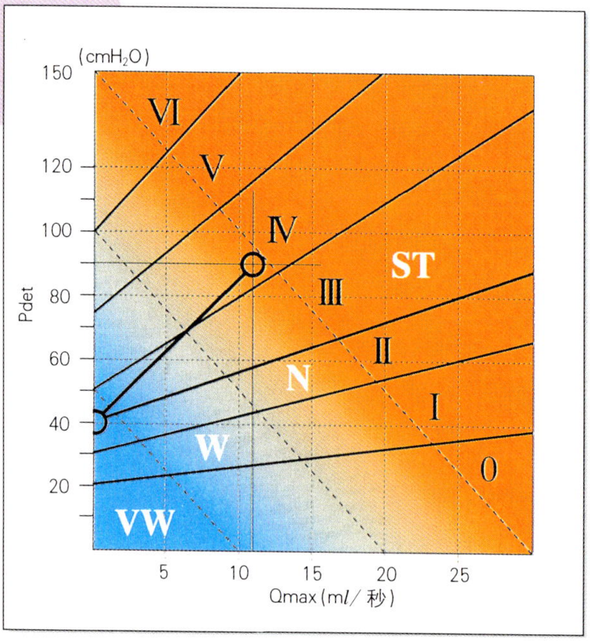

(朴　英哲　宫武龟一郎)

尿失禁的鉴别诊断与治疗

定　义

尿失禁一般定义为“能客观地证明不自主的尿漏出，影响日常生活和卫生”。因此，其诊断除了客观地确认尿漏出的同时，还要确认患者自身的尿漏痛苦感。大部分尿失禁并不造成对肾功能障碍等机体功能的影响，可以认为尿失禁是QOL疾病。

分　类

尿失禁分类有多种，表1是根据病理改变进行的分类。

并不是所有的尿失禁都可归入这种分类，合并多种病变的情况并不少。

病理、症状、诊断

关于尿失禁，要正确鉴别诊断选择治疗方法。为做出正确诊断，详细询问既往史，症状，以外阴部为中心进行体格检查及神经系统检查，根据各种尿失禁的病理情况选择适当的检查，对客观评价十分重要，但必须注意合并多种病变的情况并不少。以下叙述各种尿失禁的病理、症状和诊断。

解剖学压力性尿失禁

是临床上最多见的尿失禁类型，几乎均为成年女性。解剖学的正常状态下，打喷嚏、咳嗽、持重物等腹压加大时，对膀胱加压的同时也作用于膀胱颈部和尿道周围，压力均衡而达到尿控制。而随年龄增长及妊娠引起盆底支持组织弱化，腹压加重时膀胱颈部和尿道过度下垂向体外压出(过度活动)，对其压力作用消失，出现尿失禁(图1)。典型病例无尿意而出现尿失禁，重症病例站立时即出现尿失禁。

诊断可通过症状及确认尿道、膀胱颈部的过度活动性。通过外阴部视诊及使用链锁膀胱尿道造影(chain cystourethrography)

表1　病理改变不同的尿失禁分类

Ⅰ.泌尿外科异常
- 1.储尿功能障碍
  - ①尿道控尿机制障碍
    - 1)解剖学压力性尿失禁
    - 2)膀胱颈部闭合不全
  - ②尿排出功能障碍
    - 1)急迫性尿失禁
    - 2)反射性尿失禁
- 2.尿排出障碍
  - 充盈性尿失禁
- 3.解剖学异常
  - 尿道外尿失禁

Ⅱ.泌尿外科异常以外的原因
- 功能性尿失禁

有助于诊断(图2)。另外，约30%～50%的病例合并急迫性尿失禁(混合性尿失禁)，正确诊断需行膀胱内压测定确认有无无抑制收缩。另外，应注意有无合并膀胱膨出、子宫脱垂、直肠膨出等盆底支持组织脆弱化的其他病变。解剖学压力性尿失禁，相当于Blaivas分类的I、II型。

膀胱颈部闭合不全

生理状态的储尿期膀胱颈部(尿道内括约肌)处于闭合状态，因而腹压增加时能保持控尿；但如后述的原因在储尿期膀胱颈部处于开大状态，增加腹压引起的膀胱内压的上升容易传导到尿道内腔，而出现尿失禁。原因有神经源性膀胱引起的膀胱颈部松弛(下腹神经障碍)，及解剖学压力性尿失禁手术并发的尿道硬化、粘连。

症状与解剖学压力性尿失禁相同，但鉴别二者对选择正确的治疗方法非常重要。

虽通过膀胱造影观察到安静时膀胱颈口开大(图3)，或行链条膀胱造影观察到链条在尿道内下落时可诊断，但大量尿失禁(尿垫试验在30g/小时以上)及低失禁诱发压(漏尿点压<60cmH_2O)，及既往有解剖学压力性尿失禁手术史等也有重要的参考价值。膀胱颈部闭合不全引起的尿失禁相当于Blaivas分类的III型。

急迫性尿失禁、反射性尿失禁

储尿期尽管无尿意，膀胱仍不自主收缩(无抑制收缩)，突然出现尿意并发生尿失禁。无抑制收缩的原因多为脑血管障碍等中枢神经疾病(逼尿肌过度反射)，也有因前列腺增生症等慢性下尿路梗阻引起者，及原因不明者(不稳定膀胱)。

诊断可通过膀胱内压测定确认存在无抑制收缩(图4)，通常还联用变换体位、咳嗽、屏气等的诱发试验。

神经源性膀胱脊髓完全损伤病例等，由于感觉完全消失，全无尿意的逼尿肌反射亢进可引起尿失禁，这种情况称为反射性尿失禁。

充盈性尿失禁

由于尿排出障碍膀胱内大量充尿(过度伸展)，使膀胱内压高于尿道闭合压，出现每次少量和持续的尿失禁。尿排出障碍的原因有前列腺增生、尿道狭窄或子宫肌瘤压迫膀胱颈部等尿道阻力增大的情况，和

图1　解剖学压力性尿失禁的病理
正常状态(a)，加大腹压时加于膀胱上的压力同样作用于膀胱颈部及尿道周围，达到压力均衡状态，而保持控尿。盆底支持组织脆弱化状态(b)，加腹压时膀胱颈部、尿道过度下垂，腹压作用消失，与膀胱内压间不平衡，出现尿失禁

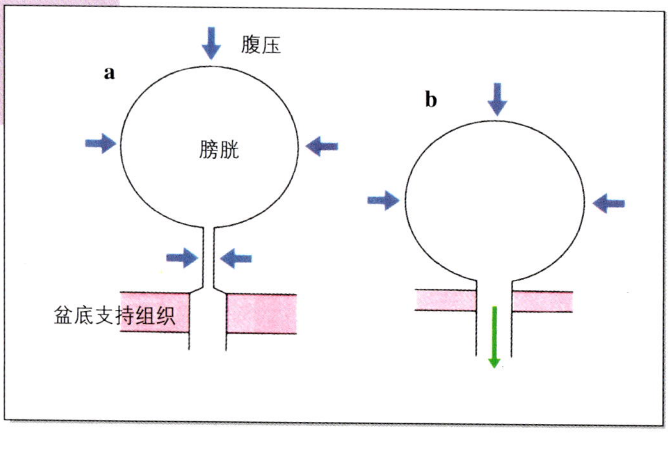

核下型脊髓损伤及糖尿病性神经障碍等引起的逼尿肌活动性低下两种，但均可因并发低顺应性膀胱而症状加重。变换体位及咳嗽等可增强失禁，而易误诊为压力性尿失禁。通过发现膀胱过度伸展状态和解除后尿失禁改善可确诊。

尿道外尿失禁

括约肌近侧的尿路与尿路外相交通而引起的尿漏状态。医源性疾患有膀胱阴道瘘、尿道阴道瘘、输尿管阴道瘘及先天性疾患如输尿管异位开口。

症状表现为持续性尿失禁，诊断时需仔细观察阴道腔内及阴道前庭，同时膀胱内及静脉内注入美蓝进行详细的鉴别诊断。另外，问诊尿失禁发生时期很重要，盆腔妇产科手术后发病应怀疑医源性尿路阴道瘘，出生后存在尿失禁应怀疑存在先天性输尿管异位开口。

图 3　膀胱颈部闭合不全的膀胱造影

3 岁男儿，脊柱裂病例。安静时膀胱颈部开大，造影剂流入后部尿道

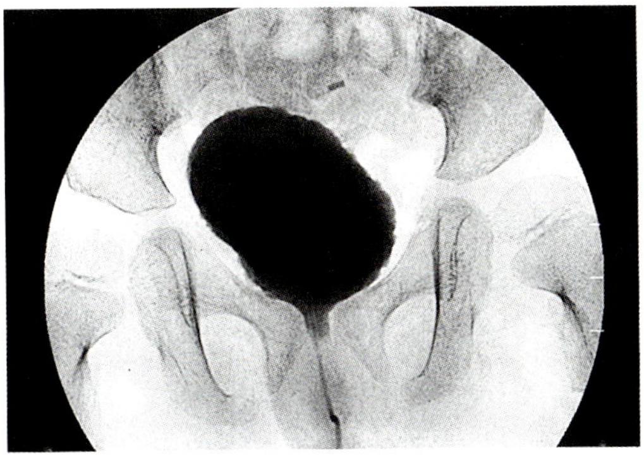

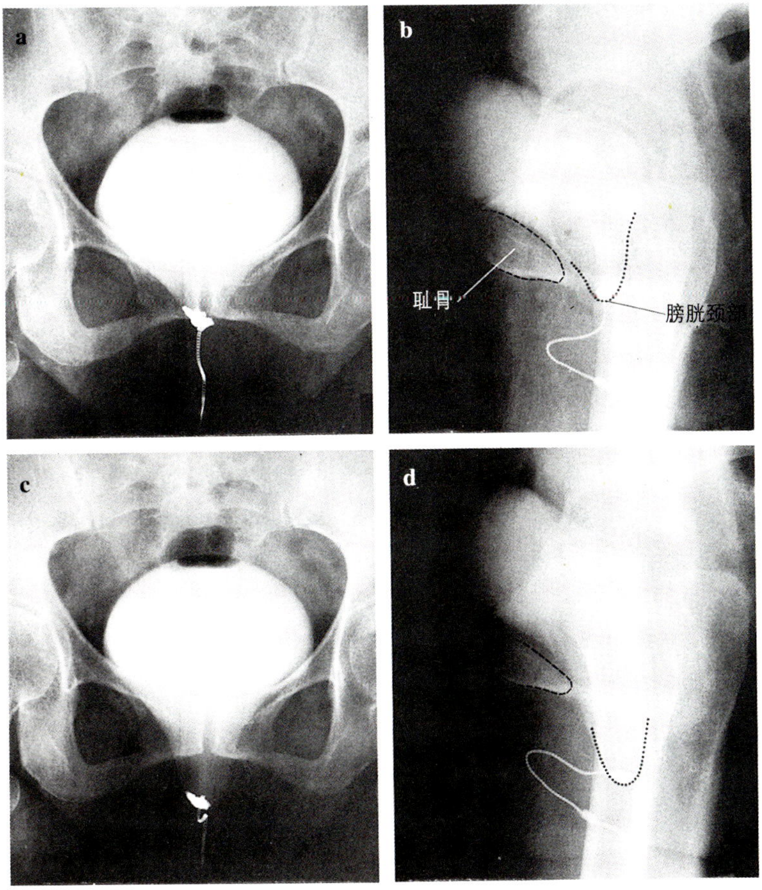

图 2　解剖学压力性尿失禁的链条膀胱尿道造影

59 岁，女性。站立静止时膀胱颈部位于耻骨联合下缘下方(a: 正位像，b: 侧位像)。用力时膀胱颈部下降到耻骨联合下缘下 2.6cm 处(c: 正位像，d: 侧位像)。相当于 Blaivas 分类的 IIB 型

功能性尿失禁

定义为“与排尿行为相关的认知能力、运动能力低下，在一般社会观念上的不适当空间和时间出现排尿的状态”。具体有能感觉到尿意而不能与排尿行为相关联，有排尿意识但不能认识厕所，感到尿意不能向厕所移动，摆出排尿的姿势所需时间较长等。通过调查患者认知能力和日常生活能力量表(ADL)诊断并不困难，但住所、同居者及衣服等患者所处环境有时可加重症状，合并其他尿失禁的情况也不少见。

图4　急迫性尿失禁病例的膀胱内压测定

53岁男性，脑梗塞病例。尿意出现前出现无抑制收缩(蓝箭头)，尿意出现(红箭头)的同时尽管指示抑制排尿，仍出现无抑制收缩向排尿性收缩移行(绿箭头)

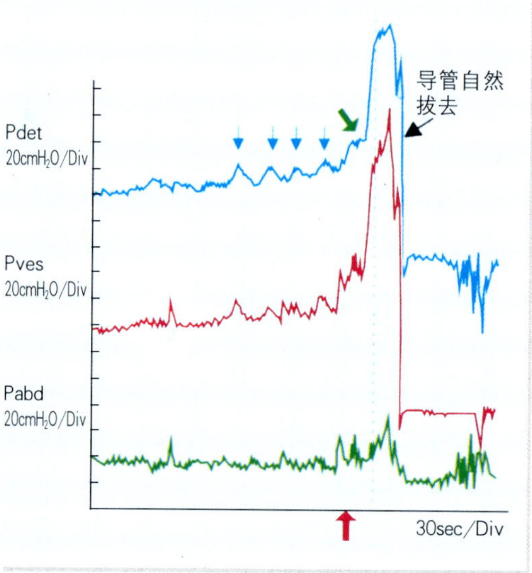

治　疗

解剖学压力性尿失禁

保守治疗：首选试用以盆底肌体操为主的治疗。这种疗法是以获得盆底肌锻炼及腹压负荷时盆底肌产生习惯性收缩为目的，有效率为30%～50%。对于重症者无效。阴道托及功能性电刺激也可作为盆底肌体操的辅助手段。

药物疗法：β_2刺激药有逼尿肌松弛作用和尿道外括约肌收缩作用，但要效果持久必须持续用药，对重症者效果不佳。

手术疗法：对于保守治疗无效的病例，应行手术治疗。手术原理是将下垂的膀胱颈部及尿道近侧段上提使腹压向尿道传导的效率提高，根据路径不同分为经耻骨后术式和经阴道术式。

耻骨后术式，切开下腹部皮肤到达膀

图5　治疗压力性尿失禁的各种经阴道手术

a: Stamey法，用贯穿人工血管片的尼龙线将阴道膀胱中隔上提悬吊

b: Raz法，用牵引线将尿道侧盆内筋膜和阴道黏膜下组织上提悬吊

c: Gittes法，不切开阴道壁，将阴道壁全层螺旋状缝线上提，日后缝线周围产生纤维性瘢痕而达到永久性悬吊效果

d: 膀胱颈部悬吊手术，将各种筋膜及尼龙线等通过膀胱颈部背侧，牵引膀胱颈上举。但重要的不是强力上举，而是从膀胱颈部后方加强支持

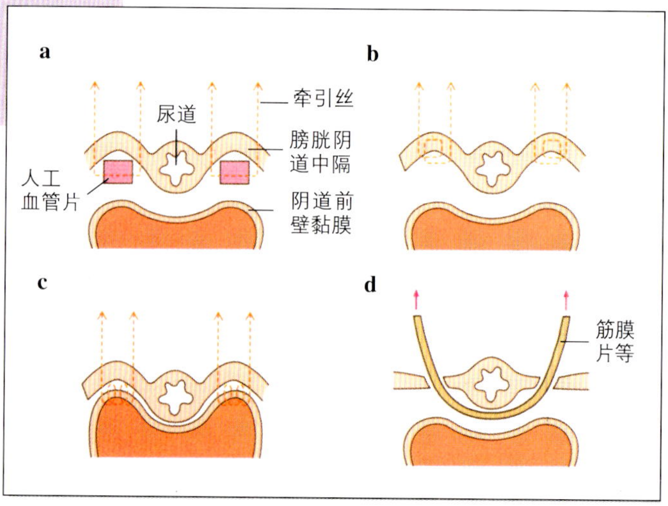

胱前腔隙，上提阴道前壁及尿道周围组织并缝合固定于盆腔内支持组织，以固定于耻骨后面骨膜的Marshall-Marchetti-Krantz法和固定于 Cooper 韧带的 Burch 法为代表。这种术式比经阴道术式侵袭性大为缺点，可在直视下上提膀胱颈部和尿道为优点，术后长期控尿率达 75%～95%。

经阴道手术有多种方法，一般为需要特殊长针的针式悬吊法(needle suspension)，以Stamey法、Raz法、Gittes法为代表。均为将尿道两侧周围组织用非吸收线固定于腹直肌前鞘使膀胱颈上提，只是缝尿道周围组织牵引线的方法不同(图 5)。这类术式中以Stamey法最为常用，术后3～5年控尿率达75% 左右。另外膀胱膨出手术(阴道前壁成形术)后可出现压力性尿失禁。术前阴道内填充纱布(Ghoniem法)或插入子宫托，可形成类似阴道前壁成形术后的状态，若有明显压力性尿失禁，手术时应同期行压力性尿失禁手术。

膀胱颈部闭合不全

保守治疗多无效，适于手术治疗，但由于原因并非膀胱颈部、尿道过度活动，前述的膀胱颈部上提悬吊术无效。代表性手术疗法有膀胱颈部悬吊手术、尿道周围注入疗法、人工括约肌植入手术。

膀胱颈部悬吊手术：应用阔筋膜、腹直肌前鞘等机体组织及尼龙线等合成材料将膀胱颈部从后方向腹壁侧悬吊的方法，腹压增加时可起到加强膀胱颈部的作用而达到控尿效果(图 5d)。

人工括约肌植入术：在尿道周围安置可舒缩的袖带，储尿时袖带紧张而达到控尿，而排尿时袖带松弛。目前广泛应用AS-800型，但可出现机械故障及异物感染等问题，目前不适用于高龄男性前列腺手术后的尿失禁。

尿道周围注入疗法：经内窥镜经尿道或经会阴向膀胱颈部、尿道黏膜下注入胶原或自体脂肪组织等增加尿道黏膜的接合(coaptation)而达到控尿的方法。本术式的长处为非侵袭性，不成功者可再次手术，但由于注入物质被代谢吸收，长期效果较差，以及注入部位有因炎症、粘连而引起的纤维化时注入困难为缺点。

急迫性尿失禁、反射性尿失禁

急迫性尿失禁、反射性尿失禁及后述的充盈性尿失禁，均是储尿时膀胱内压高引起的病态。因此治疗不仅是改善尿失禁引起的生活质量低下，还要预防膀胱变形、膀胱输尿管返流及肾输尿管积水等尿路障碍并发症。这是与其他尿失禁治疗不同的一点。

药物治疗：治疗以药物为主体，日本应用兼有抗胆碱和钙拮抗作用的奥昔布宁，或兼有弱平滑肌松弛作用和抑制桥脑排尿中枢作用的黄酮哌酯。这些药物不仅改善无抑制收缩，也可能引起排尿性收缩低下，使用时应注意引起尿排出障碍。

手术疗法：药物疗法无效时适于手术治疗，目前一般进行消化管膀胱扩大术。消化管膀胱扩大术是指，切开膀胱壁或在器质性变化严重时切除部分膀胱壁，将回肠、结肠、胃等去管腔化制成补片与膀胱吻合，切断了逼尿肌的连续性，扩大膀胱的顺应性和容量的方法。膀胱扩大术是获得低压储尿的非常好的术式，但手术侵袭性大，术后尿排出功能低下为缺点，其适应证选择应慎重。其他国家有用膀胱肌层切开的膀胱扩大术治疗不稳定膀胱有效的报道，在目前这种术式很少用于尿失禁的治疗，而多用于预防和治疗低压储尿功能障碍。

充盈性尿失禁

对于充盈性尿失禁患者，首先行导尿解除膀胱过度伸展。然后检查引起膀胱过度伸展的原因并进行根治，若原因为尿道阻力增大时，多可行经尿道手术等外科治疗。另一方面，原因为逼尿肌活动性低下时尚无有效的手术疗法，可用以乌拉胆碱、溴地斯的明为主的胆碱能药物治疗，但很多无效。药物疗法无效时可间歇自行导尿，但由于技术原因或看护条件等原因不能持续时，只能留置导尿管。

尿道外尿失禁

轻度膀胱阴道瘘时，膀胱内留置导尿管瘘孔有时可自行闭合，均需手术治疗，可行经膀胱或经阴道的瘘孔闭合术。对于输尿管阴道瘘根据瘘孔的位置和输尿管损伤的状态选择行输尿管端端吻合术、输尿管膀胱吻合术或膀胱瓣成形后输尿管膀胱吻合术、交叉性输尿管输尿管吻合术及肾盂小肠膀胱吻合术等。

输尿管异位开口时，根据肾功能、输尿管开口部位选择行肾输尿管切除术(重复输尿管时行半肾切除术)、输尿管膀胱再吻合术等。

功能性尿失禁

首先确认无合并膀胱、尿道的器质、功能障碍，存在可治疗的疾病时应先予治疗。在此基础上详细了解患者的尿失禁状况，分析尿失禁的原因。原因是住所、寝室和厕所等空间的问题及衣服的问题时，对此进行改善可有效果，但多种情况下与痴呆、失语症、ADL 水平极度低下等复杂情况有一定关系，因此难以判明原因。看护细致有可能减少尿失禁的频度，但不适于所有的患者。根据定义尿失禁具有较强的QOL疾病特性，特别是高龄者及痴呆患者发生功能性尿失禁时，需确认当事者有无痛苦感，或是否希望治疗。有时患者自我安易于尿失禁或视应用尿布为罪恶感，应予注意。

（百濑 均）

药物性、医源性排尿障碍

排尿障碍可分为尿排出障碍和储尿障碍，因使用药物、手术及使用医疗器材而致的排尿障碍也不少见，在此概述。

药物性排尿障碍

药物性排尿障碍多是使用作用于膀胱、尿道及前列腺的自主神经系统的药物引起，另外也有直接作用于平滑肌所引起，还有机制不明的药物引起。在此分为尿排出障碍和储尿障碍，进一步按药物作用部位解说。

尿排出障碍(表 1)

● 中枢神经水平

麻醉药：吗啡、鸦片制剂等。作用于中枢神经的最重要机制是抑制鸦片受体介导的排尿反射。

中枢性肌松药：作用机制为通过脑干的GABG受体抑制膀胱功能。

抗精神病药：因具有多巴胺拮抗作用，拮抗多巴胺而抑制桥脑排尿中枢的排尿促进作用，此外，尚与抗胆碱作用也有关。

抗抑郁药：通过抑制中枢神经系统产生排尿抑制作用。

● 末梢神经水平

生物碱类药物长期服用可引起以轴索变性为主的病理改变，造成末梢神经障碍。

● 膀胱逼尿肌水平

通过抗胆碱作用和平滑肌直接作用，引起尿排出障碍。

治疗尿频、尿失禁药物：因抗胆碱作用、钙拮抗作用及平滑肌松弛作用等所致。

解痉药：溴丁托品等因具有抗胆碱作用而引起尿排出障碍。

治疗消化性溃疡药物：主要因抗胆碱作用引起尿排出障碍，也有因平滑肌直接松弛作用而致的。

治疗心律不齐的药物：丙吡胺等具有抗胆碱作用，发生尿排出障碍率为5.7%，多在用药后1周内出现。

抗过敏药：这类药多是抗组织胺H1受体的拮抗药，也具有抗胆碱作用。有些尚有交感神经α受体刺激作用。

抗精神病药：WHO分类中主要的镇静药，一般具有较强的自主神经抑制作用。酚噻嗪诱导体具有抗胆碱作用，只有长期服用才有可能发病。

抗焦虑药：苯二氮杂卓类药物及地西泮等具有平滑肌直接作用和抗胆碱作用。因其具有较强的中枢性肌松弛作用，可使尿道括约肌松弛，引起尿失禁。一般出现排尿障碍需1周以上时间。

抗抑郁药：阿米替林等三环类抗抑郁药，具有抗胆碱作用的同时，还有增强末梢神经儿茶酚胺的作用，引起尿排出障碍。

治疗帕金森病药物：对膀胱水平有作用的有苯海索等，具有抗胆碱作用。

脑循环改善药：具有抗胆碱作用和平滑肌直接作用。

抗眩晕、美尼尔综合征药：具有抗胆碱作用。

中枢性肌松药：为用于痉挛性麻痹和肌紧张的药物，因具有平滑肌直接作用，引起尿排出障碍，同时因有尿道外括约肌松弛作用，也可引起尿失禁。

支气管扩张药：茶碱类药物具有平滑肌直接作用和抗嘌呤作用。

治疗感冒药：有抗胆碱作用、抗组织胺作用及交感神经α受体刺激作用，可引起尿排出障碍。

机制不明的药物：治疗高脂血症药、抗真菌药、抗结核药等也有报道可引起尿排出障碍。

● 膀胱出口部水平

膀胱颈部、尿道及前列腺具有较多的交感神经α受体，通过刺激交感神经可引起尿排出障碍。

交感神经α受体激动剂：代表性的有支气管扩张药和治疗低血压的药物。

治疗帕金森病的药物：多巴胺的前驱体左旋多巴及去甲肾上腺素药物前体、多巴胺激动剂等均可刺激交感神经α受体，引起尿排出障碍。多巴胺激动剂因可刺激桥脑排尿中枢可引起尿频、尿失禁。

抗抑郁药：可增强末梢神经儿茶酚胺的作用，引起尿排出障碍。

表1 可能引起尿排出障碍的药物

作用部位	种类	名称
中枢神经系统	麻醉药等	盐酸吗啡、磷酸可待因
	中枢性肌松药	力奥来素
	抗精神病药	新佩利多耳
	抗抑郁药	薄荷酮、氯恶唑仑
末梢神经	抗癌药	长春新碱
膀胱	尿频、尿失禁治疗药	溴丁托品、丁溴东莨菪碱
抗胆碱能作用	解痉药	
	治疗消化性溃疡药物	异丙碘铵、西咪替丁
	抗心律不齐药物	丙吡胺
	抗过敏药	高氯环嗪、变应素
	抗精神病药	螺环哌啶酮
	抗焦虑药物	地西泮
	抗抑郁药（三环类）	丙咪嗪、阿米替林
	抗帕金森病药	
	改善脑循环药物	己酮可可碱、癸酸氟哌啶酯
	抗眩晕、美尼耳病药	眩晕停（地芬尼多）
平滑肌直接松弛作用	中枢性肌松药	
	抗焦虑药	地西泮、神经苷脂
	支气管扩张药	
	感冒药	
	改善脑循环药	
机制不明		
膀胱出口部	治疗前列腺癌药	亮丙瑞林
	人绒毛膜促性腺激素	
	抗抑郁药	
	β－肾上腺素能阻滞药	普萘洛尔（心得安）
	α－肾上腺素能激动药	麻黄素
	抗帕金森病药	左旋多巴
	治疗肥胖药物	氯苯咪吲哚

治疗前列腺癌的药物

减肥药：具有阻止神经终末端单胺重吸收作用。

交感神经β阻滞剂：通过交感神经β受体阻断作用，相对性地增加膀胱颈部α受体作用，增加尿道阻力，引起尿排出障碍。

储尿障碍(表2)

● 作用于中枢神经

抗焦虑药：前述的苯二氮杂卓类药物可引起尿频、尿失禁，其作用机制为强力的中枢性肌松弛作用，认为是刺激GABA受体的作用所致。应注意在意识不清、判断力低下的病人可引起充盈性尿失禁。

中枢性肌松弛药：这类药物可引起尿失禁和尿潴留。丹曲洛林可引起排尿障碍、尿频、尿失禁。

抗癌药致中枢神经损害：5-Fu等长期应用可引起白质脑病，由此致尿失禁。

● 作用于膀胱逼尿肌

直接收缩逼尿肌：促进消化管道运动的药物可引起尿频。

直接刺激膀胱：治疗膀胱癌的阿霉素等抗癌药物，膀胱内直接应用可引起尿频。

过敏性膀胱炎：抗过敏药物经口服常可引起过敏性膀胱炎。

● 作用于膀胱出口部

交感神经α阻滞剂或交感神经阻滞剂

尿道平滑肌直接松弛药：冠心病治疗药物亚硝酸甘油，通过血管内皮细胞产生的NO，使尿道平滑肌松弛。治疗勃起功能障碍的药物西地那非为5型磷酸二脂酶抑制剂，具有增强全身NO的作用，因此也不能排除其通过尿道平滑肌松弛作用引起尿失禁的可能性。

● 作用机制不明的尿频、尿失禁：

有些钙拮抗剂、消炎镇痛药、抗溃疡药、改善循环药、某些激素等可能因不明机制引起尿频、尿失禁(表3)。

医源性排尿障碍

● 手术引起

盆腔内手术：子宫癌、直肠癌手术时，如损伤盆腔内自主神经，可引起尿排出困难。

脊柱手术：脊髓损伤时多出现尿频、尿失禁。

脑外科手术

表2 可引起储尿障碍的药物

作用部位	种类	名称
中枢神经系统	抗焦虑药 中枢性肌松药 抗癌剂	地西泮 替加氟　5-Fu
膀胱	逼尿肌直接作用 膀胱内灌注直接刺激 过敏性膀胱炎	 丝裂霉素　噻替哌　阿霉素 曲尼司特
膀胱出口部	交感神经α阻滞剂 交感神经阻滞剂 尿道平滑肌直接松弛药	哌唑嗪　乌拉地尔 亚硝酸甘油　西地那非

表3 作用机理不明的可引起尿频、尿失禁的药物

种类	名称
Ca^{2+} 拮抗剂	硝苯地平
消炎镇痛药	吲哚美辛（消炎痛）
抗溃疡药	
循环改善药	
有利尿作用的下丘脑激素	下丘脑性促性腺激素、血清性促性腺激素
其他	
治疗高钙血症的药物	依降钙素（益钙宁）
治疗急性白血病的药物	
抗心律不齐药	
干扰素（α、β）	
抗病毒药	
抗癫痫药	唑尼沙胺

● 尿道留置器具

尿道内长期留置尿管可引起尿道炎，不恰当的插尿管操作可致尿道狭窄，也有对尿管材料胶乳橡胶过敏者，应注意。

（武田正之）

心理性排尿障碍

社会环境复杂和社会生活压力增大的今天，主诉心理障碍的患者增多。由于下尿路和生殖器主要由自主神经支配，容易受到心理作用的影响。

分类、发病年龄

心理性下尿路功能障碍，分为心理性尿频、尿急综合征和心理性尿闭，再进一步分为急性型和慢性型。发病年龄前者以20岁较多，后者以20～30岁和50～60岁较多。后者中小儿时期发病呈慢性经过的Hinman综合征(非神经源性神经源性膀胱)，可导致难治性上尿路障碍恶化，应注意。

诊　断

心理性下尿路功能障碍的诊断：①排除神经源性膀胱，②有证据显示下尿路症状的出现与心理障碍相关，③对心理疗法、精神疗法、精神药理疗法有良好反应等。特别是经③的治疗排尿障碍明显改善而确定诊断者较多。因此，慢性下尿路功能不全病例，确定诊断需要一定时间。

详细地询问病史(医生在询问症状时应留意心理性排尿障碍)，排尿日记，泌尿外科检查所见、尿检查等实验室检查，心理测验，各种自主神经检查［精神发汗试验（图1a，b）、尿流动力学检查、卧位／立位的血压测定、心电图R−R间隔等］有助于心理性下尿路功能障碍的诊断。

治　疗

治疗可试行心理疗法、精神疗法、精神药物疗法结合包括生物反馈的行为疗法的综合治疗。泌尿外科医生应适当选择精神支持疗法和行为疗法，并加必要的药物治疗方法。

治疗的关键是，用足够时间询问患者的烦恼，为患者创造安心，去除所有烦恼的

图1　精神发汗测定装置

a：Kenz-Perspiro OSS 100发汗测定器　b：记录计

a

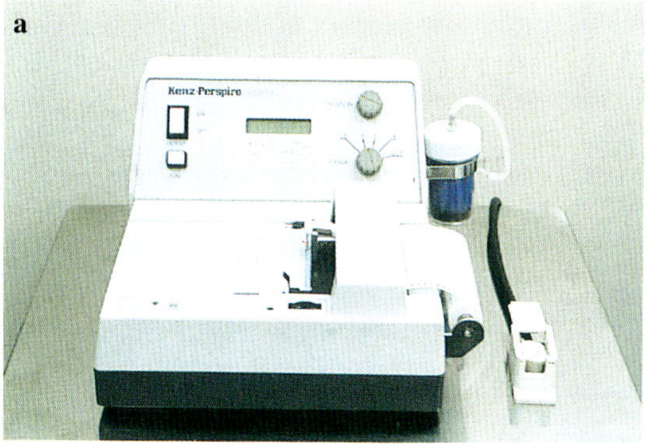

b

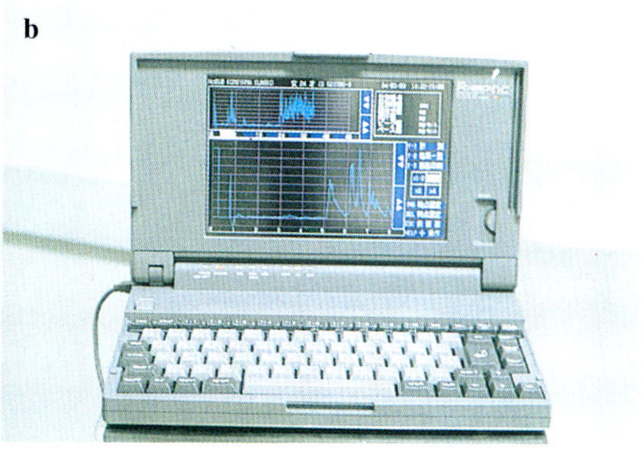

环境。医生与患者的信赖关系，有助于发现与治疗相关的心理因素。

以下举例说明心理性尿频、尿急综合征和心理性尿闭。

病　例

● 病例1：心理性尿频、尿急综合征

17岁，女高中生。

病史：1994年4月因金钱的问题与同学争执，从6月起拒绝上学。从此出现尿频，下腹不适感，尿不尽感。排尿次数：从早晨到白天每15分钟1次，回家后60～90分钟1次，夜间0次。6月18日出现血尿来就诊。诊为膀胱炎应用抗生素治愈后，但仍有尿频。

既往史：小学5年级时听说要换班，紧张地站不起来，告诉她不换班时，即可行走。

家族成员：祖父母，双亲，一个哥哥，3个妹妹共9人。

性格所见：性格开朗。在高中排球部是主力选手。人际关系良好，与朋友争执后，变得抑郁。也自觉有心理障碍，希望上学校，努力试图解决问题。

排尿日记：本病例的排尿日记如图2a所示，根据排尿日记的平均排尿间隔变化如图2b所示。

诊察所见：骶髓神经反射正常。

实验室检查：尿检查正常。

尿流动力学检查：最大尿流率在正常范围，但有腹压排尿波形（图3）。膀胱容量减少。逼尿肌收缩压在正常范围，但盆底肌松弛不足。尿流动力学检查诊断为感觉性急迫性尿频。

心理测验：CMI：I型，TEG：AC低下型。身体感觉的言语化能力差，高度被暗示性并情绪发育未成熟。

治疗方法：应用自主神经训练法（标准练习法）和精神药物疗法（地西泮、逼尿肌松弛药、交感神经α阻滞剂）后尿频和尿意急迫感缓解，暑假后再次上学。9月后又受到同学的欺侮，尿频和下腹部不适感加重，再次拒绝上学，经学校方面的努力到9月末再次开始上学。与朋友的争执解决后，上学

图2　症例1的排尿日记和平均排尿间隔的随时间变化

a：排尿日记

b：排尿间隔的随时间变化。与上学前/上学中相比，回家后排尿间隔延长

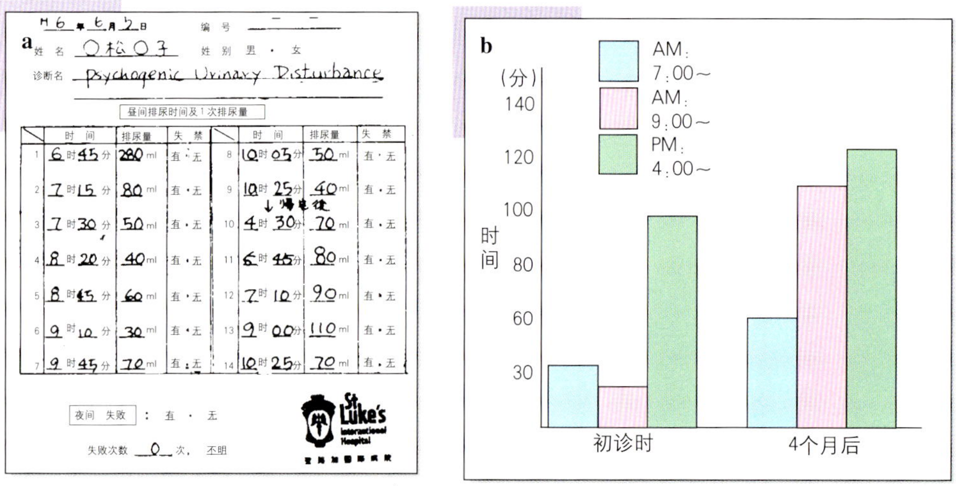

的障碍消失，排尿曲线正常化，尿频消失。

● 病例 2：急性心理性尿闭

23 岁，女性，教师。

病史：1995年6月因外伤，以膀胱损伤、耻骨骨折，神经源性膀胱接受治疗，但症状恶化，并发生无月经，对医生产生不信任，反复找不同的医生就诊。经促排卵药治疗恢复月经。主诉下腹部压迫感、排尿困难、间歇性排尿、排便障碍（便秘）及压力性尿失禁。

检查所见：骶髓神经反射正常。

性格所见：大学毕业后，在东京独住，性格文弱。来院时的印象为无表情。

实验室检查：尿检查正常。尿细胞学检查为I级。

尿流动力学检查：尿流率结果如图4所示。影像／尿流率检查，静止时最大膀胱压为 18cmH_2O，没有无抑制收缩，逼尿肌收缩压低，有腹压排尿可见排尿时盆底肌松弛。残余尿 30ml。

随诊观察中，最大尿流率低下时，残余尿达 50ml 以上。

心理测验：CMI：III 型的神经症倾向。TEG：FC 低下型。对援助反应良好时较好，反应差时精神压力积聚，无发泄手段，急躁时容易发怒。

发汗试验：呼吸负荷试验，算术负荷试验，心理负荷试验阳性（图 5）。

治疗经过：经 1 次／周精神支持疗法，症状改善。1998 年 1 月结婚，之后尿流率波形最大尿流率值及尿流量波形显著改善（图 6），残尿消失。但是，月经前后可有尿流率低下和出现少量残尿。

图 3　症例 1 的尿流量波形
极力自我控制时膀胱容量为 175ml。尿流量波形上可见腹压一致的尿流量率增加
排尿时间 24ml/ 秒　平均尿流率 7ml/ 秒
最大尿流率 24ml/ 秒　尿量 175ml

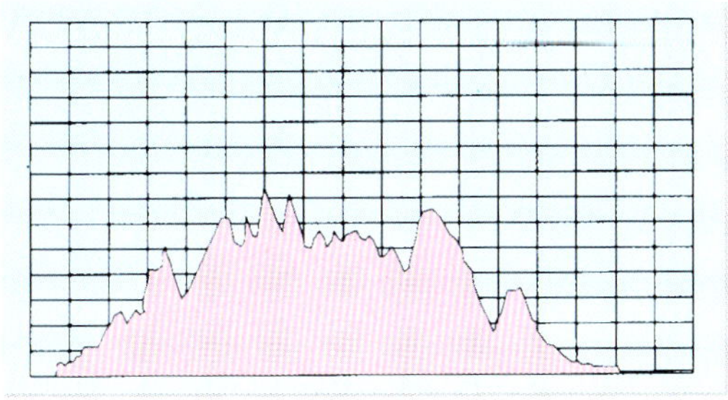

图 4　病例 2 急性心理性尿闭病例的初诊时尿流率波型（1996.10）
可见排尿时间延长，最大尿流率值低下。
尿量 311ml，最大尿流率 15.1 ml/ 秒，平均尿流率 6.9 ml/ 秒，踌躇时间 2.9 秒，排尿时间 44.9 秒

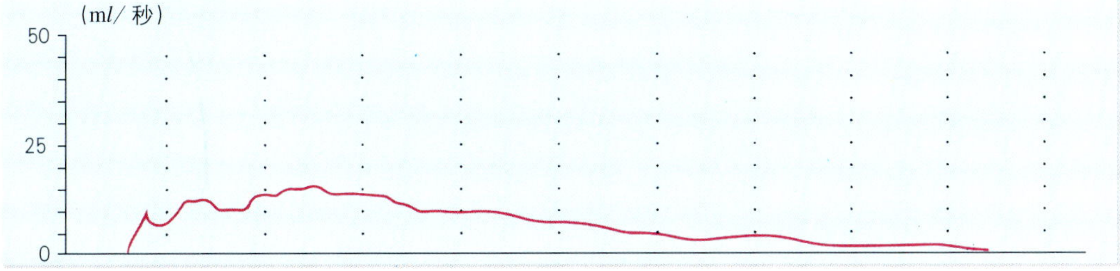

图5　病例2精神发汗试验的结果

呼吸负荷试验：强阳性。算术负荷试验：阳性。心理负荷试验：对于友人关系示强阳性

测量时间 68 秒

总水分量 0.37mg

发汗量 0.37mg

峰值 0.73mg/min

基础值 0.00mg/min

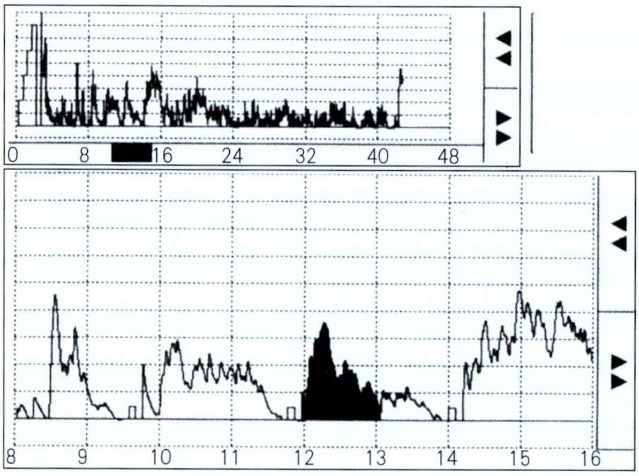

图6　病例2的3年后尿流率波形(1999.11)

钟状波型，最大尿流率值也在正常范围内。

尿量 272ml，最大尿流率 25.6 ml/秒，平均尿流率 11.7ml/秒，踌躇时间 5.0秒，排尿时间 23.0 秒

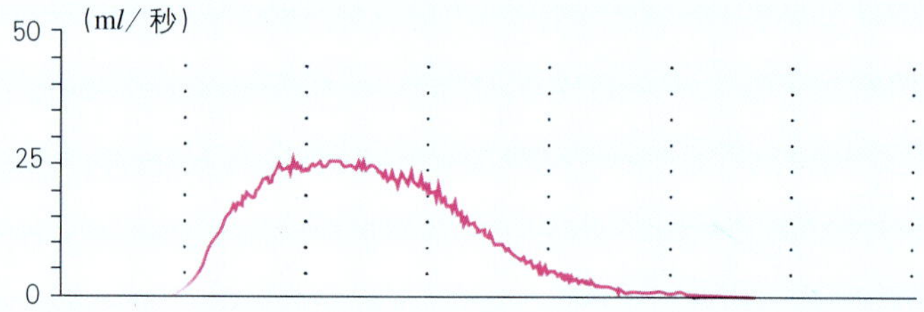

（福井準之助）

老年泌尿外科学

- 老年人肾形态、功能的变化
- 老年人下尿路形态、功能的变化
- 老年人的性功能
- 老年泌尿外科疾病的特征
- 老年人的排尿特征

高龄者有关泌尿外科疾病的诊断与治疗

  - 老年人泌尿、男生殖系感染
  - 前列腺增生症
  - 膀胱颈部硬化症
  - 老年人尿石症
  - 老年泌尿生殖系恶性肿瘤
  - 老年尿失禁
  - 老年性痴呆的泌尿系合并症
  - 脑血管疾病的泌尿系合并症
  - 帕金森病的泌尿系合并症

- 老年人泌尿科手术围术期处理

老年人肾形态、功能的变化

形态的改变

老年肾表面可见多个潴留囊肿(retention cyst)，性状与年轻者的平滑相比呈细颗粒状粗糙（图1）。另外，肾的大小、重量也减少，肾盂周围的脂肪增加。肾实质，特别是皮质减少。

组织学所见由于肾内血管动脉硬化以缺血性变化为中心，小叶间动脉的内膜纤维性增厚，中膜萎缩，入球、出球小动脉纤维性肥厚，内膜下玻璃样变。皮质中这个血管区域内的肾小球缺血，玻璃化引起肾小球的数量减少。肾小管中近端肾小管的长度、容积减少，远端肾小管憩室形成，引起间质的炎细胞浸润、纤维化，继而形成疤痕（图2）。切面粗糙感即为动脉硬化与玻璃样变。

功能的改变

即使无尿路感染等使肾功能低下的疾患存在，随年龄增长肾功能也出现低下。与年龄增长相关的肾功能变化是由于肾小球率过滤减少导致功能性肾单位减少。由年龄增加所致肾功能下降与高血压、动脉硬化性变化等关系尚有争议，但是患有高血压、动脉硬化症的老年人，与无高血压的老年人相比肾功能下降的程度增加，必要时注意年龄的比较。

肾血流量、肾小球滤过量

认为肾血流量、肾小球率过量随年龄增加而减少，40岁以后每10年间约降低10%。这是由于肾实质量减少，相当于单位质量的血流量，特别是以皮质血流减少为原因（图3）。

Rowe报道，体表面积校正肌酐清除率从25～34岁时平均140.1ml/分降到75～84岁时的96.9ml/分，减少了31%（图4）。血清肌肝从0.808mg/dl升至0.843mg/dl，变化不太大。日本人血清肌酐男女之间有差异，但与年龄有关的差异多见于80岁以上的女性（图5）。肌肝清除率男女间无差异，年龄大者略低（图6）。随年龄增加肌肉量减少，肌肉产生的肌酐减少。

近端肾小管功能

作为近端肾小管功能的指标进行PSP试验，报道PSP15分值随年龄增长降低，20岁平均41.3%，70岁平均29.1%。PSP15分值被认为与肾血浆流量相关，该值降低为肾血浆流量减少所致。尿中β_2-微球蛋白、NAG排泄量与年龄无相关性。

图1 老年人的肾表面

左边70岁男性与右边40岁男性的肾表面比较，可见表面粗糙、呈细颗粒状，有潴留囊肿。

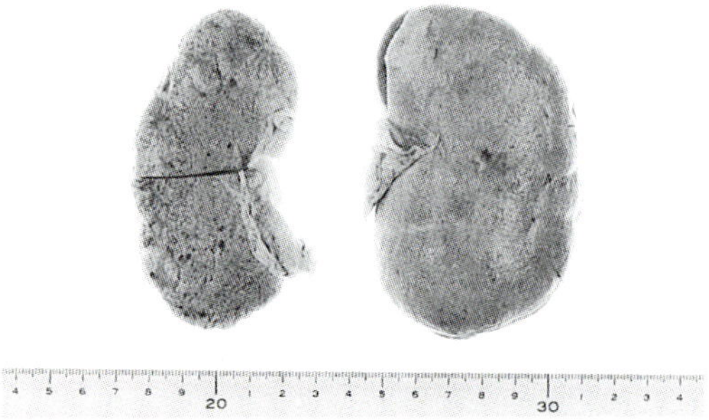

远端肾小管、集合管的功能

远端肾小管、集合管的尿浓缩功能因年龄增加而降低，最大尿浓缩力随着年龄增加而降低。另外，可见保Na功能降低，也可发生尿酸化功能障碍。由于肾小球的玻璃化导致肾单位减少，间质纤维化，髓质渗透压调节功能不全，对抗利尿激素（ADH）和醛固酮反应降低，Na、K-ATP酶活性降低等。

肾内分泌功能

肾内分泌功能的变化，可见血浆肾素降低，尿激肽释放酶、前列腺素的活性降低，促红细胞生成素产生减少，活化维生素D减少等。

图2　老年人的肾组织

70岁男性的肾组织(a)与40岁男性(b)比较，可见肾小球玻璃化，由于肾梗塞导致间质纤维化、瘢痕形成、动脉内膜肥厚

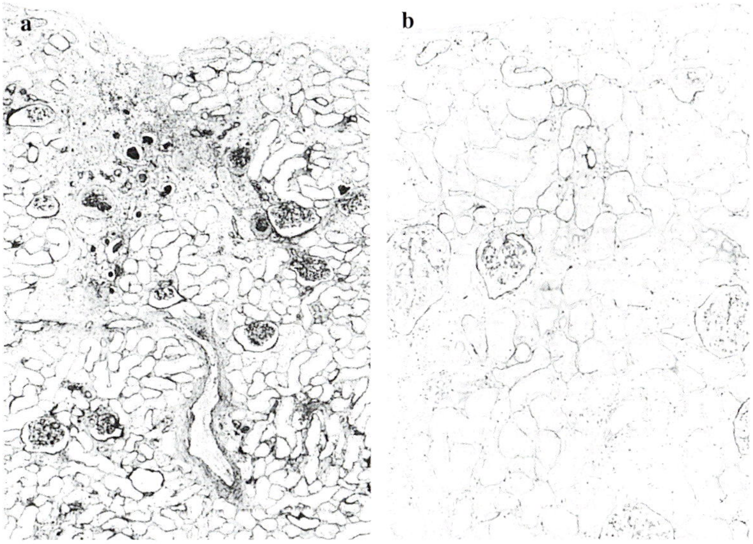

图3　健康人的年龄与肾灌流量的关系

平均肾血流量随年龄增加而减少（$p<0.001$），主要是由于肾皮质的血流量减少所致

Q_M：平均肾血流量 Q_I：肾皮质血流量

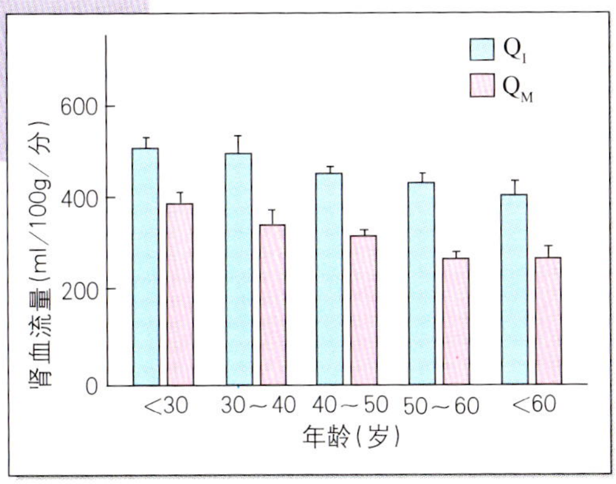

图4　年龄与肌酐清除率

伴随年龄肌酐清除率降低

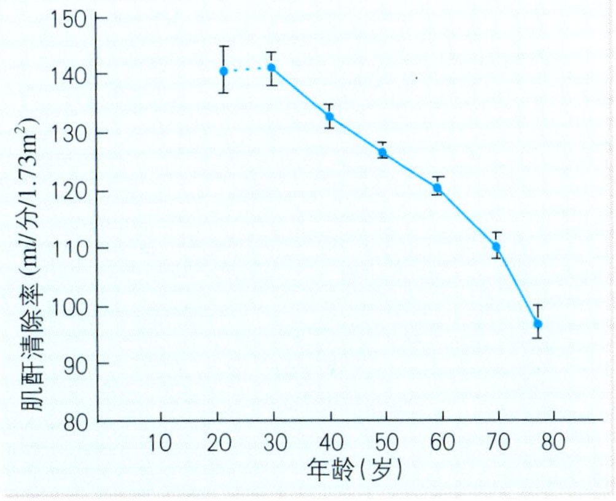

图5 日本人的年龄与男女血清肌酐值

女性80岁以上比50岁有所上升（**P<0.01）。男女相比50～79岁的男性有所上升（###P<0.001，##P<0.01，#P<0.05）

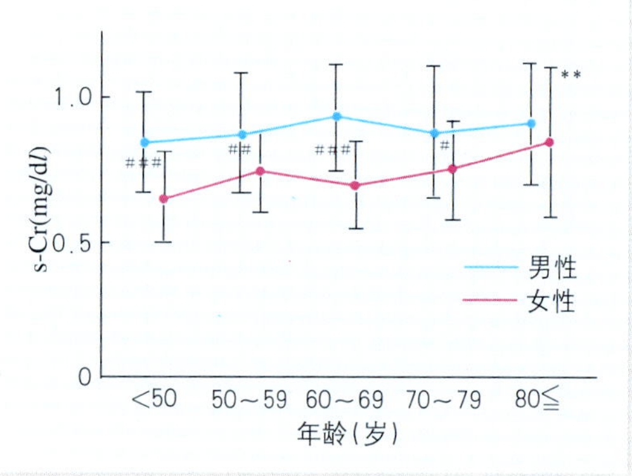

图6 日本人的年龄与肌酐清除率

体表面积校正肌酐清除率与50岁以下比较各年龄段均有所减少（**P<0.01，*P<0.05），男女之间无差异

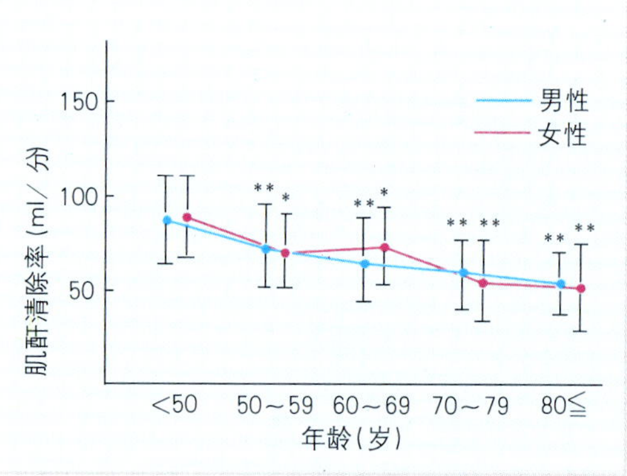

（锦户雅春 齐藤 泰）

老年人下尿路形态、功能的变化

男性下尿路随年龄增加前列腺增生，尿道阻力增加，如继续增大，排尿时由于膀胱的工作量增加使膀胱形态发生改变，形成小梁和憩室。另外，女性尿道受性激素的影响，因闭经使其功能发生较大的变化。

膀胱形态、功能的变化

一般来讲膀胱的形态不受年龄增长的影响，但是老年人与年轻人相比，即使相同膀胱容量排尿压明显增加。膀胱收缩主要是胆碱性毒蕈碱能受体受刺激产生，但使用 ^{3}H-QNB 研究发现膀胱平滑肌的毒蕈碱能受体的量随着年龄而改变，说明出生后变化显著，成人后约减至1/2。新生儿膀胱平滑肌毒蕈碱能受体明显增多，说明新生儿末梢调节的排尿模式不成熟。

一般到老年可出现尿频。膀胱平滑肌交感神经β受体存在，储尿时下腹神经作用刺激膀胱松弛。认为其在人体为β_2受体，β_2受体刺激药可增加膀胱容量。如应用 ^{3}H-DHA 来测定人体膀胱β受体的含量，判断表明老年人特别是女性膀胱的β受体含量减少。这个事实也认为是老年人尿频的原因之一。再者，老年人由于轻微的脑梗塞病和变形性脊椎病，可发生神经源性膀胱，由于膀胱过度活动呈现尿急和急迫性尿失禁。认为这也是年龄增加导致膀胱功能性变化的原因之一。

膀胱平滑肌与其他平滑肌不同，前列腺素（PG）E_1、E_2、$F_2\alpha$ 中的任一个都会引起膀胱收缩，临床试验行膀胱内注入PG可引起有效的膀胱收缩。这种膀胱PG作用具有年龄依赖性，年龄小者$F_2\alpha$最强而高龄者E_2起作用。

在成熟的雄性和雌性兔子中进行膀胱β受体含量的比较时雌性较多。如妊娠会更多。认为子宫等使膀胱处于负荷状态，进而松弛膀胱的功能亢进。例如在妊娠期女性中具有预防尿频和膀胱输尿管返流的作用。

表1显示膀胱受年龄增长的影响。

男性尿道形态、功能的变化

男性尿道伴随年龄增加出现前列腺增生，到老年出现排尿困难和尿频。增生的前列腺与同龄无增生的前列腺比较，α受体含量增加，表示前列腺增生症的排尿障碍与α受体密切相关（图1）。其为α_1受体阻断药治疗前列腺增生症的根据。但是如到老年无前列腺增生时前列腺的自主神经受体量几乎无改变。因而可以说年龄增长本身对男性尿道几乎无影响。

女性尿道形态、功能的变化

由于女性生产时尿道周围组织发生机械性损伤，有时成为尿失禁的原因。但是到老年后雌激素分泌低下，可见子宫、阴道、尿道黏膜的萎缩，即使未结婚、生产过的女性到老年也有发生尿失禁的情况，表明老年女性中尿失禁与激素（雌激素）水平密切相关。

雄性兔子去势术后，尿道的α_1受体量减少，α_2受体量轻度增加。再给予雌激素

表 1　膀胱平滑肌受年龄增长的影响（东京医科齿科大学泌尿科）

膀胱	老年	青年（成熟）	出生时
毒蕈碱受体量（^{3}H–QNB）	85fmol/mg 蛋白质	85fmol/mg 蛋白质	170fmol/mg 蛋白质
β 受体量（^{3}H–DHA）	64fmol/mg 蛋白质	94fmol/mg 蛋白质	
前列腺素所致收缩	$E_2 \geqslant F_2\alpha > E_1$	$F_2\alpha \gg E_2 > E_1$	

图 1　正常前列腺(□)与增生前列腺(□)的 α 受体比较

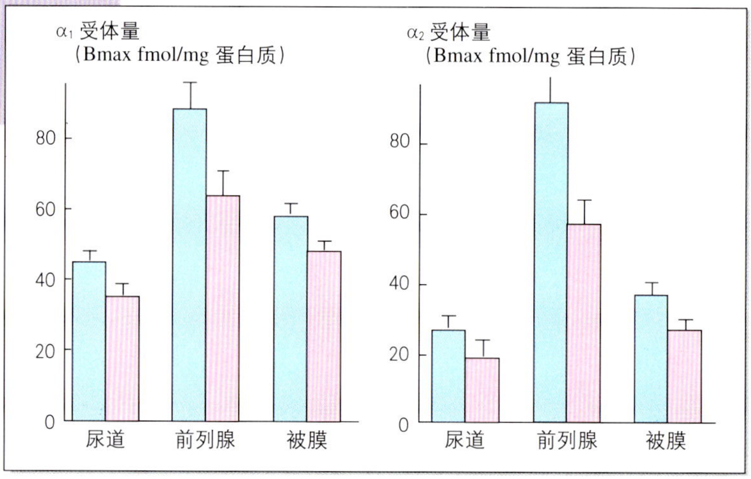

(5mg/kg,肌注，隔日一次)，α_2受体显著增加,4周后与成熟的雌性兔子水平相当。另外，生后5年的老龄雌兔尿道的α_2受体量比生后1年的雌兔尿道α_2受体量减少，而给予雌激素后α_2受体可增加（图 2)。

由此可见，老年女性尿道主要由于雌激素水平降低引起上皮萎缩,同时受α受体作用使尿道收缩功能降低，易引起尿失禁。

图 2　雄兔去势术后尿道α受体量以及给予雌激素效果与雌兔（成熟、高龄）尿道α₂受体量比较

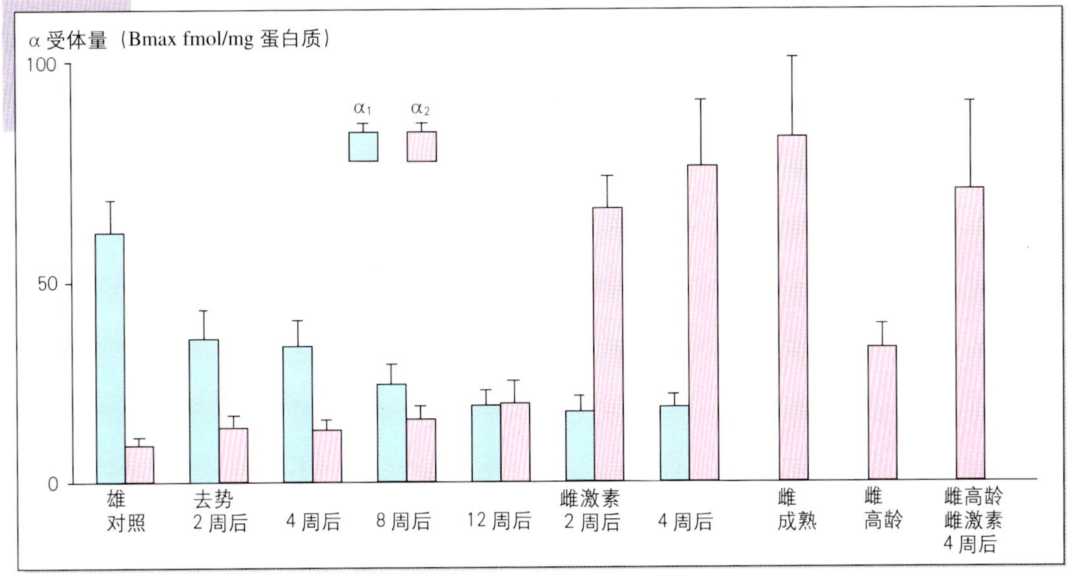

（森田　隆）

老年人的性功能

老年人的性功能从生理上随年龄的增加而降低，对于男性其原因不是单一的，在程度上存在个人差异。有时合并疾病或对其治疗（药物）也与性功能低下有关。由年龄所致的性功能低下，在男性易出现末梢功能如勃起能力或射精能力的改变，但是也不能忽视性欲或性刺激中枢功能的低下，其本身是复杂的。伴随年龄增加血管系统、神经系统、内分泌系统功能的变化为主体，但这些改变影响到性功能相关的末梢及中枢两方面。

本文对泌尿科医生日常遇到的男性老年人的性功能，特别是勃起功能进行叙述。

增龄对男性性功能的影响

随年龄增加男性性功能低下表现为勃起功能与射精功能（表1）。前者指对性刺激的勃起反应延迟，阴茎硬度减小等，后者为射精后到下一次勃起的时间延长，出现泌精消失等。夜间睡眠时勃起（nocturnal penile tumescence：NPT）以阴茎周径最大增加值作为男性勃起功能的指标，观察年龄增加发生的变化，20～30岁达到高峰后顺序下降，从50岁以后最大增加值<20mm（图1）。

推测由年龄增长所致勃起功能低下与许多原因有关（表2）。例如，阴茎的组织结构变化表现为海绵体平滑肌减少，胶原组织组成变化，导致阴茎的伸展性丧失或血流动态不全。阴茎动脉的组织学变化也与血流灌注低下所致勃起功能低下有关。另一方面，由年龄所致的神经功能的部分低下，特别是与勃起功能相关的振动知觉降低也很重要。如下面所述，糖尿病、慢性肾衰竭伴发的勃起障碍与神经功能障碍关系密切。男性血中的睾酮值随年龄的增加而降低，与女性的雌二醇急剧降低不同，其减少的程度较缓慢，还有很大的个体差异（图2）。血中睾酮值低

表1　伴随男性年龄增长的性功能低下

勃起功能	对性刺激勃起反应延迟 阴茎硬度下降 勃起持续时间缩短
射精功能	射精潜伏期延长 无泌精

图1　夜间睡眠时勃起阴茎周径最大增加值与年龄的变化

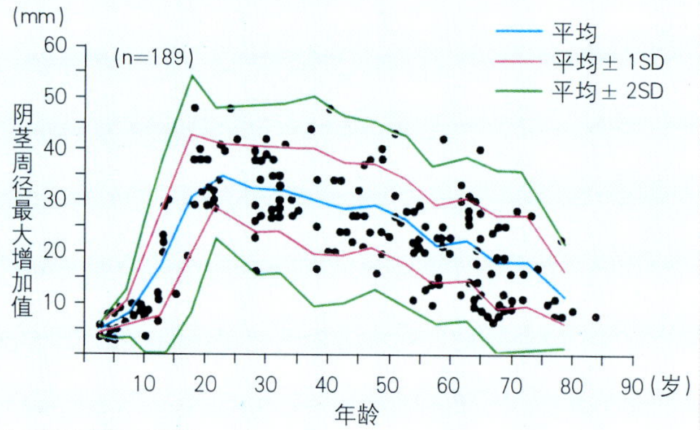

下时对性刺激反应迟缓、泌精消失，影响NPT的发生频率或程度。但是很少直接影响勃起功能。

合并疾病对性功能的影响

老年男性的勃起功能低下也不能忽视合并疾病的影响。这类疾病主要有动脉硬化、糖尿病、慢性肾衰竭等。全身动脉硬化也表现在阴茎动脉。据报道60岁、70岁时NPT小于10mm的勃起障碍有1/3伴有阴茎动脉的障碍。糖尿病者的勃起障碍与血管障碍及神经障碍密切相关。与同年龄的健康男性相比糖尿病患者勃起障碍加速进展。慢性肾衰竭者的勃起障碍推测与神经障碍、睾酮降低、血管障碍等相关。

勃起障碍的患病率与性交频率

在日本，勃起障碍发生的程度、频率，至今尚不清楚，但通过问卷调查结果，推测出50岁以上30%～50%的男性中存在不同程度的勃起障碍（表3）。这样的发生率与美国的调查结果无很大差异。与笔者进行的社区调查问卷的结果相比，勃起障碍的患病率几乎相同。如前所述NPT的阴茎周径最大增加值<20mm为诊断勃起障碍标准时，勃起障碍的发生频率无很大差别。实际性交次数的调查中，几乎没有性生活的男性（每月少于1次）大约比例40岁为3.5%，50岁（前半/后半）为4.7%～8.1%，60岁为12.5%～20.9%，70岁为29.7%～45.3%。

表2　伴随年龄增加阴茎勃起功能低下的相关因素

Ⅰ.末梢功能
- 海绵体组织构成：海绵体平滑肌减少，胶原组织组成变化
- 血管系统功能：动脉的组织学变化（动脉硬化等）
- 神经系统功能：振动知觉低下
- （内分泌功能：海绵体血管内皮细胞功能低下）

Ⅱ.中枢功能
- 内分泌功能：性中枢功能低下

图2　男性血中游离睾酮值与年龄的变化

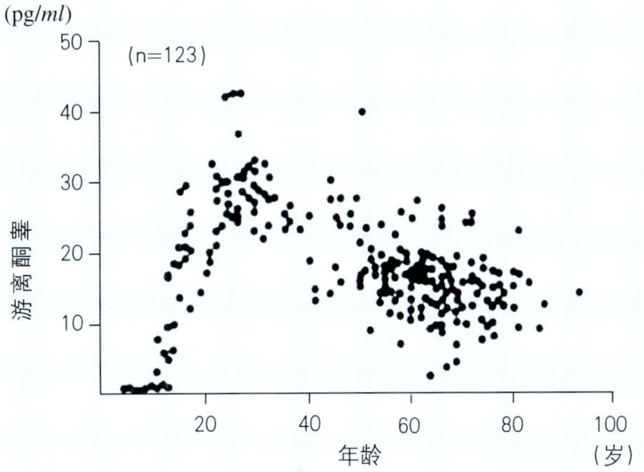

表 3　日本男性勃起障碍的患病率

*1 019 例（随意抽取）报告。

勃起障碍的定义："有时或中等以上的频率"中性交不能获得充分的勃起，不能持续。

** 289 例（community-based study）报告。

勃起障碍的定义："基本不能勃起"+"直接不能勃起"（过去 1 个月时间）。

*** 189 例（无性功能障碍的病例）报告。

勃起障碍的定义：夜间睡眠时勃起，阴茎周径最大增加值<20mm。

勃起障碍的患病率				
年龄	丸井等 *	年龄	Masumori 等 **	崛田等 ***
40～45	16%	40～49	15%	5%
46～50	20%			
51～55	36%	50～59	24%	23%
56～60	47%			
61～65	57%	60～69	39%	50%
66～70	70%			
		70～79	78%	71%

老年性功能障碍的诊断与治疗

对于老年性功能障碍的相关诊断、治疗，其原则与其他年龄组无改变（参照本书第四卷"阴茎勃起功能障碍"）。要充分考虑本人的家庭或社会环境、配偶或伙伴、与周围人的关系。也要考虑如前所述的年龄和伴发疾病的影响是非常必要的。不仅是合并疾病，其治疗对勃起的功能也有影响。因此，老年患者的勃起功能低下进行问诊相当重要，详细了解合并疾病及治疗方法的内容很重要。

充分掌握以上诊断，选择适当的治疗方法。同时要注意"仅改善勃起功能不是最终目的"。必须以"建立在配偶或同伴的精神或肉体的统一感觉"为其目标，也要对治疗者理解。另外，治疗者对"性"的不强迫意识也很重要。以这些为前提，制定适当的治疗目标，重要的是能够省去不必要的检查。可以说"对症治疗(goal-oriented treatment)"比年轻患者重要。

（塚本泰司，堀田浩贵）

老年泌尿外科疾病的特征

本文对老年泌尿科疾病诊断、治疗的一般注意事项进行阐述。

一般特征

一般老年人对疾病反应差，对发热和疼痛等症状感觉较迟钝，因此多无症状，由于恢复力低下病程经过长、症状多样。而且同时易发生多发性、多系统疾病，因此在治疗一种疾病时，必须注意其他脏器存在异常的可能。

另外，出现异常值，这不仅意味着最近发生的变化，而且可能是年轻时和中年时期引起变化的残留异常检验值。

一般老年人表现为失水，其中细胞内液减少，表示Na和 K等蓄积减少，易引起低Na、低K（图1，2）。检查值中，红细胞较年轻人有减少倾向，贫血阳性应注意有潜在的恶性肿瘤的可能。炎症等时无症状而白细胞数增加、CRP阳性、血沉增高等表现很重要。肝功能中GOT、GPT等变化较少，白蛋白值能较好地反映肝功能。其他，糖耐量低、尿酸低也是老年患者的特征。

治　疗

治疗需行保守治疗和手术治疗的方法，但是各脏器随着年龄的增加发生生理变化和具有多发性，必须考虑到多系统疾患存在并给予相应治疗。

保守治疗

保守治疗中，老年患者多服用多种药物，这一点必需首先掌握。

其次，关于药物治疗，关系最密切的脏器为参与药物代谢的肝脏，排泄药物的肾脏，吸收内服药物的胃、肠，然后是与药物分布有关的体液量。肝的解毒和代谢功能在一般肝功能检查未见异常时，可已低于正常的1/2～1/3，肾功能也随着年龄增长而显著降低（表1，2）。另外，老年患者与药物分布相关的体液也减少，血浆白蛋白减少，因此与白蛋白结合的浓度容易升高。

如上所述，老年患者与年轻人相比，包括副作用在内的药物影响较重，必须注意。

图1　老年人的身体构成（体重%）

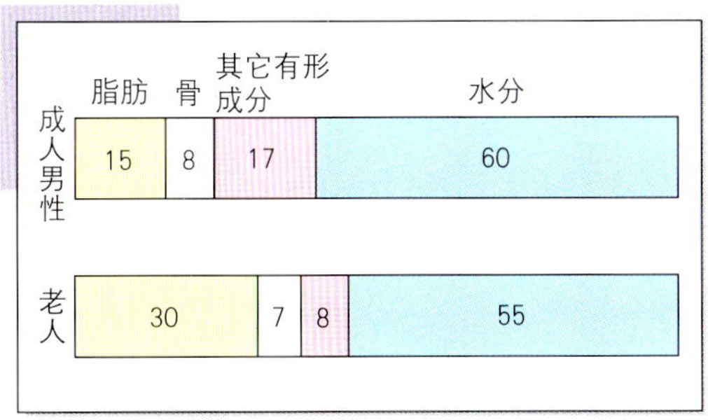

图2　老年人的体液分布（体重%）

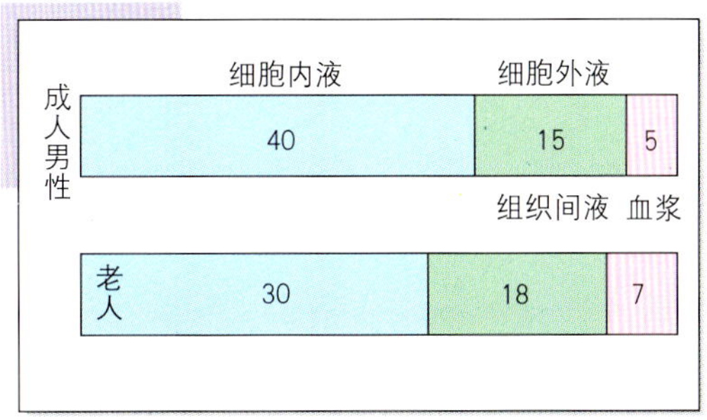

表1　老年人、青壮年的肝功能

	例数	胶体清除率 T1/2(分)	血浆 56Feglobulinate 出现时间（分）	时间滞后（日）
老年人	30	7.83 ± 0.75	15.00 ± 2.00	1.95 ± 0.66
青年人	30	6.66 ± 0.57	10.00 ± 2.00	0.8 ± 0.17
		0.05<P<0.1	0.01<P<0.025	0.025<P<0.05
老年人 / 青年人		1/1.2	1/1.5	1/2.4

表2　老年人与青壮年肾图的变化

		例数	达到峰值的时间：TA+TB（分）	T1/2M	15分值残存率：C/B(%)
老年人	右肾	35	4.98 ± 1.44	10.66 ± 2.66	50.13 ± 8.59
(60岁以上)	左肾		4.31 ± 1.48	10.80 ± 2.94	48.56 ± 8.65
年轻人	右肾	91	3.06 ± 0.72	5.51 ± 1.77	32.58 ± 8.34
(30~59岁)	左肾		3.08 ± 0.65	5.49 ± 1.74	32.75 ± 7.20
老年人 / 年轻人			1/1.45	1/1.5	1/1.5

外科治疗

外科治疗，原则上同保守治疗。最近向无年龄限制方向发展，但与年轻人相比老年人的治疗范围较小，因此加强围手术期处理是非常必要的。

特别是手术中必不可少的输液，由于心功能和肾功能低下安全限界较窄（图3）。因而用量较年轻人少，尽可能避免快速输液。例如TUR–P时的水中毒，是很危险的。

（宫川征男）

图3　心电图的年龄变化（根据1万人的调查结果）

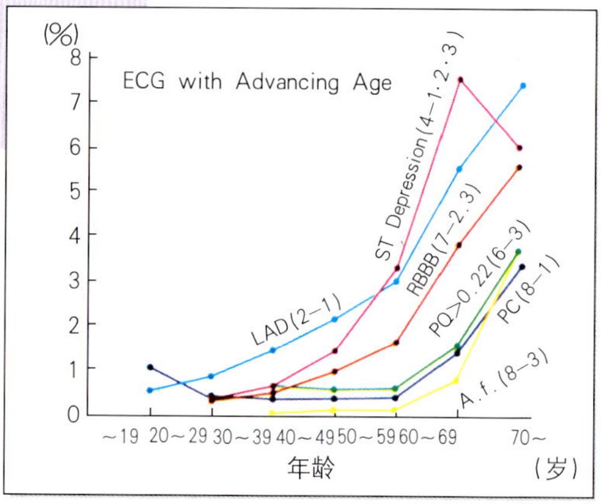

老年人的排尿特征

老年人的主要排尿障碍为尿频、排尿困难以及尿失禁。这些排尿障碍发生的原因不仅是膀胱，也有其他脏器的老化或疾病所引起。由于老化不是单一的，而是多个脏器发生，因此诊断老年人排尿障碍时，应掌握全身的情况。

排尿次数的增加

不仅老年人发生，而且排尿次数增加（尿频）的原因不是单纯性的，其原因有多种（表1）。

尿频也受患者的主观意识控制，应根据排尿时间和排尿时的尿量制成排尿记录来客观的掌握。由此可掌握1日的尿量、尿频的模式等。夜间排尿量比白天排尿量多的病例并不少见。另外，尿检不仅是诊断炎症，通过测定尿比重可发现因肾功能和水分摄入过多导致的多尿。残尿测定有助于判断功能性膀胱容量。多采用超声测定残余尿量。这些检查并不特殊，操作简便，且能掌握就诊者的排尿状态。

尿　频

随着年龄的增加排尿次数增加。仅发生在白天的尿频几乎是由外出等的紧张引起。全日尿频的病例，膀胱容量减少、每次排尿量减少的情况多见。这种原因认为是膀胱壁的伸展性减小，无抑制性收缩等刺激膀胱收缩。也可见不能耐受尿意而排尿、尿失禁的状态。进行尿流率测定时，不能获得充分评价的排尿量的老年患者，被认为是基于上述原因不能储尿。

老年人，以脑血管疾病等为代表的神经源性膀胱时膀胱绝对容量减少，与前列腺增生为代表的下尿路梗阻疾病所致的功能性膀胱容量减少的治疗方法不同，要注意鉴别。

夜间尿频

夜间排尿次数随年龄的增加而增加（图1）。认为前列腺增生症为其主要原因。但是，通过前列腺增生症的治疗，其他与前列腺增生相关联的症状虽有改善，但夜间尿频常无改变。夜间尿频的原因更要考虑其他疾病。

夜间尿量增加的病例中，认为有ADH（抗利尿激素）异常分泌和心、肾衰竭。无ADH分泌异常时给予强心剂也有获得意外效果的病例。必要时检查与睡眠障碍的关系。

通过多功能睡眠记录仪，指出随年龄增加发生快波睡眠的时间和频率增加。认为其结果表明伴随年龄增加的睡眠障碍（图2）。睡眠障碍与夜间尿频的关系是“睡不着

表1　尿频的主要原因

水分摄取过多
ADH分泌异常，糖尿病，作为健康法的饮水
心或肾衰竭
神经源性膀胱和因膀胱壁伸展性丧失所致膀胱容量减少
膀胱结石、膀胱炎等引起的膀胱刺激症状
精神紧张或尿频癖
下尿路梗阻等所致功能性膀胱容量减少

而夜间尿频”还是“夜间尿频而睡不着”？有待于进一步探讨。但是也有主诉夜间尿频的病例给予安眠药有效。老年患者也有必要给予短期的安眠药。

排尿困难

尿势随年龄的增加而减弱。认为尿流测定波形异常从40岁时开始增加，60岁时有70%以上的异常（图3）。但是，60岁以

图1　年龄增加与夜间排尿次数

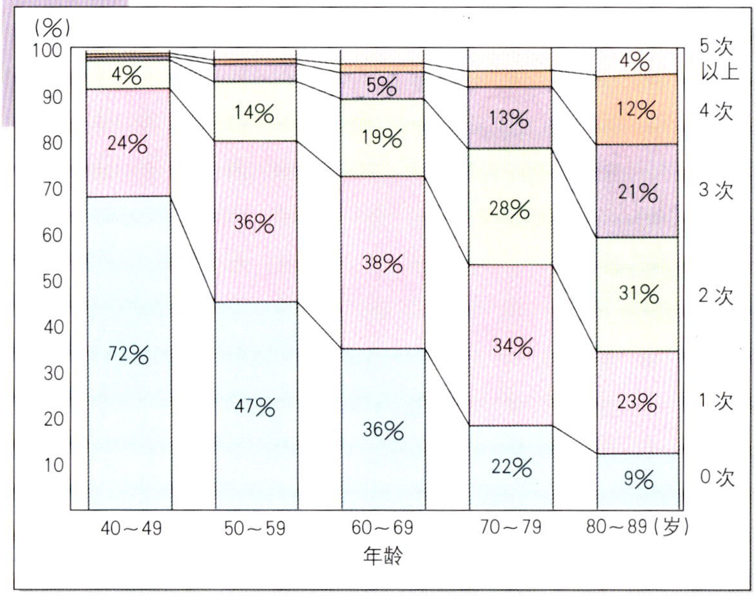

图2　年龄增加与睡眠觉醒次数

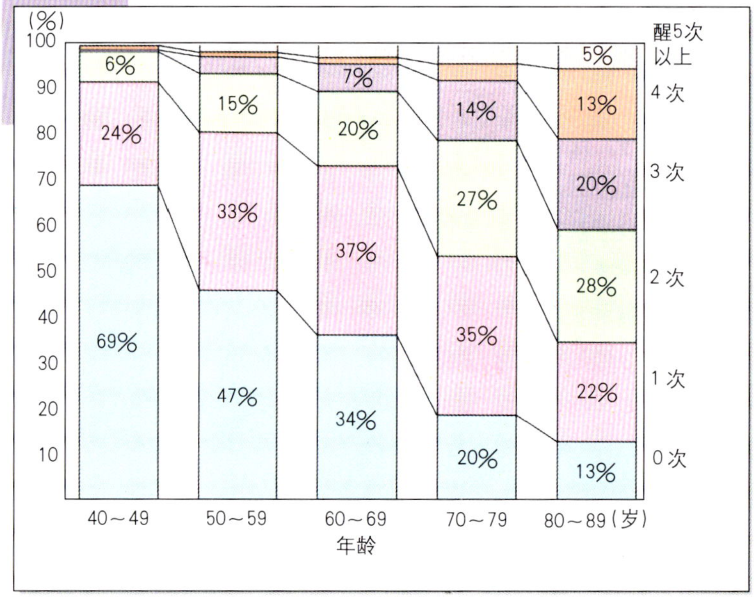

图 3　年龄增加与尿流量测定波形异常

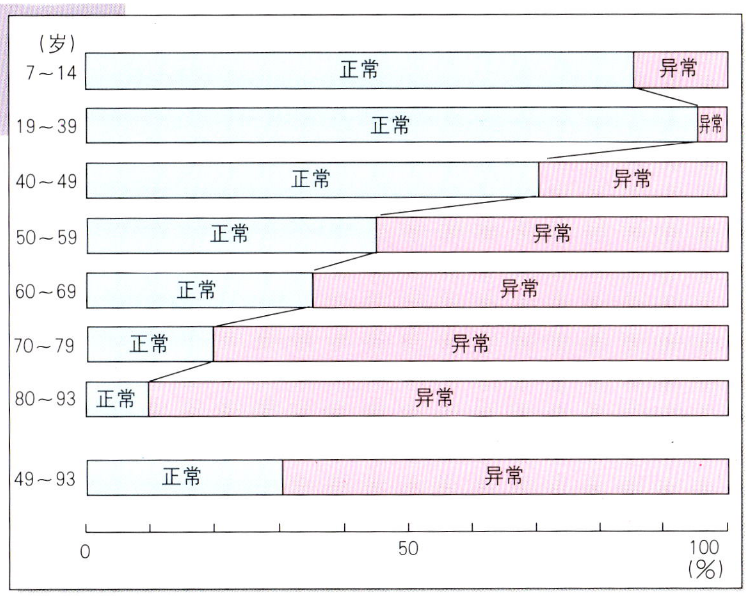

表 2　老年人尿失禁类型

	女性（%）	男性（%）	合计（%）
急迫性	9	35	16
压力性	27	8	22
混合型	55	29	49
其他	9	28	14

上者并非均有主诉症状，上述结果仅为尿流测定上的异常。相反，也有尿流测定无明显异常，主诉自觉尿势减弱的患者。

尿失禁增加

尿失禁多见于女性，但老年人中男性也有所增加。以老年人为对象进行各种调查总结出下面的意见。将尿失禁分为①急迫性，②压力性，③混合型，④其他四种。显示老年男性的“急迫性”和“其他”与女性相比有较高的比例（表 2）。女性半数以上为混合型尿失禁，老年女性患者的尿失禁治疗困难。

（今井强一）

老年人泌尿、男生殖系感染

老年患者的特征

泌尿生殖系感染与呼吸系统感染都是门诊常见疾病，发生率仅次于呼吸道疾患。青壮年男性中尿路感染的发生率较低，但是，以后随着年龄的增加其发生率也增加。据报告老年人菌尿发生率高，65岁以上的男性不低于10%，女性菌尿发生率约20%。老年人泌尿生殖系感染常见的原因，一是存在引起排尿障碍的泌尿系疾病及神经系统疾病等的原发疾病；其次，由于年龄的增加免疫机能和生理功能低下并存在易引起感染的全身性基础疾病（表1）。因此，老年人的泌尿生殖系感染中与单纯性尿路感染相比慢性复杂性感染的比例高。致病菌与单纯性感染相比，大肠杆菌发生率较低，相反的变形杆菌、沙雷菌、克雷白杆菌、肠杆菌等多见(图1)。特别是留置导管的病例多种细菌感染的发生率较高。另外缺乏临床症状，无特异性表现（表2）。老年人中，发生感染后其治疗率较年轻者低，有原发疾患者比年轻者易复发。

表1　老年人泌尿生殖系感染增加的原因

1. 始发于前列腺疾病的下尿路梗阻性疾患
2. 膀胱功能低下
3. 神经、肌肉疾病和糖尿病等的代谢性疾病增加
4. 前列腺的抗菌性分泌物减少
5. 全身性免疫力低下
6. 留置导管和医疗器具使用率增加

症状与诊断

急性期的下尿路感染表现为尿频、残尿感、尿痛等膀胱刺激症状，上尿路感染则出现发热、腰背痛。生殖系感染中急性附睾炎可见发热、局部疼痛及肿胀等。慢性感染多无症状（图2）。有时可迅速进展到败血症、DIC、休克，应特别注意。

尿路感染的诊断基本上证实有菌尿和脓尿，进行病原菌检查、细菌数的定量、药物敏感性试验，同时检查有无原发疾患。急性肾盂肾炎、急性前列腺炎、附睾炎患者，与年轻人相比易发展为败血症，应进行血液培养和DIC的相关检查。

图1　尿路感染的病原菌

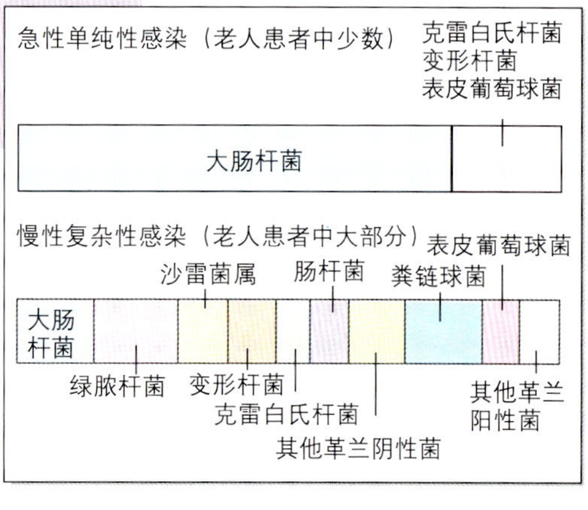

表 2　老年患者尿路感染的特征和注意点

1. 多患有基础疾病
2. 症状少，且不定型
3. 多种病原菌性感染的发生率高
4. 易复发
5. 因有肾功能损害的病例多，给予抗生素治疗时应注意
6. 对感染预防和治疗的理解力低下

图2　老年患者的临床症状特点

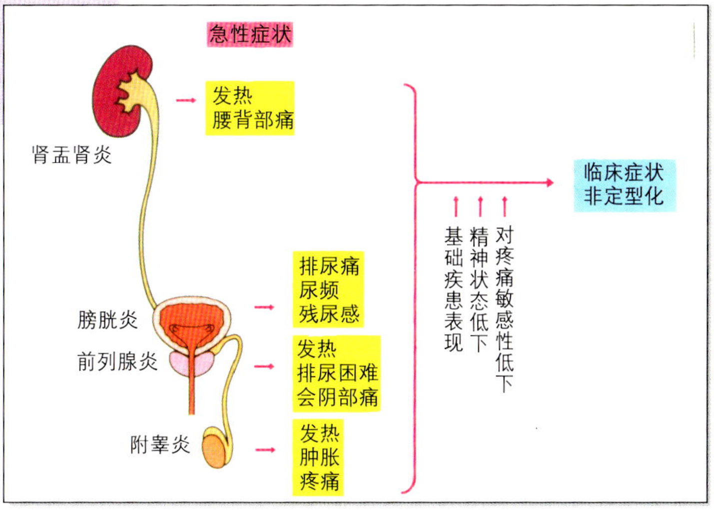

治　疗

应根据细菌培养确定病原菌和药物敏感试验进行适当的药物治疗。同时，给予适当补液等支持疗法，合并糖尿病等全身疾病时应控制其病情。如有尿路梗阻药物治疗无效时，为改善尿流障碍必要时行急症肾瘘、膀胱瘘。

经过治疗急性期症状得到改善后进行原发疾病的检查与治疗。前列腺增生症、膀胱颈部硬化症、尿道狭窄等的排尿障碍，及伴发的膀胱结石应积极进行经尿道前列腺切除术、经尿道膀胱颈部切开术、尿道切开术、经尿道碎石术等外科治疗，留置导管。神经源性膀胱所致的膀胱功能障碍留置导管的病例，应考虑行间歇导尿等非留置导管的方法。

药物治疗时应考虑到肾功能低下，注意药物的选择、剂量、给药间隔时间。另外因接受原有疾病治疗的病例多为联合用药，注意其副作用。注意抗生素对老年人的副作用较大。

（高士宗久）

前列腺增生症

流行病学

下尿路症状的流行病学

Berry对前列腺增生症（BPH）相关尸解的5项研究进行了总结报告（图1）。30岁以下的男性未发现BPH，80岁以上有88%的男性患有BPH。据6 975例男性患者的分析，50多岁的男性中20%、70多岁的男性中43%可触到增生的前列腺。

这2项研究可得出BPH多见于50岁以上，80岁以上男性88%可发生组织学的BPH的结论。

Rotkin报道50岁以上的美国男性中50%～70%患有BPH的症状。美国退伍军人管理局标准化衰老研究发现，随访2 036例男性，一生中因BPH接受手术治疗的达29%。较20世纪60年代Lytton推算的40～80岁男性BPH手术诊疗率10%要高。

前列腺增生症的死亡率

BPH的死亡率在发达国家中显著减少（图2）。1950～1954年中，BPH的最高死亡率为丹麦的22.9/10万人，24个国家中17个国家约10/10万人以上。1985～1989年61个国家的资料中仅有1个国家（Saint Vincent and the Grenadines）达10/10万人。这种减少在西欧各国较显著。中欧、东欧缓慢下降。过去前苏联BPH的死亡率很高，南美各国BPH的死亡率也高。

各国下尿路症状的发生率

与下尿路症状发生率有关的报道也是最广泛的国际性研究问题。4 072例亚洲40岁～、50岁～、60岁～、70～岁男性中分别18%、29%、40%、56%国际前列腺症状评分（international prostate symptom

图1　11 075例尸检各阶段的病理性前列腺增生症的发生率

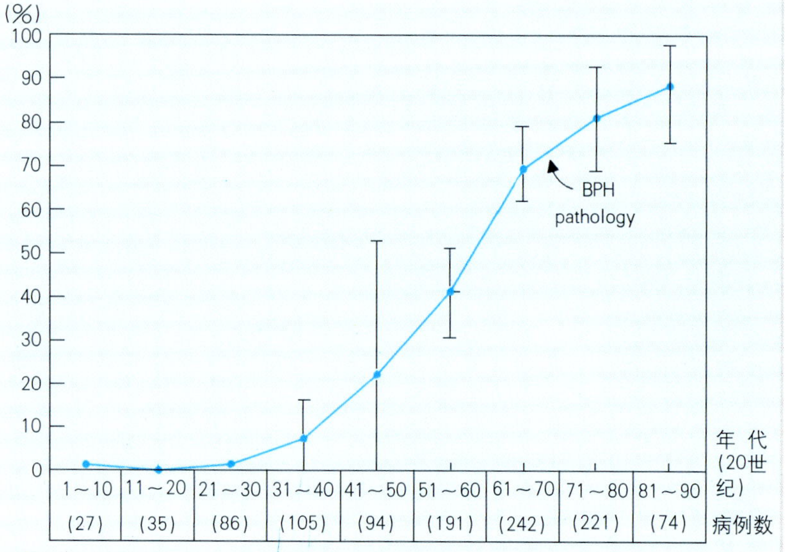

score,IPSS）表现为中到重度症状。这组数字与欧洲和北美的资料几乎相同（表1）。

日本健康查体的调查

1989～1998年日本17家医院对55 000人进行健康查体，显示随着年龄的增加BPH的发生率也升高。

前列腺增生的危险因素

可以肯定BPH的发病与多种因素相关，但还有未明确的领域。高龄和睾丸存在为两个重要的因素。其他的危险因素有男性激素、女性激素、吸烟、肥胖、酒精摄入与肝硬化、高血压、家族史、输精管结扎等。针对哪一个来预防尚未确定（表2）。

病理学分类

前列腺增生是自尿道周围腺体发生，形成尿道周围的结节性良性增生腺瘤，而且有间质组织和分泌腺组织的混合。

Franks的组织学分类为5型（表3）。

Randall将腺瘤肉眼所见分为5种类型（图3）。

图2　西欧各国前列腺增生症死亡率的变化

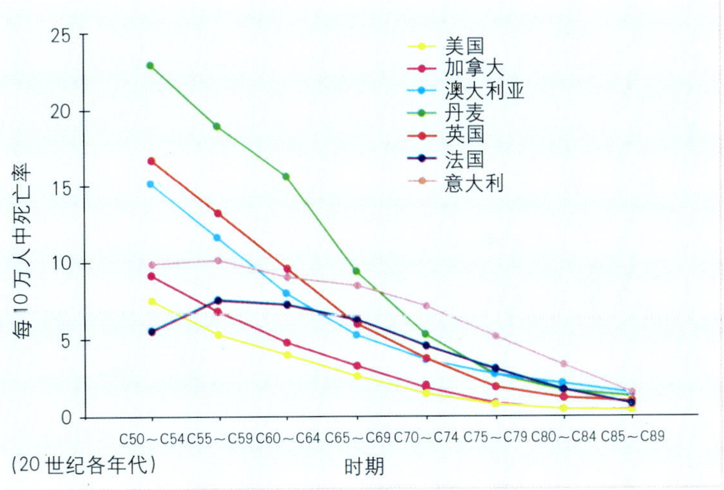

表1 下尿路症状的国际间比较

	中～重度尿路症状的百分率（IPSS≧8）		
	50～59 years	60～69 years	70～79 years
亚洲*1	29	40	56
中国*2	24	33	49
澳大利亚*3	36	33	37
美国*4	31	36	44
加拿大	15	27	31
爱尔兰*5	26	30	36
法国*6	8	14	27

＊1：基于临床住院病人及社区调查
＊2：基于社区城市和农村调查(n=1074)
＊3：基于临床住院病人城市(n=146)
＊4：基于社区调查n=2115，40～79岁AUA评分
＊5：基于社区调查n=502，年龄55～59岁，60～69岁和70～74岁
＊6：全国范围n=2011，年龄50～80岁

临床分期

BPH的临床分期为3期。即膀胱刺激期、残尿产生期、失代偿期（表4）。

诊断与治疗方法的选择

诊断

BPH的诊断不困难。IPSS证实有自觉下尿路症状、尿流率测定和残尿量测定等证明有客观的排尿障碍，经直肠指诊和超声检查法（经腹、经直肠[图4]）证实腺瘤的存在即可诊断。鉴别诊断应排除尿路感染、尿道狭窄、膀胱颈部硬化症、膀胱结石、前列腺癌、神经源性膀胱等。因此必要时进行尿道膀胱造影、静脉肾盂造影、尿道膀胱镜、PSA（前列腺抗原）测定、尿流动力学检查等。

国际咨询委员会(International Consensus Committee)将BPH的检查方法分为①高度推荐检查(highly recommended test)，②推荐的检查(recommended test)，

表3 Franks的前列腺增生症的组织学分类

间质性	stromal
纤维肌性	fibromuscular
肌性	muscular
肌腺性	musculoadenomatous
纤维肌腺性	fibromyoadenomatous

表2 前列性增生症的病因与相关的危险因素

前列腺增生症的危险因素
高龄、睾丸存在、男性激素、女性激素、吸烟、肥胖、酒精摄入与肝硬化、高血压、家族史、输精管结扎

图3 Randall前列腺增生腺瘤的肉眼分类

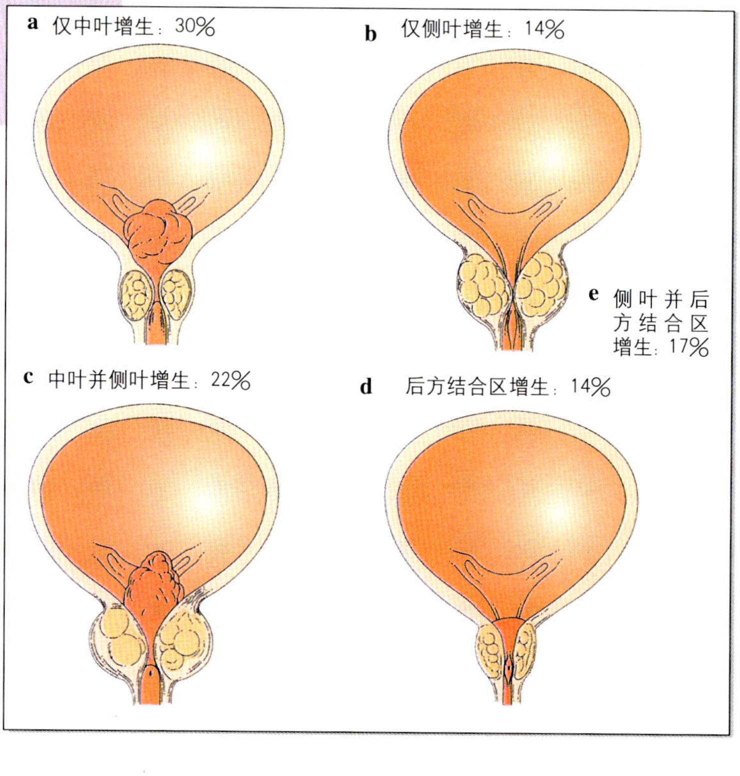

③可选择的检查（optional test），④不推荐的检查（not recommended test）4组（表5）。

治疗方法的选择

由于BPH是良性疾病，不论哪种症状的患者，选择何时、什么方法来治疗要非常慎重。但是，一般来说，第1期选择保守疗法，第三期多选用手术疗法。第二期对各种非手术疗法的治疗效果评价意见纷纭。如用ISPP表解释，症状轻微（IPSS=0～7）无需治疗，中度症状(moderately symptomatic)（IPSS=8～19）主要用保守治疗，症状明显（IPSS=20～35）手术治疗作为指导原则。

自初期检查到复查及对治疗方法的选

表5　国际咨询委员会所示BPH检查方法的分类

1. 高度推荐检查（highly recommended test）
   1）病例
   2）IPSS及QOL
   3）体检及直肠指诊
   4）尿检（用试纸）
2. 推荐的检查（recommended test）
   1）肾功能检查
   2）血清PSA值
   3）尿流率测定
   4）残尿测定
   5）排尿记录（排尿次数—尿量图）
3. 可选择的检查（optional test）
   1）排尿时膀胱内压测定
   2）经直肠的前列腺断层扫描
   3）上尿路经腹超声检查或静脉肾盂造影
   4）下尿路内窥镜检查
4. 不推荐的检查（tests not recommended for routine evaluation of Luts）
   1）逆行性尿道造影
   2）尿道阻力测定
   3）排尿时膀胱尿道摄影
   4）膀胱内压测定

表4　前列腺增生的临床分期

临床分期	残尿	尿液	主要临床症状
第1期（刺激期）	0ml	澄清	后尿道、会阴部不适感 夜间尿频
第2期（残尿产生期）	150ml以下	澄清～混浊 感染尿	排尿困难 急性尿潴留
第3期（失代偿期）	200ml以上	混浊，感染尿	充盈性尿失禁

图4　前列腺增生症的超声检查

a：经腹，横切面　　b：经直肠，矢状切面　c：经直肠，矢状切面

经腹探头：凸面型模式（5MHz）

经直肠的振动探头：线型/凸面型复合模式（线型7.5MHz/凸面型5MHz）

经直肠穿刺用探头：凸面型模式（5MHz）

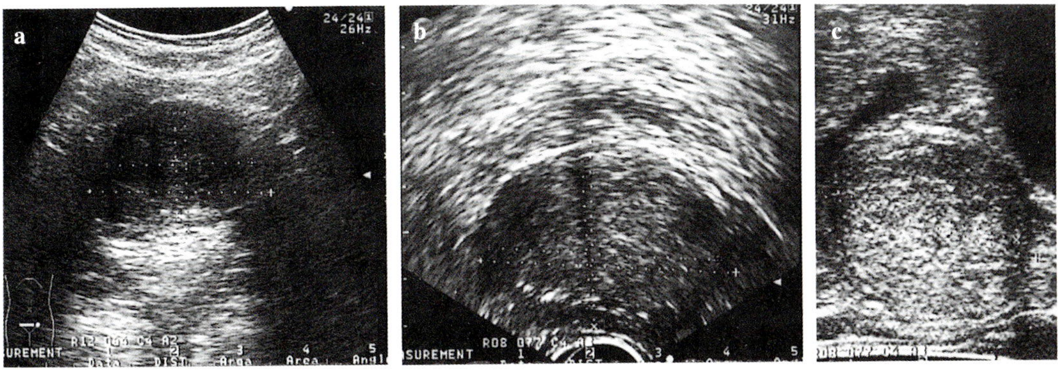

择顺序参照表5国际咨询委员会的推荐。

如确认是尿闭，反复的BPH所致的肉眼血尿、肾衰竭、膀胱结石、反复性尿路感染症、大的膀胱憩室可考虑手术疗法，但是选择什么样的治疗方法，需进一步检查。

最初诊断确定下尿路症状是由BPH所致，是否适用手术疗法，要了解其自觉症状的程度。IPSS表达麻烦时可参考QOL评分。如患者自觉下尿路症状不严重，也无其他的疾病，仅观察病程进展。但是如下尿路症状较重，患者因此而苦恼，行前述所推荐的检查和可选择的检查，进一步确诊。检查和治疗相关的利弊应向患者交代清楚，患者与医生必须达成共识。如患者选择非手术性的侵袭性治疗方法（温热疗法、螺旋管留置、留置支架、气囊扩张等），下尿路症状确由BPH引起时，对治疗方法要充分说明。因BPH所致梗阻不确切时选择侵袭性治疗方法，应进行排尿时膀胱内压测定。

治　疗

病程观察

● 前列腺增生症的自然史

最近，BPH长期变化的报告相继出现。1996年Jacobsen对Olmsted County一组下尿路症状的变化进行叙述。观察期间1 288例轻度症状（IPSS 0～7）的男性，18个月后1 105(86%)人仍为轻度症状，935(73%)人42个月后还为轻度。18个月后183(14%)人转为中度至重度。最初从中度到重度的1 249人中，282人18个月后仍为从中度到重度。所有病人经过1年时间IPSS(AUASI)约上升0.18（95%可信区域=0.13,0.24)。1年间的症状评分上升以30岁0.05、50岁0.44，而60岁减少0.14（表6)。

Barry随访被诊断为BPH的500名北美男性，报告48个月后IPSS为轻度、中度、重度的分别有10%、24%、26%的男性接受了手术治疗(表7)。

Olmsted County的一组报道，8 344person-years中的57人发生尿潴留。这一组中最初发生急性尿潴留的发生率为6.8/1 000person-years。

多数BPH患者的症状不随着年老而进行性加重，症状及患者感受因人而宜，有很大差异。因此，对无手术适应证的患者，应该考虑随诊观察。但是，BPH的症状进行性加重、合并其他并发症时必须立即对症治疗。

药物治疗

BPH的药物治疗，现在可应用植物提取液、氨基酸制剂、激素（抗雄性激素）、α_1阻断剂、中药。在欧美也应用作为激素类的

表6　前列腺增生症的长期变化

	18个月后	42个月后
轻度：1 288人（IPSS=0～7）	轻度：1 105（86%）人 中或重度：183（14%）人	轻度：935（73%）人
中或重度：1 249人（IPSS>7）	中或重度：282（23%）人	

5α-还原酶阻滞剂。

选择药物治疗方法时，与病程观察同样，对病情的发展和并发症应严格观察，定期复查。

● α受体阻滞剂

α受体阻滞剂作为BPH的治疗药物，对其进行科学的评价是有效的。因此，无严重并发症者确诊为BPH时可以应用。

对于各种α受体阻滞剂的临床效果，平均IPSS有49%下降，症状改善者75～87%。最大尿流量率41%～47%上升。

● 5α-还原酶抑制剂

激素治疗药物中的5α-还原酶抑制剂在无严重并发症且确诊为BPH并有下尿路症状时的应用，其有效性、安全性、QOL改善确定。但是，现在不能作为对无症状患者的预防用药。

其他的激素疗法，即去势术、LH-RH类似物、孕激素制剂、男性激素受体阻滞剂对下尿路症状的改善有较满意的效果，但是由于其副作用，在临床也不推荐使用。

● 其他

现在各种各样的药物（植物提取物、氨基酸制剂等）应用，对提取成分、药效进行了调查。但是，现在疗效未被科学证明。

非手术性侵袭性治疗方法

● 气囊扩张术，低温热疗

表7　美国男性不同IPSS4年后前列腺增生症的手术率

IPSS	手术率
轻度	10%
中度	24%
重度	26%

不提倡气囊扩张术及低温（T<45℃）的热疗法。

● 尿道支架、螺旋管

尿道支架仅限于不能行经尿道前列腺切除术（TUR-P），或患者不希望手术的情况下，发生尿潴留和重度下尿路梗阻时应用。

临床效果详见表8。

● 高温热疗

高温度（T>45～50℃）热疗法可减轻症状，但未见梗阻减轻效果。

对于前列腺内的温度和临床效果的关系详见表9。显示随着温度上升效果增加。

● 超高温热疗

这个分类中有超高温度（>60℃）热疗法、经尿道穿刺针激光消融疗法（transurethral needle ablation；TUNA）、高强度聚焦超声治疗（high intensity focused ultrasound；HIFU）等。

有超高温度（>60℃）热疗法的临床效果对比假手术（sham）（表10）、TUR-P（表11）的临床试验结果。

外科疗法

● 经尿道前列腺切除术、经尿道前列腺切开术、前列腺被膜下切除术

经尿道前列腺切除术（transurethral resection of the prostate；TUR-P），经尿道前列腺切开术（transurethral incision of the prostate；TUI-P），前列腺被膜下切除术是减轻下尿路症状和梗阻最有效的方法，是单次效果最持久的方法。

适用于IPSS的从中度到重度症状患者。

● 激光疗法

迄今为止，激光疗法在各种方法中试行，但与TUR-P相比较，对有效性和效果持续性的可信度未得出结论。接受激光疗法的患者经过6～12周存在刺激症状。留置导管比TUR-P和TUI-P多。出血虽少，在应用抗凝治疗的患者激光治疗中，约10%需要输血。

激光疗法的临床效果如图2所示。

● 电汽化法

电汽化法（electrovaporization；TUV-P）在临床上被应用，已确认其有效性和安全性。

表8　尿道支架和TUR-P的临床效果

	患者数	IPSS（初期值）	IPSS（3个月）	Qmax（初期值）	Qmax（3个月）
TUR-P	27	19.0	11.2	8.0±0.6	16.7±1.9
尿道支架	20	21.6	11.0	8.4±0.5	16.0±2.3

表9　前列腺内的温度与临床效果的关系

前列腺内温度		病例数	PFR %增长（3个月，ml/s）	Madsen %减少（3个月，评分）
低	43.8	13	34（7.4～9.9）	73（14.7～4.0）
中	47.5	16	43（7.4～10.6）	76（15.0～3.6）
高	53.2	10	79（7.5～13.4）	90（13.5～1.3）

表10　超高温（>60℃）热疗的临床效果（以sham为对照）

	TUMT（n=75）			SHAM（n=35）			P值
	基线	3个月	%变化	基线	3个月	%变化	
Madsen 评分	13.9	6.3	-55	14.9	10.8	-28	P<0.0001
刺激性	4.2	2.5	-41	4.7	3.7	-21	P<0.01
梗阻性	9.7	3.8	-61	10.2	7.1	-30	P<0.0001
PFR（ml/sec）	7.2	11.5	+58	7.4	9.4	+27	P<0.01
	基线	1周	%变化	基线	1周	%变化	
PSA	3.3	18.8	+470	2.9	3.7	+28	P<0.0001

诊　断

CT、腹部超声检查等发现的无症状尿路结石机率增加。膀胱结石通过膀胱镜检查即可确诊，但为检查尿流停滞的病因，有必要行尿路造影检查和尿流动力学检查。上尿路结石时在CT、腹部超声检查的基础上进行排泄性尿路造影即可确诊，并能够了解尿路梗阻的状态。老年患者中如表2所示应注意与结石鉴别的钙化。

另外，老年患者多合并各种代谢异常，因此根据生化检查了解尿素氮、肌酐、尿酸、钙、磷等相当重要。

表1　老年人尿路结石诊断的要点

1. 疼痛发作的频率较低
2. 与其他引起腰背部、腰腹部绞痛的疾病相鉴别
   1）由恶性肿瘤所致尿路梗阻
   2）主动脉瘤破裂
   3）肾梗塞
   4）其他
3. 影像上，多有散在的钙化（表2）
   必要时IVP、DIP（检查前必须复查肾功能）

图2　尿路结石患者的男女年龄分布

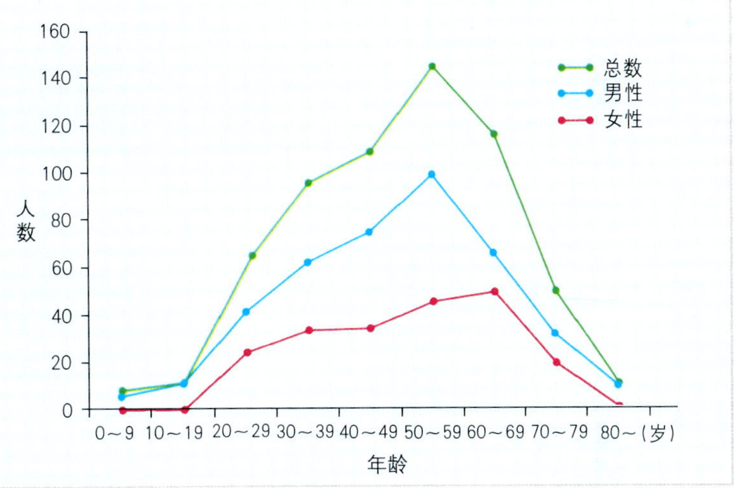

图3　巨大膀胱结石

78岁，男性。a: KUB　b: 排泄性尿路造影

认为由于神经源性膀胱所致明显的膀胱小梁形成

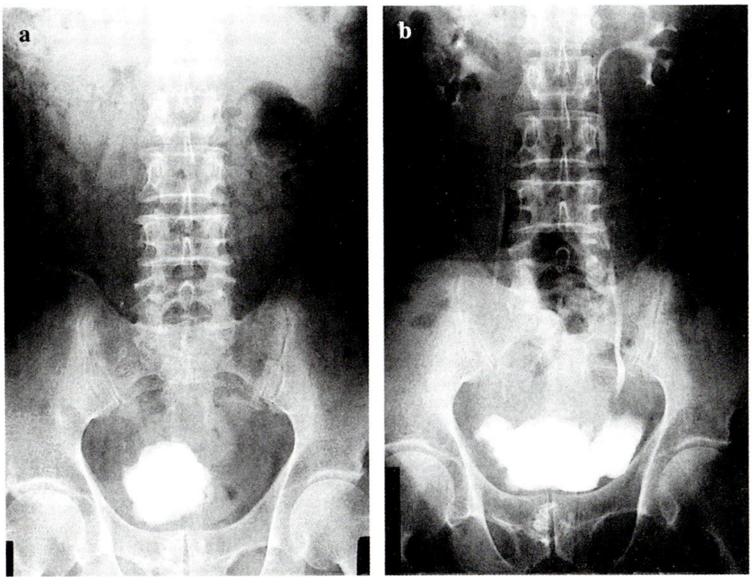

表 2　老年患者与尿路结石相鉴别的钙化

1. 静脉石
2. 淋巴结钙化
3. 腹主动脉瘤的钙化
4. 肾实质内的钙化
   1）伴有恶性肿瘤的钙化
   2）肾乳头坏死
   3）肾动脉瘤
   4）肾结核
5. 精囊、卵巢的钙化

治　疗

老年患者，如发现结石不一定立即行外科治疗，应该根据症状、肾功能、有无肾积水、尿路感染、结石大小、全身状态等选择最为适当的治疗方法。

上尿路结石的治疗

治疗方法基本与青壮年结石相同，进行体外冲击波碎石(ESWL)、经尿道碎石术(TUL)、经皮肾镜取石术（PNL）等损伤小的方法。现在，老年患者尿路结石治疗的首选同样是ESWL。但是，老年患者多伴有合并症，特别是心血管合并症治疗时应多加注意。另外结石较大时，与其反复进行ESWL不如联合应用TUL、PNL等内镜治疗，必要时也可考虑开放性手术。

膀胱结石的治疗

最常用内镜下碎石术，但对特别巨大的结石应考虑行膀胱切开取石术。其次，在去除结石的同时对各种原因造成的下尿路梗阻和神经源性膀胱有必要同时进行治疗。

（户泽启一　郡　健二郎）

老年泌尿生殖系恶性肿瘤

医疗最大的目的之一是提高生存率已无争议。老年人特别是对超过80岁的超高龄人与50、60岁癌症患者的治疗是否相同？超高龄者持续增加，今后从医疗方面如何解决？

老龄者中有以下特征：①成为治疗对象的不仅是癌症患者，而且由于老化引起的变化或合并其他疾病的可能性较大；②即使同是80岁每个人的个体差异多样性、特殊性明显；③QOL和ADL因家族关系、社会状况有很大的影响；④决定治疗内容和治疗方法时人生观、死亡率占很大的比率等，应用一般标准的治疗方法有困难。而且老年癌症的生物学特征与年轻癌症患者是否相同还不十分明确，这更增加了老年癌症的治疗难度。考虑到这种现状，在老年癌症治疗中针对患者本身的特点要求更高。

本章，基于对老年患者癌症治疗尚无标准治疗方法的现状，在泌尿系恶性肿瘤中的老年癌症，特别是高龄者多发的膀胱肿瘤和前列腺癌的特点和问题进行探讨。

膀胱癌

老年病例的发生率与特点

膀胱肿瘤的好发年龄约60岁，70岁以上占1/3。图1所示井坂报告的病例年龄分布。70岁以上的病例与不满70岁的病例相比异型性高者较多，另外，Tis和Ta少见而T1多见（图2，3）。图4所示名古屋大学泌尿科病例的各年龄段实际生存曲线。

治疗原则

老年患者原则上根据经尿道肿瘤切除术（TUR）的组织学分期诊断和病变范围决定治疗方法。另外，治疗浅表性肿瘤，可行经尿道肿瘤切除术、抗肿瘤药与BCG膀胱腔内注射疗法，浸润性肿瘤行膀胱全切、尿流改道、尿路重建术。在决定治疗方法时，充分考虑患者的平均预期寿命、活动能力及家族关系、治疗后的生活质量非常重要。图5中显示日本人的平均余存寿命。老年患者常合并其他疾患，因此要掌握每个患者的合并症及其程度、行为状态（performance status，PS）、治疗药物。行手术治疗时，术前麻醉医师会诊也相当重要。

图1　膀胱癌病例的年龄、性别分布

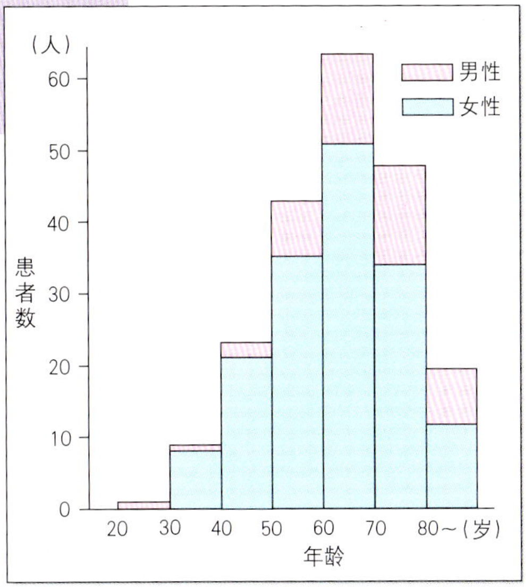

浅表性肿瘤的治疗要点

浅表性肿瘤治疗上的问题是膀胱肿瘤复发和进展。对于多次复发病例、多发性肿瘤BCG膀胱内注入法应用广泛，但老年患者要注意发生严重的副作用。据报道老年患者的浅表性膀胱肿瘤病例，如PS良好者则预后良好。

图2　膀胱癌病例的不同年龄段肿瘤病理分级的比例（与图1相同的病例）

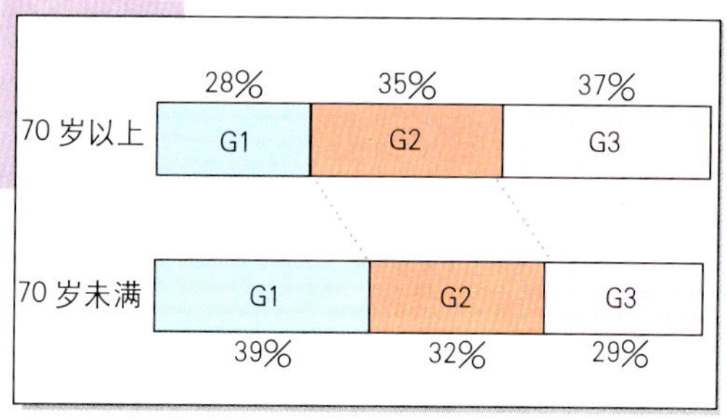

图3　膀胱癌病例不同年龄段肿瘤病理分期的比例（与图1相同的病例）

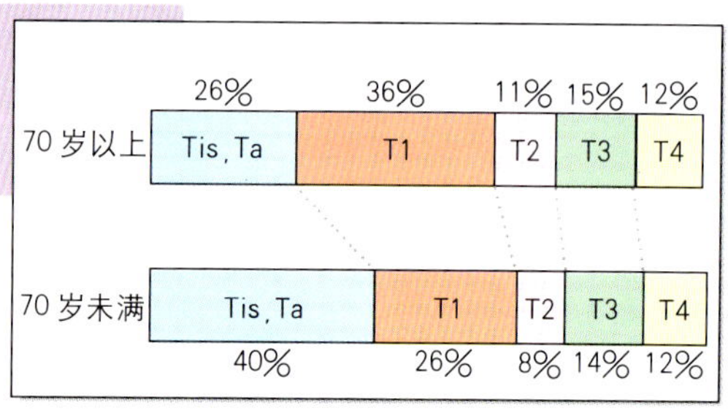

浸润性肿瘤的治疗要点

对无严重合并症切除有治愈可能的T_2、T_3期病例可考虑行根治性膀胱全切术。Skinner报道，即使有其他疾病也无大问题，另外，既往无盆腔内手术的病例，老年患者与术后并发症及生命预后与年轻患者无差别。

因合并症、全身状态等不能行根治性治疗者和超过80岁高龄者，抗癌药的选择性动脉内注入疗法、放射疗法也为保留膀胱的可选择治疗之一。

图4　膀胱癌初次治疗病例各年龄段的实际生存年龄曲线（名古屋大学病例）

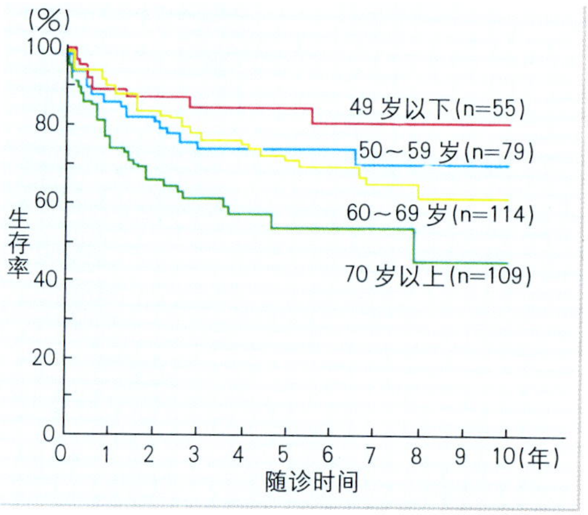

图5　日本人的平均余存寿命（第18次生命表）

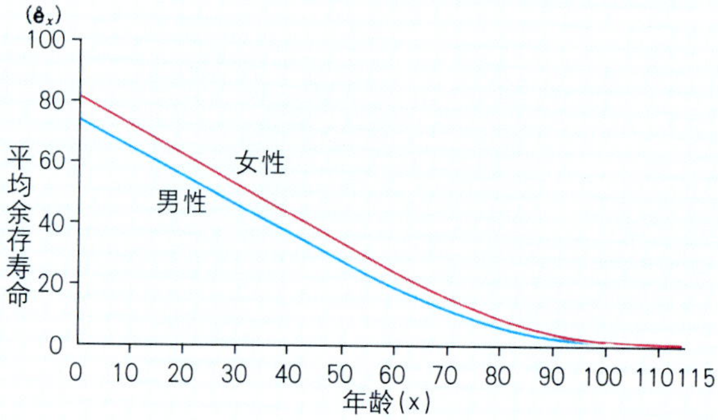

前列腺癌

老年患者的特点

老年患者（75岁以上），与年轻患者相比早期癌症及进行性加重的癌症发生率都高，治疗也是进行激素治疗、放射治疗，但未治疗率也高。另外，老年前列腺癌患者中治疗开始的PS是重要的预后因素。

治疗原则

前列腺全切除术一般适用于70～75岁以下的局限性肿瘤。Middleton报道70～77岁65例全切术，虽为老年患者，但术后并发症相比无差异，若无其他重度疾病且预期余存寿命超过10年的病例，推荐积极进行手术。另一方面，C期以上的病例一般行激素治疗，但既往有心、脑血管疾病或其危险因素的病例给药时应特别注意，多选择LH-RH激动剂或去势术治疗。

（高士宗久）

老年尿失禁

尿失禁是随着年龄增加而增加的一种症状，但绝不是“年龄规律”。老年人医院中尿失禁占入院原因的30%，而阻止出院原因中40%为尿失禁，所以尿失禁的诊疗意义重大。

诊断（表1）

● 病史

病史如表1详细询问。

● 体检

①如下腹部触及膨隆的膀胱即诊断为充盈性尿失禁。

②查看有无手术瘢痕。

③内诊有无膀胱阴道瘘、膀胱膨出、直肠膨出。

④直肠指检有无宿便，前列腺情况。

● 神经系统体检

检查骶髓领域的感觉，肛门括约肌的紧张度和随意收缩，肛门反射、球海绵体肌反射（BCR）。

● 泌尿科检查

排尿饮水日记：不仅有排尿记录也观察饮水，以控制多饮。

尿检：如有脓尿行尿培养、药敏试验，

表1　尿失禁的诊断

病史	• 失禁的发生时间、频度、程度、诱因 • 现在的应对方法（内衣的更换、尿垫、尿布） • 排便状态（腹泻、便秘、大便失禁） • 男性：IPSS、性功能（勃起、射精） • 既往史、合并症：妇科疾病、糖尿病、神经系统疾病 • 药物史：处方药、非处方药 • ADL（日常生活能力）、痴呆的程度
体检	• 下腹部膨隆的膀胱 • 手术瘢痕 • 内诊：有无膀胱阴道瘘、膀胱膨出、直肠膨出 • 直肠直诊：有无宿便、前列腺的状态 • 神经学：骶髓范围的感觉，有无肛门括约肌的紧张和随意收缩、肛门反射、球海绵体肌反射（BCR）
泌尿科检查	• 排尿、饮水日记 • Cr、BUN、电解质 • 尿检、尿培养·敏感试验、尿细胞学检查 • 尿垫试验：ICS的标准法、自体尿垫试验 • 应激试验：有无尿瘘及尿道过度活动 • 排尿时膀胱造影（VCUG）、链条膀胱造影 • 膀胱镜 • 前列腺B超 • 尿流动力学（UDS）：测定尿流率、残尿、膀胱内压、压力—流率检查，应力性漏尿点压

如有血尿行细胞学、膀胱镜检查。

Cr、BUN、电解质：即使Cr在正常范围，由于年长者肌肉量减少，肾小球滤过率（GFR）未必在正常范围。

尿垫试验：ICS的标准法或在家自体尿垫试验。

应激试验：不仅可观察尿漏程度，也可见有无过度移动尿道。

排尿时膀胱造影（VCUG）、链条膀胱造影：

膀胱镜：

尿流动力学检查（UDS）：尿流率在排尿量150ml以上时采用Qmax。数次测残尿取最小值。膀胱内压测定介质水同时测量腹压。检查膀胱容量、感觉、有无无抑制收缩（咳嗽、变换体位等诱发）及顺应性。压力—流率检查鉴别是梗阻性还是逼尿肌无力。应力性漏尿点压可用于与括约肌松弛的鉴别。

一过性尿失禁

引起一过性尿失禁的原因，以DIA-PERS（尿布）来记忆开头字母（表2）。

● 药物（drugs）

参照“药物性、医源性排尿障碍”的章节。高龄者有时应用多种药物，应调查判明，如有可能，用药可减量、变更或中止。

● 感染（infection）

表2　一过性尿失禁的原因

D	drugs：引起排尿障碍的药物
I	infection：尿路感染
A	alien：膀胱肿瘤（特别是CIS）
P	psychogenic：抑郁状态等
E	excessive urine output：多饮，糖尿病等
R	restricted mobility：ADL障碍，功能性
S	stool impaction，stone：便秘，膀胱结石

尿路感染参照“老年泌尿、男生殖系感染”的章节。

● 异物（alien）

膀胱肿瘤（特别是CIS）参照“老年泌尿生殖系恶性肿瘤”的章节。

● 精神（psychogenic）

特别是抑郁状态等，到精神科会诊。

● 尿量多（excessive urine output）

大量尿排泄，多饮根据排尿、饮水日记核对。其他见于糖尿病等。处理给予限制水分、去氨加压素滴鼻等。

● 活动限制（restricted mobility）

活动限制、ADL的调查。改变房屋在简易入厕和厕所附近的地方，选择易穿脱的衣服。

● 便秘（stool impaction）

宿便时可食用含纤维素多的食物和运动，服用泻药等控制。

● 结石（stone）

膀胱结石参照“老年尿石症”的章节。

慢性尿失禁的诊断与治疗

治疗目标如表3所示 。

● 男性患者（图1）

①因前列腺梗阻而诊断为充盈性尿失禁时，选择给予α-受体阻滞剂或外科治疗（TUR-P等）。

表3　治疗目标

D	dry：无尿失禁
R	renal function：保持肾功能
Y	young：确保接近年轻人的排尿习惯

②如果是逼尿肌无力(weak detrusor)所致的充盈性尿失禁，单独应用α－受体阻滞剂或合用胆碱激动剂或自行导尿(CIC)。

③过度活动膀胱所致的急迫性尿失禁，选择膀胱训练或给予抗胆碱药。如过度活动膀胱且收缩力弱，有大量残尿存在的逼尿肌反射亢进与收缩力减弱(DHIC，detrusor hyperreflexia with impaired contractility)

图1　男性尿失禁的诊断与治疗

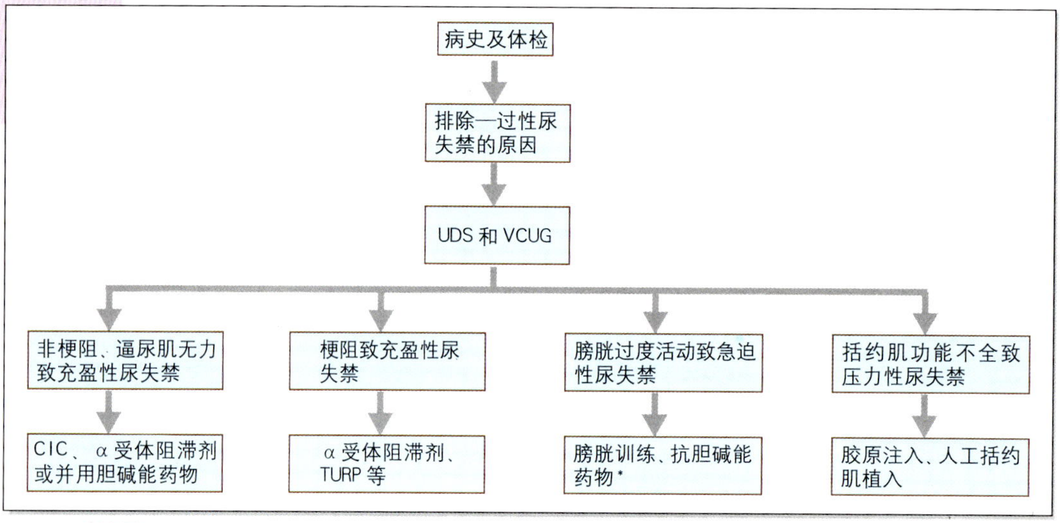

* DHIC时并用CIC

图2　女性尿失禁的诊断与治疗

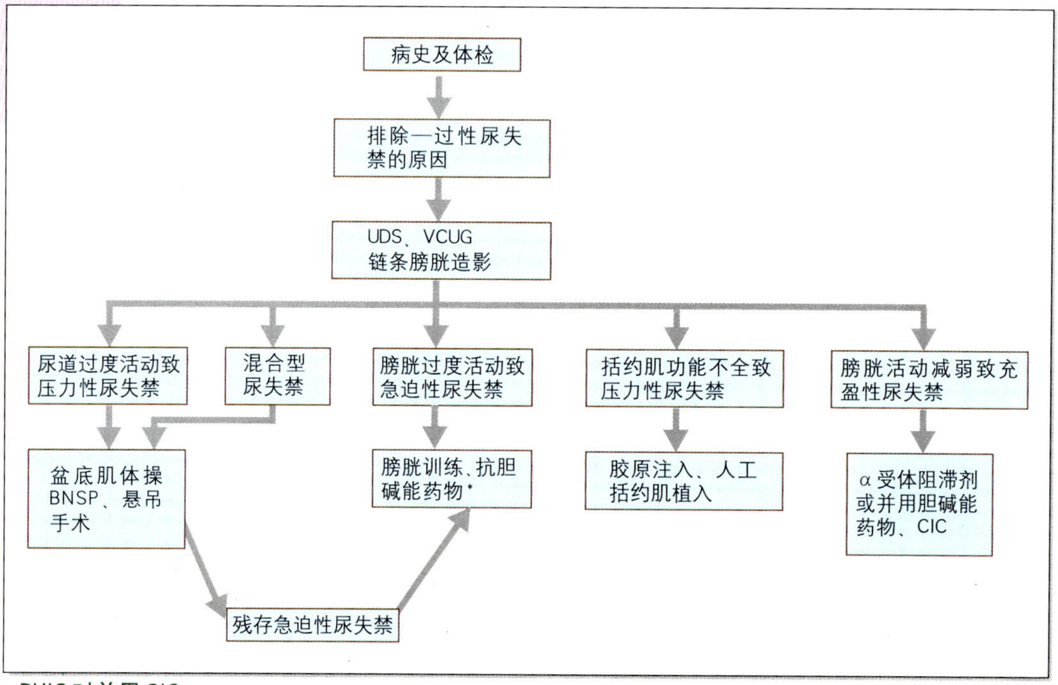

* DHIC时并用CIC

的患者，给予抗胆碱药物会引起尿潴留，行CIC是必要的。

④由于括约肌功能不全而致的压力性尿失禁，选择胶原注入或人工括约肌植入。

● 女性患者（图2）

①如果是单纯性压力性尿失禁，行盆底肌体操、膀胱颈假体支持（bladder neck support prosthesis，BNSP）、悬吊手术等治疗。

②如过度活动膀胱所致的急迫性尿失禁，进行膀胱训练，给予抗胆碱药物。

③由于括约肌功能不全引起的压力性尿失禁，选择胶原注入或人工括约肌植入。

④由逼尿肌无力所致的充盈性尿失禁，单独应用α－受体阻滞剂或合用胆碱激动剂或CIC导入。

即使这些措施不能改善，仍需用尿布时，选用易于活动的。

药物治疗，要很好了解老年人的特点，用量要少。鉴于药物的相互作用，已经应用5种以上的药物，不论哪一种均不能停药时，应避免选择药物疗法，应选用其他治疗方法。另外，给药时应对患者特别说明药物的毒副作用。

（木元康介）

老年性痴呆的泌尿系合并症

伴随人口高龄化，老年性痴呆的增加成为严重的社会问题之一。痴呆与排泄有着密切的关系，尿失禁是痴呆的特征性合并症之一。老年性痴呆的泌尿系合并症以尿失禁为中心，对其治疗进行阐述。

老年性痴呆的特征与诊断

痴呆（dementia），智能障碍的一种，在日常生活中需要某种护理的状态。临床上，除自发的智能低下外，开始注意力不集中、工作能力低下，呈现睡眠障碍、抑郁、焦虑、幻觉、谵妄、徘徊、不洁行为、尿失禁等。

痴呆的诊断，采用美国精神医学会制定的诊断指南（DSM Ⅲ-R：表1），也包括长谷川式简易智能评定量表（表2）、神经学检查、头部CT及MRI和SPECT检查进行综合判断。

引发痴呆的疾患不是单一的，多数情况认为是大脑广泛性障碍。代表性的有由于脑血管疾病引起的和阿耳茨海默病（早老性痴呆），其他有帕金森病等的变性疾患、内分泌疾患、代谢疾病、感染等多种原因。痴呆一般为不可逆的、进行性的，但脑压正常有脑积水的脑肿瘤、药物中毒、抑郁病的假性痴呆等有可能治愈。因此，神经内科与精神科协作性治疗“可治性痴呆”极其重要。

痴呆所致尿失禁的原因

尿失禁发生频率和程度因原发疾病而异。例如，脑血管性痴呆早期伴发尿失禁率高，而早老性痴呆病情发展中不出现尿失禁的情况为特征。

痴呆合并尿失禁的发生机制之一，认为自大脑皮质向桥脑、骶髓排尿中枢的排尿反射抑制结构障碍。即膀胱内充满尿液时不能自己控制，逼尿肌就已开始收缩形成尿失禁（uninhibited overactive bladder）。一般，前额叶中央上部、带状回前部、脑廉膝部为排尿肌运动中枢，这些部位易发生脑血管障碍。另外，脑压正常脑积水时，连接皮质及深部结构物质的白质纤维伸展受到损害，也是发生尿失禁的原因之一。

但是，老年性痴呆尿失禁的原因不只是存在排尿反射异常。如表3所示，要完成正常排尿，由多种因素形成复杂的关系。要分清与痴呆老人尿失禁相关联的是痴呆的严

表1　痴呆的DSM Ⅲ-R诊断要点

具有①～⑤各项，进而将痴呆分为轻、中、重度

①记忆障碍
　短期记忆障碍（想不起最近发生的事情）
　长期记忆障碍（想不起过去的事情和常识性事情）

②以下各项中至少有1项
　a.抽象思维障碍（讲不出单词的定义、概念）
　b.判断障碍（不能处理人际关系）
　c.高级大脑皮质功能障碍（失语、失行、失认、构成障碍）
　d.性格变化

③因①和②的障碍，出现明显的工作、日常生活及人际关系障碍。

④①～③情况仅在谵妄状态时不发生。

⑤a或b
　a.病史、体检、检查发现有器质性异常。
　b.未发现器质性异常，能够推测可能原因的器质性异常（不包括抑郁症等非器质性障碍）。

重程度和日常生活自理能力（activity of daily living；ADL）。由包括排尿行为的动作发生障碍所致尿失禁，由前列腺增生症所致排出障碍与女性的压力性尿失禁、老年期特有的下尿路功能障碍会加重尿失禁。老年性痴呆尿失禁中有多种原因存在，其治疗较困难（表4）。

治　疗

尿失禁的治疗首先明确病因。但痴呆患者多数不能通过详细地问诊和尿流动力学检查来评价膀胱尿道机能。因此，只有根据监护者的排尿记录与超声测量残余尿来推测病情改变。其次分清谵妄、抑郁状态、药物、尿路感染和多尿等增加尿失禁的外源性因素及纠正治疗相当重要。这样尿失禁的原因为下尿路功能异常（神经源性膀胱、压力性尿失禁、前列腺增生）或排尿动作的障碍（功能性尿失禁）已分清楚。

痴呆患者60%以上为过度活动性的神经源性膀胱，作为尿失禁的药物治疗选择以抑制膀胱平滑肌活动的抗胆碱能药物为主（表5）。但是早老性痴呆和谵妄具有胆碱产生障碍，应注意抗胆碱能药的应用。再者，

表3　排尿完成的必要因素

详细检查排尿行为，痴呆多因认知障碍、运动障碍引起尿失禁（功能性尿失禁）。

1. 正常的排尿反射路径。
2. 下尿路神经、组织学正常。
3. 对膀胱充盈感（尿意）有认知能力。
4. 有控制排尿的动机。
5. 有尿意后在出现急迫感前能够到达厕所。
6. 排尿时有脱去衣服的能力。
7. 具有控尿和排尿的环境及护理者的适当帮助。

表2　长谷川简易智能量表

提问内容	分数
1.今天是几月几日？（或）今天星期几？	0，3
2.这儿是什么地方？	0，2.5
3.你多大年龄？	0，2
4.最近的事（大家都知道的）发生多长时间了？发生过几次？	0，2.5
5.出生地是什么地方？	0，2
6.太平洋战争何时结束的？	0，3.5
7.1年有多少天（或1小时有多少分钟）？	0，2.5
8.国家总理是谁？	0，3
9.从100顺次减去7得多少（100−7=93，93−7=86）。	0，2，4
10.倒背数字（如6−8−2，3−5−2−9，倒念）。	0，2，4
11.5件物品试验（提示5件物品，重复时隐去1件，问掉了哪一件）。	0，0.5，1.5，2.5，3.5
满分32.5分 31分以上：正常； 30.5～22分：　智力低下 +　（临界～轻度异常） 21.5～10.5分：智力低下 ++　（中度异常） 10分以下：　　智力低下 +++　（重度异常）	合计：　　分

表4　老年性痴呆的尿失禁原因

老年性痴呆单独引起尿失禁者少，往往有多种原因引起尿失禁。

1. 神经源性膀胱、不稳定膀胱的膀胱无抑制收缩（急迫性尿失禁）。
2. 下尿路梗阻（前列腺增生等）、膀胱收缩力低下引起残余尿（充盈性尿失禁）。
3. 压力性尿失禁。
4. ADL（步行、脱衣、去厕所动作）低下（功能性尿失禁）。
5. 尿意认知障碍、忘了厕所的位置等大脑功能障碍（功能性尿失禁）。
6. 精神病样症状（穿着衣服即排尿、不洁行为等）。
7. 药物性。
8. 多尿（循环系统疾病、糖尿病等引起）。
9. 尿路感染。

表5　老年性痴呆尿频、尿失禁的药物治疗

1. 抗胆碱能药 盐酸奥昔布宁　6～9mg/日 普鲁本辛　15～60mg/日
2. 膀胱平滑肌松弛剂 盐酸黄酮哌酯 400～600mg/日
3. 其他 三环类抗抑郁药 α－受体阻滞药（男性 BPH 时应用） 雌激素制剂（女性压力性尿失禁时应用）

男性多合并前列腺增生，对残尿多的病例不给予抗胆碱能药，优先考虑治疗排出障碍。另外，也要注意DHIC（detrusor hyper-activity with impaired contractile function）的存在。

另一方面，对痴呆应用脑代谢激活剂等药物，治疗效果不确定，要以痴呆老人的行动和精神方面的护理为主。行动功能的恢复等ADL改善，尿失禁随之改善。

排尿管理的原则，痴呆老人不应强求睡眠，应定期行诱导排尿（1日5～8次），积极丢掉尿布。即使用尿布也应增加更换次数（1日6～10次），尽快适应入厕，促进尿意的知觉。

（穴户启一，山口　修）

脑血管疾病的泌尿系合并症

排尿障碍的特点

脑血管疾病有颅内出血、脑梗塞、蛛网膜下腔出血等，其程度各异。发生泌尿系排尿障碍也表现为尿闭、尿频、尿失禁的多种症状。脑血管疾病的45%与神经源性膀胱有关,其中大部分因缺乏排尿障碍相关的自觉症状而使排尿障碍漏诊。另外，这样的患者年龄都比较大，再有前列腺增生症、老年性痴呆与糖尿病等合并症使病情表现复杂。

脑血管疾病的膀胱、尿道功能

膀胱充满尿液，传入神经和使收缩膀胱的传出神经在桥脑排尿中枢形成反射弧。在储尿期,大脑接受自膀胱来的刺激不能引起突然的膀胱收缩而经常抑制桥脑排尿中枢。脑血管疾病的好发部位，几乎在桥脑排尿中枢的上部,使桥脑排尿中枢呈脱抑制状态。因此对于膀胱刺激不受自己意识支配的不随意收缩，即显示所谓无抑制膀胱(uninhibited contraction of the bladder; UIC）的模式特点。

正常排尿方式的情况下，尿道外括约肌肌电图发现，在逼尿肌开始收缩时同时尿道外括约肌活动停止，尿道松弛。但脑血管疾病病人原本应松弛的尿道仍然紧张、收缩，导致逼尿肌尿道外括约肌协同失调(DSD)（图1)。

膀胱功能障碍的倾向

脑卒中急性期，逼尿肌及尿道阻力处于正常状态，意识比较清楚，无排尿障碍的人占全部的30%左右。发作后的排尿障碍充盈性尿失禁占50%，急迫性尿失禁和尿潴留各占25%。对于尿潴留采用无菌间歇导尿为理想的方法，但实际上多留置尿管。

膀胱功能因发病时期不同而异，初期多为低活动性膀胱，伴随时间发展过度活动膀胱增加。

慢性期最多见的临床症状为尿频、尿失禁约占80%。这是由于逼尿肌活动过度所致无抑制膀胱收缩。对这种过度活动性膀胱应用抗胆碱能药和平滑肌松弛药有效。剩余的20%由于排尿反射差导致病变，表现为充盈性尿失禁和尿潴留。另外，与膀胱过度活动有关，可产生大量的残尿。这是逼尿肌收

表1 脑血管疾病的合并症

合并症	症状	治疗
前列腺增生症	排尿困难、残尿、尿潴留	药物疗法（α受体阻滞剂等）、外科处理（尿道支架、TURP等）
老年性痴呆	功能性尿失禁	行为疗法（时间排尿诱导）
糖尿病	充盈性尿失禁、残余尿、尿潴留	间歇性自行（帮助）导尿、药物疗法（胆碱能药物等）
褥疮	疼痛、感染	留置气垫、植皮术

缩障碍的基础，其收缩速度减弱在排尿中途停止即称为收缩功能减弱逼尿肌过度活跃detrusor hyperactivity with impaired contractile function（DHIC）（表2）。脑卒中患者的8%～10%为逼尿肌尿道括约肌协同失调，临床表现为排尿困难，可给予α受体阻滞剂药物治疗。保守治疗无效者也可行经尿道外括约肌切除术等。

排尿障碍的评价

排尿障碍的正确评价，恰当的尿路管理，以决定康复的治疗方针非常重要。作为日常生活行为（activities of daily living；ADL）的评价用Barthel 指数，但最近FIM（functional independence measure）相当普及（表3～5）。这是因为排尿关连动作、功能的概念是膀胱尿道功能评价的重要组成部分。其概念进行评价的具体检查项目如表6所示。

排尿管理的方法

排尿管理的时机选择，对每个患者的

图1　下尿路神经和尿流动力学检查

a:正常排尿机制 b:脑血管疾病致的无抑制膀胱和逼尿肌尿道外括约肌协同失调

CMG：膀胱内压测定，EMG：尿道外括约肌肌电图，FDV：初发尿意，MDV：最大尿意，DSD：逼尿肌尿道外括约肌协同失调

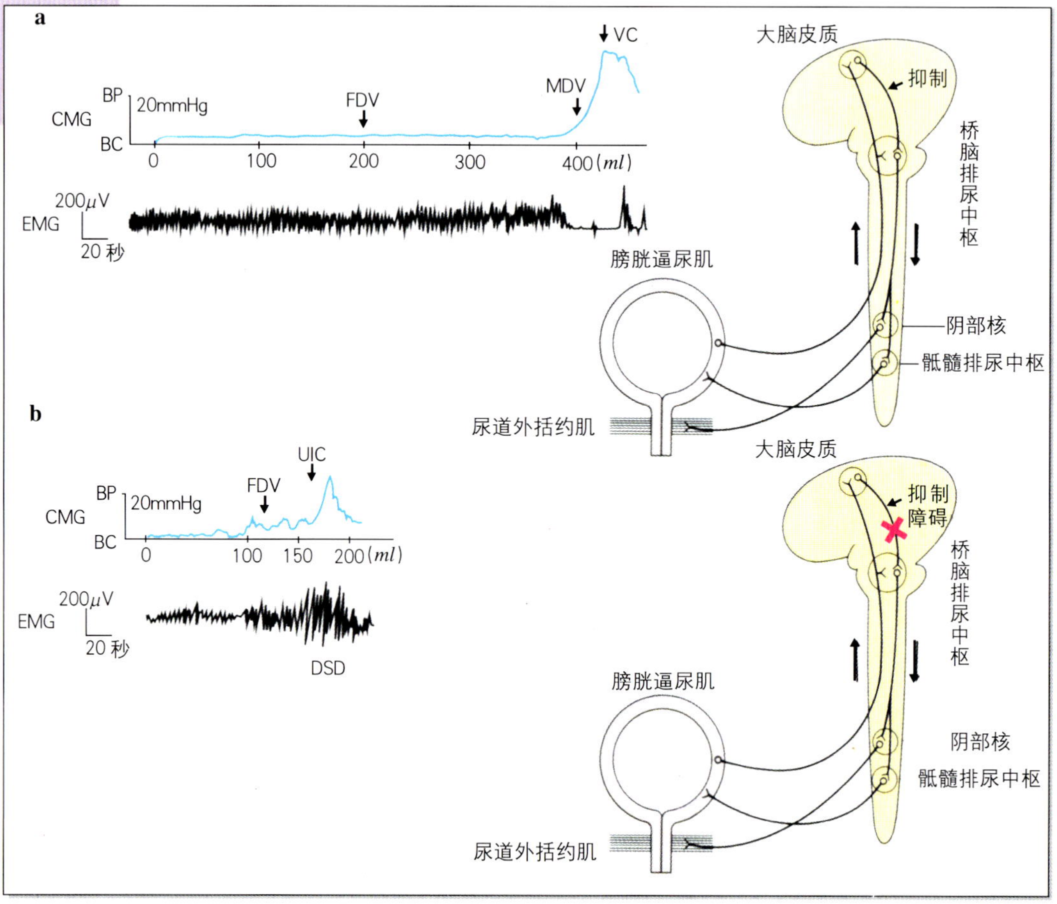

病情诊断、评价是非常重要的。

● 排尿图表

将24小时内自排尿、尿失禁、饮水、饮水量、时间、次数及有无尿意等的排尿记录绘制而成。

● 行为疗法

行为疗法以提高日常生活的自立程度为目的，因ADL的问题和认知问题为原因的病例有效。其中的一种方法是时间排尿诱导法，多对ADL的程度有依赖性，有助于去除尿布。

● 康复

脑血管疾病的患者进行康复训练，能

表2　脑血管疾病的膀胱功能障碍倾向

1. 急性期膀胱尿道功能正常者30%
2. 膀胱功能在急性期多为低活动性，渐渐地转化为过活动性。
3. 临床症状急性期可有尿潴留，慢性期尿频、尿失禁增多。
4. 慢性期最多见的为无抑制制膀胱，由此致急迫性尿失禁。

表3　FIM（功能独立测定）的分级

独立	7级	完全独立	不需辅助器具，不需要介护，适当的时间内。
	6级	部分独立	使用辅助器具。
部分依赖	5级	需要监护	不需要身体接触辅助，但需监护和帮助站立。
	4级	最小依赖	75%的动作可自行完成，手触程度辅助。
	3级	中等依赖	50%的动作可自行完成，手触程度辅助。
完全依赖	2级	最大依赖	仅25%的动作可自行完成，一半以上不能完成。
	1级	完全依赖	自行完成的动作不足25%。

表4　FIM的检测项目评价表

Ⅰ、运动项目			
	自理能力	1.进食	进食动作、吞咽
		2.梳洗	刷牙、整发、洗手、洗脸、剃须、化妆
		3.洗澡	身体各部（后背除外）
		4.穿衣（上身）	下衣、上衣
		5.穿裤（下身）	下衣、内裤、袜子、鞋
		6.如厕	如厕时脱衣、擦拭
	括约肌控制	7.排尿控制	失败（弄湿）/排尿辅助
		8.排便控制	失败（弄污）/排便辅助
	移行	9.床、椅子、轮椅	扶助移行/能起立
		10.去厕所	到厕所
		11.去浴室	到达浴室或淋浴椅子
	活动	12.步行、轮椅移动	50m/距离/辅助量
		13.上、下楼梯	12～14台阶
Ⅱ、认知项目			
	交流	1.理解	理解他人的话/日常/复杂
		2.表达	表述出清楚的意向的话/日常/复杂
	社会性认知	3.社会交流	自己的行为明白还是糊涂
		4.解决问题	处理困难等
		5.记忆	身边的人/每日应做的事/指令的领会

表5 FIM评分的实例（如扶移：椅子、床、轮椅等）

定义：包含床、椅子、轮椅间的全部移动距离。如步行为移动的主要手段时，则包含起立动作。

	具体例
7分	步行者，可从床上起来、躺下，从床上移到椅子上等
6分	扶拐杖、道具、特殊的椅子、腰带等辅助器具行走，自己使用轮椅移行
5分	需要帮助移动，轮椅需要准备制动
4分	用腰带等保证安全，手扶助以保持平衡
3分	轻轻领着移动
2分	1个护理者领着移动，帮助保持身体姿势
1分	需2个护理者或1个人辅助移动很费力气

表6 排尿功能评价的检查

ADL：日常生活能力量表；
FIM：功能性依赖性测定；
MMS：简易智力状态检查

排尿相关动作、功能（具体例）	评价项目	检查
有尿意，能认识厕所	有无痴呆	长谷川式简易痴呆量表，
去厕所，坐到排便器上	ADL	MMS Barthel 指数，FIM
排尿	膀胱尿道功能	尿动力学检查
脱衣、使用厕所手纸	手的灵活性	FIM

改善锥体束或锥体旁束的功能。多数病例进行康复训练与功能恢复和排尿状态改善的关系密切相关。

● 影像尿动力学检查

脑血管疾病中排尿障碍的病理多样。本方法对储尿中尿道外括约肌和逼尿肌的状态、排尿中各自的活动和腹压的参与、逼尿肌的特征和收缩速度、尿道和膀胱的形态变化等综合判断有利。

● 集尿器、尿布、留置导尿管

为防止高压排尿，以及无法预防尿失禁、无看护者时等不得已的情况下适用。

● 生活环境

考虑到患者的隐私、羞耻感、其居住条件和护理者是否住的近等环境因素也很重要。

（杉山高秀）

帕金森病的泌尿系合并症

帕金森病的特征为中老年发病，安静时一侧明显的手足粗大震颤、小步行、少动、肌肉强直等。为渐进行性代表性的锥体外束变性疾患。帕金森病的病因尚不明确，但病理学改变为含有神经介质的黑质致密层、青斑核、迷走神经背侧核等的变性和路易小体的出现。

帕金森病的排尿障碍

帕金森病发生排尿障碍的报道不少，但在无选择的帕金森病患者中，通过详细问诊有无排尿症状，通过尿流动力学检查检测有无排尿障碍的报道少见。另外，以排尿症状为中心或神经症状之一等进行检索，对象选择方法和问诊的方法不同其发生率有差异的可能性。也有报道患病者多以老年人居多，男性患者不能排除合并前列腺增生等下尿路梗阻。抗帕金森病药物（左旋多巴，多巴胺受体刺激药等）由于影响下尿路功能，改变了排尿功能异常的发生率和程度（减轻，或增强）（图1）。

排尿症状

据报道帕金森病中排尿症状约占37%～90%。储尿时症状（刺激症状）占30%～70%，排尿时症状（梗阻症状）占10%～45%。笔者通过对诊断为帕金森病患者110例(男性43例，女性67例，平均59岁)进行泌尿科详细问诊的调查结果，排尿症状的发生频率如图2所示。

尿流动力学检查结果

帕金森病中排尿异常占50%～70%，其中60%～90%是逼尿肌反射过度。但是这些发生频率中，有些是对有症状者行检查，也有随机选择患者进行检查，另外也包括了下尿路梗阻和服用抗帕金森病药物的患者。因此有些不能反映帕金森病引起的排尿障碍。笔者的尿流动力学检查结果如表1所示。从所有的报告中也能看到帕金森病的尿流动力学检查结果，主要是由逼尿肌反射增强所致的储尿障碍。在帕金森病的神经源性膀胱的主要病灶，推测与黑质纹状体有关。另外也有动物实验结果报告黑质的多巴胺受体（D-1）与排尿反射抑制性作用有关。

帕金森病其他泌尿系合并症

帕金森病并不直接引起其他泌尿系合并症，但由神经源性膀胱所致的排尿障碍的并发症有尿路感染、尿路结石等。

帕金森病治疗药物对排尿功能的影响

帕金森病中，由于多巴胺神经元变性，因此应用多巴胺前驱物质左旋多巴、多巴胺受体刺激药（D_2刺激药的溴隐亭等）。帕金森病患者的逼尿肌过度反射，可被D_2刺激药溴隐亭增强，被D_1/D_2刺激药左旋多巴、阿朴吗啡抑制。但是也有给予左旋多巴、阿朴吗啡后病情恶化的病例报道，尚未定论。另外，左旋多巴、多巴胺受体刺激药具有交感神经刺激作用，也有提高膀胱出口部阻力的作用（表2）。

帕金森病排尿障碍的治疗

治疗方案

决定治疗方案，如图3 所示顺序进行。首先通过详细问诊分清是储尿时症状还是排尿时症状，探讨患者需要哪种治疗及其目的。但是，排尿症状未必反映排尿功能，因此通过尿流动力学检查，了解治疗目的的排尿障碍是储尿障碍、排出障碍或两者都有，在此基础上决定治疗方针。如前所述，帕金森病中的排尿障碍以储尿障碍为主，因此主要以药物治疗为主的储尿障碍的治疗为主体。但是，笔者的经验中认为少数病例（18%）有30ml以上的残尿。因此，注意观察治疗效果及其副作用十分必要。

图2　110例帕金森病患者的排尿症状（千叶大学）

男性43例，女性67例，平均59岁

＊：尿频、尿急、尿失禁等(刺激症状)

＊＊：排尿困难(梗阻症状)

未见尿潴留症状

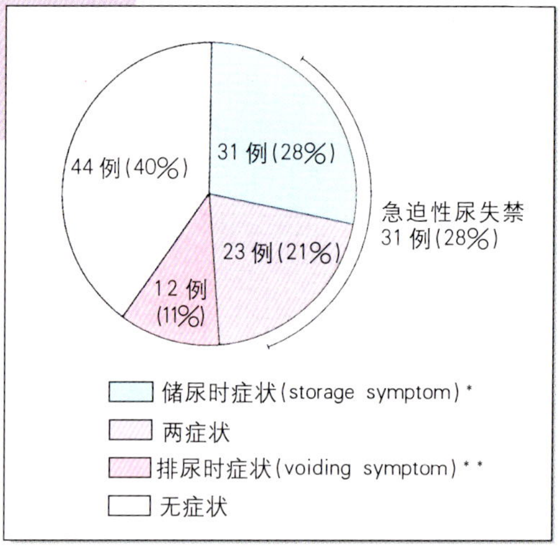

图1　帕金森病排尿障碍的病因

帕金森病患者的排尿障碍，除因其神经损害引起的排尿障碍(神经源性膀胱)外，还合并有其他原因造成的排尿障碍

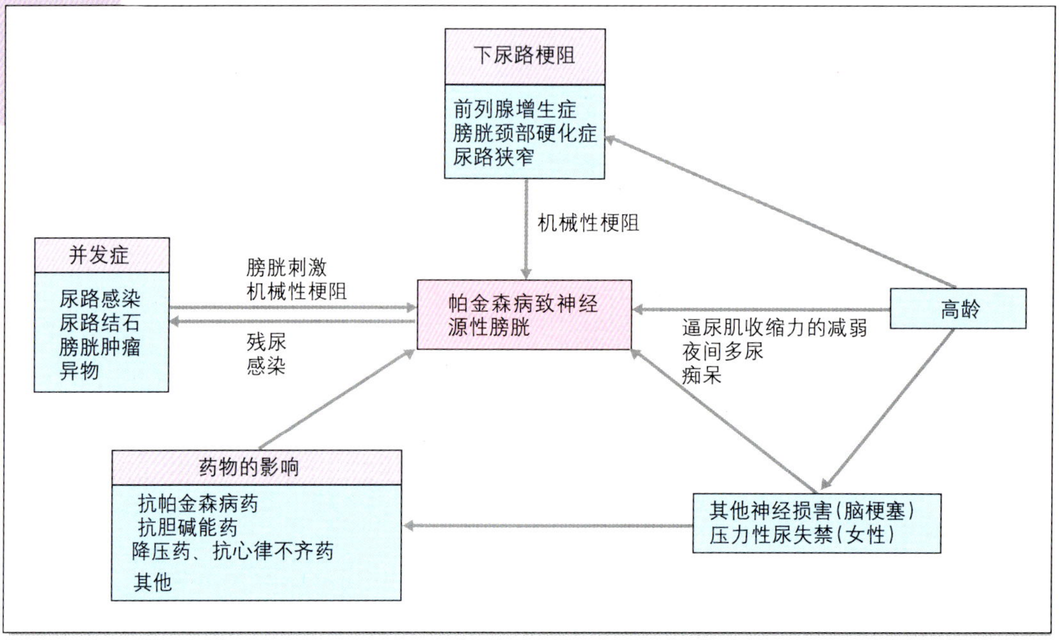

另外，高龄者多合并下尿路梗阻等，服用包括抗帕金森病的各种药物的可能性大，在服用的同时也注意检查。如果患者合并前列腺增生症等下尿路梗阻时，首先给予对症治疗，其次在评价排尿功能的基础上决定排尿障碍的治疗方针是必要的。

排尿障碍的治疗

排尿障碍的治疗分为储尿障碍和尿排出障碍的治疗。表3、4分别显示储尿障碍、尿排尿障碍的治疗方法。

● 储尿障碍的治疗（表3）

储尿障碍的原因为膀胱容量小与尿道阻力增加所致。一般的帕金森病中，由于逼尿肌过度反射使膀胱容量减少，因此为增加膀胱容量多以抗胆碱能药（通常是具有Ca拮抗作用的奥昔布宁等）为首选药物。

但是，定时排尿、膀胱训练（对应膀胱容量，最初起床2小时内督促排尿，慢慢延长间隔时间的方法）和生物反馈训练（尿流动力学检查时逼尿肌过度反射出现，抑制该反射的训练）为非侵袭性的，即使不用药物多能获得良好的排尿控制。因此，被认为是首选使用的方法。

最近尝试电刺激盆底的方法、膀胱注入辣椒辣素和抗胆碱能药的方法。另外，α－肾上腺素能阻滞剂可减轻尿道阻力，可用于尿排出障碍，对逼尿肌过度反射有效的报道也较多。特别是伴有尿排出障碍的病例，单独或合并抗胆碱能药有效。最终的方法有神经传导阻滞和膀胱扩大术等手术方法，或留置导尿管。

● 尿排出障碍的治疗（表4）

帕金森病患者高龄者多，也有合并下部尿路梗阻的。另外，抗帕金森病药物影响逼

表2　帕金森病药物对膀胱功能的影响

药物	膀胱功能
D1/D2受体刺激药	
左旋多巴	抑制
培高利特	抑制
阿朴吗啡	抑制
D2受体刺激药	
溴隐亭	刺激
中枢性抗胆碱能药	
苯海索	不明

表1　帕金森病尿流动力学检查结果

对象：帕金森病患者39例（男性16例，女性23例，平均年龄58岁）

		病例数	%（总病例数）
尿流率测定	低下	18	55%(33)
残余尿测定	30～100ml	4	10%(39)
	100ml以上	3	8%(39)
尿道内压测定	<40cmH_2O	2	7%(30)
膀胱内压测定			
膀胱知觉			
初发尿意量	减少(<100ml)	13	33%(39)
	正常	26	67%(39)
最大尿意量	减少(<300ml)	18	46%(39)
	正常	20	51%(39)
	增加(<600ml)	1	3%(39)
膀胱内压曲线	逼尿肌过度反射	19	49%(39)
	正常	20	51%(39)
尿道外括约肌肌电图	逼尿肌尿道外括约肌协同失调	1	3%(39)

图 3　帕金森病排尿障碍治疗方案的制定

为制定治疗方案，通过排尿症状和尿流动力学检查区分储尿障碍还是尿排出障碍，同时检查其他的排尿障碍原因，正确选择治疗方法。

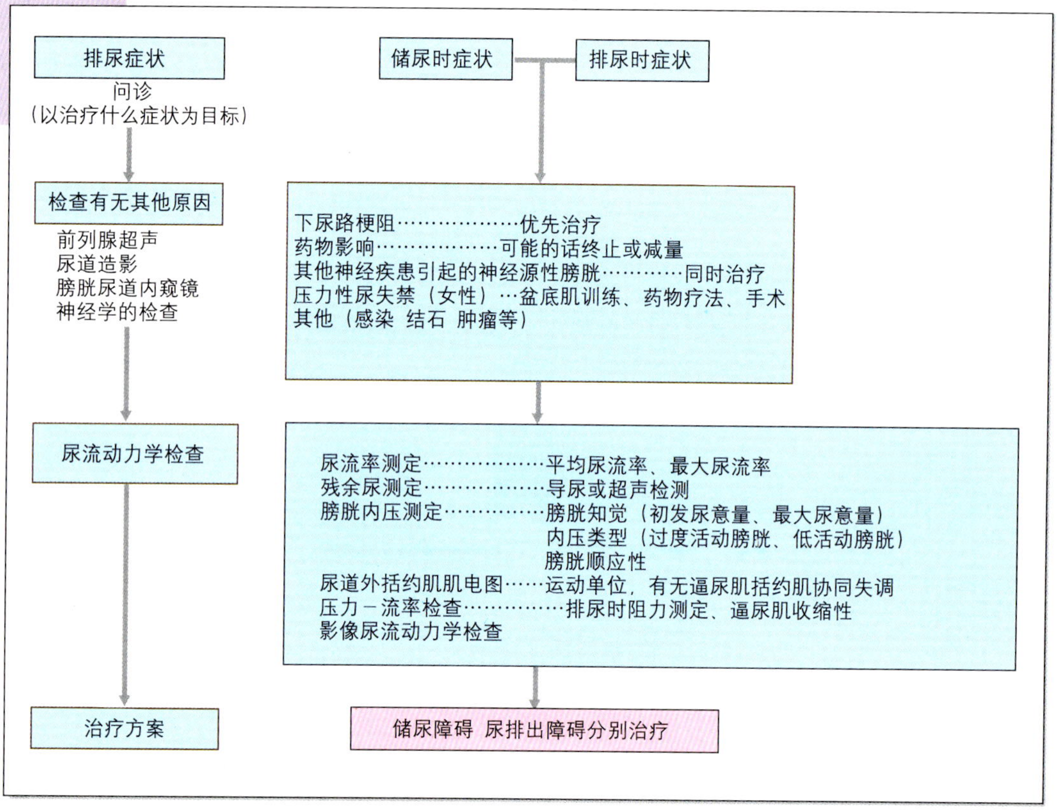

尿肌收缩，因此合并储尿障碍的尿排出障碍也不少见。这种情况下，升高膀胱内压的治疗方法与储尿障碍治疗相反，因此，一般应用α－肾上腺素能阻滞剂等减少尿道阻力的方法，或采用根治性经尿道前列腺切除术（radical TUR-P）和经尿道膀胱颈前部切开术等手术方法有效。对前列腺增生症等合并症治疗也有效。发生频率少的逼尿肌外括约肌协同失调（DSD）的病例中，采用安定、丹曲洛林等肌松药与生物反馈训练有效。

（山西友典　神原隆次）

表 3 储尿障碍的治疗方法

增加膀胱容量的方法
1. 药物疗法（使逼尿肌收缩力减弱的方法）
   a．抗胆碱能药物（+Ca^{2+} 拮抗剂）：奥昔布宁等
   b．三环类抗抑郁药
   c．β_2 肾上腺素能激动剂
   d．直接平滑肌松弛剂
   e．α 肾上腺素能阻滞剂：坦索罗辛等
   f．辣椒辣素膀胱内灌注
2. 定时排尿，膀胱训练，生物反馈训练
3. 电刺激疗法
4. 神经阻滞：骶神经阻滞
5. 集尿器：尿失禁防止用器具，尿布等
6. 手术疗法：膀胱扩大术

增加尿道阻力的治疗：
1. 药物疗法（使尿道收缩的药物）
   a．α 肾上腺素能激动剂
   b．三环类抗抑郁药
   c．β_2 肾上腺素能激动剂
2. 盆底肌训练，生物反馈训练
3. 电刺激疗法
4. 集尿器：尿失禁用具（尿道压迫用器具等）
5. 手术疗法：尿道周围注入疗法（胶原，脂肪）
   膀胱颈部悬吊术，人工括约肌等

表 4 尿排出障碍的治疗方法

使膀胱内压上升或使膀胱容量减少
1. 药物疗法（使逼尿肌收缩力增强的方法）
   胆碱能药物
2. 排尿训练：叩击、腹压排尿，手压排尿（Crede）
3. 电刺激疗法：膀胱直接或骶神经电刺激
4. 手术疗法：膀胱缩缝术

降低尿道阻力的治疗
1. 药物疗法（使尿道收缩减弱的药物）
   a．α 肾上腺素能阻滞剂
   b．骨骼肌松弛药
2. 排尿训练：生物反馈训练
3. 电刺激疗法：骶神经电刺激
4. 神经阻滞：阴部神经阻滞
5. 手术疗法：根治性 TUR-P，经尿道膀胱颈部切开术（TUI-Bn），尿道外括约肌切开术
6. 间歇（自行）导尿。

老年人泌尿科手术围术期处理

老年人脏器功能个体差异很大，而且脏器的储备能力相当低下，进而多合并两种以上的合并症。即使很健康，由于加上麻醉和手术等的侵袭容易发生各种各样的脏器功能不全。另外，老年人对环境变化的适应能力极差，入院后环境改变、手术等侵袭容易变成痴呆。自己将手术视为灾难而焦虑不安，所以应加强消除顾虑的精神护理，用温馨的语言和树立良好的医患关系都很重要。

根据患者的全身情况选择适当的治疗方法。手术时值得注意的是为避免并发症而采取正确的手术操作，尽可能减少手术损伤，缩短手术时间。

脏器功能的术前评价

循环系统

根据日常活动的心电图、心胸廓比来判断循环功能的储备能力（表1）。纽约心脏协会（NYHA）的这一分类简便，认为心功能2级以下时手术风险较低。

● 高血压

血压控制以140/90mmHg为标准。安静时如达到此标准不必给药。最近治疗以噻嗪类利尿剂为中心的联合应用ACE阻滞剂和Ca拮抗剂。应用利尿剂时，应注意由于体内钾缺乏出现心律不齐、洋地黄中毒、肌松剂效果增强等。

● 缺血性心脏疾患、心律不齐

即使在无心肌梗死的冠心病中，手术死亡率约也是非合并症的2倍。伴有心律不齐的各种心脏疾患多，心电图异常的情况下应联合循环科、麻醉科共同处理。

呼吸系统

术后死亡原因中呼吸系统合并症占较高的比例。长时间手术病例，有阻塞性肺疾患应特别注意咳痰能力。术前劝导病人禁烟和进行深呼吸与咳嗽的练习（表2）。吸入性麻醉剂刺激气道，增加分泌物，因此需全身麻醉的病例限制麻醉药的使用剂量至最小量，如并用硬膜外麻醉较好。这样，术后可行镇痛，易咳痰排出。

肾脏

老年者，血液检查即使BUN、肌酐正常，GFR也多较低，作为是肾衰竭前期处理为好，保持利尿状态相当重要（表3）。但是有心脏疾患、呼吸系统合并症的患者，由于输液过多会导致心力衰竭，要特别注意输液量。

表1　心脏病患者心功能重症程度分类

心电图无异常，心胸比例在50%以下，NYHA2级以下不必担心。心电图上1分钟内有5个以内PVC，右束支传导阻滞也不必担心，但如有其他异常时应请循环科医师会诊。

1级：有心脏病，但日常活动不引起疲劳、心动过速、气喘、冠心病症状，身体活动不受限制。

2级：有心脏病，安静时无症状，普通身体活动可有疲劳、心动过速、气喘、冠心病症状，身体运动轻度受限。

3级：日常生活活动轻度受限，易引起疲劳、心动过速、气喘、冠心病症状，身体运动中～高度受限。

4级：运动严重受限，有心力衰竭和冠心病症状，活动时症状明显加重。

术中、术后的管理

由于各种脏器的储备能力较低，若不早期发现异常难免导致不幸。监测循环、呼吸、肾功能临床表现，检查检测数据。

循环系统

老年患者如果循环血量不足易发生休克状态，如过多则心负荷加重，易引起心力衰竭、肺水肿。输液的安全域狭小，在输液、输血时必须注意观察（表4）。脑和肾脏功能对血流依赖性大，血压维持在一定范围内非常重要。出血量多时，持续静滴白蛋白制剂以维持血浆渗透压。应避免快速输液，以免增加心肺负担。为维持冠脉血流量持续点滴硝酸甘油和应用弹力绷带，但应注意血压降低。

表2　呼吸系统并发症的预防

（1、2术前即开始施行）

1. 术前劝其戒烟（2～3周）
2. 练习深呼吸、咳嗽
3. 雾化吸入：蛋白分解酶、支气管扩张剂、抗生素
4. 呼吸训练（IPPB）
5. 交换体位以咳痰，排出痰液
6. 轻叩法
7. 支气管镜去痰

表3　肾衰竭的预防

1、预防低血压
2、CVP、Swan-Ganz导管、BUN、肌酐、Hgb、Hct指标的保持给予输液，确保尿量
3、使用多巴胺以增加肾血流量（3～5 μg/Kg/分），提升血压需5 μg/Kg/分时，可并用多巴酚丁胺
4、不使用有肾毒性的抗生素，可考虑使用有肾以外排泄径路的抗生素
5、不要过度使用镇痛剂（阻止前列腺素合成，降低肾血流量），对于术后镇痛可采用持续硬膜外吗啡泵入，但应注意血压下降

呼吸系统

有“控制痰液至术后”的说法。由于术后1～3天内切口疼痛严重，使痰液不能完全咳出特别容易引起肺不张。因此在此期间应进行听诊和胸部X线摄片复查。

消化系统

手术损伤大时可发生应激性溃疡。作为溃疡预防应用盐酸哌仑西平较好。H_2阻滞剂使胃内PH值增加，可引起MRSA肠炎，应避免使用。

术后精神疾患

老年人脑对缺氧和低血压耐受差，恢复较慢。术后易引起所谓的痴呆，注意早期下床、白天让其觉醒、夜间让其好好入眠等相当重要。夜间确保睡眠，常应用氟硝安定和安定等。注意呼吸抑制与误咽。

表4　术中、术后循环系统管理

1. 检查液体出入平衡
2. 为保持血管内胶体渗透压，参考血清总蛋白和渗透压，可使用FFPC（新鲜冷冻血浆）和白蛋白制剂
3. 用硝酸甘油带或点滴，扩张冠状血管及末梢血管，消去对心脏的威胁，同时改善微小循环。手足的暖热温度是重要的情报

（冈村菊夫）

图书在版编目(CIP)数据

肾疾病及神经、老年泌尿外科学／〔日〕吉田修编著；吕家驹等译.—济南：山东科学技术出版社，2007.3
（新图说泌尿外科学丛书）
ISBN 978-7-5331-4341-1

Ⅰ.肾… Ⅱ.①吉…②吕… Ⅲ.①肾疾病－诊疗－图解②神经性膀胱机能障碍－诊疗－图解③泌尿系统疾病：老年病－诊疗－图解 Ⅳ.R69-64

中国版本图书馆CIP数据核字(2006)第056776号

图字：15-2003-79

新图说泌尿外科学丛书（六）

肾疾病及神经、老年泌尿外科学

〔日〕 吉田 修 审编
小柳知彦 主编
村井 胜
大岛伸一

邢彦群 主审
吕家驹 主译

出版者：山东科学技术出版社
地址：济南市玉函路16号
邮编：250002 电话：(0531)82098088
网址：www.lkj.com.cn
电子邮件：sdkj@sdpress.com.cn
发行者：山东科学技术出版社
地址：济南市玉函路16号
邮编：250002 电话：(0531)82098071
印刷者：山东新华印刷厂
地址：济南市胜利大街56号
邮编：250001 电话：(0531)82079112

开本：787mm × 1092mm 1/16
印张：23.5
字数：500千字
版次：2007年3月第1版第1次印刷

ISBN 978-7-5331-4341-1
定价：185.00 元

表 11　超高温（>60℃）热疗的临床效果（以 TUR-P 为对照）

	TUMT			TUR-P		
	基线	36 个月	% 变化	基线	36 个月	% 变化
Madsen 评分	12.7	3.0	−76	13.6	2.3	−82
PFR(ml/sec)	8.4	11.9	+47	8.3	18.6	+124
PRV(cath)ml	97	42	−57	104	45	−57

表 12　激光治疗的临床效果（12 个月后的效果）

	激光凝固		TUR-P	
	术前	术后	术前	术后
AUA 症状评分	18.7	9.7	20.8	7.5
Qmax（平均数 ml/sec）	8.9	14.2	9.5	16.5

（大石贤二）

膀胱颈部硬化症

膀胱颈部在排尿时，由于膀胱逼尿肌收缩而协调性松弛，膀胱出口部漏斗化，促进尿液排出。膀胱颈部机能障碍引起排尿时梗阻，成为下尿路梗阻的原因，这就称为膀胱颈部硬化症。见于各个年龄的男性，但与前列腺增生症相比发病年龄较轻。女性也可见该病。

病　理

膀胱颈部硬化症的定义、诊断标准、病因尚不清楚。病理包括排尿时器质性、功能性膀胱颈部开大不全，但经尿道前列腺切除术和根治性前列腺全摘除等术后继发性瘢痕狭窄不属于本疾病范畴。据报道器质性膀胱颈部硬化的病理学改变为膀胱颈部纤维化、平滑肌增生、慢性炎症等。另外，功能性膀胱颈部机能不全在过去文献作为平滑肌括约肌协同失调报告，无明确的原因，有时合并神经源性膀胱，也有时与神经源性膀胱无关。

临床症状

伴有下尿路梗阻的症状，在前列腺增生症中与下尿路症状LUTS(lower urinary tract symptoms)相同。伴有梗阻症状和膀胱刺激症状。

诊　断

表现为下尿路梗阻症状的男性患者，无前列腺增生症的病例，或女性中无明确的原发疾病确认有尿排出障碍时可疑本病，排除尿道狭窄等其他梗阻疾患和膀胱机能障碍。由梗阻所致的尿排出障碍时，梗阻部位于膀胱颈部时可诊断。

● 自觉症状的评估

下尿路梗阻是基本病变。因此，男性患者应用国际前列腺症状评分(I-PSS)利于自觉症状的评估。

● 超声检查

经腹或经直肠行前列腺超声检查，评估前列腺大小。

● 尿流动力学检查

尿流率测定：最大尿流率、平均尿流率降低，排尿时间延长。

残尿测定：通过导尿或经超声检查测定。

压力-流率测定：主要与膀胱逼尿肌收缩障碍鉴别，通过本检查证实膀胱收缩功能存在和梗阻存在。在造影透视下行本检查同时可得知功能与形态的变化，利于诊断。

● 内视镜检查

通过尿道镜，可确认前列腺部尿道有无前列腺器质性梗阻，器质性颈部硬化症具有颈部狭窄和颈部的4点到8点的堤防性隆起的特征。另外，功能性颈部硬化症内视镜检查有时无异常，必要时通过透视下尿流动力学检查或排尿时经膀胱尿道造影确定排尿时的颈部开大不全、漏斗形成不良。

● 膀胱尿道造影

通过排尿时膀胱造影，可确定膀胱颈部开大不全、漏斗形成不良（图1）。

治　疗

● 药物治疗

功能性颈部硬化，应用交感神经α阻滞药（坦索罗辛、乌拉地尔、萘叱啶、哌唑嗪等)有效。

● 手术治疗

药物治疗无效和原因不明的器质性颈部硬化症，使用膀胱颈部切开术（图2）。据报道颈部切开后逆行性射精的发生率为0～37%。女性由于尿道外括约肌损伤易引起尿失禁，应注意切开范围。

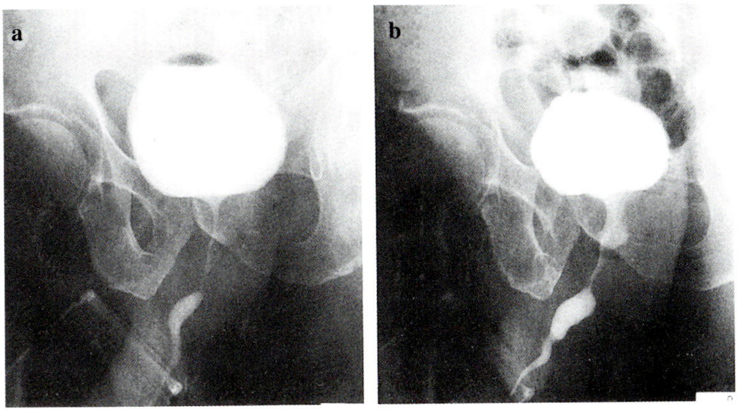

图1　排尿时尿道造影

a：术前。膀胱颈部开大不全及漏斗化不良，尿排出不畅

b：膀胱颈部切开术后排尿时膀胱尿道造影。膀胱颈部的开大得到改善

图2　膀胱颈部切开术的术式

5点和7点，自输尿管口远侧开始切开，从膀胱三角、膀胱颈部、前列腺开始至精阜行刀型(钩式)电极切开。切开深度为膀胱三角处切开膀胱肌层全层、颈部切开环形纤维、前列腺部尿道至充分暴露出前列腺被膜。据报告仅切开6点处的方法也有相同的效果。

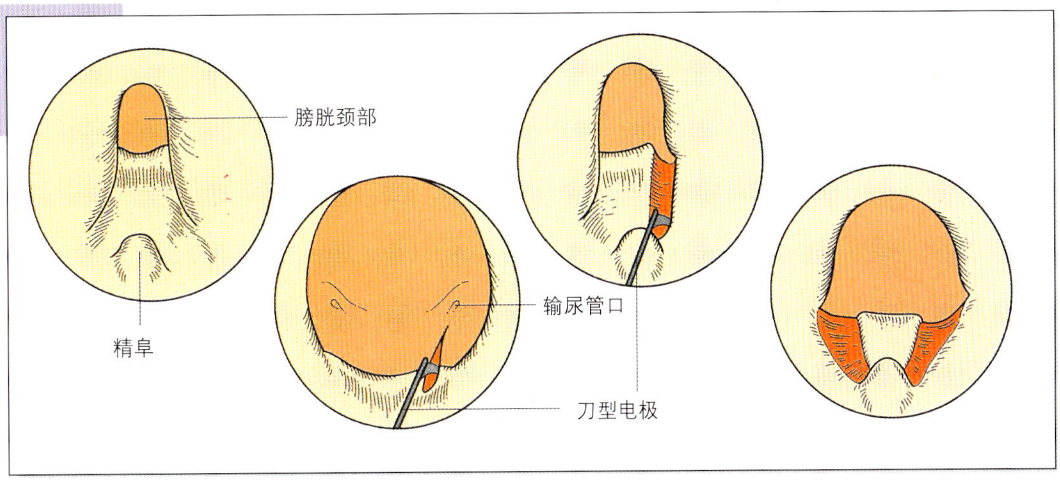

（后藤百万）

老年人尿石症

发生率

尿路结石的好发年龄为青壮年，但近年最高点移至65岁以上的中老年人（图1）。其次，随着老龄化社会的到来，老年尿路结石患者的总数逐渐增加。男女比例60岁以下约2∶1，60岁以上约1.5∶1（图2）。其原因认为由于绝经女性激素分泌状态的变化引起草酸代谢及骨代谢的变化使钙沉积结石增加。

主要原因与部位

尿路结石发生的主要原因是尿流停滞、尿路感染、偏食、长期卧床、甲状旁腺机能亢进等。其中老年患者由于前列腺增生症、尿道狭窄等的下尿路梗阻和由神经源性膀胱、膀胱憩室所致的尿流停滞与感染为主要原因(图3)。另外，认为伴随这些情况多行留置导尿管、长期卧床、饮水不足导致脱水等更助长了结石的发生。

由于以上的原因，老年患者多为下尿路结石。但最近由于生活方式的改变和医疗水平的提高，上尿路结石患者逐渐增加。

临床症状

老年患者有输尿管结石时绞痛发作、主诉肉眼血尿者少，提示轻度的腰背部钝痛，伴发感染开始出现腰痛、发热。膀胱结石合并感染时即发生膀胱刺激症状。因此对偶见血尿和脓尿检查中发现的结石病例增加。另外，由于结石使尿路梗阻引起肾积水、输尿管积水也不少见（表1）。

图1　尿石症各年龄段发生比例的变化

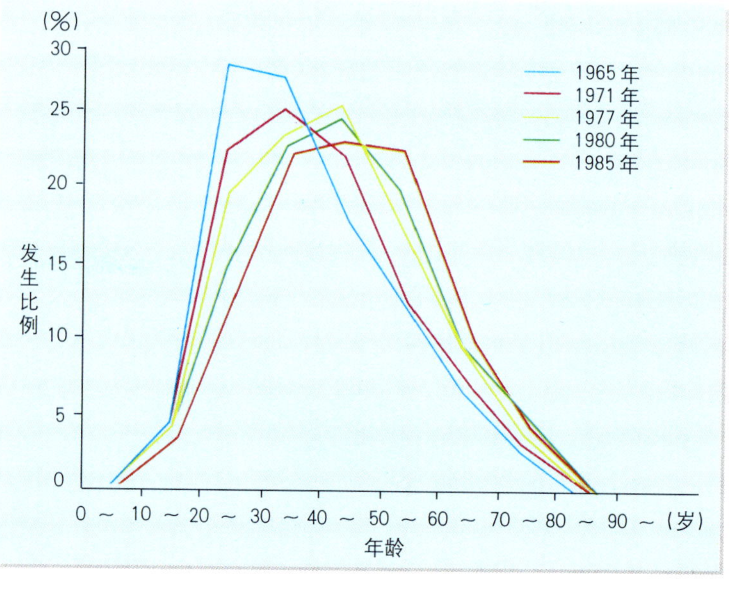